新体系
看護学
全書

成人看護学 ⓭

耳鼻咽喉／歯・口腔

メヂカルフレンド社

まえがき

今日，医療をとりまく環境は大きく変化している。とりわけ人口の高齢化，人々のニーズの多様化，医療の高度化・専門化，医療機関における在院日数の短縮化とそれに伴う臨床業務の過密化，患者の自宅を含む医療の場の広がりと医療機関どうしの連携などといった近年の流れは，すべての医療現場にやむことなく押し寄せている。医療者は，医療の本質を踏まえ，今の医療に求められているもの，期待されているものを的確にとらえ,応えていかなければならない。このようななかで,チーム医療の一翼を担う看護師の資質向上はきわめて重要である。

看護師には，単に知識をもつだけでなく，それを行動に結びつけられる思考力をもち,どのような状況においても最善の看護を提供できる応用力が求められている。そして，看護基礎教育には，そのような看護師へと成長していくための基盤を与えることが期待されている。

この期待に応えられる教科書を目指し，2007年に本シリーズ「成人看護学」各論の再編成にあたった。その際に，看護を行ううえでの基礎知識となる「疾患の診療」を扱う第1編と「疾患をもつ患者の看護」を扱う第2編の2編編成とし，器官系統別の巻構成とした。現行カリキュラムの「人体の構造と機能」にあたる内容の一部,「疾病の成り立ちと回復の促進」にあたる内容の一部，およびそれらを踏まえた「成人看護学」の内容となる。この基礎知識となる第1編から看護編である第2編へと内容がつながることで，この構成が生かされる。また2010年には，新たに序章を設け，患者がどのような困難をもって生活することになるのか，どのような医療が提供されるのか，というマクロな視点からみたイメージをもって本書の内容に入っていけるようにした。

本書が目指した内容のつながりとは,たとえば「人体の構造と機能」の知識と「疾病の成り立ちと回復の促進」の知識のつながりである。人体における生理的な過程が，病気の原因により，どのように変化するのかという観点から，解剖生理学の知識と症状や疾患の知識を一本につなげることはこの分野の学習の基本といえる。もう一つは，上記のような症状や疾患についての知識と，それを踏まえた看護編とのつながりである。疾患をもった患者の身体で進行している生理的・病理的過程はどのようなもので，その結果もたらされる状態はどのようなものか，患者の生命と生活にどのような影響を与えるかを把握する。それに応じて，患者一人ひとりに個別の看護上の対策を挙げ，組み立てていく力が，これからの看護には必要である。

2018 年の改訂にあたっては，上記の点をさらに強化すべく，第 1 編の構成の見直しを行った。今回の編集において私たちが最も重要だと考えたのは，レベル感である。看護師に疾患と治療についての知識が，どのレベルの医学的知識が看護師に求められるのか。それは医療現場の変化とともに変化してきている。

近年，看護師の活躍の場は多様化し，その役割は顕著に拡大し，これに伴い求められる知識・技能も高度専門的になってきた。特定行為研修が制度化されたこともその一環であり，この傾向はさらに強まっていくものと予想される。このような時代の看護基礎教育の教材に必要なことは，卒業後もさらにその上に積み上げていけるだけの，しっかりした基礎を据えることだけでなく，記述内容も臨床での傾向に合わせレベルアップすることである。そのため，卒業後のレファレンスとしての使用にもある程度耐えるレベル感を目指すこととした。

今回の編集では，本書の構成の大幅変更を含むいっそうの改善を図った。読者諸氏の忌憚のないご意見をいただければ幸いである。

2018 年 11 月

編者ら

執筆者一覧

耳鼻咽喉

監修

神崎　仁　国際医療福祉大学熱海病院教授，慶應義塾大学名誉教授

編集

小川　郁　慶應義塾大学医学部教授

木村　チヅ子　前慶應義塾大学病院看護部長

執筆（執筆順）

《序　章》

鎮目　美代子　慶應義塾大学病院キャリア開発室室長

《第１編》

神崎　仁　国際医療福祉大学熱海病院教授，慶應義塾大学名誉教授

小川　郁　慶應義塾大学医学部教授

《第２編》

武田　祐子　慶應義塾大学看護医療学部教授

藤本　純子　慶應義塾大学病院看護部

阿部　典子　慶應義塾大学病院看護部

佐藤　絵里　慶應義塾大学病院看護部

戸栗　聡美　慶應義塾大学病院看護部

歯・口腔

編集

道　健一　昭和大学名誉教授

齋藤　健一　前 NTT 東日本関東病院部長

相澤　寿子　昭和大学歯科病院看護部看護師長

執筆（執筆順）

《序章》

佐藤　由香　昭和大学歯科病院看護部

佐々木　晴子　昭和大学歯科病院看護部

《第１編》

道　健一　昭和大学名誉教授

長谷川　篤司　昭和大学歯学部教授
佐藤　裕二　昭和大学歯学部教授
髙橋　浩二　昭和大学歯学部教授
齋藤　健一　前 NTT 東日本関東病院部長
《第 2 編》
佐藤　由香　昭和大学歯科病院看護部
佐々木　晴子　昭和大学歯科病院看護部
弘中　祥司　昭和大学歯学部教授

目次

本書では，看護師国家試験出題基準に掲載されている疾患について，当該疾患の要点をまとめた Digest を掲載しました。予習時や試験前の復習などで要点を確認する際にご活用ください。

耳鼻咽喉

序章

耳鼻咽喉疾患をもつ成人を理解するために

人が生活していくうえで大切な聴覚，平衡覚，嗅覚，味覚という感覚機能と，音声，言語などのコミュニケーションや，嚥下，咀嚼など生命維持に不可欠な機能を有している耳鼻咽喉領域は，周囲を頭蓋骨で囲まれ，中枢神経ならびにそれぞれの部位が隣接しており，互いに交通しているため，構造はとりわけ複雑である。また，感覚機能以外に呼吸器官や消化器官の一部として重要な役割を有している。

このような複雑な構造的特徴のため，機能的にも互いに影響を及ぼしやすく，出血，炎症，腫脹，感染，発がんなど様々な病態がみられる。

A 耳鼻咽喉疾患の近年の動向

社会・生活環境の変化や人口の高齢化は，耳鼻咽喉領域の疾患における動向にも変化を及ぼしている。さらに，医療技術の進歩により，疾患の進行度や病変の細部の状態までも的確に把握できるようになり，早期診断が可能となり，治療は縮小手術や抗がん薬の進歩などにより病変部に限定して行うことができるようになって選択肢が多くなっている。

耳鼻咽喉領域は，複雑な構造，機能を特徴としているため，従来は病変を広範囲に切除する治療がなされていた。しかし，医療技術の進歩により，限局した病変部に絞って治療が行えるようになり，その結果，形態や機能を温存することが可能となっている。そのため，治療が患者の QOL に及ぼす悪影響は，以前に比較してはるかに少なくなってきている。

特に悪性腫瘍は，診断に対する CT 検査，MRI 検査，PET，超音波エコーなどの画像診断や内視鏡検査の進歩によって早期診断が可能となるとともに，外科治療や化学療法や放射線療法を組み合わせた集学的治療が行われるようになっている。このことにより，それぞれの患者の生活や生き方に合わせた治療が選択できるようになり，患者の QOL の維持・向上に大きく貢献するようになった。

また，医療施設の機能分化や在院日数の短縮化が進んでいる。入院による治療から外来での治療へと早い時期にシフトするようになり，治療の場も医療施設から在宅へと大きく移行しつつある。このような状況において，患者の QOL を尊重することを前提とした治療･看護を実践するには，患者の受診時から治療後の生活状況を想定して情報収集を行い，入院加療時には退院調整や退院支援を計画的に行うことが重要となる。同時に，患者自身が望む生活を描き，最良の治療を選択することが必要となる。そのために，医師をはじめとする医療従事者は，患者の意思決定の支援，療養環境を整えるための支援をする必要がある。患者が自分自身の疾患や治療について理解できるよう，意思決定するためのインフォームドコンセントも重要になる。疾患の進行や状況に伴う治療の種類やリスクを十分に説明することが医療従事者に求められており，医療従事者はそれぞれの立場や役割から患者が理解できるように説明する必要がある。また，患者の状況や病状による影響などが今後の生活にかかわってくることがあるため，患者だけでなく家族などと相談することも大切である。このような，患者の意思決定の支援には，外来が大きな役割を果たす。入院から外来での治療へと早期に展開していく状況で，外来の役割は，患者の意思決定の支援，生活の支援を行うことが中心となり，患者の治療処置のみならず患者のQOLにかかわってくるのである。

今日では，どのような領域においてもチーム医療の重要性が増しており，それは耳鼻咽喉領域でも同様である。医師，看護師はもちろんであるが，この領域においては，摂食・嚥下障害看護認定看護師といった高い専門性をもつ看護師のかかわりが重要である。そのほかにも，薬剤師，リハビリテーション技師，言語聴覚士など，様々な専門職が共働して患者のセルフケアを促進していくことが不可欠である。

B 耳鼻咽喉疾患をもつ患者の特徴

1 耳鼻咽喉疾患の生命・社会活動への影響

耳鼻咽喉領域は，血管に富んだ粘膜に知覚神経が分布しているという解剖学的特徴から，苦痛や不快に過敏に反応するため，身体的苦痛も強い。また，感覚機能障害は，外界からの情報を察知し環境から様々な刺激をすばやく感じ取ることが困難となり，身体防御機能や適応能力の低下を招き，生命の安全維持に影響を与える。このように，耳鼻咽喉疾患には人間の生活における安全や安楽を阻害する問題も大きい。

一方で，社会的な活動に多大な制約を加えるという深刻な影響もある。耳鼻咽喉疾患による形態の変化や機能障害は，患者に精神的ストレスをもたらし，コミュニケーション活動の減少を引き起こすことになる。加えて，自尊心や自己価値観の低下といった心理的変化を招き，社会的活動をも低下させ生活全般に影響を及ぼす。また，障害の程度によっては，これまで取り組んできた仕事や職場への適応が困難となり，生活自体を根底から建て直す必要が生じることもある。

2 必要な看護

生活の質に直接影響する機能が障害されるため，患者は治療後の日常生活や社会生活に対する不安が強い。それを傾聴・共感して支え，残存機能を活用できるよう支援していくことが重要である。また，看護師は，常に患者の近くにいる存在であるため，他の専門職との連携を図り，チーム医療のなかで中心的役割を担うことが期待されている。治療後もその人がその人らしく生活できるように，生活の質の向上を常に考え，看護していくことが必要である。

C 耳鼻咽喉疾患をもつ成人と医療のかかわり

耳鼻咽喉疾患をもつ成人期にある人への支援では，患者が治療内容を理解し，治療に関して自己決定をすることができ，主体的に治療に臨めるように支えることがポイントとなる。ここでは，特徴的な耳鼻咽喉疾患をもつ患者の事例から支援の概略を述べる。

1. めまい発作を発症し，緊急入院となったAさんへの支援

1 Aさんの経過と入院時の状況

50歳，女性。55歳の夫，80歳の認知症の義母との3人暮らし。娘が1人いるが，結婚して遠方に在住。夫は仕事をしているため，Aさんが1人で認知症の義母の在宅介護を行っている。

朝から右側の耳の中の詰まった感じがあり，しばらくしてめまい感とともに，悪心・嘔吐が出現。改善しないため，救急車で来院した。頭部CT検査で中枢性めまい

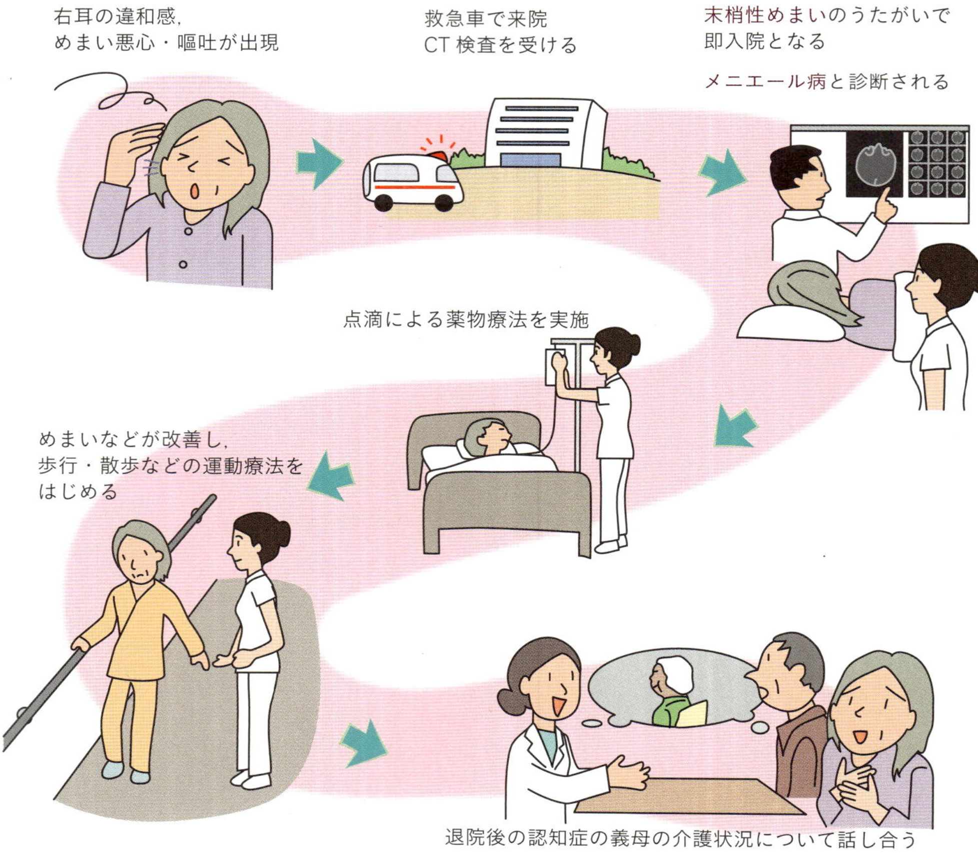
右耳の違和感，
めまい悪心・嘔吐が出現
救急車で来院
CT検査を受ける
末梢性めまいのうたがいで
即入院となる
メニエール病と診断される
点滴による薬物療法を実施
めまいなどが改善し，
歩行・散歩などの運動療法を
はじめる
退院後の認知症の義母の介護状況について話し合う

は否定され，末梢性めまいの疑いで入院となる。回転性めまいに耳鳴，難聴あり。メニエール病と診断される。

2 治療・援助内容

①右耳を上にした頭位でのベッド上安静。点滴による薬物療法を行った。
②めまい発作が治まり，悪心・ふらつきもなくなったため，歩行，散歩などの運動療法を開始した。
③認知症の義母のことをしきりに心配しているため，発作の誘因となったと考えられる在宅介護の状況について，Aさんと夫と話し合う。介護力不足が認められたため，介護サービスが受けられるように情報を提供した。

3 ケアの視点

Aさんのように急に症状が出現した場合，気持ちが動転し不安感が強い。そのため，症状は次第に治まることが多いことを説明し，ゆったりとした態度で接し，不安感を取り除くことが重要となる。また，常にベッドに柵を設け，ベッド周囲の環境を整え，安全な環境を提供する。症状が改善し運動療法などのリハビリテーションが進んでくると，「もう大丈夫なので1人で動ける」「トイレに自分で歩いて行きたい」という気持ちが出現し，1人で歩行することがある。そのためリハビリテーション期は特に転倒に注意が必要となる。転倒予防に対する説明と，患者の説明内容の理解度を把握し，安全対策を行う。

退院後すぐ疲労やストレスのある日常生活に戻ることは，症状の悪化を招くため，Aさん本人に現状を自覚してもらう。その際，現在活用できる福祉，介護サービスなどの社会資源に関する情報提供を行い，利用を促し，支援することが大切である。また，症状の改善とともに退院となるため，入院早期から在宅環境を整えることが，安心した療養生活へとつながり，症状の再発予防となるため重要である。

2. 中咽頭がんへの化学放射線療法による有害事象が出現しているBさんへの支援

1 Bさんの経過と現在の状況

77歳，男性。娘夫婦と二世帯住宅に住んでいる。娘夫婦は2階に住んでいる。糖尿病，心疾患，前立腺肥大など複数疾患があり，食事制限や内服治療をしている。

ADLは自立しているが，腰痛がありコルセットを使用している。

中咽頭がんに対する化学療法1コース施行中に，悪心により食事摂取量低下，電解質バランスが悪くなり，体力低下，ADLの低下が著しくなり，液体を補正した後一時退院となる。回復を待ち再度入院し，化学療法と同時に放射線療法を併用。現在，放射線療法照射開始から3週間が経過した。骨髄抑制のため，好中球の減少あり。粘膜炎による口腔・咽頭痛の出現，味覚低下，唾液分泌低下の増悪により，食事摂取ができない状況である。

2 治療・援助内容

①化学療法による骨髄抑制に対し，G-CSFの投与。スポンジブラシを用いた口腔ケアを実施。感染予防行動強化のため，口腔ケアも含めた日常生活における感染予防行動を再度指導した。
②口腔・咽頭痛に対し，医師，薬剤師，看護師が連携を図りながら，NSAIDsやオピオイドにより疼痛コントロールをしている。
③食事に関して，栄養士と共に食事内容や形態について説明した。
④77歳で後期高齢者であること，複数の疾患があること，今回の入院治療によりADLの低下があることなどから，がん治療の意思決定支援やリハビリテーションを含めた在宅ケアが必要となることも考え，介護保険申請，娘夫婦の介護支援の方法を検討した。

3 ケアの視点

頭頸部がんは扁平(へんぺい)上皮がんが大半を占め，放射線および化学療法の感受性は比較的良好で，特に放射線治療は発声や嚥下機能を温存することができるというメリットがある。そのため，手術療法・放射線療法・化学療法のうち二者併用や三者併用といった集学的治療が選択される。よって看護師は，放射線療法・化学療法によるそれぞれの有害事象の出現時期を把握し，症状出現を注意深く観察する必要がある。症状出現時には速やかに医師に報告し，早期の対応を心がける。

放射線による口腔・咽頭粘膜炎と，化学療法による骨髄抑制からくる好中球の減少は，さらに粘膜炎を悪化させる場合が多い。口腔・咽頭粘膜炎による嚥下時痛は，消化器症状による食欲不振に加え，食事摂取量の低下，経口摂取困難を招く。そのため，疼痛コントロールが極めて重要となる。医師，看護師，薬剤師が連携し，症状の程度に合わせた鎮痛薬や粘膜保護剤の選択を行い，積極的に除痛を図り，長期にわたる治療への意欲が減退しないように努める。看護師は，口腔内の観察を行い，アセスメントし，常に口腔内の状況

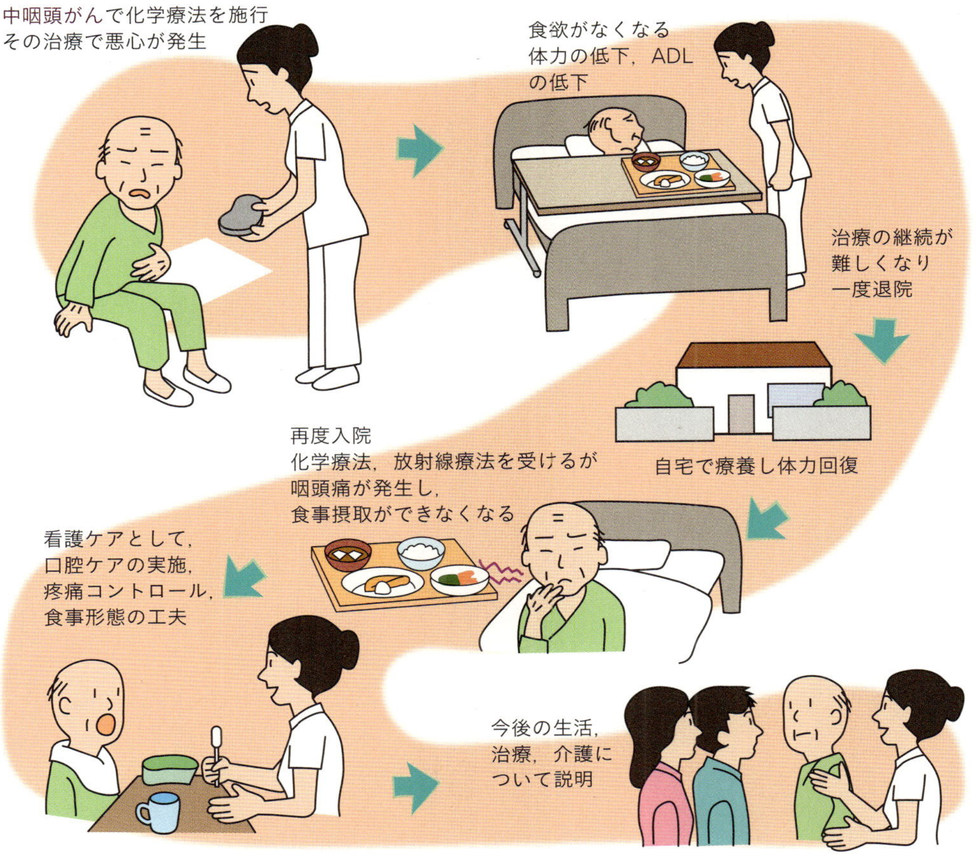

を把握しておく必要がある。口腔粘膜障害に合わせた口腔ケアを選択し，患者本人が習慣化できるように指導することが，感染予防の面からも重要となる。

Bさんのように食事摂取困難となった場合，栄養士や摂食・嚥下障害看護認定看護師などと相談し，高エネルギー飲料などの摂取しやすい形態の食品に切り替えるなど工夫をし，栄養状態を評価していく必要がある。体重の減少による体力・筋力の低下や，化学療法による電解質異常はふらつきの原因となり，転倒転落のリスクが高い。よって，転倒転落予防に向けた指導と注意が必要となる。また，複数疾患の内服治療を継続しているため，これらの治療が継続でき機能が維持できるよう服薬介助や全身状態の管理も必要となる。

今までの生活習慣，特に喫煙や飲酒ががんの発生に関与していると考えられるため，家族を含めた生活指導が重要である。看護師には，現在の状況だけではなく，予測される問題を踏まえ，患者の全体像を把握し，多岐にわたった援助が求められる。

第1章

耳鼻咽喉の構造と機能

この章では

- 耳の構造と機能を理解する。
- 鼻の構造と機能を理解する。
- 咽頭の構造と機能を理解する。
- 喉頭の構造と機能を理解する。
- 口腔・唾液腺の構造と機能を理解する。
- 気管・食道の構造と機能を理解する。
- 頸部の構造と機能を理解する。

I 耳の構造と機能

A 耳の構造

1. 外耳

耳介と**外耳道**を**外耳**（external ear）という（図 1-1）。

外耳道（external auditory canal, meatus）は外耳孔の入口（耳珠）より鼓膜までの細い管で，その長さは約 3.5cm，外側 1/3 は軟骨部といい，**毛嚢**，**皮脂腺**，**耳垢腺**がある。

内側 2/3 は骨部で，毛嚢，皮脂腺，耳垢腺はない。

2. 中耳

1 中耳の構造

中耳（middle ear）は鼓膜と鼓室からなる。

鼓膜（tympanic membrane, ear drum）は外耳道の奥にあり，中耳との境を成している。鼓膜の色は真珠のような灰白色である。厚さ約 0.1mm，**楕円形**で長径 9mm，短径 8.5mm，成人では約 40 ～ 50 度に傾斜している。正常な鼓膜には外部から光を入れると，特別に反射する部分がある（**光錐**；light cone）。

鼓膜の各部分の名称は図 1-2 のとおりである。**緊張部**（pars tensa）は皮膚層，固有層，粘膜層の 3 層から成っている。**弛緩部**（pars flaccide）には固有層がほとんどない。

鼓膜の内側の小さな腔は**鼓室**（tympanic cavity）といい，**上鼓室**（epitympanum, attic），**中鼓室**（mesotympanum），**下鼓室**（hypotympanum）に分けられる（図 1-2）。

鼓膜の内側は中鼓室にあたり，**ツチ骨**（malleus），**キヌタ骨**（incus），**アブミ骨**（stapes）の 3 つの**耳小骨**が連鎖を成している。下鼓室の前方は耳管となり，鼻咽腔と交通している。上鼓室は乳突洞を通り，乳突蜂巣に連なっている。

アブミ骨の底板がはまりこんでいる部分は**前庭窓**（**卵円窓**；oval window）といい，その下前方の窓は**蝸牛窓**（**正円窓**；round window）とよばれ，いずれも内耳に通じている。

鼓室には 2 つの筋肉がある（耳小骨筋）。

鼓膜張筋は三叉神経*に支配され，鼓膜を内陥させる働きがある。

アブミ骨筋は顔面神経支配でアブミ骨を後方へ牽引し，アブミ骨の可動性を少なくすることで，強大音から内耳を守る働きがある。

* **三叉神経**（trigeminal nerve）：第Ⅴ脳神経。その名の示すように，3 本の神経（眼神経，上顎神経，下顎神経）に分かれる。

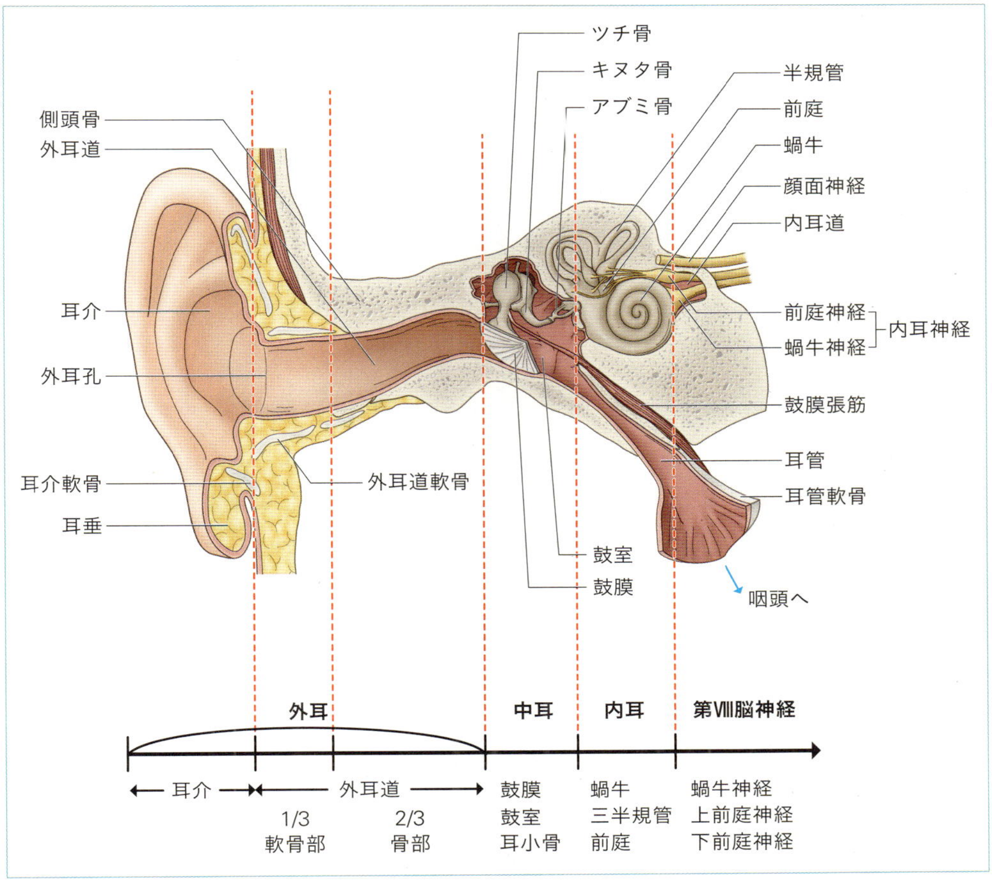

図 1-1 耳の解剖図

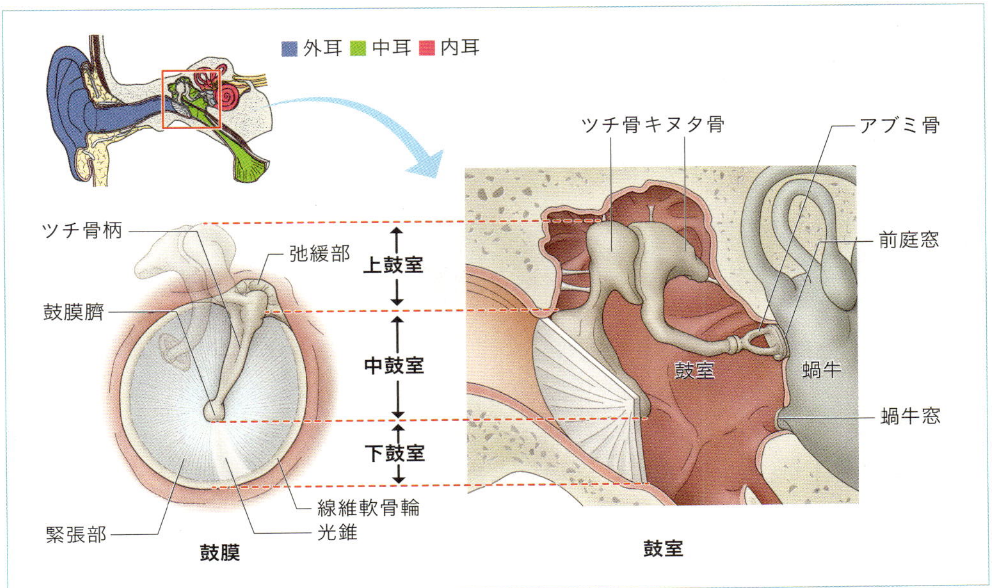

図 1-2 鼓膜・鼓室

2　耳管の役割

耳管（eustachian tube）は中耳と鼻咽腔を連絡し，中耳と外界の圧調節を行っている。普通は閉鎖しているが，あくびをしたときや嚥下時に開き，中耳腔を換気し，外気圧と平衡状態になる。耳管は長さ約3.5cmで鼓室側1/3は骨部，鼻咽腔側2/3は軟骨部でここに口蓋帆張筋が付着しており，この収縮により耳管が開く。中耳圧と外気圧が等しいとき，鼓膜は最もよく振動する。

3　乳様突起，乳突蜂巣

乳様突起は耳介の後方の乳突部にある。上鼓室から乳突洞（antrum）を経由して**乳突蜂巣**（mastoid cells）につながる。この蜂巣状の腔には空気が入っているが，この発育の状態は中耳炎と関係があり，乳幼児期に中耳炎に罹ると蜂巣の発育は抑制される。

3. 内耳

内耳（inner ear，labyrinth）は**蝸牛**（cochlea），**前庭**（vestibule），**三半規管**（semicircular canals）から成り，互いに交通していて，**骨迷路**とよばれる（図1-3）。骨迷路の中には膜迷路が入っており，その内側には内リンパが，外側には外リンパが入っている。膜迷路は内リンパ管により内リンパ嚢で終わっている。骨迷路は蝸牛導水管によりクモ膜下腔と交通している。内リンパは細胞内液と類似した高カリウム，低ナトリウムのイオン組成で，外リンパは低カリウムイオン，高ナトリウムイオンが特徴である。

蝸牛は，中に**蝸牛管**（中央階）が入っており，外リンパ腔を**前庭階**と**鼓室階**とに分けている（図1-4）。蝸牛管は中央階ともよばれる。蝸牛管は**ライスネル**（Reissner）**膜**により前庭階と境され，**基底板**（basilar membrane）により鼓室階と境されている。蝸牛管には**コルチ器***（図1-4）がある。3列の外有毛細胞と1列の内有毛細胞とが配列している。

前庭内の内リンパを入れる嚢に**球形嚢**（sacculus）と**卵形嚢**（utriculus）がある（図1-3）。

半規管は3つあり（このため一括して三半規管という），互いに直角に交わる。

B　耳の機能

外耳から入った音は，外耳道の共鳴による効果と中耳の増幅作用により，効率的に内耳に伝えられる。

耳介は約5000Hzの音を共鳴により約10～12dB増幅する。耳に手を当てて聞くとよく聞こえるのは，この効果による。外耳道は共鳴により2～5000Hzの音を増幅する。2500Hzで最大約17dBである。

* **コルチ器**（organ of Corti）：基底板上にある特殊な形をした細胞群で，聴覚のセンサーとして機能している。ラセン器ともよばれる。

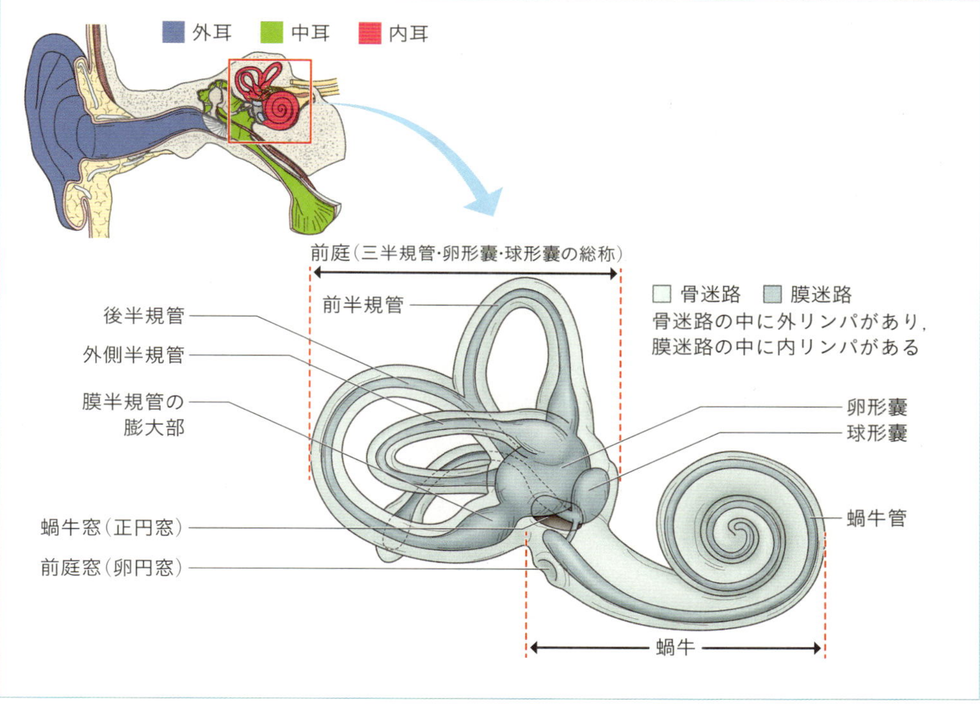

図1-3 内耳，骨迷路

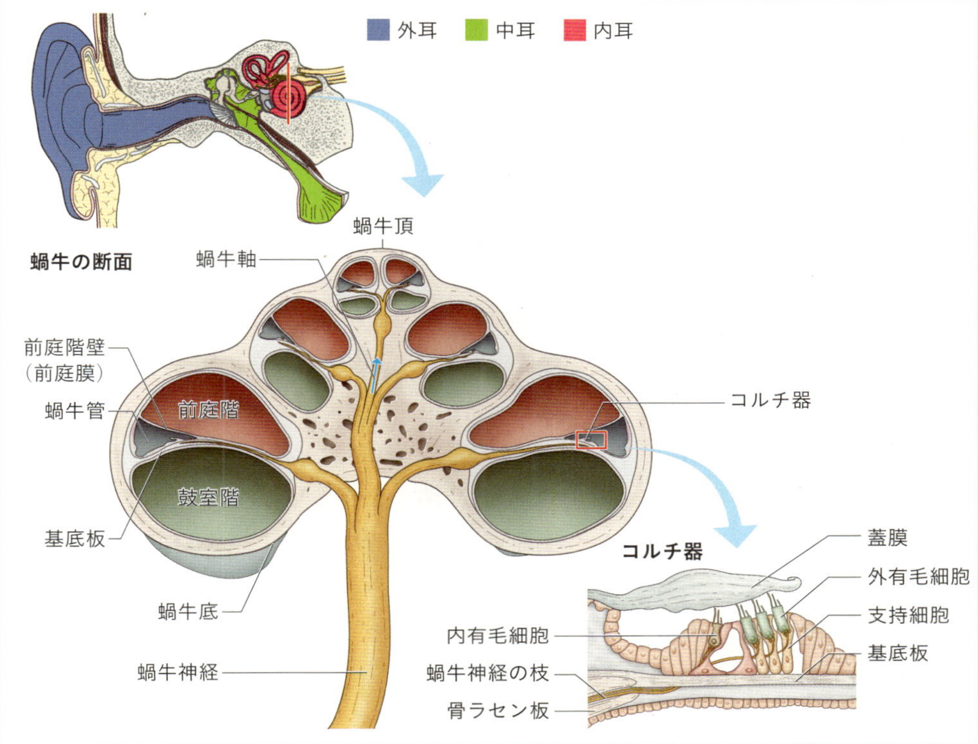

図1-4 蝸牛，蝸牛管，コルチ器

1. 聴覚

音は外耳道から鼓膜を振動させ，耳小骨連鎖のテコ作用によりアブミ骨に伝えられる。鼓膜と前庭窓の面積比（17:1）と耳小骨のテコ作用により，27.5dB 増幅されるようになっている。アブミ骨によって内耳（蝸牛）の外リンパに振動が伝えられると，その圧力は基底板を振動させる。それをコルチ器の**有毛細胞**（hair cell）が感受して神経に伝える。蝸牛は蝸牛管により前庭階と鼓室階に分かれており（図 1-4），外リンパに満たされている。蝸牛管は内リンパに満たされている（図 1-4）。

基底板の振動は，ピアノの鍵盤のように限局した部位に鋭い山をもっている。つまり，基底板は周波数選択性をもっている。蝸牛頂部が低い周波数，蝸牛基底部が高い周波数を担当している。

基底板が振動し有毛細胞の感覚毛がわずかに曲がることで微量の電流が流れる。感覚毛は**聴毛**（stereocilium）とよばれ，その先端部分には連結（tip link）があり，連結している線維が引っ張られると有毛細胞の先端のチャネルが開き，緩むと閉まる。これにより内リンパ中のカリウムイオンが有毛細胞内に流入する（図 1-5）。外有毛細胞のまわりの液体（リンパ）の抵抗により内有毛細胞の聴毛が動かされ内有毛細胞にもカリウムイオンが流入し電流が流れる。その結果，グルタミン酸などのシナプス伝達物質が放出され，蝸牛神経（cochlear nerve）の求心性線維の興奮が生じる。有毛細胞に流入したカリウムイオンは細胞の側壁にあるチャネルから排出され，再び支持細胞や線維細胞を経て蝸牛管の外側にある血管条にリサイクルされる。

2. 平衡覚

三半規管の一端には膨らんだ**膨大部**（ampulla）があり，ここの膨大部稜の毛細胞の線毛は長く伸びて**クプラ**とよばれる。頭部が回転すると半規管内に生じた内リンパの流れはクプラを刺激するので回転運動を感じる（図 1-6）。

運動位置の変化の際に，①眼を一定の位置に保ち平衡を保つ，②体幹筋の緊張を適当に変化させる，③自律神経支配の平滑筋臓器と連絡があり，そのため血圧，呼吸，消化管運動を変化させるなどの影響力をもっている。

球形嚢と**卵形嚢**は**耳石器官**とよばれ，頭の位置と直線運動を感じる。からだのバランスは内耳の三半規管，耳石器管，視覚，深部知覚の働きで保たれている（図 1-7）。内耳への刺激は，前庭神経（vestibular nerve）から前庭神経核を経て眼運動核（外転神経核，動眼神経核）から眼筋へ伝わり，一方，前庭神経核から小脳，大脳へ，さらに前庭脊髄路を経て頸筋，四肢筋に刺激が伝えられる。

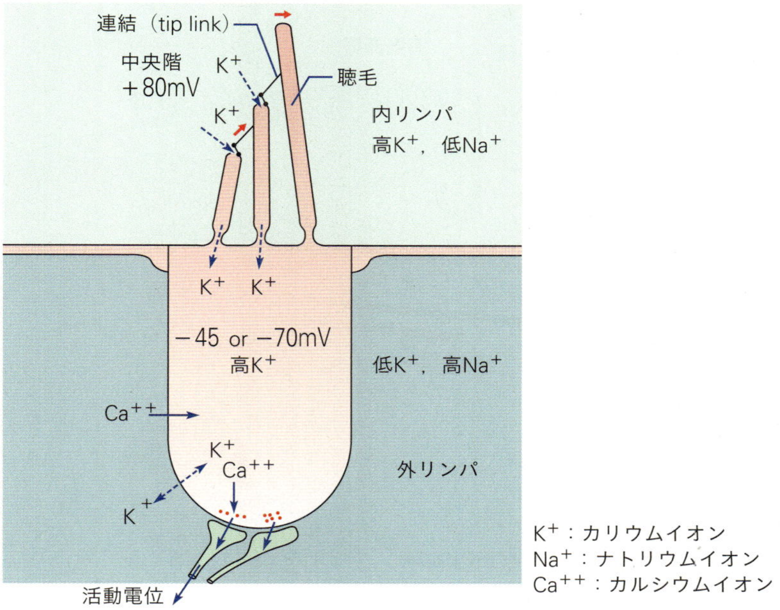

図1-5 有毛細胞へのカリウムイオンの流入

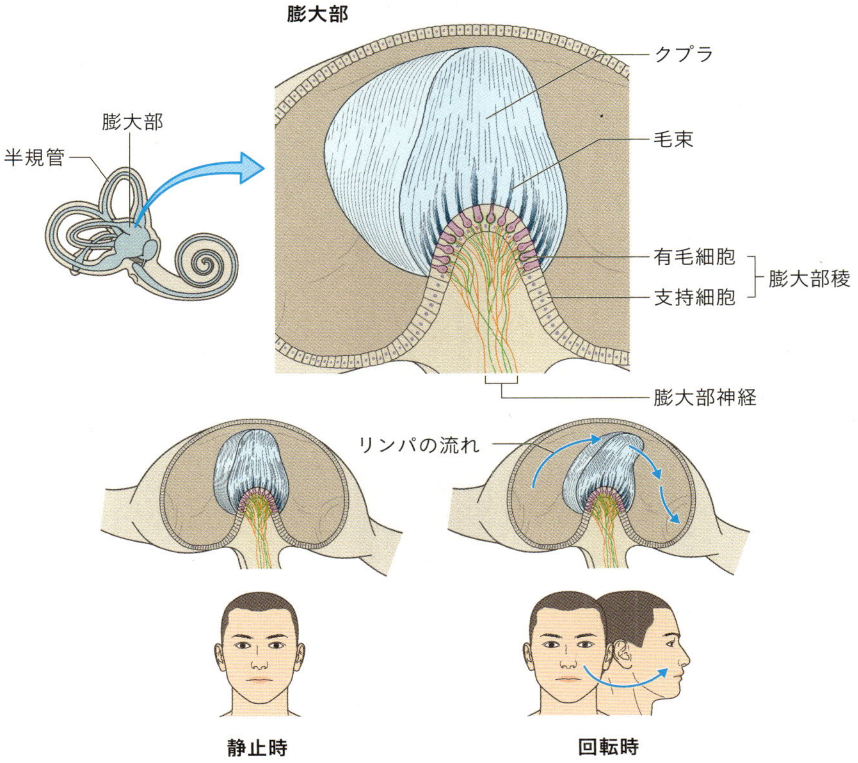

図1-6 半規管の構造と回転運動を感じるしくみ

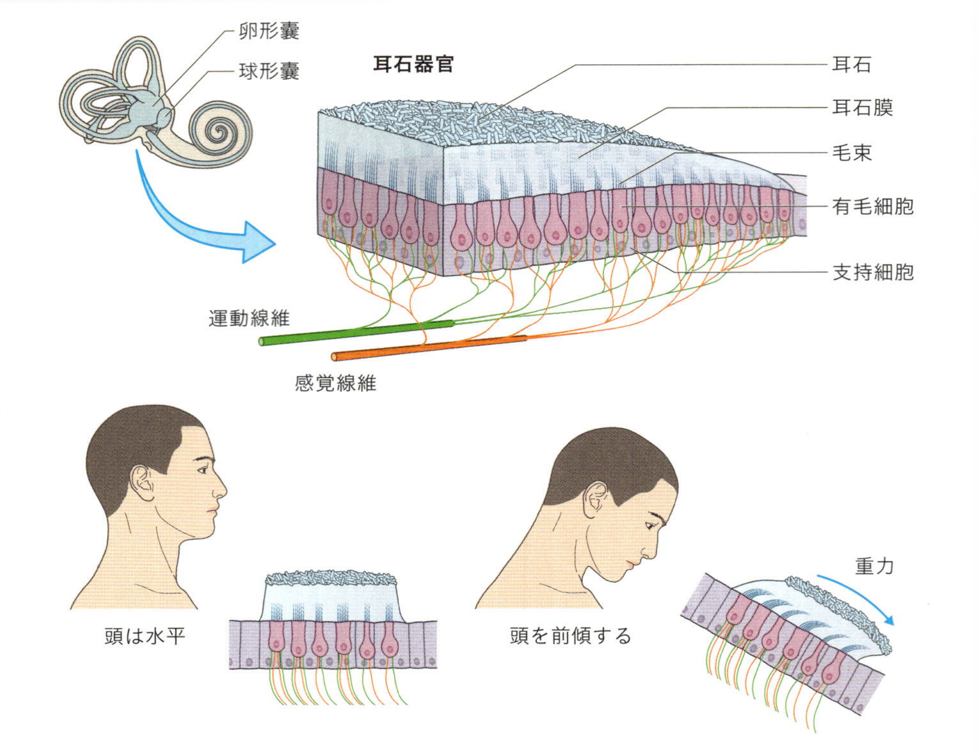

図 1-7 耳石器官の構造とからだのバランスを維持するしくみ

Column

有毛細胞の働き

音を聴くためのセンサーである蝸牛(かぎゅう)には1列の内有毛細胞(ゆうもうさいぼう)と3列の外有毛細胞がある。有毛細胞とはその名前のとおり細胞の頭に毛が生えている細胞で，この毛は感覚毛(かんかくもう)とよばれている。音の振動を感じるために巧妙な構造になっている。蝸牛の内有毛細胞は音の信号を脳に送る働きがあるが，外有毛細胞は内有毛細胞の感度を調節して音や言葉の聞き分けができるように働いている。1列4000個の有毛細胞はあたかもピアノの鍵盤(けんばん)のように並んでいて，このピアノの鍵盤が狭いスペースにうまく収まるように渦を巻くようなカタツムリの形（蝸牛）になった。ヒトは20Hzから2万Hzまでの非常に幅広い周波数の音を聴くことができるが，中耳に近い蝸牛の基底部のほうにある有毛細胞が2万Hzのような高い周波数の音，蝸牛の先端頂部のほうにある有毛細胞が20Hzのような低い周波数の音に反応するようになっている。一方，内有毛細胞の3倍の1万2000個ある外有毛細胞はその能動的運動能（刺激音と同じ周波数で伸長を繰(く)り返す。プレスチンとよばれる独自の収縮たんぱくの働き）によって周波数選択性に寄与する。

Ⅱ 鼻の構造と機能

A 鼻の構造

鼻（nose）は解剖学的に外鼻，固有鼻腔，副鼻腔に分けられる。

1. 外鼻

顔面中央に隆起した部分を**外鼻**（external nose）とよぶ。上方の鼻根は鼻骨から成り，下方約 2/3 は鼻中隔軟骨，外鼻軟骨のため軟らかい。鼻尖は組織が極めて粗い。

2. 鼻腔

鼻孔から咽頭境界までの空気の通り道を**鼻腔**（nasal cavity，図 1-8）とよぶ。周囲顔面の大きな部分を占める**副鼻腔**（paranasal sinus）に対して，**固有鼻腔**とよぶ場合もある。鼻腔入口は**鼻前庭**（nasal vestibule）で鼻毛がある。鼻腔中央に**鼻中隔**（nasal septum）があり，左右 2 つの腔に分かれる。鼻中隔の後方は薄い骨から，前方は軟骨から成る。成人は多くの場合，軟骨あるいは軟骨移行部で種々の程度の彎曲を示し，鼻閉の原因となる（**鼻中隔**

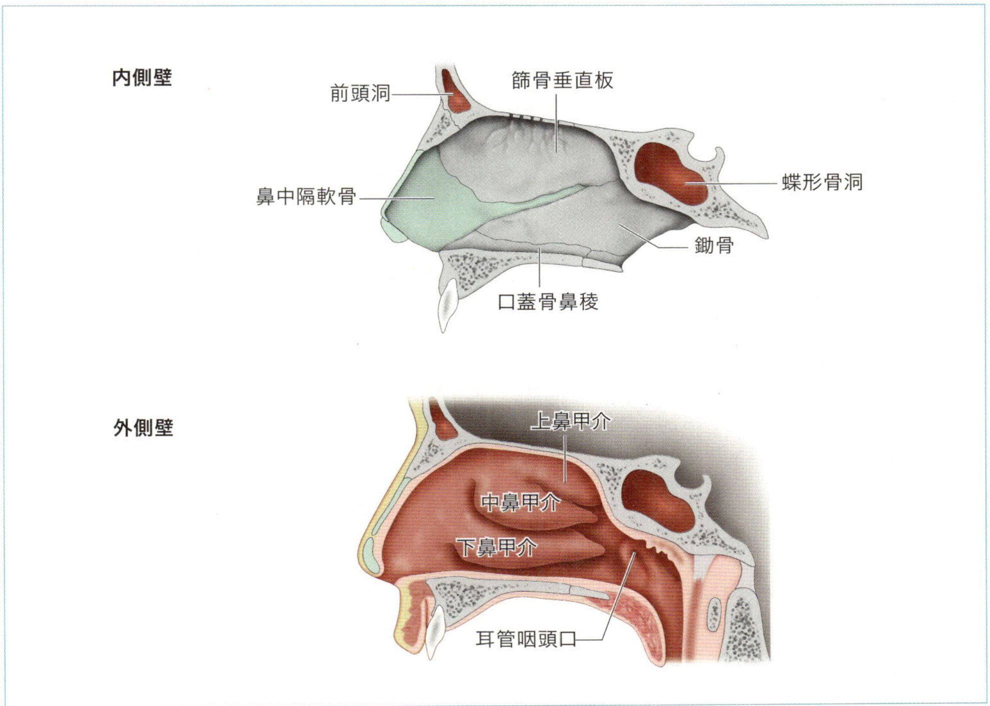

図 1-8 鼻腔

彎曲症）。鼻中隔の前端は毛細血管が集まり鼻出血しやすい部位であり，**キーゼルバッハ部位**（Kiesselbach's area）とよぶ。

鼻腔，副鼻腔は共に気道粘膜で覆われている。分泌細胞から粘液が供給され，吸気を加湿すると同時に粘膜表面を覆う（mucous blanket）。浮遊塵を吸着した粘液は**線毛運動**＊により後鼻孔に運ばれる。

鼻腔外側には3つのヒダ様構造物－**鼻甲介**（nasal turbinate）が前後に平行に走る。上から**上鼻甲介**，**中鼻甲介**，**下鼻甲介**とよび，下鼻甲介が最も大きい。これら鼻甲介は海綿構造から成り，血管が豊富に分布する。これら3つの鼻甲介で囲まれる溝をそれぞれ**上鼻道**，**中鼻道**，**下鼻道**，鼻中隔と鼻甲介の間の隙間を総鼻道とよぶ。中鼻道には副鼻腔の主要な換気排泄路が，下鼻道前方には鼻涙管が開口する。総鼻道の上方には嗅神経の分布する**嗅裂**（olfactory recess）がある。**固有鼻腔**の後端を**後鼻孔**（choana）とよび，鼻咽腔に連なる。

3. 副鼻腔

副鼻腔（paranasal sinuses，図 1-9）は，固有鼻腔を取り囲み，顔面の大きな部分を占める。4種類から成り，最大の腔は眼窩（眼球の入る凹み）下方，両頬に位置する**上顎洞**（maxillary sinus）である。鼻根の後方，両眼窩の間には蜂巣構造の**篩骨洞**（ethmoid sinus）が，後下方の鼻咽腔上方には**蝶形骨洞**（sphenoid sinus）がある。眼窩上面，額の裏には**前頭洞**（frontal sinus）がある。いずれにも固有鼻腔に通じる換気排泄口がある。上顎洞，篩骨洞前部は中鼻道に，前頭洞も鼻前頭管を通じて中鼻道に開口する。篩骨洞後部は上鼻道に開口する。蝶形骨洞は総鼻道後上方の嗅裂に開口する。

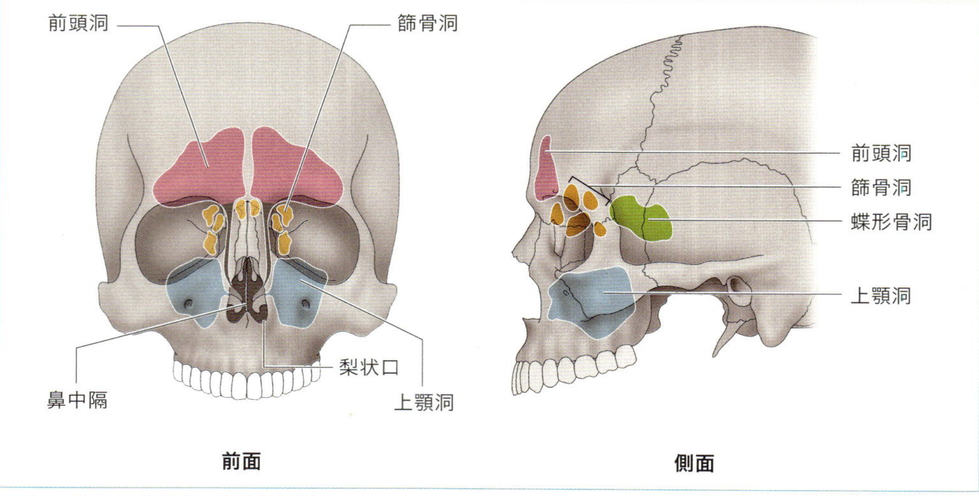

図 1-9 副鼻腔（眼窩の位置関係）

＊ **線毛運動**（ciliary movement）：振子型の有効打と回復打から構成され，毎秒数回ないし数十回の頻度でこれらの運動を繰り返している。気道の清掃に役立っている。

副鼻腔粘膜も固有鼻腔と同様に分泌腺をもち線毛上皮で覆われ，線毛運動は排泄口に向けて起こる。通常時の分泌活動は乏しいが，いったん炎症が起こると著しく亢進する。

B 鼻の機能

鼻の機能は，気道，嗅覚，除塵，加湿，加温，感染防御などである。通常は自覚することはないが，鼻閉で口呼吸すると非常につらいだけでなく，咽頭の感染症を起こしやすくなる。口呼吸は空気抵抗が大きく，咽頭粘膜から水分を奪うためである。固有鼻腔の3つの鼻甲介と周囲構造は，吸気と呼気の気道抵抗を最小にするような適応をしている。

人の嗅覚上皮は嗅裂のみに分布し，野生動物に比べ著しく縮小，退化している。固有鼻腔の粘膜が腫大すると，嗅素が嗅裂に届かず，嗅覚低下が起こる。加湿，加温は固有鼻腔の粘膜ヒダによっている。冷えて乾燥した空気が直接入れば，肺胞粘膜は機能を維持できなくなる。空気中の異物や病原体は粘液で吸着され，病原体の場合は必要な防御反応が誘発される。防御反応が過剰かつ病的に起こるのがアレルギー性鼻炎である。

副鼻腔は，進化的には突出した顔面頭蓋（馬や犬など）がサルや類人猿で後退し，本来固有鼻腔であったものが融合して出現した。このため構造は迷路のように複雑で，固有鼻腔との交通路は狭い。頭部前面の中空構造は，頭部を軽量化するとともに衝撃時に緩衝腔として機能する。炎症で固有鼻腔と副鼻腔の交通路が腫大すると，副鼻腔内の分泌物の排泄障害が起こる。副鼻腔の粘膜は通常は薄く，分泌機能もほとんど停止しているが，感染時には著しく腫大し，分泌機能が亢進し，防御機能を果たす。

Ⅲ 咽頭の構造と機能

A 咽頭の構造

咽頭（pharynx）は13～15cmの管腔臓器で，**上咽頭**（epipharynx），**中咽頭**（mesopharynx），**下咽頭**（hypopharynx）の3部よりなる（図1-10）。

1. 上咽頭（鼻咽腔・鼻咽頭）

上咽頭は鼻咽腔ともよばれ，鼻腔より連なり軟口蓋により中咽頭と境される。上咽頭天蓋から後壁には**咽頭扁桃**（pharyngeal tonsil）（**アデノイド**，adenoid）があり，小児期には著しく大きく，免疫機能にかかわる。側壁には耳管咽頭口が開く。その下端は粘膜ヒダである咽頭側索が下咽頭まで達する。耳管咽頭口の周囲には**耳管扁桃**（tubal tonsil）がある。上咽頭は気道の性格をもつ。

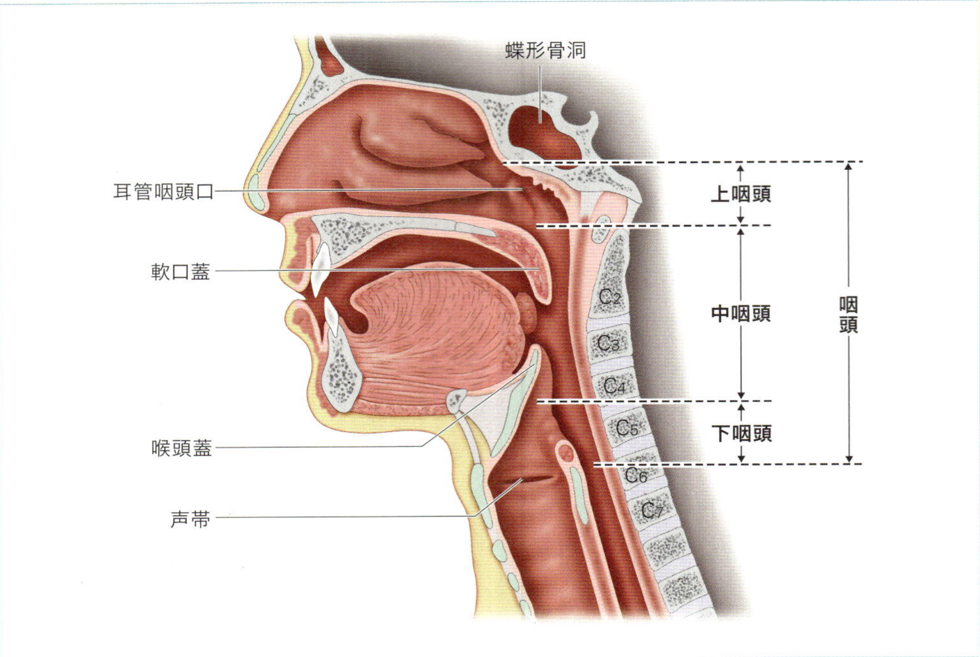

図 1-10 咽頭の構造

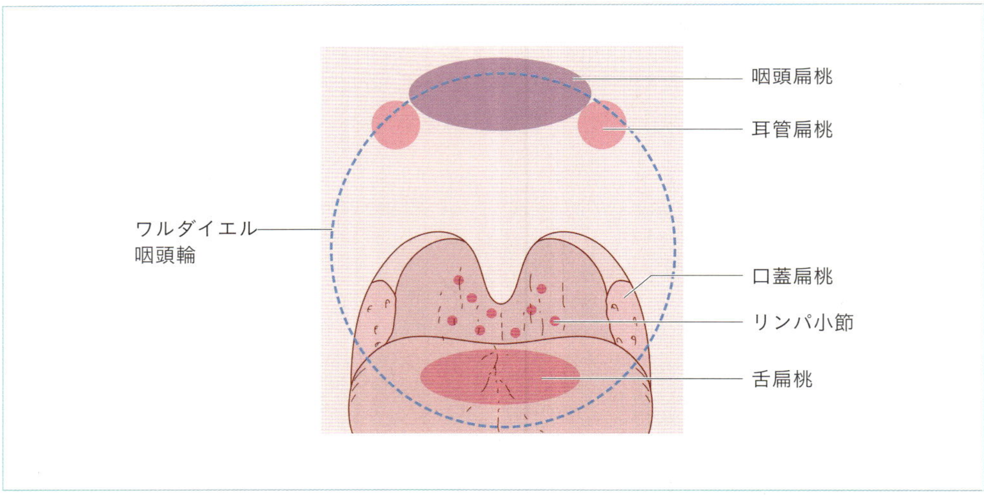

図 1-11 ワルダイエル咽頭輪の構造

2. 中咽頭

中咽頭(いんとう)は，軟口蓋(なんこうがい)より下方で喉頭蓋谷(こうとうがいこく)により下咽頭と境される。前方は前口蓋弓(ぜんこうがいきゅう)により口腔(こうくう)と区別され，前後の口蓋弓の間には**口蓋扁桃**(へんとう)（palatine tonsil）がある。舌根(ぜっこん)には**舌扁桃**（lingual tonsil）がある。中咽頭は気道(きどう)と消化管の機能をもち，免疫(めんえき)にかかわる。

扁桃組織は**ワルダイエル**（Waldeyer）**咽頭輪**（図 1-11）とよばれ，中咽頭を中心に咽頭扁桃，耳管(じかん)扁桃，口蓋扁桃，舌扁桃が輪状に配列する。

3. 下咽頭

下咽頭は，中咽頭の下方に連なり，頸部食道に連絡する。喉頭の後方に位置し，その左右は梨状陥凹を形成する。下咽頭は消化管の性格をもつ。

B 咽頭の機能

1 咽頭の3つの機能

咽頭には気道，嚥下，免疫防御の 3 つの機能があり，構音にもかかわる。咽頭は空気と食物の通り道なので，異物や病原体を識別するための免疫臓器やリンパ組織が豊富である。扁桃組織ではリンパ節と同様にリンパ球が産生され，主に B リンパ球がつくられる。B リンパ球は表面免疫グロブリンを有する免疫担当細胞で，ヒト末梢血リンパ球では約 10%を占める。

咽頭の最も重要な機能は，固有鼻腔からの空気と口腔からの食物や唾液を峻別し，それぞれ気管と食道に入るよう交通整理することである。本機能は反射で画一的に実現されており，脳血管障害や加齢による咽頭知覚の低下で障害され誤嚥が生じる。**嚥下**は，食物を胃に送り込む一連の運動を指し，口腔，咽頭，食道がかかわり，3 相に分類される。

2 嚥下のしくみ

嚥下（swallowing，deglutition）は第 1 相から第 3 相に分かれ，その特徴は以下のとおりである（図 1-12）。

口腔に入った食物は咀嚼され，唾液と混じり，嚥下しやすい適度な水分と軟らかさを有する食塊となる。

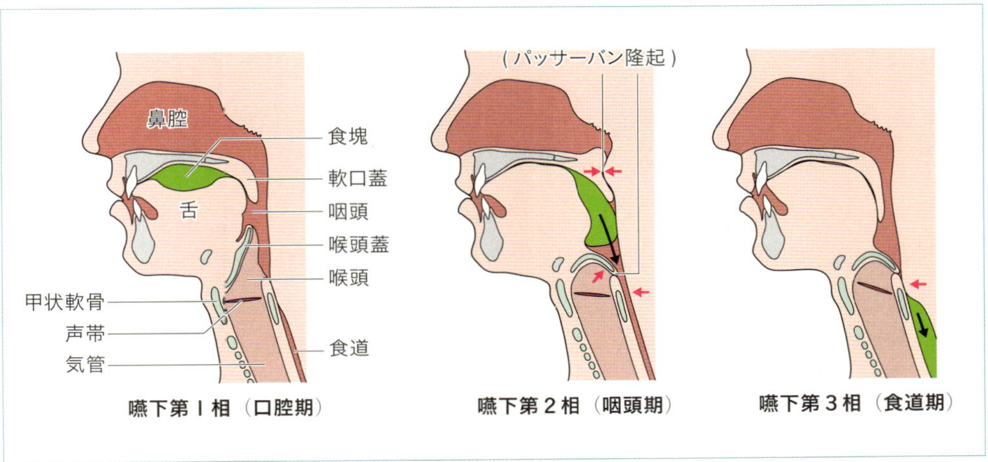

図 1-12 嚥下運動

嚥下第 1 相は飲食物を口腔から咽頭に送り込む相で，**口腔期**ともよばれる。第 1 相では，食塊が口腔底挙上によって口蓋に押し付けられながら咽頭に送られる。嚥下の一連の運動のなかで第 1 相のみが随意運動であり，第 2 相以降は反射による不随意運動である。

嚥下第 2 相（**咽頭期**）は咽頭から食道に至る時期である。第 2 相では，第 1 相により喉頭に達した嚥下物に対して喉頭挙上が生じる。この際，喉頭蓋による喉頭入口部の閉鎖と声帯による声門閉鎖が生じて，嚥下物の喉頭・気管への侵入（誤嚥）を防止する。また，喉頭粘膜の知覚により反射性咳嗽が生じるのも誤嚥防止の働きである。第 2 相は嚥下運動のなかでも最も複雑かつ緻密な制御機構をもち，嚥下障害の多くは第 2 相の障害といえる。第 2 相は，口腔と中咽頭は舌の挙上により，上咽頭と中咽頭は軟口蓋の挙上と上咽頭収縮筋の収縮により形成される，**パッサーバン隆起**（Passarvant's ridge）により遮断される。喉頭の挙上により喉頭入口部は喉頭蓋で閉鎖され，声門も閉じる。これらの運動により飲食物の逆流，誤嚥は防止され，嚥下圧は食道の方向にのみ働く。これらの反射運動は延髄にある嚥下中枢でコントロールされ，三叉神経，舌咽神経，迷走神経，舌下神経がかかわる。

嚥下第 3 相は食道を通過した食物が胃に達するまでの時期で，**食道期**ともよばれる。上部食道の一部を除き食道平滑筋の蠕動運動により行われる。

Ⅳ 喉頭の構造と機能

A 喉頭の構造

喉頭の構造は，機能と密接に関係しているので，呼吸や発声の際の喉頭の動きを理解したうえで，その動きに関連する軟骨や筋肉などの構造を理解する必要がある。喉頭の構造として重要なものにヒダ状の構造物である声帯と仮声帯がある。

1. 声帯・仮声帯

1 声帯

声帯（vocal fold）は，甲状軟骨後面から左右の披裂軟骨に向かって，V 字型に張ったヒダ状構造物で，発声時にそれぞれ内転し声門が閉鎖する。声帯は最外側の粘膜上皮から粘膜固有層，声帯筋の 3 層構造をしており，発声時の高速振動にも耐えられる重層扁平上皮から成る粘膜上皮と，独特な軟らかいゼリー状の組織（ラインケ腔，Reinke's space）から成る粘膜固有層によって振動しやすい組織となっている。

2 仮声帯

仮声帯（false vocal fold）は，声帯の上を平行に走るヒダ状構造物で，発声機能には直接は関与しない。しかし，仮声帯と声帯との間に喉頭室という溝を形成し，ここで声帯振動を円滑にする粘液を供給している。

2. 喉頭軟骨

喉頭の枠組みを形成する軟骨を喉頭軟骨とよぶ。4種類の大きな軟骨と2種類の小さな軟骨があるが，声帯の動きと最も関連する軟骨は披裂軟骨である（図1-13）。

1 甲状軟骨

甲状軟骨は，喉頭の中心に位置する最も大きな軟骨で，その前端は喉頭突起（アダムの林檎）とよばれ，特に男性では前頸部に突き出している。甲状軟骨内面のほぼ中央に声帯が位置する。

2 輪状軟骨

輪状軟骨は，甲状軟骨の下方に位置し，輪状を成している。輪状軟骨の下方は輪状気管靭帯で気管軟骨と連続している。気管の輪状構造を保つための重要な役割を果たしており，外傷や疾病でこの輪状の構造が壊れると，声門下狭窄による呼吸困難が生じる。

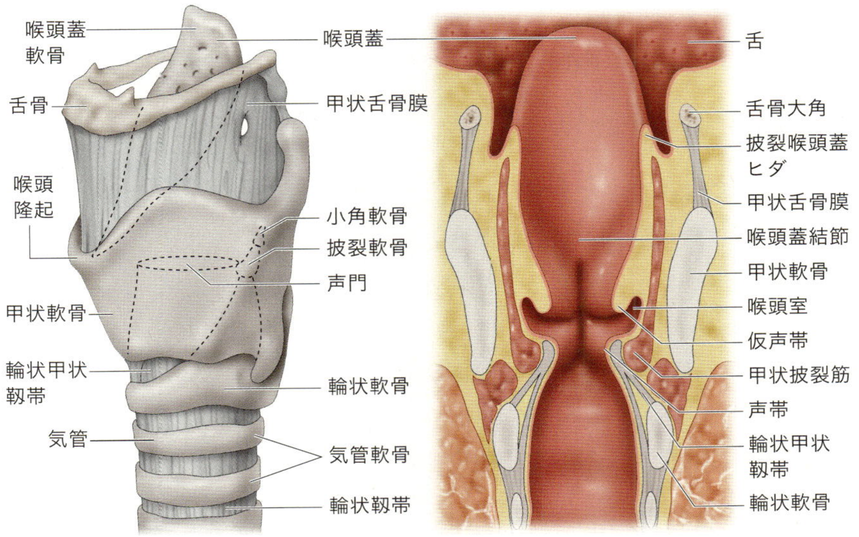

喉頭軟骨および舌骨　　喉頭の前頭断面

図1-13 喉頭の構造

3　披裂軟骨

披裂軟骨は，左右 1 対の三角錐状の軟骨で，輪状軟骨の上にのっている。発声機能に関与する最も重要な軟骨であり，甲状披裂筋（内筋）は声帯の本体を形成し，後輪状披裂筋（後筋）は声門を開大し，外側輪状披裂筋（側筋）と披裂筋（横筋）が声門を閉鎖する。

4　喉頭蓋軟骨

喉頭蓋軟骨は，喉頭の最上部にあるさじ状の軟骨で，その下端は甲状軟骨内面に付着し，喉頭蓋を形成する。喉頭蓋は発声には直接関係しないが，嚥下時に喉頭にふたをするように働き，誤嚥を防止する。そのほか，喉頭には小さな軟骨としてそれぞれ左右 1 対の小角軟骨，楔状軟骨とがある。

3. 喉頭筋

喉頭と他の部位を連結して喉頭の位置を保ち，嚥下などに際して喉頭全体を移動させる外喉頭筋と各喉頭軟骨を連結して主に声帯の運動に関与する内喉頭筋がある。これらの筋肉の名称は筋肉が付着する両端の骨や軟骨の名称を並べたものが多く，覚えやすい。

1　外喉頭筋（嚥下機能に関与する）

外喉頭筋には，胸骨と甲状軟骨を連結する胸骨甲状筋，舌骨と甲状軟骨を連結する舌骨甲状筋がある。このほか，舌骨に付着する胸骨舌骨筋，オトガイ舌骨筋，顎二腹筋，茎突舌骨筋も外喉頭筋に分類されることがある。外喉頭筋には周囲組織と喉頭を結ぶことで喉頭を支える役割と，嚥下に際して喉頭を挙上する役割がある。嚥下時に喉頭が挙上することで喉頭蓋軟骨が後傾して，喉頭にふたをするように動き，誤嚥が防止される。

2　内喉頭筋（呼吸，発声機能に関与する）

内喉頭筋は声帯運動を司っており，大きく声門閉鎖筋，声門開大筋，声帯緊張筋に分類される。声門閉鎖筋には左右の披裂軟骨を結ぶ披裂筋（横筋），輪状軟骨と披裂軟骨を結ぶ外側輪状披裂筋（側筋），甲状軟骨と披裂軟骨を結ぶ甲状披裂筋（内筋）の 3 種類の筋肉があり，発声時に声帯を内側に移動させ，声門を閉鎖する役割を果たす（図 1-14）。一方，声門開大筋は，輪状軟骨と披裂軟骨を結ぶ後輪状披裂筋（後筋）のみである。呼吸の際に声門を開く役割を担う。輪状甲状筋（前筋）は甲状軟骨と輪状軟骨を結ぶ膜様の筋肉で，声帯の緊張，弛緩に関与する。声帯の緊張，弛緩によって声の高さ（ピッチ）が調節される。

4. 喉頭の神経支配

喉頭筋，特に内喉頭筋は，発声時の声の微妙な調節を行うほかにも呼吸や嚥下の際に無意識に運動している。こうした繊細な喉頭筋の運動を司る神経が反回神経である。

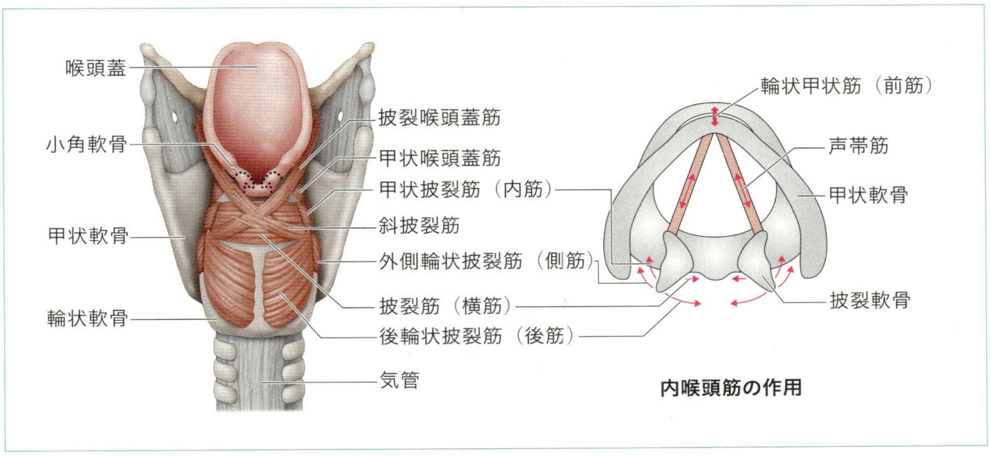

図1-14 内喉頭筋の構造と作用

1 反回神経

反回神経（recurrent nerve）は迷走神経（第Ⅹ脳神経）の枝であり，迷走神経が頸部から縦隔内まで下降した後で，左側は大動脈弓，右側は腕頭動脈を取り巻くように頸部に向かって反転し喉頭に達するため，反回神経とよばれる。喉頭内に達した反回神経は下喉頭神経となり，輪状甲状筋を除くすべての内喉頭筋を支配する。大動脈弓まで下降する左反回神経は走行距離が長いため，右側に比べて障害されやすい。

2 上喉頭神経

上喉頭神経（superior laryngeal nerve）は迷走神経より分枝して輪状甲状筋を支配する。上・下喉頭神経の一部は知覚神経として喉頭の知覚を司っており，咳嗽反射を介して誤嚥を防いでいる。

5. 喉頭の血管系・リンパ系

喉頭の栄養動脈は，上甲状腺動脈から分枝する上喉頭動脈と下甲状腺動脈から分枝する下喉頭動脈である。これらの動脈は喉頭内で密に連絡している。喉頭のリンパ系は，声門上部と声門下部ではよく発達しているが，声門部では乏しい。このため喉頭がんでも，声門がんではリンパ節転移は少なく，声門上がんと声門下がんはそれぞれ声門上部のリンパ流が上・中深頸リンパ節に，声門下部のリンパ流が喉頭前リンパ節から気管・傍気管リンパ節を介して下深頸リンパ節に注ぐことから，リンパ節への転移をきたしやすい。

B 喉頭の機能

喉頭には，発声機能のほかに呼吸機能，嚥下機能がある。

1. 発声機能

1　喉頭原音発生のプロセス

声帯は，甲状披裂筋とそれを覆う粘膜層（粘膜上皮および粘膜固有層）から成り，粘膜層の振動によって喉頭原音，または声帯原音が生じる（図 1-15）。筋肉層は振動しない。閉鎖した声帯の粘膜層は，呼気により押し上げられ，声門下圧が 40mmH_2O 以上になると声門が開く。その際に生じる左右声帯の間隙を，呼気の気流が通過する（声門開大期）。押し上げられた粘膜層は再び元に戻り，声門は閉鎖する（声門閉鎖期）。この繰り返しによって呼気の気流に粗密波が生じ，喉頭原音となる。

2　声の高さの決定

このような声門開閉の 1 周期が，1 秒間に何回あるかで声の高さ（ピッチまたは周波数）が決定する。会話時の周波数は，男性で 100 ～ 150Hz（1 秒間に声門開閉が 100 ～ 150 回生じる），女性で 200 ～ 300Hz（1 秒間に声門開閉が 200 ～ 300 回生じる）である。このような声門開閉の周波数は，弦楽器で弦の張り具合によって音程が変化するように，声帯の緊張度によって決まり，輪状甲状筋（前筋）により調節される。なお，声の強さは肺からの呼気圧が強いほど大きくなる。

3　地声と裏声の高さの違い

会話における声（地声）の高さと，高い声で歌うときの声（裏声）の高さの違いは，声帯の振動様式の違いで生じ，地声では声帯全体が振動するのに対して，裏声では声帯が前後に引き伸ばされた状態で，声帯縁のみが振動する。発声音域は男性が 60 ～ 500Hz，女性が 120 ～ 800Hz といわれている。ささやき声では声帯は振動せず，声門間隙を通過する呼気の雑音が音源となる。

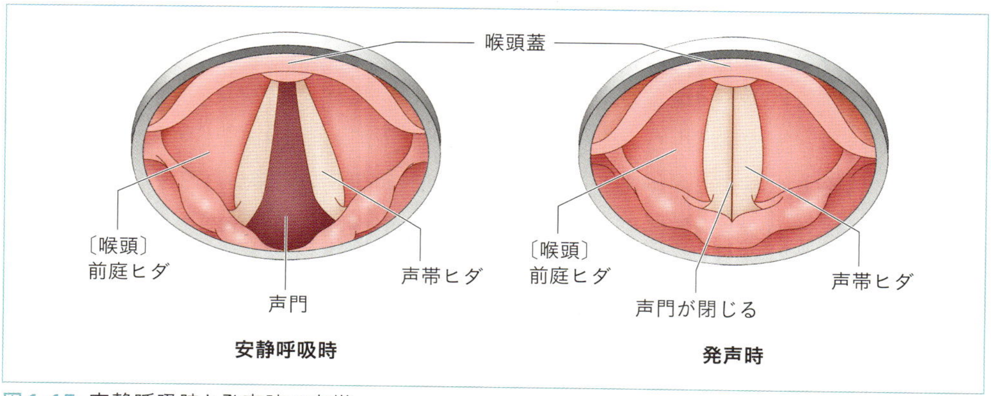

図 1-15　安静呼吸時と発声時の声帯

2. 呼吸機能

喉頭は気管の入口部であり，下気道の上端である。鼻腔から喉頭までが上気道である。喉頭は声門の開大の度合いにより呼吸機能を調節するほかに，声門を閉鎖することによって息こらえができるようにして，胸郭の固定，腹圧上昇の一役を担い，体幹，四肢の力強い運動を可能にしている。

3. 嚥下機能

嚥下は第1相（口腔期），第2相（咽頭期），第3相（食道期）とよばれる連続した運動から成るが，喉頭は嚥下の第2相に関与する。嚥下のしくみについては，本章 - Ⅲ -B-2「嚥下のしくみ」参照。

第2相は主に喉頭の反射機能によって不随意的に一連の運動が進行する。嚥下にかかわる求心路は三叉神経，舌咽神経，迷走神経で，延髄にある嚥下中枢に情報が集まり，遠心路としての舌咽神経，迷走神経，舌下神経へと情報が送られる。

Column

声の特徴

声は人によって様々である。声は喉頭で発生する喉頭原音が口腔，鼻腔などの構音器官で加工されたもので，つまりは，発声と共鳴，構音によって加工された結果，個性のある声になる。

声の特徴を決める要素に，大きさ，高さ，音色がある。声の大きさは喉頭原音を発生するエネルギー，つまり呼気の空気力学的エネルギーによって決まる。大きな声を出すには大きく息を吸って呼気量を大きくすることと，閉鎖した声門に加わる効率的な声門下圧が必要である。したがって，大きな声が出ない理由としては，呼吸器系の疾患がある場合や声門閉鎖が不十分なために声門下圧が保てない場合がある。

声の高さ（ピッチまたは周波数）は声帯の緊張度によって決まり，輪状甲状筋（前筋）を緊張させると高い声になり，また，声帯の長さも声の高さに影響するため，大人より子ども，男性より女性のほうが声の周波数は高くなる。一般に声帯に異常がある場合は，声の周波数は低くなり，音域も狭くなる。

音色は声帯の振動の状態に関係し，声帯の異常の種類により，かすれ声やしわがれ声，がらがら声など様々な音色となる。経験によって，声の大きさ，高さ，音色の特徴から，喉頭がんや喉頭ポリープなどをおおまかに鑑別することが可能である。

一方，喉頭で発声された喉頭原音が通過する咽頭，口腔，鼻・副鼻腔は声道とよばれ，喉頭原音の共鳴腔となり，声道での共鳴によって，喉頭原音の特定の周波数が増強，または減弱して各自の特徴ある声になる。この共鳴腔を適宜変化させて，単純な喉頭原音から意味のある言語音にする過程を構音とよぶ。言語音は母音と子音から成り，母音は口の形や舌の位置を変え，声道の形を変えることで生じる音で，子音は呼気の流れを唇や舌で妨げて，気道雑音を発生させることで生じる音である。

V 口腔と唾液腺の構造と機能

A 口腔の構造と機能

1. 口腔の構造

口唇より口蓋弓に至る腔が**口腔**（oral cavity）である（図 1-16）。その枠組みは上顎骨，口蓋骨，下顎骨から成り，口腔前庭，歯肉・歯牙，口蓋，口腔底，口頬および口腔に開口する**唾液腺***（salivary gland）（耳下腺，顎下腺，舌下腺，図 1-17）を含む。口蓋は口蓋骨より成る**硬口蓋**と，筋組織よりなる**軟口蓋**によって構成される。

口腔は消化管の入口であり，食物を咀嚼し，咽頭へ送り込む（嚥下第 1 相）機能をもつ。

咀嚼運動の主体は下顎骨とそれに付着する咀嚼筋である。そのほか，咀嚼が効果的に行われるための食塊の形成には，口腔粘膜，舌などの運動がかかわる。

顎下腺（submandibular gland）から**顎下腺管**（ワルトン〔Warton〕管）が開口し，また，その周囲には**舌下腺**（sublingual gland）が開口する。**耳下腺**（parotid gland）は最大の**唾液腺**で，耳介前下部に位置する。浅葉と深葉からなり，その間には顔面神経が走行する。耳下腺からは**耳下腺管**（ステノン〔Stenon〕管）が上顎第二大臼歯に対面する口腔粘膜に開口している。

2. 舌の構造

舌（tongue）は多くの横紋筋から成り，咀嚼，嚥下，構音運動にかかわる。**舌粘膜**には糸状，茸状，葉状および有郭の 4 種類の乳頭（**舌乳頭**）があり，各乳頭にある**味蕾**（taste buds）は味覚を司る。

3. 口腔の機能

口腔には咀嚼，味覚，嚥下，構音などの機能がある。口腔は消化管の入口であり，歯で粉砕した食物を，咀嚼し，咽頭に送り込む（嚥下第 1 相）。咀嚼時に重要なのが唾液分泌である。咀嚼を円滑にし，食物から化学成分を溶解させて味覚を確実にし，さらに消化を助けている。

* **唾液腺**：耳下腺，顎下腺，舌下腺の大唾液腺と，口唇腺，頬腺，臼歯腺，口蓋腺，舌腺の小唾液腺とがある。

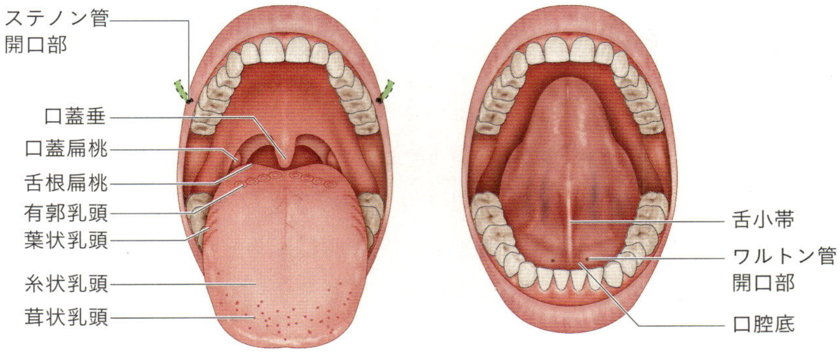

図1-16 口腔の構造

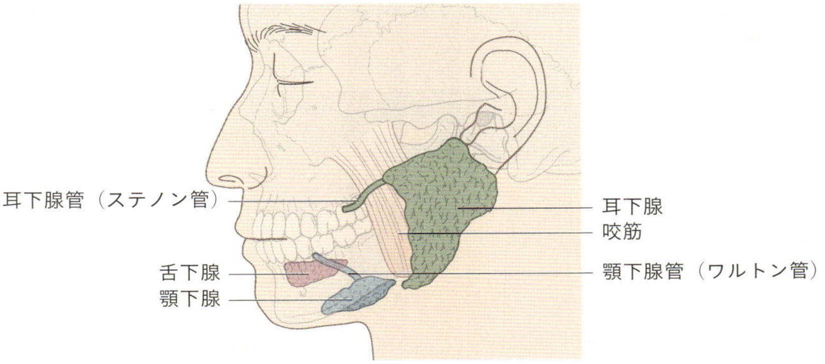

図1-17 唾液腺

4. 舌の機能

1 味覚の認知

味覚は主に舌に分布する味蕾の反応によって認知されるが，味蕾は舌のほかに軟口蓋や咽頭粘膜にも散在する。味には甘，塩，辛，苦の4つの基本味がある。それぞれの味蕾は2つ以上の基本味に反応し，これら味蕾からの情報が中枢で統合され，様々な味覚として認知される。認知された味覚により，唾液や胃液の分泌が亢進（こうしん）し消化が促進される。

2 構音への関与

喉頭（こうとう）で生じた呼気（こき）の**喉頭原音**（**疎密波**（そみつは））は，共鳴腔（きょうめいくう）としての咽頭，口腔，鼻腔（びくう）により様々な音色に加工され発声される。口腔では主に口唇，舌，軟口蓋が構音に関与し，特に子音の構音に重要な働きをもつ。

B 唾液腺の構造と機能

唾液（saliva）は耳下腺，顎下腺，舌下腺の大唾液腺と口腔・咽頭粘膜に散在する小唾液腺により分泌され，1 日の分泌量は 1 〜 1.5L といわれている。耳下腺は耳介下部に位置する最大の唾液腺で，でんぷんの消化作用をもつ唾液アミラーゼ*を含む漿液性唾液を生成し，ステノン管を経て口腔前庭に分泌する。顎下腺は顎下三角にあり，ワルトン管を経て舌下小丘に開口する。漿液性唾液と粘液性唾液を分泌する混合腺である。舌下腺はワルトン管周囲に粘液性唾液を分泌する。

Ⅵ 気管・食道の構造と機能

A 気管の構造と機能

1. 気管の構造

気管（trachea）は，喉頭に連なり，縦隔内をほぼ垂直に下降し，左右の気管支に分岐する。気管は直径が約 2cm で，その周囲の前 2/3 は気管軟骨で構成されるが，食道と接する後 1/3 の後壁には軟骨はなく，膜様部とよばれている。気管は成人で全長約 12cm，上半分が頸部，下半分が胸郭内に位置する。16 〜 20 個の気管軟骨は輪状靱帯で連結しており，最も上の気管軟骨は喉頭の輪状軟骨と連結している（図 1-18）。

2. 気管の機能

気管は，呼吸の通過路として働くだけではなく，気管および気管支粘膜から分泌された分泌物を排除し，気管・気管支を清掃する。このため気管内腔は，線毛細胞と杯細胞からなる多列円柱上皮に覆われている。また，気管粘膜の刺激により咳嗽が生じるが，この咳嗽は下気道への異物の侵入を防ぎ，下気道を保護する。

＊ **唾液アミラーゼ**：でんぷんを加水分解して麦芽糖やデキストリンにする酵素（プチアリン）。

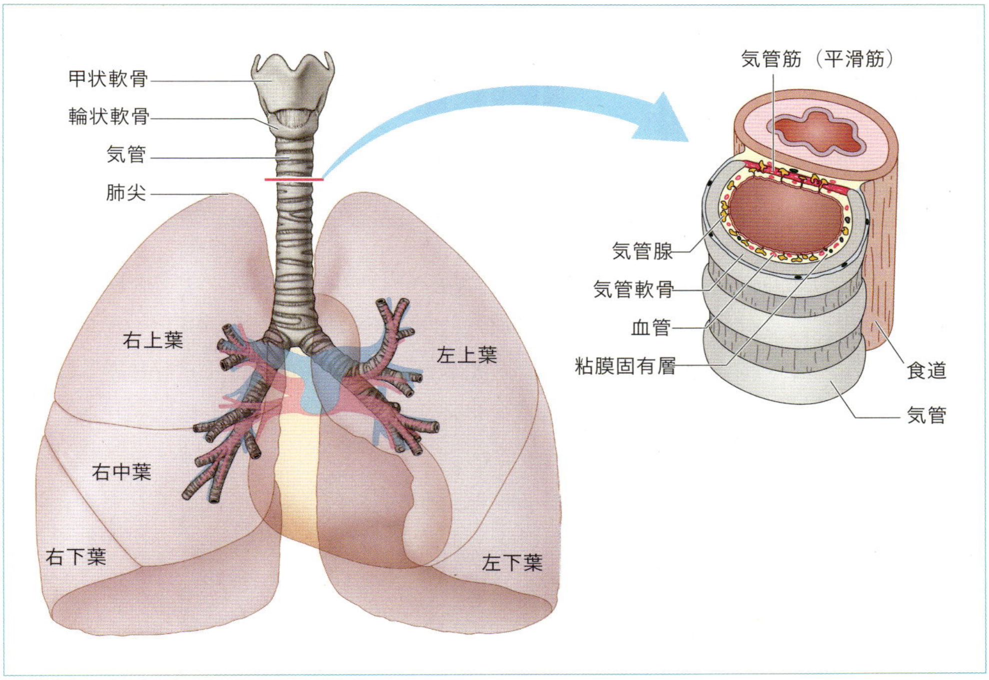

図1-18 気管・食道の構造

B 食道の構造と機能

1. 食道の構造

食道（esophagus）は，咽頭に連なる約25cmの管状臓器であり，その下方は噴門を介して胃につながっている。食道はその位置により，頸部食道，胸部食道，腹部食道に分類され，胸部食道はさらに上中下の3つの部位に分けられる。

また，食道には生理的に狭い部位（生理的狭窄部）があり，咽頭から食道に移行する食道入口部を第1狭窄部，大動脈弓と交差する部位を第2狭窄部，横隔膜を通過する部位を第3狭窄部という。これらの狭窄部は食道異物の好発部位としても重要である。

2. 食道の機能

食道は，咽頭を通過した嚥下物を胃に送り込む働きを有するが，この機能は食道の平滑筋の蠕動運動による。嚥下における食道の働きを嚥下の第3相（食道期）とよぶ。噴門は通常は閉鎖して胃酸の食道への逆流を防いでいるが，蠕動運動により食塊が近づくと開き，食塊を胃へと送る。

Ⅶ 頸部の構造と機能

A 頸部の構造

頸部には，前述した咽喉頭，気管，食道のほか，内・外頸動静脈，迷走神経，反回神経，横隔神経，舌下神経（以上，前頸部），副神経，腕神経叢（以上，側頸部）などが走行している。また，前頸部で気管を覆うように甲状腺，副甲状腺がある。甲状腺は甲状腺ホルモン（T_3，T_4）を分泌し細胞の新陳代謝を高め，副甲状腺は副甲状腺ホルモン（PTH）を分泌し血液中のカルシウム濃度の調節を行っている。

これらの部位は頸部腫瘤の診断に重要であり，特に各部位における頸部リンパ流を理解することにより，頭頸部悪性腫瘍の原発部位とリンパ節転移部位の関係を知ることができる（図 1-19，20）。

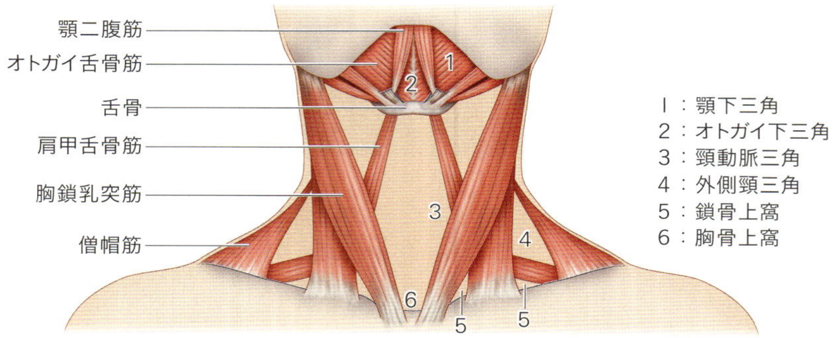

図 1-19 頸部の解剖学的領域

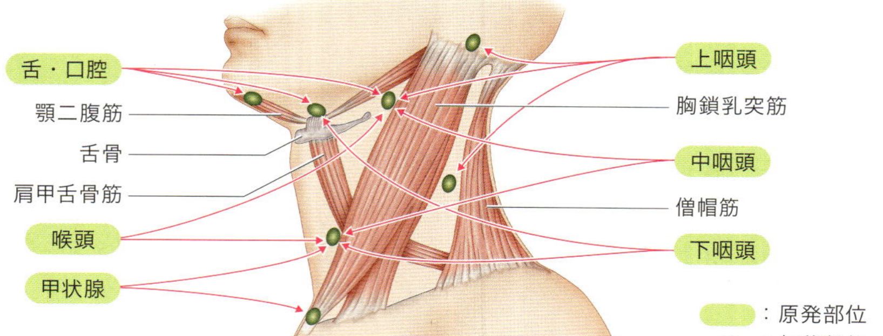

図 1-20 頭頸部悪性腫瘍（舌がん・口腔がん・副鼻腔がんなど）が転移する頸部リンパ節

B 頸部の機能

1. 甲状腺

甲状腺（thyroid）は，左右両葉（りょうよう）と峡部（きょうぶ）からなる蝶型（ちょうがた）の腺（せん）組織で，気管を覆うようにして気管と接している。甲状腺と気管との間を反回神経（はんかいしんけい）が喉頭（こうとう）に向かって走行しているため，甲状腺がんや甲状腺手術により反回神経麻痺が生じることがある。甲状腺の裏面には上下2対の副甲状腺が付着している。甲状腺は血中のヨードを有機化して甲状腺ホルモン（T_3, T_4）を生成，分泌しているが，この甲状腺ホルモンの生成，分泌は下垂体から分泌される甲状腺刺激ホルモン（TSH）によりコントロールされる。さらに甲状腺は血中のカルシウム値を低下させるカルシトニンを分泌して，副甲状腺とともに血中カルシウム値を調節する。

2. 副甲状腺

副甲状腺（parathyroid）は，血中カルシウム値を上昇させるパラソルモン（PTH）を分泌する。

国家試験問題

1 中耳にあるのはどれか。（102回 AM26）

1. 前庭
2. 蝸牛
3. 半規管
4. 耳小骨

2 耳の感覚器と刺激との組み合わせで正しいのはどれか。（105回 PM26）

1. 蝸牛管―頭部の回転
2. 球形嚢―頭部の傾き
3. 半規管―鼓膜の振動
4. 卵形嚢―骨の振動

▶ 答えは巻末

第2章

耳鼻咽喉の症状と病態生理

この章では

- 耳疾患で生じる症状について理解する。
- 鼻疾患で生じる症状について理解する。
- 口腔疾患で生じる症状について理解する。
- 咽頭・食道疾患で生じる症状について理解する。
- 喉頭・気管疾患で生じる症状について理解する。
- 頸部疾患で生じる症状について理解する。

I 耳症状

A 耳痛

耳痛（otalgia，ear pain）は，主に耳介，外耳道，中耳，耳管，咽頭に炎症があるときに訴えられる。外耳炎では，耳珠を外から押したり耳介を引っ張ったりすると痛みが増強する。これに対して急性中耳炎の場合には，外耳道を圧迫したり，耳介を引っ張ったりしても痛みには変化がない。耳閉感，難聴，耳鳴を伴うことが多い。小児では，発熱，下痢を伴い不機嫌となる。

外耳炎，中耳炎の痛みは，いずれも排膿すれば消失する。

耳痛は飛行機の上昇，下降時に経験されるように，耳管機能が不良で，中耳圧の調節が不十分な際にも生じるし，外耳や中耳の急性炎症の際にも生じる。

外耳道には三叉神経の枝があり，ここが刺激されると痛みとなる。また，中耳圧の変化で鼓膜が膨隆する場合（急性中耳炎）や鼓膜が内側に引っ張られる場合（鼓膜陥凹とよぶ），たとえば飛行機の下降する際に中耳が陰圧になるような場合，耳の痛みを感じる。頸部（下顎角）リンパ節の炎症が原因で訴えられる耳痛は**放散痛**とよばれる。

B 耳漏

外耳道から分泌物が流出する場合を**耳漏**（otorrhea，ear discharge）といい，漿液性，血性，膿性，粘液性などに区別される。外耳炎，外耳道湿疹，中耳炎などが原因で生じる。鼓膜に穿孔があると，かぜのたびに耳漏が中耳から起こりやすい。原因は細菌，ウイルスなどによる感染である。

血性耳漏の場合は真珠腫性中耳炎や外耳がん，中耳がんを疑って検査を行う。

C 難聴

難聴（hearing loss：HL）を診断する場合には，両側性か一側性か，その程度（難聴の程度と障害される周波数）と障害部位が重要となる。難聴の程度は基準音に対する音の大きさ（デシベル，dB）で表現され，表 2-1 のように分類される。

身体障害者福祉法では聴覚障害者に関して表 2-2 のような等級に区分している。

障害される周波数も様々である。ヒトの耳は 20Hz の低周波音から 2 万 Hz の高周波音まで聞き取る能力をもつ。障害部位では，外耳・中耳の障害による**伝音難聴**（conductive hearing loss）と，内耳から中枢の大脳皮質に至る聴覚路の障害による**感音難聴**（sensorineural

表2-1 難聴の程度

難聴の程度	基準音に対する音の大きさ
正常	～20dB HL
軽度難聴	21～40dB HL
中等度難聴	41～70dB HL
高度難聴	71～90dB HL
重度難聴（聾，聾型）	91dB HL～

表2-2 身体障害者障害程度等級（聴覚障害）

等級	障害の程度
2級	両耳の聴力レベルがそれぞれ100dB HL以上のもの（まったく聞こえない）
3級	両耳の聴力レベルがそれぞれ90dB HL以上のもの（耳介に接しなければ大声語を理解できない））
4級	1. 両耳の聴力レベルが80dB HL以上（耳介に接しなければ話声語を理解できない） 2. 両耳による普通話声の最良の語音明瞭度が50%以下
6級	1. 両耳の聴力レベルが70dB HL以上（40cm以上の距離で発生された会話語を理解できない） 2. 一側耳の聴力レベルが90dB HL以上，他側耳の聴力レベルが50dB HL以上

hearing loss）に大別される。また，両者が混在する場合は**混合性難聴**（mixed hearing loss）とよばれる。

1 伝音難聴

耳垢栓塞（じこうせんそく）や外耳道閉鎖症などの外耳疾患，中耳炎や耳硬化症（じこうかしょう），鼓膜穿孔，中耳奇形などの中耳疾患で音が内耳に伝わらないために生じる難聴で，聴力検査では気導聴力（音波が鼓膜を振動させ，その振動が耳小骨（じしょうこつ）を経て内耳に伝達される場合の聴力）が不良で，骨導（こつどう）聴力（音波が側頭骨を振動させ，鼓膜や耳小骨を介さないで直接，内耳の基底板を振動させた場合の聴力）は正常である。多くの伝音難聴は手術（鼓室（こしつ）形成術やアブミ骨手術など）によって聴力改善が期待できる。内耳機能は正常であり，語音弁別能（ごおんべんべつのう）*も良好であるため補聴器の効果も大きい。

2 感音難聴

突発性難聴，メニエール病，内耳炎などの急性感音難聴，音響外傷，ストレプトマイシン・カナマイシン難聴，加齢性難聴（老人性難聴），騒音性難聴，遺伝性難聴などの慢性感音難聴があるが，いずれも内耳障害によって生じる。また，聴神経腫瘍（しゅよう）やAuditory neuropathy，脳幹（のうかん）の血管障害や腫瘍によって生じる難聴も感音難聴で，内耳性難聴に対して後迷路性難聴とよばれる。聴力検査では気導聴力と骨導聴力が同程度に低下する。人工内耳植え込み術を除いて，一般に感音難聴では手術による聴力改善は期待できない。感音難聴では語音弁別能が悪く，補聴器の効果も限定的である。

＊**語音弁別能**：日本語単音節語表（57-Sまたは67-S語表）を用いてどれだけ単音の聴取ができたかを示す値で，一般に%で示す。感音難聴で低下する。補聴器の効果の判定にも用いられる。

3 混合性難聴

前記のとおり，伝音難聴と感音難聴が混在したものを混合性難聴とよぶ。中耳炎が内耳に波及して内耳炎を併発した場合や耳硬化症の病巣が内耳に波及した場合のように原因が同一のことや，加齢性難聴に中耳炎が合併した場合のように原因が異なることもある。

D 耳鳴

耳鳴（tinnitus）は外部に音がないのに音を感じる現象である。耳鳴の音の種類，高さ，大きさ，持続時間，気になり方，音色はいろいろである。擬声語表現ではキーン，ジーンとされるものが多い。耳鳴は，脳動静脈瘻，耳管周辺の筋肉の痙攣などの他覚的に聴取できる耳鳴と，自覚的な耳鳴に便宜的に区別される。大部分の耳鳴は自覚的で感音難聴に伴うことが多い。

発生部位としては蝸牛と中枢（脳）の両者がある。中枢の聴覚路では，入ってくる音に対して脳からの抑制により入力の感度を調節してコントラストを上げている。蝸牛からの信号が減少すると脳に届く信号が減少し難聴となる。そのため脳での音の調整機能に変化が起こり，自発活動（耳鳴）が生じやすくなる。

原因疾患の治療が可能な急性難聴（突発性難聴，メニエール病，急性低音障害型感音難聴など）では，難聴が改善すれば耳鳴も改善あるいは解消するが，聴神経腫瘍では腫瘍摘出術後に改善する例としない例がみられる。

近年，耳鳴の病態と治療を神経生理学的モデルに基づいて体系化したものがTRT（tinnitus retraining therapy；耳鳴再訓練法）である。この方法は，①指示的（教育的）カウンセリング*と，②音響療法*からなり，指示的（教育的）カウンセリングで，耳鳴にとらわれることから患者を解放し，音響療法によって耳鳴を減弱させ，日常生活に支障がないように導く。耳鳴の背景にあるストレスが関与して心身症，抑うつ状態になっている例では，患者の生活，性格を考慮しながら指示的カウンセリングに加えて心理療法も行う。耳鳴に対する歪んだ認知を意識させ修正させる行動認知療法を専門家に依頼する。耳鳴を消失させる特効薬はないが，音響療法，心理療法に入るまでの間，不安，不眠，うつ状態の人に抗不安薬，睡眠導入薬，抗うつ薬を短期間投与するといった薬物療法も有効である。

* **指示的（教育的）カウンセリング**：耳鳴の原因や症状の変動，危険な疾患などについて説明し，安心を得る。
* **音響療法**：ノイズのみを専用の器械で聞かせる，ラジオやテレビをつける，小鳥や動物の声や滝の音を録音して聞かせる，部屋に音楽を流すなど，生活環境音を外部から入れることで耳鳴を減弱させる訓練法。難聴がある場合には補聴器を装用させる。

E 耳閉（塞）感

耳閉感（fullness of the ear）とは，エレベーターの昇降中や新幹線でトンネルを通過するときに経験する耳の詰まった感じである。この症状は外耳道疾患（耳垢，異物など），中耳疾患（滲出性中耳炎，耳管狭窄，耳管開放症など），内耳疾患（メニエール病，突発性難聴，急性低音障害型感音難聴など），聴神経腫瘍，脳腫瘍，脳梗塞など多くの疾患で訴えられるので，原因疾患の診断が重要となる。

F 聴覚過敏

聴覚過敏（hyperacusis）とは，音を聞いた際，普通には感じない過敏性，不快感を表すときに訴えられる症状。顔面神経麻痺に伴ってアブミ骨筋の障害が起こっている場合や，内耳性障害によって引き起こされることもあるが，ストレスによって起こることもある。そのため「音恐怖症」といういい方もある。

G めまい（眩暈）

ぐるぐる回るように感じるめまいを**回転性めまい**（vertigo），ふわふわする感じのめまいを**浮動性めまい**（dizziness）とよぶ。そのほか，立ちくらみ，失神，眼前暗黒感，歩行時によろける平衡障害など，めまいの内容は様々である。

回転性めまいはメニエール病や前庭神経炎などの**末梢前庭性めまい**に多いが，脳幹や小脳梗塞・出血，椎骨脳底動脈循環不全などの**中枢前庭性めまい**でも生じる。悪心・嘔吐，耳鳴，難聴などを伴う場合は内耳前庭障害を，頭痛や手足のしびれ，ものが二重に見える，ろれつが回らない，手足の動きが悪いなどほかの脳神経症状を伴う場合は中枢性障害を疑う。一方，浮動性めまいの原因は多岐にわたり，血圧の異常や自律神経失調症など**非前庭性めまい**でも生じる。

H 顔面神経麻痺

通常一側の顔面の運動が麻痺する症状を**顔面神経麻痺**（facial palsy）とよぶ。口角から水やお茶が漏れる，閉眼ができないなどで気づく。顔面神経が支配する機能は顔面筋の動きだけではなく，涙の分泌，アブミ骨筋の収縮，味覚などがあり，目のかすみや音響過敏，味覚障害などで気づくこともある。顔面神経麻痺の原因は多岐にわたるが，感染症による顔面神経麻痺としてはウイルス感染が原因となるラムゼイ - ハント（Ramsay Hunt）症候群やウイルス感染によると疑われるベル（Bell）麻痺と，真珠腫性中耳炎による麻痺が多い。

Ⅱ 鼻症状

A 鼻痛

鼻前庭部皮膚の炎症（鼻癤），鼻炎など鼻粘膜の炎症，外鼻打撲・鼻骨骨折などで**鼻痛**（nasal pain）を訴える。副鼻腔炎では篩骨洞炎による鼻根部痛を除き，むしろ頬部痛（上顎洞疾患），前頭部痛（前頭洞疾患），後頭部痛（蝶形洞疾患）として訴えられる。

B 鼻閉

鼻閉（nasal obstruction）は，鼻呼吸に支障をきたした状態をいう。新生児は口呼吸が困難なため，鼻閉は重い呼吸障害や哺乳障害をきたす。幼児・学童の長期にわたる鼻閉は，注意不能症やアデノイド顔貌*，硬口蓋挙上をもたらす。成人においても精神活動に支障をきたすほか，口腔咽頭の乾燥，咽頭炎の合併など害が大きい。

鼻閉は，鼻腔および上咽頭の種々の異常（奇形，炎症，外傷，腫瘍）によって起こる。小児ではアデノイドや扁桃肥大，鼻炎，鼻腔異物などが，新生児ではまれに後鼻孔閉鎖奇形が，思春期以降は鼻中隔彎曲症，肥厚性鼻炎，アレルギー性鼻炎，慢性副鼻腔炎などが原因としてあげられる。また，これらのほか，鼻腔・副鼻腔の良性および悪性腫瘍により一側の鼻閉が起こる。なお，向精神薬の副作用としても，しばしば鼻閉が訴えられる。

時に，慢性鼻閉は注意力散漫や記憶力減退の原因ともなり，小児の場合はアデノイド顔貌とよばれる表情を呈することや，成人でも**鼻性注意不能症**を呈することもある。

C 鼻漏

❶鼻漏の実態

健常者においても鼻腔粘膜から絶えず粘液は分泌されているが，性状（水様性，膿性，血性など）や量が病的に変化した場合を**鼻漏**（rhinorrhea，nasal discharge）という。後鼻孔から咽頭に落ちるものを**後鼻漏**（choanal flow，post-nasal drip）という。性状は疾患により異なり，同一疾患においても時間とともに変化する。

❷鼻漏の性状

アレルギー性鼻炎や急性鼻炎初期には水様性鼻漏が，急性副鼻腔炎，慢性鼻炎では粘

＊ **アデノイド顔貌**：硬口蓋が鼻腔に突出し，長期間の口呼吸のため口唇の肥厚，鼻唇溝の消失などが現れる特徴ある顔つき。

性，粘膿性，膿性の鼻漏がみられる。血性鼻漏は外傷や急性鼻炎でみられるが，上顎がんの初発症状でもある。

悪臭を伴う鼻漏は小児では鼻腔異物，成人では悪性腫瘍や上顎真菌症，歯性上顎洞炎にみられる。

D くしゃみ

くしゃみ（sneezing）は健常者にもみられる防御機転の一つであるが，頻繁に反復あるいは持続する場合は異常な過敏状態といえる。急性鼻炎の初期（せいぜい数日）やアレルギー性鼻炎，血管運動性鼻炎でみられる。

E 鼻声

鼻声（rhinolalia）は鼻の共鳴障害によって起きる症状で閉塞性鼻声（rhinolalia clausa）と開放性鼻声（rhinolalia aperta）に分類される。

F 鼻出血

鼻は他臓器に比べて出血しやすい。この出血を**鼻出血**（epistaxis, nasal bleeding）という。これは鼻粘膜が刺激を受けやすく血管の分布が豊富なためであるが，重篤な合併症を予防するための機転ということもできる。少量で無害なものもあるが，大量出血の場合，高度の貧血をきたすので，原因の精査とともに適切な処置が大切である。

最も出血しやすい部位は血管が豊富で刺激を受けやすい鼻中隔前端（**キーゼルバッハ部位**, kiesselbach's plexus）である。一方，下鼻甲介後端など後鼻孔付近からの出血は，嚥下しやすく止血も困難なため大量出血になりやすい。

鼻出血の原因は急性鼻炎，鼻中隔彎曲症などの局所症状から，高血圧，血液疾患（白血病，血小板減少症，種々の紫斑病，血友病など），腎透析，抗凝固薬の投与（心臓疾患，梗塞疾患）など，全身疾患の部分症状まで様々である。一般に小児は鼻出血をきたしやすく，女性は月経期には代償性に鼻出血をみることがある。出血原因が明確な鼻出血を症候性鼻出血，不明確な鼻出血を特発性鼻出血という。

G 嗅覚障害

嗅覚障害（disorder of olfaction）には，鼻閉のため嗅素が嗅裂に達しないために起こる場合（呼吸性嗅覚障害）と嗅粘膜上皮が障害されて起こる場合（真性嗅覚障害），嗅神経の障害で起こる場合（中枢性嗅覚障害）がある。また，まれではあるがにおいに対して異常に敏感になる嗅覚過敏（hyperosmia）や他のにおいと間違える錯嗅（parosmia）などの訴えもある。

両者の区別は一般には臭物質（アリナミンなど）を静注し，ニンニク臭の自覚の有無で判定している。嗅覚が完全に消失した場合を**嗅覚脱失**（anosmia），機能が残っている場合を**嗅覚低下**（hyposmia）という。

真性嗅覚障害の原因には，感冒（ウイルス感染），外傷（嗅神経断裂），有機溶媒蒸気の長期吸入などがある。

Ⅲ 口腔症状

A 口腔・舌痛

口腔，舌の粘膜病変により疼痛が生じる。口内炎や舌炎，口腔がんなどにみられ，嚥下時の接触時痛が強く，時に嚥下障害の原因ともなる。通常と異なる潰瘍形成などでは，性感染症（sexually transmitted diseases：STD）も疑う。原因疾患の治療が必要であるが，症状が強い場合には局所麻酔薬の塗布などの対症療法が必要となる。

B 舌苔

舌苔（furred tongue）は主に，舌背の糸状乳頭や茸状乳頭の肥厚，角化，萎縮などにより舌表面が変化した状態をいう。

糸状乳頭の肥厚，角化は口腔粘膜の炎症，口腔内乾燥などのほか，全身の栄養状態の悪化，脱水などによって生じ，舌は白色状に変化する。悪性貧血では逆に糸状乳頭が萎縮し，舌表面は赤色平滑となる。抗菌薬，化学療法薬，副腎皮質ステロイド薬の長期投与により舌表面が黒くなることがあり，このような場合は真菌の関与が疑われる。

糸状乳頭が萎縮し，茸状乳頭が増殖すると舌表面はまばらな外観を呈し，**地図状舌**とよばれる。一般に自覚症状は少ないが，時に疼痛，灼熱感などを訴える。原因疾患の治療が必要であるが，口腔内を清潔に保ち，乾燥を避けるために含嗽を頻回に行うことが望ましい。

C 口内乾燥感

口内乾燥感が生じるのは唾液の分泌が減少する場合に多い。唾液の分泌の減少は円滑な嚥下運動を妨げ，嚥下障害の原因となる。原因としては唾液腺の炎症，萎縮などの唾液腺疾患，糖尿病などの全身疾患，降圧薬などの副作用があげられる。健康な高齢者にもしばしばみられる。持続性の鼻閉による口呼吸でも口内乾燥感が生じる。唾液腺萎縮などによる唾液分泌の減少が原因の場合には，口内乾燥感の回復は困難であり，含嗽や人工唾液による対症療法が必要となる。

D 口臭

口臭の原因は多様で，ニンニクやアルコールなどの摂取食物によるもののほかに，口腔の不衛生，歯周病，口内炎，口腔がんなど口腔の異常，副鼻腔炎，扁桃炎，咽喉頭がんなど鼻咽喉頭の異常，気管支拡張症，食道炎，食道がんなど気管・食道の異常，糖尿病や脱水などの全身疾患によるものがあげられる。

このうち口腔や咽喉頭のがんによる口臭は，腫瘍の壊死により生じる特徴的な悪臭で，問診時の口臭からがんの存在が疑われることも少なくない。

E 味覚障害

味覚は，舌乳頭内の味蕾にある化学受容器で生じ，鼓索神経（顔面神経），舌咽神経，迷走神経などにより中枢へ至る。味覚障害は，口腔，舌粘膜の病変のほかに，これら神経の伝導路の障害でも生じる。

味覚障害（taste disorder, dysgeusia）には，味覚が弱くなる味覚減退，味覚が完全に消失する味覚脱失，本来の味とは異なる味に感じる異味，甘味・酸味・苦味・塩味などの味質を錯誤する錯味，何の味でも嫌な味に感じる悪味などがある。

診断では口腔，舌粘膜の局所所見が最も重要である。局所に異常がない場合は，内服薬による低亜鉛血症が原因のこともあり，血中亜鉛の定量が必要である。

治療は原因疾患の治療であり，低亜鉛血症では硫酸亜鉛を投与する。

F 開口障害

下顎の運動は顎関節，咀嚼筋の作用によるが，これらの部位あるいは近傍の炎症性または腫瘍性病変により開口障害（lockjaw, trismus）が生じる。日常最もよく遭遇するのは扁桃周囲炎である。診断には局所所見が重要であるが，X線的に顎関節の形態，可動性を検査することも必要である。

Ⅳ 咽頭・食道症状

A 咽頭痛

咽頭はリンパ組織が豊富なため（ワルダイエル咽頭輪），急性，慢性の炎症により種々の痛みが生じる。これを**咽頭痛**（sore throat）という。咽頭は食物の通過路でもあるため，異物（多くは魚骨）や外傷，口内炎により痛みをきたす。痛みの性質により自発痛，嚥下痛，耳への放散痛などがある。急性扁桃炎，扁桃周囲膿瘍では咽頭痛のほか，高熱，嚥下・発声困難を伴う。

B 嚥下痛

のどの痛みで特に嚥下をするときに感じる痛みを**嚥下痛**（odynophagia）とよぶ。嚥下痛の原因の多くは急性扁桃炎や急性咽頭炎，咽頭膿瘍などであるが，食道疾患でも生じることがある。食道異物や食道がんで嚥下困難を伴う嚥下痛が生じることもあり，注意が必要である。

C いびき

❶いびきの原因

いびき（snoring）は，睡眠中に何らかの原因で上気道が狭くなって起こる。軟口蓋，口蓋弓が吸気，呼気で振動し，振動音が共鳴して大きな響きとなる。原因には局所的なものと全身的なものがある。前者は鼻呼吸が障害され，口呼吸が主となるために起こる症状である。小児ではアデノイド増殖症や扁桃肥大，鼻炎などで，成人では鼻中隔彎曲症，慢性副鼻腔炎，アレルギー性鼻炎，まれに鼻や鼻咽頭の腫瘍などで起こる。

❷いびきの全身的要因

全身的要因には，肥満や深酒，疲労などがある。肥満は咽頭腔を狭めるが，睡眠中は筋肉の弛緩と重力により舌根が沈下しやすいため，容易にいびきが起こる。健常者も深酒や疲労時には筋弛緩が促進され，局所的原因がなくともいびきをかきやすくなる。さらに脳血管障害などの後にも，舌根が沈下し，いびきを伴うことがある。

❸いびきの影響

口呼吸やいびきは気道抵抗を大きくするので，長期にわたると心肺系に負担をかけることになる。昼間の傾眠を伴ういびきは睡眠時無呼吸症候群であり，種々の害があるので，原因を特定し適切な対応をとる必要がある。

D 咽喉頭異常感

咽喉頭異常感（abnormal or foreign body sensation in the throat）は，日常臨床で頻繁に遭遇する症状であり，のどに何か引っ掛かっている感じ，何かできている感じなどと表現される異物感である。咽喉頭や食道の炎症，特に最近では，逆流性食道炎による咽喉頭のpH（酸性度）の変化が原因となることが多いとされている。

また，がんに対する恐怖心（cancerphobia）が咽喉頭の異常感を増強，持続させることも少なくない。咽喉頭異常感では第一に炎症やがんなど異常感の原因となる疾患を鑑別することが重要であり，検査結果から器質的疾患の存在が否定された場合には，心因性の咽喉頭異常感症と診断される。

さらに，がんに対する恐怖心など心因的要因が強い場合は，検査結果を詳しく説明して，がんの心配がないことを説明するだけで，症状が改善することも多いが，これでも症状が改善しない場合は，心理療法や精神安定薬の投与を行う。

E 嚥下困難

❶咽頭疾患に伴う嚥下困難

嚥下困難（dysphagia）の原因には，咽頭痛や局所の腫脹，腫瘍進行例，嚥下に携わる筋肉の麻痺などがある。咽頭に関連する嚥下困難の多くは，炎症による痛みや腫れによるが（扁桃炎，扁桃周囲膿瘍，咽後膿瘍など），口蓋裂や頭部外傷，脳血管障害による軟口蓋麻痺など，鼻咽腔閉鎖障害によることもある。

❷食道疾患に伴う嚥下困難

嚥下困難は，嚥下運動に関係する口腔，咽喉頭，食道周囲の様々な疾患により生じるが，食道に起因する嚥下困難は，食道異物や食道がんが原因となることが多い。食道造影検査や食道内視鏡検査により診断するが，食道異物は早期の摘出を行う必要がある。また，嚥下に関連する舌咽神経，迷走神経，舌下神経などの脳神経の障害も嚥下困難の原因となる。脳梗塞などの中枢神経障害が嚥下困難の原因の場合は，根気強くリハビリテーションを行う必要がある。

食道がんで嚥下困難を伴う場合は，全身的な栄養状態が悪い場合が多い。経管栄養や中心静脈栄養などを行い，栄養状態の改善を待ってから食道がんの治療を行わなければならない場合も少なくない。

V 喉頭・気管症状

A 音声・言語障害（嗄声）

音声・言語障害で最も多い症状が**嗄声**（hoarseness）である。

喉頭を通過する呼気により声帯粘膜層が振動し，喉頭原音がつくられる。声帯の変化，特に声帯粘膜の変化は喉頭原音の変化となり，声のかすれ，嗄声が生じる。嗄声は，臨床的には声のかすれ方によって**粗糙性嗄声**，**気息性嗄声**，**無力性嗄声**，**努力性嗄声**に分類される。このような声のかすれ方の聴覚的印象は，呼吸循環器疾患における聴診所見に相当し，喉頭疾患の診断上極めて重要である。

❶粗糙性嗄声

粗糙性嗄声は，雑音成分の多い「がらがら声」であり，声帯粘膜の異常により生じる。喉頭炎，声帯ポリープ，声帯結節，喉頭がんなどを疑う。

❷気息性嗄声

気息性嗄声は，不十分な声門閉鎖によって生じる「息が漏れるような声」であり，反回神経麻痺で生じる。

❸無力性嗄声

無力性嗄声は，「弱々しい声」で，やはり反回神経麻痺にみられる。

❹努力性嗄声

努力性嗄声は，「無理をして発声しているような声」で，声帯粘膜の異常，声門の緊張性閉鎖などが原因であり，声帯ポリープや喉頭がんのほかに機能性発声障害などにおいても認められる。機能性発声障害とは，声帯そのものには異常はないが，発声時の声帯運動，発声のしかたに異常があるものである。

B 喘鳴

喘鳴（stridor）とは，呼吸に伴う狭窄音で，喉頭狭窄では吸気時に，気管・気管支狭窄では呼気時にみられることが多い。喘鳴の原因となる疾患のうち，耳鼻咽喉科領域で取り扱うものとしては，急性喉頭炎，急性喉頭蓋炎，喉頭がん，両側反回神経麻痺などがある。いずれも喘鳴が生じた場合には，気道の狭窄は高度であることが多く，気管挿管や気管切開の準備をする必要がある。

C 呼吸困難

何らかの原因で，気道にある程度以上の狭窄が生じた場合や，肺胞での酸素摂取に障害がある場合に，**呼吸困難**（dyspnea）が生じる。呼吸困難の原因は様々であるが，大きく上気道性呼吸困難と下気道性呼吸困難に分類される。耳鼻咽喉科領域で扱う呼吸困難は，主に気道狭窄による上気道性呼吸困難で，急性喉頭炎，急性喉頭蓋炎，喉頭がん，喉頭外傷のほか，咽喉頭の異物などが原因となる。特に急性喉頭蓋炎は，発熱や咽頭痛といったありふれたかぜ症状に続いて急激な呼吸困難をきたすため，見逃してはならない疾患である。

上気道性呼吸困難では努力性呼吸となり，吸気時に鎖骨上窩，上胸部が陥没し，上腹部は突出する。呼気時はこの逆となる。呼吸困難により酸素摂取量が少なくなり低酸素血症が進行すると，チアノーゼが生じ意識も混濁する。このような場合，酸素吸入を行いながら呼吸困難の原因を検索するが，喉頭疾患など上気道性の呼吸困難が疑われる場合は，直ちに気管挿管，トラヘルパーの挿入，または輪状甲状腺切開や気管切開を行う（気管切開の適応は本編 - 第 3 章 -Ⅳ-F-2-❸「気管切開術」参照）。このような気道確保と同時に，血管路を確保して循環状態の改善などの救急処置を行う。

D 咳嗽

咳嗽（cough）は気道内に貯留した分泌物や，気管内に侵入した異物を排除するための反射運動であり，下気道を保護するための生理的現象と考えることができる。したがって，むやみに咳嗽を止めることは好ましくない。しかし，持続する咳嗽は，安静，睡眠を妨げ，粘膜損傷の原因となるため，治療の対象になる。咳嗽は気道粘膜の炎症や分泌物，または異物が刺激となって生じる。咳嗽は喀痰を伴う湿性咳嗽と，喀痰を伴わない乾性咳嗽に分類される。急性喉頭炎や慢性喉頭炎，喉頭がんなどの喉頭疾患では乾性咳嗽が多く認められ，下気道の疾患である気管支炎や肺炎，気管支拡張症，肺気腫，肺がんなどでは湿性咳嗽が多い。また，慢性副鼻腔炎で咽喉頭に流れ込む鼻汁（後鼻漏）が多い場合も，湿性咳嗽が生じる。咳嗽の治療は，原因疾患の治療が最も重要であるが，原因にかかわらず咳嗽を止める必要がある場合は，鎮咳薬を用いて対症的に治療する。

E 喀痰，血痰

❶喀痰の分類

喀痰（sputum）は気道粘膜からの分泌物で，炎症などにより粘膜からの分泌が亢進した場合や，分泌物を運ぶ気道粘膜の線毛運動が障害された場合に，分泌物が貯留することにより生じる。喀痰の性状により，漿液性，粘液性，膿性などに分類される。喉頭炎や気管支炎では漿液性または粘液性の喀痰が多く，気管支拡張症や肺炎では膿性の喀痰になる。副鼻腔炎でも粘液性の喀痰が生じる。また，心不全では淡血性，水性の喀痰が特徴的である。

❷疾患の鑑別

血痰（hemosputum）は気道の様々な疾患によって生じるが，咽喉頭がんや肺がん，肺結核などでみられることも多く，診断上，特に注意を要する症状である。しかし，喀痰に少し鮮血が混ざっているような血痰は，鼻出血や歯肉出血が原因となっていることが多く，これらの疾患を鑑別することは，血痰の原因疾患の診断に際して重要である。

F 誤嚥

嚥下は口腔から咽喉頭，食道までの連続した運動により生じるが，誤嚥（misswallowing, aspiration）はこのうちの喉頭の嚥下運動（第2相）の障害，特に嚥下時の喉頭閉鎖障害が原因になることが多い。嚥下の第2相では嚥下物が咽頭から食道に送り込まれ，この際，嚥下物が気管に入らないように喉頭蓋が喉頭入口部を閉鎖し，さらに声門は閉鎖する。声門閉鎖では両側声帯および仮声帯のそれぞれが密着するが，声門下の気管内気圧（声門下圧）が上昇することも，誤嚥の防止に役立っている。

誤嚥は**反回神経麻痺**の際に多く認められる。この場合，一般には固形物の嚥下はできるが，水様物または流動物の嚥下が困難となり誤嚥が生じるのが特徴である。お茶や水などの水様物は声門のわずかの隙間からも気管内に入りやすいため，誤嚥が生じやすい。誤嚥に対しては原因疾患を治療することが最優先であるが，対症的には健側に頸を傾けて嚥下するように指導する。誤嚥が高度の場合は肺炎を併発する危険性もあり，禁飲食として経管栄養をする必要がある。

Column

高齢者の嚥下障害とその対応

嚥下障害には，器質的異常による静的障害と，嚥下機能にかかわる神経などの制御不良に起因する動的障害がある。高齢者では，神経，筋機能の衰えにより，潜在的に嚥下機能が低下しているため，動的な嚥下障害が生じることが多いといえる。嚥下時の喉頭挙上が不十分なため，食道の開放が不十分となる，知覚神経機能の低下により喉頭反射が遅延する，喀痰排出力低下など防御機能が低下する，などのため誤嚥が生じやすくなる。

このような場合は，個々の嚥下能力に応じた食生活指導や嚥下訓練が必要である。誤嚥が著明で誤嚥性肺炎を併発する危険がある場合は，輪状咽頭筋切断術（下咽頭，食道入口部の収縮筋を切断することで嚥下をしやすくする）や，発声機能を犠牲にして誤嚥を確実に防止する喉頭閉鎖術，気管食道分離術，喉頭全摘術などの手術療法が行われる。

VI 頸部症状

A 頸部痛

唾液腺，甲状腺，リンパ節，咽喉頭，気管・食道など，頸部に存在するあらゆる組織，器官の異常により**頸部痛**（neck pain）が生じる。炎症性疾患，腫瘍性疾患，異物などが原因となるが，炎症性の頸部痛が最も多い。

1 耳下部・顎下部痛

耳下部の疼痛は急性耳下腺炎，顎下部の疼痛は急性顎下腺炎によるものが多い。耳下腺炎の原因は流行性耳下腺炎（おたふくかぜ，mumps）のようなウイルス感染が多く，顎下腺炎の原因としては**ワルトン管の唾石症**（sialolithiasis）が多い。

2 前頸部痛

前頸部の疼痛は甲状腺疾患によることが多く，特に亜急性甲状腺炎では激しい疼痛が生じ，時に耳に放散する。副腎皮質ステロイド薬の投与が有効である。

3 側頸部痛

側頸部の疼痛はリンパ節炎によるものが多く，単発性または多発性にリンパ節が腫脹し，圧痛を伴う。頸部リンパ節炎では咽喉頭など，ほかの部位に原因疾患があることが多く，原因疾患の診断および治療が必要になる。

B 頸部腫脹

頸部腫脹（neck swelling）には炎症性と腫瘍性の腫脹がある。頸部痛と同様に，頸部のあらゆる組織，器官より生じる。これら頸部腫脹の原因疾患にはそれぞれ好発部位があり，原因疾患を鑑別するためには頸部各領域の解剖を理解する必要がある。

1 耳下部・顎下部腫脹

耳下部・顎下部の腫脹は，耳下部・顎下部痛と同様に耳下腺炎や顎下腺炎が原因となるが，耳下部･顎下部にはリンパ節も多く，リンパ節腫脹の可能性も考えなければならない。口腔乾燥があり，び漫性の耳下部・顎下部腫脹を認める場合は**シェーグレン症候群**，摂食時に腫脹を認める場合は唾石症を疑う。無痛性の腫瘤を触知する場合は耳下腺・顎下腺腫瘍を疑うが，表面不整で癒着や圧痛がある場合は，悪性腫瘍を考えなければならない。

2　前頸部腫脹

前頸部はオトガイ下部から胸骨上部に至る頸部の正中部で，咽喉頭，気管，甲状腺がある。咽喉頭疾患は甲状軟骨による枠組みがあるため，前頸部に腫脹をきたすことは少ない。舌骨の高さで柔らかい腫瘤の場合は甲状舌管の遺残により生じる正中頸嚢胞を，気管周囲の腫脹の場合は甲状腺腫瘍を疑う。

3　側頸部腫脹

側頸部は前頸部より外側で僧帽筋前縁までの領域で，内・外頸動静脈，第Ⅸ～Ⅻ脳神経が走行している。内頸静脈に沿って上～下深頸リンパ節，副神経（第Ⅺ脳神経）に沿ってやや軟らかい副神経リンパ節が連なっている。痛みや圧痛を伴うリンパ節腫脹では炎症性腫脹を疑うが，痛みを伴わない場合は悪性腫瘍の頸部リンパ節転移も念頭に置いて診断する。側頸部のリンパ節腫脹では悪性リンパ腫も考えなければならない。そのほか，神経や血管由来の良性腫瘍や嚢胞性疾患（側頸嚢胞）なども側頸部腫脹の原因となる。

4　頸部腫脹の鑑別診断

頸部腫脹の診断に際して触診所見は最も重要である。頸部腫脹の病歴に加えて腫瘍の大きさ，硬さ，表面の性状（滑らかかどうか），可動性，圧痛の有無によって，かなりの疾患が鑑別できる。炎症性リンパ節腫脹や良性腫瘍では，中等大までの表面平滑な腫脹で可動性は良好である。悪性腫瘍の頸部リンパ節転移も初めは可動性良好，表面平滑な腫脹であるが，進行とともに硬く大きな腫脹になり，表面も不整で可動性もなくなる。また，悪性リンパ腫では大きなリンパ節腫脹が特徴で，多発性に腫脹することも多い。腫脹は表面平滑で弾性硬からやや軟らかい場合もあり，可動性も良好であることが少なくない。超音波検査やCT検査，MRI検査で鑑別診断を行うが，最終的に組織生検（biopsy）が必要になる。

国家試験問題

1 聴覚検査で気導閾値が上昇し骨導閾値は正常であった。考えられる疾患はどれか。

（94回 PM22）

1. 老人性難聴
2. 音響外傷
3. メニエール病
4. 滲出性中耳炎

2 感音性難聴の特徴はどれか。（95回 AM95）

1. 高齢者では低音域が障害される。
2. 音叉検査では患耳の方が大きく聞こえる。
3. 気導聴力と骨導聴力の両方が低下する。
4. 聴覚の明瞭度は障害されない。

3 伝音性難聴を起こすのはどれか。（96回 PM20）

1. 老化
2. 鼓膜穿孔
3. 騒音下での作業
4. ストレプトマイシンの使用

▶ 答えは巻末

第3章

耳鼻咽喉疾患にかかわる診察・検査・治療

この章では

- 耳鼻咽喉疾患の診察法について理解する。
- 耳鼻咽喉疾患の検査方法について理解する。
- 耳鼻咽喉疾患の主な治療法について理解する。

I 診察法

A 各器官の診察法

1. 耳の診察法

1 問診

一般の疾患と同様に問診は重要である。耳の症状のうち，何が主訴か（めまい，難聴，耳鳴，耳閉感，音が響く），経過（いつからか，急に起こったのか，徐々に起こったのか），症状発現前の健康状態（過労，感冒），既往歴（慢性中耳炎，難聴，耳鳴，頭部外傷，血圧異常などの内科的疾患），家族歴（難聴者の有無，中耳炎罹患者の有無）などについての詳細な問診が必要である。

2 視診

視診では，耳介の形，炎症，湿疹，ヘルペスなどの有無，外耳道の大きさ，耳漏の有無などをみる。

3 耳鏡検査

耳鏡検査では，鼓膜の観察には，耳介を後上方に引き上げて外耳道をまっすぐにして耳鏡を挿入する。耳漏や耳垢があれば洗浄あるいは吸引してから観察する。額帯鏡による方法以外に，ヘッドランプやオトスコープ（拡大耳鏡），顕微鏡を適時用いることが必要である（図 3-1）。鼓膜に穿孔があり中耳腔を観察する必要がある場合には，中耳内視鏡を穿孔部より挿入する。鼓膜に穿孔がなく，外リンパ瘻の疑いがあれば，鼓膜麻酔下に鼓膜切開を加え，切開部より細い硬性内視鏡を挿入し，中耳貯留液を採取し検査する。

2. 鼻の診察法

1 視診

鼻鏡による診察（図 3-2）は，鼻鏡を鼻前庭に挿入し，額帯鏡で固有鼻腔内を照らす。水平頭位で鼻中隔，下鼻甲介，さらに深部の後鼻孔付近を観察する。患者の頭部を後屈させると，中鼻甲介，中鼻道，嗅裂を観察できる。必要に応じて鼻汁を吸引，血管収縮薬（ボスミン® など）を噴霧して粘膜を収縮させた状態で観察する。

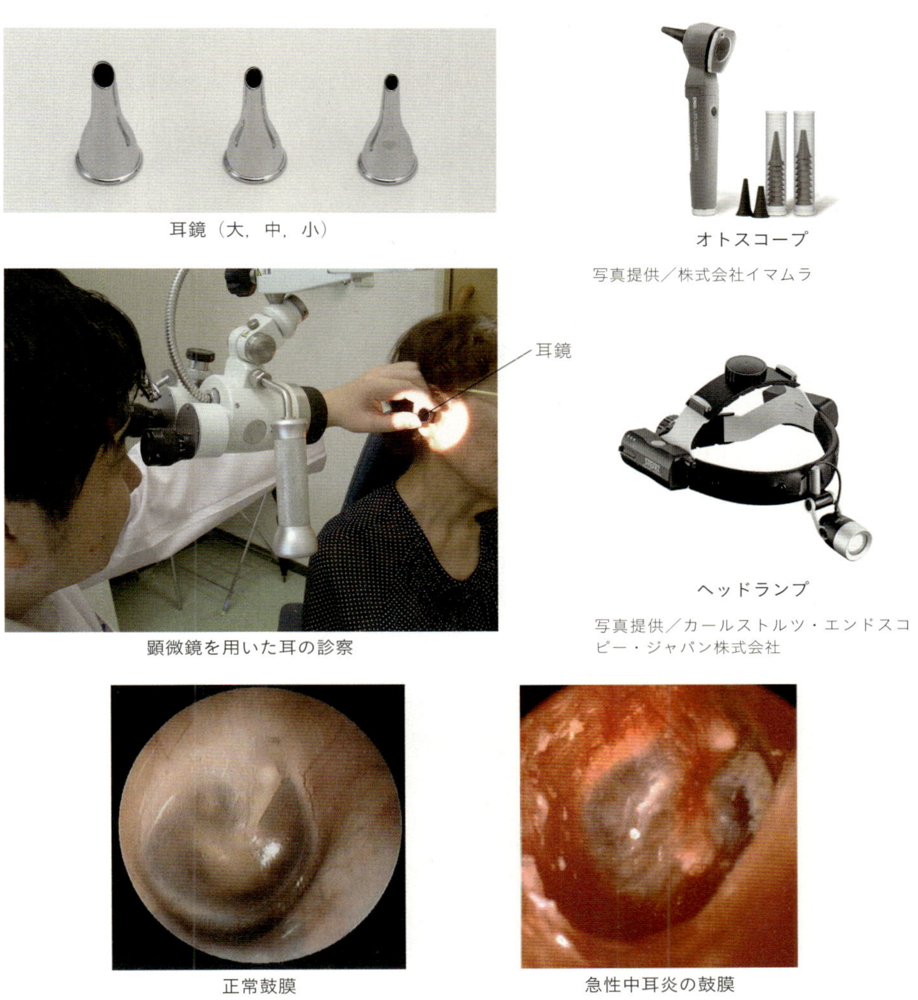

図3-1 耳鏡検査

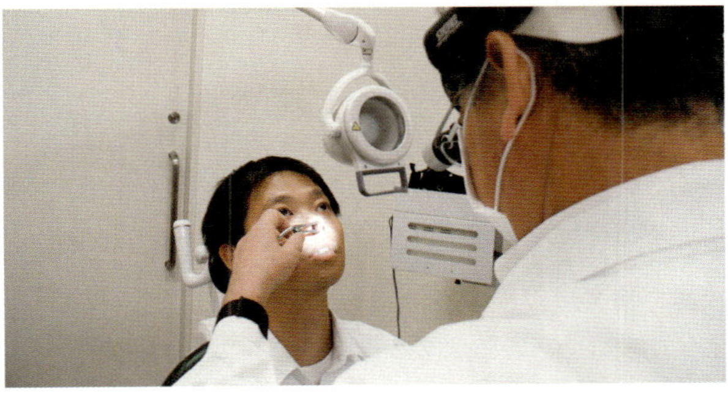

鼻鏡を鼻前庭に挿入し，額帯鏡で固有鼻腔を照らして，診察を行う。

図3-2 鼻鏡検査

2 診察内容

鼻漏の有無，性状，鼻中隔彎曲の有無，下鼻甲介の腫大の程度（肥厚性鼻炎），アレルギー性鼻炎の有無，閉塞病変たとえば鼻茸（ポリープ），腫瘍，異物（小児）の有無などを調べる。

3. 口腔の診察法

口腔の診断では口腔粘膜の観察が重要であり，そのほか，舌，軟口蓋の運動，唾液の流出などを観察する。

4. 咽頭・食道の診察法

1 咽頭の視診

咽頭の視診の際には舌圧子を用いて，軟口蓋や咽頭後壁，口蓋扁桃を観察する。鼻咽頭の視診には後鼻鏡や硬性内視鏡（rigid fiberscope）が，下咽頭には間接喉頭鏡がもっぱら用いられていたが，最近では内視鏡（図 3-3）を用いて観察するようになっている。咽頭反射の強い患者においても確実な視診ができる。

鼻腔の狭い例では血管収縮薬をスプレーし，くもり止めを施した内視鏡の先端を鼻孔から挿入する。下鼻甲介，鼻中隔を経て，正面に鼻咽頭天蓋，外側に耳管開口部を見ることができる。さらに挿入し軟口蓋を越えると，舌根，喉頭蓋，喉頭蓋谷（vallecula，舌根と喉頭蓋の移行部）が視野に入る。喉頭蓋を越えると，声帯および披裂軟骨をはさんで梨状窩を見ることができる。中高年男性のアルコール常飲者では，梨状窩の腫瘍の有無の観察が特に重要である。

2 咽頭の触診

咽頭の炎症は多くの場合，圧痛を伴う頸部リンパ節腫脹をきたす。咽頭炎が比較的軽症で頸部リンパ節炎が発熱の原因となることもしばしばある。

咽頭がんや悪性リンパ腫では高率に頸部リンパ節転移や腫大をきたすので，局所の視診と同時に頸部の触診が極めて重要である（図 3-4）。

3 食道の初診時診察

気管・食道は，それぞれ喉頭，咽頭から連続した器官であり，気管・食道疾患の診断や異物摘出などの治療に際して耳鼻咽喉科が関与することが多い。しかし，気管は気管支に，食道は胃につながっており，気管支・肺や胃の障害と関連していることも念頭に置いて，呼吸器科や消化器科での情報も含めて診断にあたる必要がある。

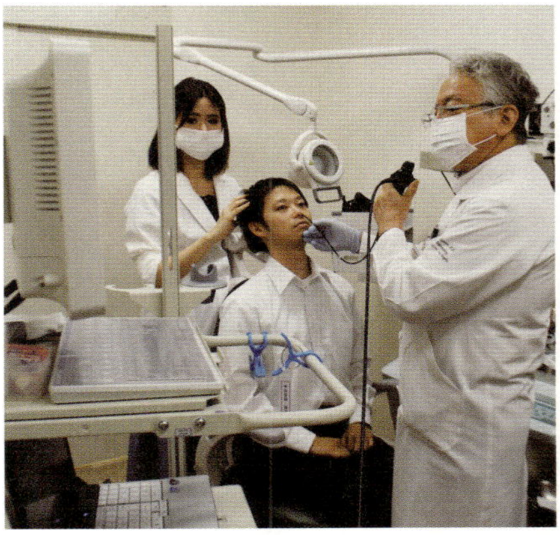

咽頭反射の強い患者でも確実な視診ができる。

図3-3 内視鏡

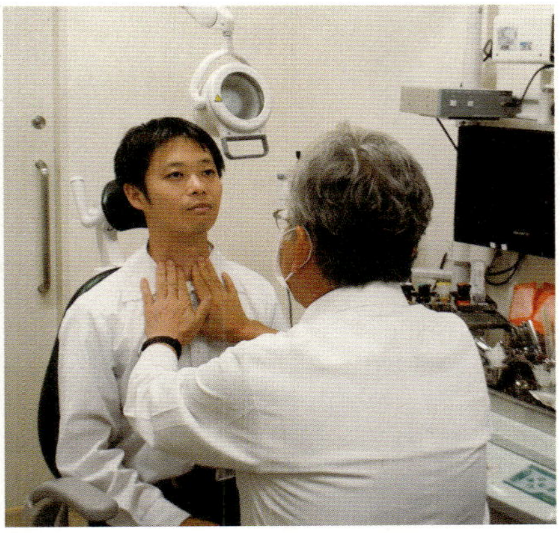

頸部に触れ，しこりの有無を確認する。

図3-4 頸部の触診

5. 喉頭・気管の診察法

喉頭の検査は，初診の問診時にすでに始まっているといえる。喉頭疾患の主症状は，嗄声（させい）と喘鳴（ぜんめい）や呼吸困難のような呼吸の異常であり，問診時の音声や呼吸の状態から，大まかな診断が可能である。声のかすれ方の聴覚的印象から喉頭疾患の鑑別も可能であり，喉頭疾患の診断上極めて重要である。また，症状が嗄声のみであっても，必ず頸部の触診を行い，リンパ節腫脹の有無（炎症性リンパ節腫脹または喉頭がんの頸部リンパ節転移），甲状腺（こうじょうせん）腫脹の有無（甲状腺がんによる反回神経麻痺（はんかいしんけいまひ）），甲状軟骨の可動性（喉頭がんが軟骨に浸潤（しんじゅん）すると可動性がなくなる）などを確認する。

1 間接喉頭鏡検査

間接喉頭鏡検査（indirect laryngoscopy）は，喉頭疾患に対してルーチンに行うべき，基本的かつ最も重要な検査である。喉頭内視鏡が普及し，簡便に使用できるようになったが，咽喉頭全体の把握のために間接喉頭鏡検査を行う。咽頭反射が強い患者以外は無麻酔（ますい）で検査可能である。咽頭反射が強い場合も4%キシロカインで軽く表面麻酔をすれば検査ができるが，乳幼児や表面麻酔をしても咽頭反射が生じる患者の場合は無理をせず，喉頭内視鏡を用いて観察する。

❶検査の実際

患者には椅子（いす）に深く腰掛けてもらう。義歯の場合は必ずはずしてもらう。患者の上体はやや前傾に，顎（あご）を前に突き出すようにしてもらう。この体位で咽頭から喉頭が直線上になり，喉頭の観察が可能になる。舌をガーゼで把握し，軽く引き出し，間接喉頭鏡で軟口蓋を圧排（あっぱい）するようにして，中咽頭に挿入する。この際，咽頭反射を予防するために，喉頭鏡が咽頭後壁に接触しないように注意する。患者に「エー」または「イー」と発声してもら

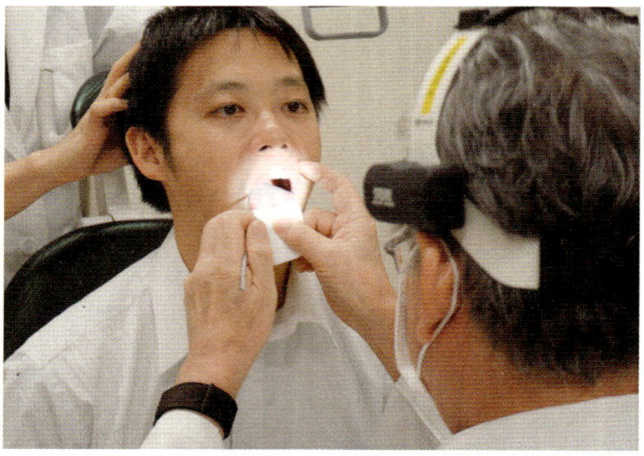

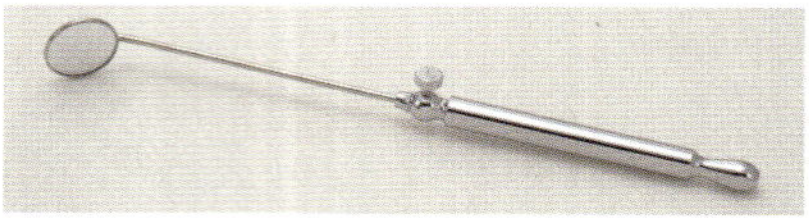

間接喉頭鏡

舌を軽く引き出し，関節喉頭鏡で軟口蓋を圧排するようにして中咽頭に挿入する。

図3-5 間接喉頭鏡による検査

うと，喉頭の観察が容易になり，声帯(せいたい)の運動の観察もできる（図3-5）。

❷呼吸時·発声時の声帯の観察

咽喉頭(いんこうとう)の全体像の観察に続いて，喉頭粘膜(ねんまく)，特に声帯粘膜の変化や声帯の運動を十分に観察する。声帯の運動は，呼吸，発声を繰(く)り返してもらい観察する。

2 ストロボスコープ検査（喉頭ストロボスコープ検査）

喉頭原音は声帯の振動により生じるため，喉頭疾患による音声障害では声帯の振動に異常があることが多い。しかし，声帯は60～800Hz（1秒間に60～800回振動）で高速に振動するため，通常の光源で声帯振動を観察することはできない。

喉頭ストロボスコープ（laryngostroboscope）は，声帯の振動数とわずかに異なる周期で点滅する特殊な光源を用いて，声帯の振動をゆっくりした振動として観察できるようにしたもので，喉頭疾患の観察のみならず，喉頭マイクロ手術における切除範囲の決定に際しても有用である。この光源を間接喉頭鏡検査や喉頭内視鏡検査に使用することにより，それぞれの観察法での声帯振動の観察が可能となる。

6. 音声·言語の診察法

音声障害には，器質的音声障害と機能的音声障害がある。**器質的音声障害**とは，喉頭，特に声帯の何らかの異常により生じる音声障害で，喉頭炎や声帯ポリープ，声帯結節(けっせつ)，喉頭がんなどによる声帯粘膜の変化や反回神経麻痺(はんかいしんけいまひ)などによる声帯運動の障害が原因となる。一方，**機能的音声障害**は，声帯粘膜や声帯の運動は正常であるが，発声時の声帯運動の調節異常により生じる音声障害で，ホルモン異常や心因性のものがある。これらの音声障害の診断には問診時の音声の聴覚的印象が極めて重要であるが，その診断，治療効果の判定には音声検査を行う。

7. 頸部の診察法

頸部(けいぶ)疾患の診断の基本は視診と触診であり，これらにより多くの疾患の鑑別が可能である。特に頸部腫瘤(しゅりゅう)の診断では，視診・触診による腫瘤の部位，硬さや可動性，圧痛(あっつう)の有無などの腫瘤の性状により，良性，悪性の大まかな鑑別が可能である。さらには頸部腫瘤が頸部リンパ節転移(てんい)である場合は，原発部位を予測することもできる。頸部腫瘤の視診・触診の結果から可能性のある疾患を想定して検査の手順を考える。

B 問診

耳，鼻，咽喉（のど）の症状は全身疾患の部分症であることも少なくないことから，絶えずそのことを意識して問診を行う必要がある。また，種々の疾患を想定して頭の中で鑑別しながら問診を行う。良い問診であるか否かは，問診を行う者がいかに疾患を鑑別しながら行っているかによって決まる（表3-1）。

C 視診

患者が診察室に入ってくる際の歩き方，表情に気をつけることはすべての診療科に共通して大切なことである。独特の歩き方（パーキンソン病），よろける様子，顔の表情（苦悶様，無表情など）など外観のすべてに注意する。

一般的に視診は耳介(じかい)，顔面，頸部の形態，発疹(ほっしん)（ヘルペス*），腫瘍(しゅよう)に注意する。次に，耳鏡により外耳道，鼓膜(こまく)を検査する。この際は，拡大して観察できるオトスコープ（図3-1参照）や顕微鏡を使用することが望ましい。

- 鼻腔(びくう)：鼻鏡や内視鏡を使用して観察する。これらにより鼻中隔彎曲(びちゅうかくわんきょく)，下鼻甲介(かびこうかい)の肥厚(ひこう)，鼻腔内ポリープ，腫瘍などが判明する。
- 口腔(こうくう)：視診により舌(した)の潰瘍(かいよう)，腫瘍，粘膜病変，扁桃(へんとう)の病変などが診断される。
- 喉頭：間接喉頭鏡や内視鏡を使用して観察する。これにより声帯の運動異常（麻痺），

表3-1 問診時に確認すべきポイント

❶主訴：どのような症状があるか
❷現病歴：その症状がいつから，どういう状況で起こったのか，その後の症状の強さ，持続のしかたはどうか，新たな症状が加わったのか，発症前の体調，生活状況（過労，ストレス，睡眠不足など）
❸既往歴：今までに罹(かか)った病気，治療歴，入院歴，手術歴，服薬中の薬の内容
❹家族歴：両親，兄弟姉妹の既往歴，現在治療中の病気（糖尿病，高血圧，がんなど）
❺社会歴，生活像：職種，起床・就寝時間，食習慣，運動習慣，ストレスの有無など

* **ヘルペス**：疱疹。皮膚発疹名の一つで小水疱，小膿疱の集簇した状態を表す言葉。疱疹を呈する疾患には，単純疱疹，帯状疱疹，ジューリング疱疹状皮膚炎などがある。

声帯ポリープ，声帯がんがみつかる。

- 下咽頭：下咽頭の内視鏡による診断は特殊な技術を必要とするが，頑固な咽頭痛があれば下咽頭がんを疑い，検査を行う。

D 触診

顔面，頸部の腫瘍性病変の触診は基本的診察法である。触診により圧痛の有無，腫瘍の大きさ，硬さ，可動性，皮膚との癒着の有無などを確認し記載する。耳下腺腫瘍，顎下腺腫瘍，甲状腺腫瘍，頸部腫瘍などが対象となる。

II 検査

A 機能検査

1. 聴覚検査

1 音叉による検査

音叉（図 3-6；tuning fork）には，c（128Hz），500Hz，fis^4（2860Hz）などの種類があるが，1 本だけ用いる場合は 500Hz のものがよい。

❶ウェーバー法（ウェーバー試験）

ウェーバー（Weber）**法**とは，音叉を前頭部正中線上に当て，どちら側に音が偏るかを調べるというもの。伝音難聴では患側に強く聞こえる。感音難聴では健側に強く聞こえる。

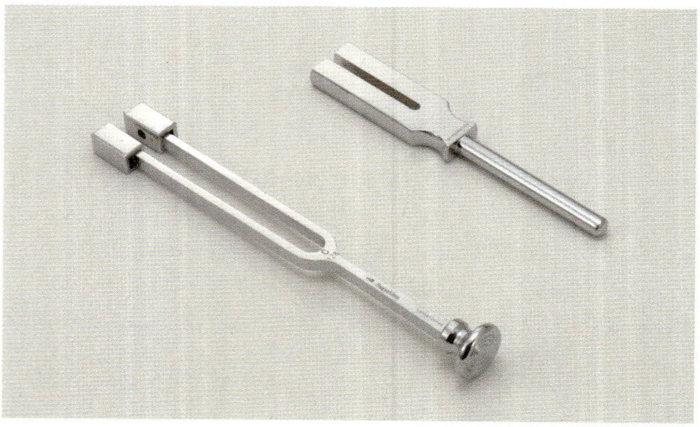

図 3-6 音叉

❷リンネ法（リンネ試験）

リンネ（Rinne）**法**とは，同一耳について骨導（こつどう）と気導（きどう）の聴取時間を比較するというもの。まず乳様突起（にゅうようとっき）に音叉を当てて，聞こえなくなったら耳の近くにもっていき聞こえるかどうか調べる。次に，逆の順序で，まず耳で聞き（気導），聞こえなくなった後に乳様突起に当てる（骨導）。伝音難聴では骨導のほうが長く（Rinne 陰性），感音難聴では逆に気導のほうが長い（Rinne 陽性）。

2 純音聴力検査

純音（じゅんおん）聴力検査（pure tone audiometry）とは，**純音***（通常 125，250，500，1000，2000，4000，8000Hz）を受話器によって聞かせ，被検者の聴力を測定する検査。検査音が聞こえた場合に，被検者が手元のスイッチを押すことで検査音が認知できているのかを判断する。聞こえる最も小さい音の強さは被検者の聴力を示し，これを被検者の**最小可聴値**（かちょうち）（聴覚閾値（いきち））とよぶ。検査には**オージオメータ**を用い，検査結果を図示したものを**オージオグラム**（図3-7）とよぶ。オージオグラムは，横軸に周波数（Hz），縦軸に dB（音の強さ）を示し，図の上から下にいくほど音が大きくなる。右耳の気導は○を実線で結び，左耳のそれは×を破線で結んで表す。

❶気導聴力検査（air conduction threshold test）

気導受話器を装着して，外耳孔からの聴力を測（はか）る方法を**気導聴力検査**という（図3-8）。聴力レベル 0dB は，正常聴力者で聞こえるか聞こえないか程度の最小の強さの平均である。検査音が 50dB 以上になると，気導受話器からの音は骨導により反対側の耳に伝わる（交（こう）

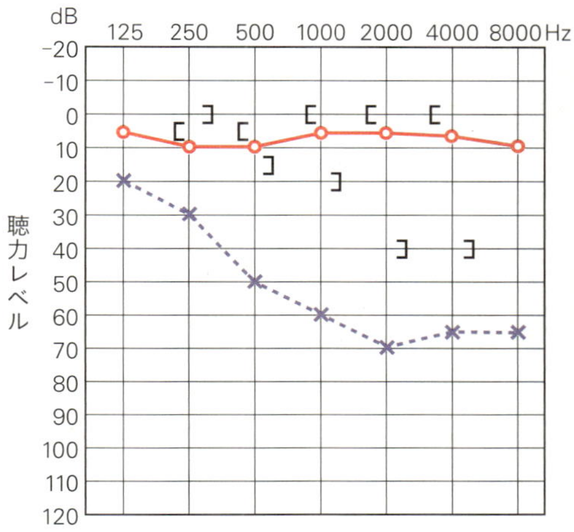

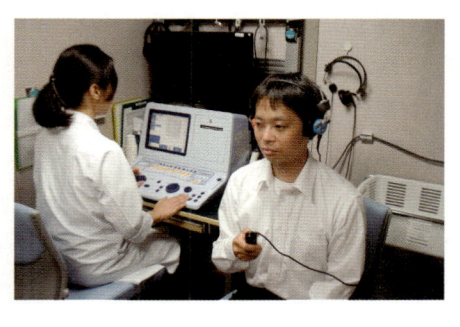

気導聴力検査では右耳○，左耳×で示し線で結ぶ。骨導聴力検査では右[，左]で示す（線では結ばない）。このオージオグラムでは，右耳が正常で，左耳が混合性難聴であることを示す。

図3-7 オージオグラム（右耳：正常，左耳：混合性難聴）

＊ **純音**：単一の正弦波のみを含んだ音。

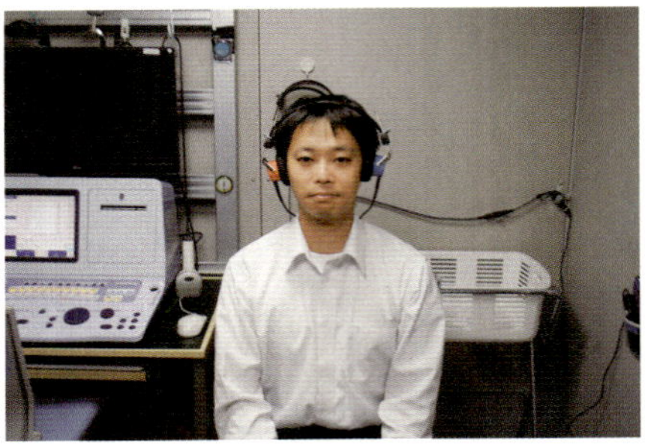

気導受話器を装着して，聴力を測る。

図 3-8 気導聴力検査

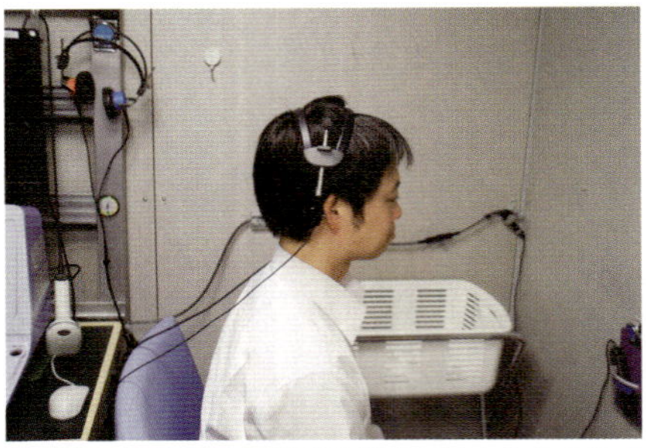

被験者の乳突部に骨導受話機が密着するよう当てる。

図 3-9 骨導聴力検査

差聴取という）。交差聴取が起こると，難聴側の聴力を正確に測定できなくなる。このため反対側の耳に雑音（ノイズ）を与えて検査音の交差聴取を防ぐ必要があり，これを**マスキング***という。両耳の聴力差が 40dB 以上の場合，マスキングを考慮する。

❷ 骨導聴力検査（bone conduction threshold test）

骨導聴力検査では，骨導受話器（図 3-9）を被検者の乳突部に密着するように当て，骨への振動から内耳に至るまでの聴力を測る。この際イヤリングなどのアクセサリーをはずすとともに髪の毛が受話器と皮膚との間に入らないようにする。また耳介を強く前方に倒すと，外耳道が閉鎖されるので注意する。

骨導聴力検査では，反対側耳に気導受話器をつけて必ずマスキングノイズを入れる。測定方法は気導聴力検査と同様であるが，125Hz と 8000Hz は測定しない。記録は右耳を「[」，左耳を「]」で示し，線では結ばない（図 3-7）。

純音聴力検査の気導，骨導所見の関係から，次の診断が可能となる。

(1) 伝音難聴

伝音難聴（conductive hearing loss）とは，気導値は種々の程度の異常を示すが骨導値は正常な場合をいう（例：慢性中耳炎，耳硬化症など）。気導値と骨導値の差を**気骨導差**（**A-B ギャップ**）という。純音聴力検査では図 3-10 ①のようなオージオグラムを示す。

(2) 感音難聴

感音難聴（sensorineural hearing loss）では，図 3-10 ②のようなオージオグラムを示し，気導値と骨導値はともに異常であるが気骨導差はみられない。内耳から大脳皮質までの聴覚路の障害を感音難聴というが，内耳を除き，第Ⅷ脳神経より大脳皮質までの聴覚路の障害を**後迷路性難聴**（retrocochlear hearing loss）という（例：聴神経腫瘍を代表とする小脳橋角部腫瘍）。アミノ配糖体（カナマイシンなど）やメニエール病などによる内耳障害の場合の難聴

* **マスキング**：検査音の聴覚閾値がノイズ（雑音）などの音によって上昇する現象。遮蔽現象ともよばれる。両耳の聴力差が大きい場合や骨導聴力検査では健耳または反対側耳にマスキングノイズを負荷しないと交差聴取が生じ，正確な聴覚閾値が得られない。

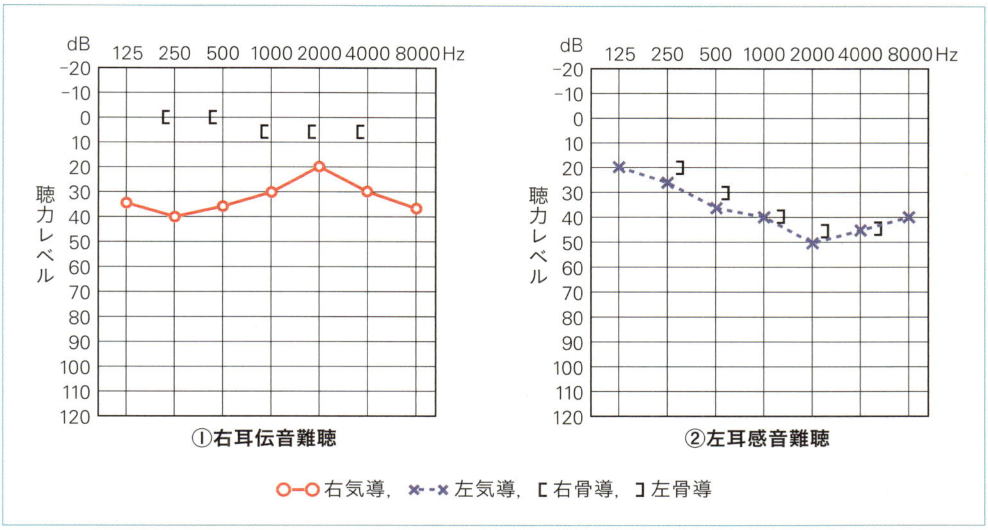

図3-10 伝音難聴, 感音難聴のオージオグラム

は**内耳性難聴**（cochlear hearing loss）とよばれる。

(3) 混合性難聴

伝音難聴と感音難聴の混合型で，気導，骨導ともに障害されているが，気骨導差を認める場合を**混合性難聴**（mixed hearing loss）という（慢性中耳炎で内耳炎を併発した例など）。

特殊な場合として，伝音障害であるが骨導値が 2000Hz を中心に障害を示す場合がある。耳硬化症にみられる所見でカルハルトの陥凹（Carhart notch）という。

3 語音聴力検査

語音聴力検査（speech audiometry）は語音を用いて行う検査で，最高明瞭度を求める語音弁別能検査と閾値を求める語音聴取閾値検査がある。言語の違いから用いる語音は国によって異なり，わが国では単音節を用いているが，外国では単語を用いている国もある。

❶語音弁別能検査（speech discrimination score test）

50 語ないし 20 語を録音してある単音節のリスト（図 3-11- 右）を受話器から聞かせ，音をしだいに強め，50 語（57-S 語表）あるいは 20 語（67-S 語表）のうちいくつ正しく聞き取れたかを％で示す。横軸に音圧，縦軸に％をとり，図に示したものを**語音明瞭度曲線**といい，所定の記録用紙に表したものをスピーチオージオグラム（図 3-12）という。最も良く聞こえた％を最高明瞭度とする。

正常者では 50dB の強さで 100％を示す。伝音難聴では音を強くすれば 100％に近づく。つまり正常者の曲線を右に寄せたカーブを示す。感音難聴では音を強くしても 80％以上にはなりにくく，音を強くするとかえって明瞭度が下がることもある。

感音難聴で聴力レベルが軽度であるにもかかわらず語音明瞭度が不良な例では，内耳性難聴よりも第Ⅷ脳神経障害（聴神経腫瘍など）を含む**後迷路性難聴**が考えられる。

4	2	7	3	5	7
5	3	2	6	2	3
7	4	6	7	3	6
2	6	5	4	7	5
6	7	3	5	4	4
3	5	4	2	6	2

1 桁数字リスト

ジ	ラ	ホ	オ	ワ	エ	ア	ニ	ト	テ
バ	リ	カ	コ	ケ	ル	ロ	ツ	ヒ	ミ
メ	ド	シ	ネ	ク	イ	ウ	ス	コ	レ
ソ	キ	ズ	セ	ヨ	ガ	ム	ナ	ダ	サ
ゴ	ノ	ヤ	モ	ダ	フ	ハ	マ	テ	チ

語表の一例（57-S 語表）

図 3-11　語音聴力検査で用いる語音のリスト

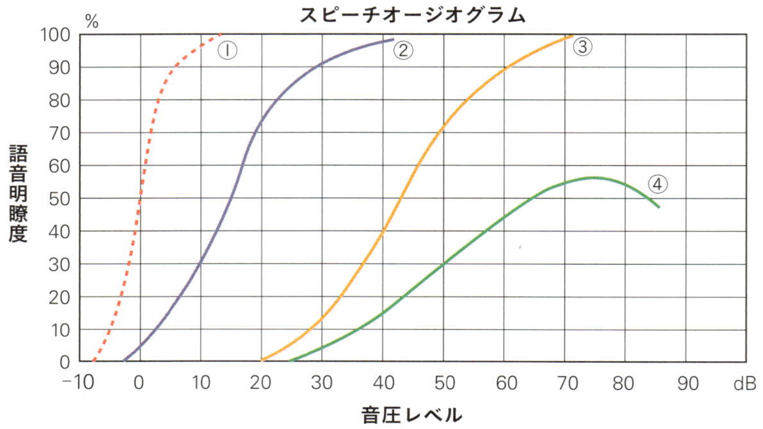

①正常語音聴取閾値曲線（SRT）　②正常語音明瞭度曲線（最高明瞭度100％）
③伝音難聴　④感音難聴（最高明瞭度55％）

図 3-12　スピーチオージオグラム

❷語音聴取閾値検査（speech recognition threshold test）

語音聴取閾値検査は，検査する語音（1 桁数字リスト，図 3-11- 左）の大きさを変えて聞かせ，言葉が 50％聞き取れる語音聴力レベルを閾値とする。正常値は語音のレベルで 0dB である。純音聴力検査の 500Hz，1000Hz，2000Hz の平均値とほぼ同等の値となる。

4　補充現象検査

感音難聴は，蝸牛の障害による内耳性難聴と，蝸牛に続く蝸牛神経から大脳皮質の間に原因のある後迷路性難聴に分類される。突発性難聴，メニエール病は内耳障害の代表的な疾患であり，聴神経腫瘍や脳梗塞などに伴う難聴は主に後迷路性難聴である。この両者を鑑別するために行われるのが**補充現象検査**（recruitment test）であり，いくつかの方法がある。補充現象（リクルートメント現象）とは一側の障害によって聴力閾値が上昇しているにもかかわらず，ある一定以上の音の強さになると健側耳と同じくらいの大きさに感じる現象をいう。

❶バランス（ABLB）検査（alternate binaural loudness balance test, balance test）

原則として一側が正常な例が対象となる。難聴耳に閾値上 10 ～ 20dB の音を聞かせ，次いでその音を正常耳に聞かせて同じ大きさに聞こえる音のレベルを求めていく。左右の耳がほぼ同じレベルになれば陽性とする。

❷SISI検査（short increment sensitivity index test）

閾値上 20dB の音を聞かせ，5 秒間に 1 回 1dB 音を大きくし，20 回のうち何回わかったかを求め SISI スコアとする。60% 以上を陽性，15%以下を陰性とする。

❸不快レベル（UCL）検査（uncomfortable loudness test）

音を閾値から 5dB ずつ大きくしていくと，うるささを感じ，これ以上は聞いていられない不快な音になって，痛みさえ感じる。このときのレベルを不快レベルという。正常耳ではおよそ 90dB である。閾値と不快レベルとの差（ダイナミックレンジ）が正常値より小さいとき補充現象陽性とする。

❹自記オージオメトリー（self-recording audiometry）

被験者に 100Hz から 1 万 Hz までの音を 15 分間連続的に聞かせ，次に断続的に聞かせて，両者の閾値差，波形振幅を比較する。振幅の縮小は補充現象を示す。

5 インピーダンス聴力検査

インピーダンス検査（impedance audiometry）では，ティンパノメトリーとアブミ骨筋反射検査が行われる。

❶ティンパノメトリー（tympanometry）

ティンパノメトリーは，鼓膜（こまく）の可動性をみる検査である。検査では，外耳道（がいじどう）を密閉する耳栓を装着する。耳栓には 3 本の管がつながっており，それぞれ，音の出力，外耳道内の音圧測定，外耳道内の圧の変化を行う。検査では，ある一定の周波数の音（通常 226Hz）を出力しながら外耳道内の圧を変化させ，その際の音圧の変化から鼓膜の可動性を測定する。結果はティンパノグラム分類（図 3-13）に表される。なお，この検査の実施は，鼓膜

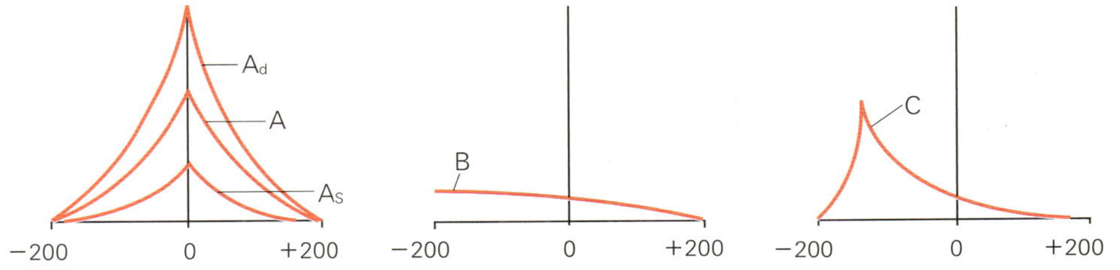

横軸は外耳道内圧，縦軸は鼓膜の可動性を示す。d は可動性が大きく，s は小さいことを示す。

図3-13　ティンパノグラム分類

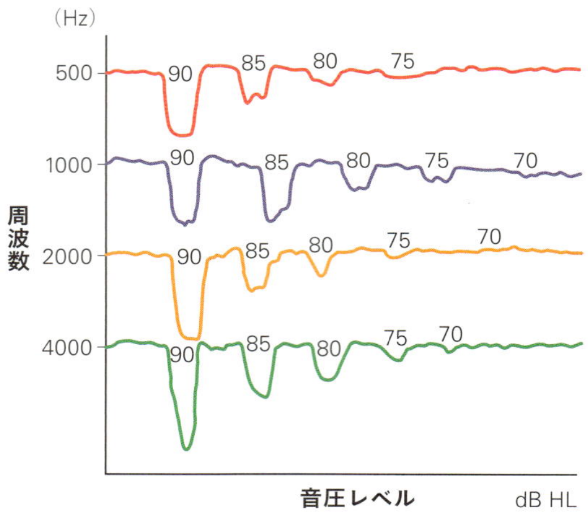

図 3-14 アブミ骨筋反射閾値記録

に穿孔のない症例が対象となる。

臨床的には滲出性中耳炎の診断に有用（B タイプ）であるが，そのほか鼓膜萎縮，耳管開放症などの診断にも有用である（A タイプは正常，C タイプは中耳の陰圧状態を示す）。耳硬化症，耳小骨連鎖離断については確実な診断はできないが，それぞれに典型的な所見（As 型と Ad 型）を示す例もあるので参考所見とする。

❷アブミ骨筋反射検査（stapedial reflex test）

大きな音に対して，両耳のアブミ骨筋は同時に収縮する。アブミ骨筋が収縮すると鼓膜のインピーダンス*が変化するので，変化したことをインピーダンスメーターで調べる。反射が起こる最小の音圧を反射閾値といい，個人差が大きいが左右差は少ない。検査結果は図 3-14 のようなグラフに表される。

60dB 以下の内耳性難聴では反射はほとんどの例で測定できるので，逆に反射が欠如する場合，伝音障害の有無や第Ⅷ脳神経障害（特に聴神経腫瘍）の有無をさらに検討する必要がある。伝音難聴があると反射は欠如することが多い。

6 他覚的聴力検査

❶聴性脳幹反応（ABR）検査（auditory brainstem response test）

(1) 聴力検査としての応用

聴性脳幹反応は，音刺激によって蝸牛神経から脳幹に生じる誘発電位を平均加算することで得られる反応である。音刺激を毎秒 10 ～ 30 回与え，1000 回程度加算すると，健常者では音刺激から 10 ミリ秒以内に 5 ～ 7 個の波が得られる。一般に I 波は蝸牛神経，II

* **インピーダンス**：エネルギーに対する抵抗。中耳伝音機構の音響インピーダンスを測定することにより，伝音障害の有無を検査する方法をインピーダンス聴力検査とよぶ。

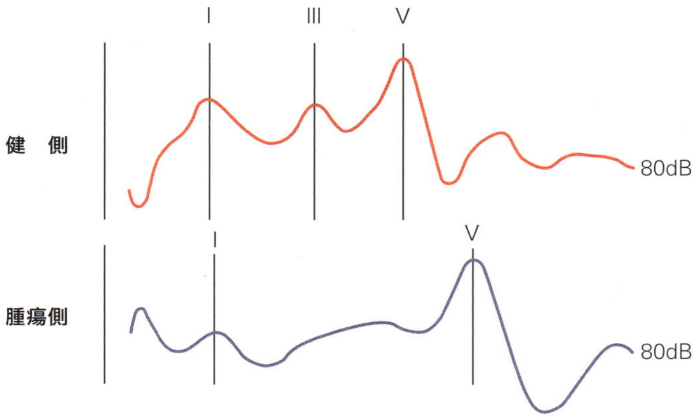

図3-15　聴神経腫瘍例の聴性脳幹反応（ABR）

波は蝸牛神経核，Ⅲ波は上オリーブ核，Ⅳ波は外側毛体，Ⅴ波が下丘から生じるとされている。これらのうちⅤ波が最も著明で安定して記録され，また聴覚閾値との関連も強いので，聴力の指標として用いられる（図3-15）。そのほか，Ⅰ波やⅢ波が明瞭に認められる。

乳幼児では脳の発達に伴って潜時が短縮する。また，脳の発達が遅れていると波が欠如し，誤って高度難聴と判断されることがあるため，聴性行動反応聴力検査などの乳幼児聴力検査も参考にして判定する必要がある。

(2) 自動ABR検査

先天性聴覚障害の早期診断は言語取得や知的・情緒面の発育にとって極めて重要である。特に最近では先天性聴覚障害に対する人工内耳植え込み術の有効性が明らかになっており，新生児聴力スクリーニング検査が行われている。新生児聴力スクリーニング検査には自動ABR検査と歪成分耳音響放射検査が行われているが，特に自動ABR検査はコンピューターによって自動的に正常・異常の判定がなされるため，簡便な検査として普及している。自動ABR検査で異常と判定された場合は，一定期間をおいて再検査を行うか通常のABR検査を行う。

(3) 神経学的検査としての応用

聴性脳幹反応は聴力の指標だけではなく，これら聴覚伝導路内の障害によって各波が生じる潜時が延長したり，波が消失したりするため，聴神経腫瘍や脳幹の障害，昏睡患者の予後診断などにも用いられる。

❷聴性定常反応（ASSR）検査（auditory steady-state response test）

音刺激を高頻度で与えることにより誘発される反応をいう。聴性脳幹反応検査（ABR検査）は高周波数領域での聴力を調べているが，ASSRは低周波数領域の聴力を推定できる。この反応は睡眠状態によって影響を受ける。成人では変調周波数40Hzで測定すると，その閾値はオージオグラムの閾値とよく一致するが，睡眠時ではほとんど反応が認められなくなる。しかし，変調周波数 80Hz にすると反応が得られる。幼小児では睡眠時に変調周波数 80Hz の刺激音で良好な反応が得られる。幼小児の聴力測定や心因性難聴の疑いのある例に ABR 検査とともに用いられる。

❸蝸電図検査（electrocochleography）

蝸電図検査とは，外耳道の鼓膜の直前に電極を置くか，あるいは針電極を鼓膜をとおして鼓室岬部に当て，音をスピーカーより与え反応を加算することにより，内耳の電気現象のうち活動電位（action potential：AP），加重電位（summating potential：SP），蝸牛マイクロホン電位（cochear micro-phonics：CM）を記録するというもの。AP は聴力の指標として乳幼児の聴力検査に用いられていたが，乳幼児では全身麻酔を要するので，最近では自動 ABR 検査が行われることが多い。AP，SP，CM は，各種内耳病態の比較，予後判定に用いられている。

❹耳音響放射検査（otoacoustic emission test）

（1）誘発耳音響放射検査（evoked otoacoustic emission：EOAE）

誘発耳音響放射検査では，種々の音に対して内耳から逆に外耳道に音が反射されているので，加算器により記録することができる。音刺激より 20 ミリ秒付近に OAE が記録できる。OAE は内耳の外有毛細胞機能と関係するものと考えられている。臨床上，内耳の障害部位診断，乳幼児の聴力検査，心因性難聴の診断などに用いられている。

（2）歪成分耳音響放射検査（distortion product otoacoustic emission：DPOAE）

歪成分耳音響放射検査は，耳に 2 つの周波数の純音（周波数 f_1 と f_2，$f_1 < f_2$［f_2 のほうが強い音圧］）を同時に聞かせると，外耳道の内で $mf_1 \pm nf_2$（m，n は整数）の周波数成分が記録される検査である。ヒトでは $2f_1 - f_2$ 周波数成分のみがよく記録される。これは f_2 付近の周波数の音響に対する蝸牛機能を反映するものと考えられている。EOAE と比べて周波数別に検査ができる利点がある。この現象は EOAE や自動 ABR 検査と同じく新生児聴力のスクリーニングに用いられる。

7 乳幼児聴力検査

❶聴性行動反応聴力検査（behavioral observation audiometry：BOA）

聴性行動反応聴力検査とは大まかには，太鼓や鈴などを用いて小児の背後から音を聞かせると，6 か月以上の小児では敏感に振り向くが，この反応の有無をみて高度難聴かどうかを判断する検査である。**閾値**を測定するには防音室で行う。

❷条件詮索反応聴力検査（conditioned orientation reflex audiometry：COR test）

図 3-16 に示すような簡単な装置を使用する。装置にはスピーカーが被検児の左右斜め前方にあり，その下方に人形があり，豆電球が組み込まれている。まず大きめの音と豆電球による光刺激を同時に与え，子どもが振り向いたならば刺激を止め，次に反対側から同様の刺激を与える。この操作を数回繰り返すと，通常，子どもは条件づけられる。音だけ

写真提供／リオン株式会社

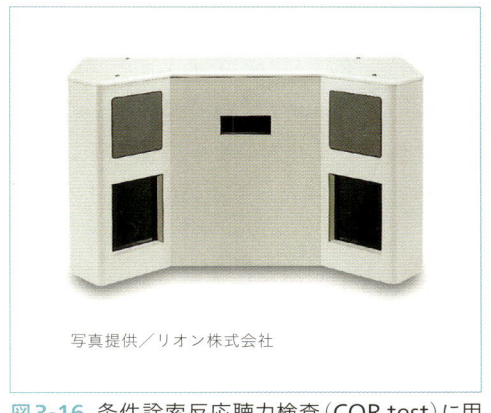

図3-16 条件詮索反応聴力検査(COR test)に用いる装置

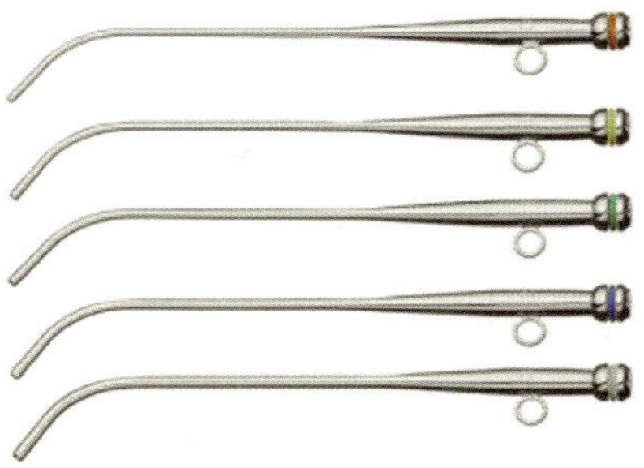

写真提供／永島医科器械株式会社

図3-17 耳管カテーテル(5種類の太さの異なるもの)

で振り向いた場合に，ほうびとして人形の電球をつけてみせる。スピーカーを用いているので両耳の聴力を調べることができる。これを条件詮索反応聴力検査という。この方法は8か月～3歳児に行う。

❸遊戯聴力検査(play audiometry)

3歳前後以上の小児で，受話器により音を聞かせ，音が聞こえたらビー玉，おはじきなどの玩具を一方から他方に移動させて反応とする。

❹ピープショウテスト(peep show test)

3歳以上の小児が対象である。スピーカーや受話器から音が聞こえたときにだけスイッチを押すと，箱内の電気がついて中のおもちゃを窓からのぞくことができたり，ミニチュアの列車がレール上を走り出したり，スクリーンにスライドが投影されたりする。条件反射を利用した方法である。

2. 耳管機能検査

耳閉感のある例や滲出性中耳炎の例では耳管機能検査が行われる。

1 耳管通気検査

耳管通気検査には，以下に述べるようにいくつかの方法がある。

❶耳管カテーテル法

耳管カテーテル法とは，金属性の先端の彎曲した耳管カテーテル(図3-17)を鼻孔より挿入し，その先を耳管咽頭口に当て空気を送り込み，空気が通る際の雑音を患者の耳に当てたオトスコープを介して検者の耳で聴取するというもの。

小児ではカテーテル挿入が困難なためポリツェルゴム球を用い，ゴム球の先端(オリーブという)を鼻孔に挿入し，挿入していない側の鼻孔をふさぎ，患児に「ハック」と言わせ，そのときにゴム球を圧迫し空気を入れ，その際の雑音をオトスコープで聞く(ポリツェル法)。

❷ティンパノメトリーを用いる方法

鼓膜に穿孔がない場合，ティンパノメトリー*を行う。ティンパノメトリーでは，外耳道を 200mmH_2O まで加圧し，そこから徐々に圧を下げ−200mmH_2O まで減圧し，その際の鼓膜の可動性を調べる（図 3-18）。この方法を，鼻をつまんで口を閉じ強く呼気を鼻に送ったときと，鼻をつまんで嚥下したときとに行い，中耳圧のピークの位置変化が起これば耳管は機能していると判定する。

鼓膜に穿孔がある場合は，外耳道を密閉し，加圧，減圧した際の圧の変化を調べる。通常加圧によって耳管が開けば減少し，さらに嚥下をすることにより中耳圧が下がる。減圧の場合も同様である。

❸耳管鼓室気流動態法

耳管鼓室気流動態法（tubo-tympano-aerodynamic graphy：TTAG）とは，ヴァルサルバ法（鼻をつまんで耳管より中耳に空気を送る）などによる中耳腔の圧変化を，外耳道を密封し，圧トランスデューサーによって外耳道圧変化を記録する方法である。

❹音響耳管法

音響耳管法（sonotubo-metry）とは，外耳道を小型のマイクロホンで閉鎖し，検査側の鼻腔に 5250 〜 9310Hz の音を入れ，約 10 秒間に 2 回空嚥下を行わせる。この際，耳管が開けば外耳道のマイクロホンに鼻腔の音圧変化が記録されるというものである。嚥下運動で生じる咽頭雑音が同時記録され，これと一致する音圧変化が耳管の開閉を示す。

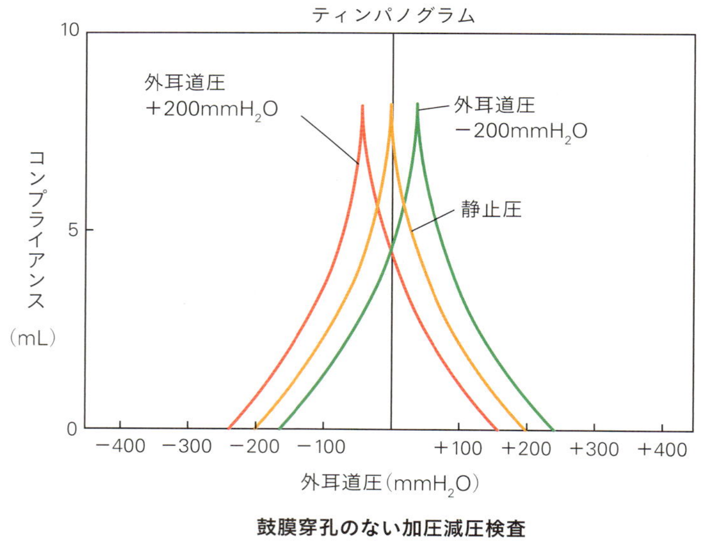

図 3-18 耳管機能検査

＊ **ティンパノメトリー**：鼓膜の可動性，動きの程度を調べる検査。本節 -A-1-5「インピーダンス聴力検査」参照。

3. 平衡機能検査

内耳には三半規管と耳石器官（球形嚢，卵形嚢）とがあり，平衡を司っている。しかし，からだの平衡は，内耳と視覚，深部知覚*によって保たれており，平衡機能検査（equilibrium test）では内耳以外の検査（脳神経，自律神経など）も含めている。

これらの検査により，めまい，平衡障害が内耳に由来するものか，脳幹，小脳に由来するものか，あるいは全身的な原因（血圧の異常，心因性，内分泌異常，自律神経異常）によるものか鑑別する。

1 四肢平衡機能検査

これらは，平衡機能の異常や筋緊張の異常の有無を全体としてとらえるのに有用である。

❶ロンベルグ（Romberg）検査

両足をそろえて立ち，開眼時と閉眼時で動揺の様子を観察する。

❷マン（Mann）検査

足を前後一直線に置き，開眼時，閉眼時の転倒傾向をみる。

❸足踏み検査

閉眼した状態で同じ場所で50歩足踏みさせ，その際の動揺，偏り（偏倚現象の有無），移動距離を測定する。

❹遮眼書字検査

開眼と閉眼で手を紙につけないで，上から下に向かって字を書かせ，垂直線からの偏りをみる。

❺重心動揺検査（stabilometry）

直立における重心動揺の全体像を観察する（図3-19）。侵襲もなく簡便な検査で中枢障害と末梢迷路障害，脊髄固有反射の亢進（脊髄小脳変性症など）の鑑別が可能である。開眼，閉眼ともに行う。重心動揺軌跡距離（軌跡長），重心動揺面積，単位面積長，左右方向への変位，前後方向への変位，ロンベルグ率などで評価する。

2 眼振検査

眼振（**眼球振盪**，nystagumus）とは，リズミカルな眼球の往復運動である。外から種々の刺激を加えることにより誘発されるため，様々な検査に用いられる。速く動く方向を眼振の方向（**急速相**）とする。反対側への動きは**緩徐相**とする。

眼振には，正面視でみられる**自発眼振**，左右注視でみられる**注視眼振**，頭を特定の位置にしたときにみられる**頭位眼振**，頭を懸垂頭位から座位，あるいはこの逆に急に変換したときにみられる**頭位変換眼振**などがある。

＊ **深部知覚**：視覚を用いなくても手足の運動の方向や程度，その位置，重量感や抵抗感を知ることができる感覚。

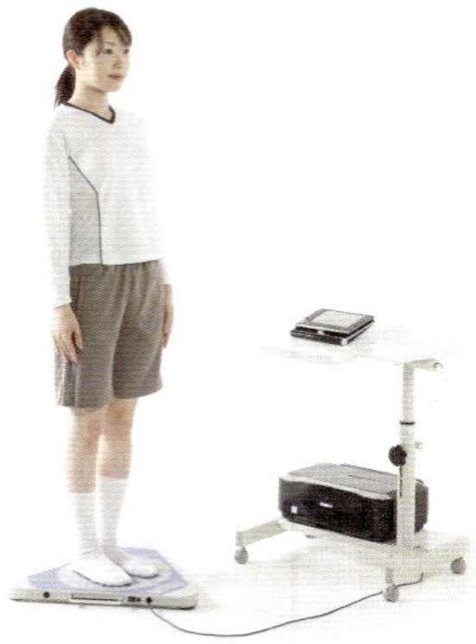

写真提供／アニマ株式会社

図3-19 重心動揺検査

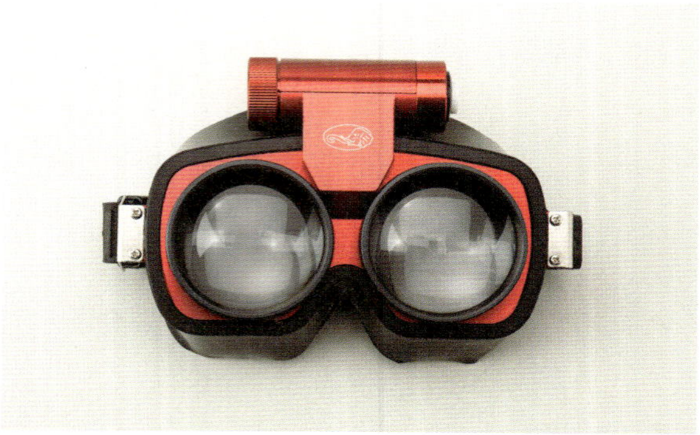

写真提供／
永島医科器械株式会社

図3-20 眼振検査（フレンツェル眼鏡）

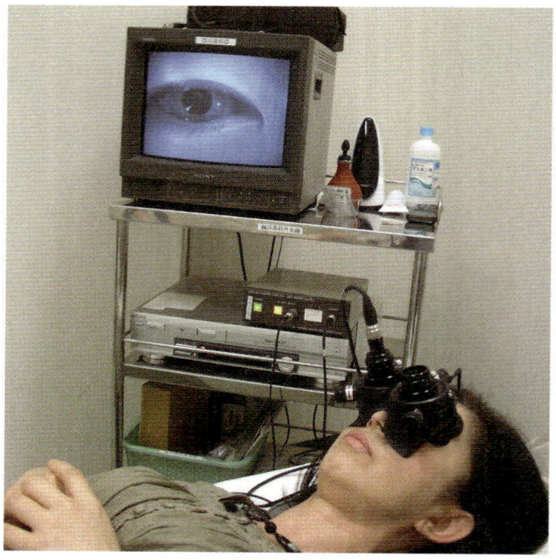

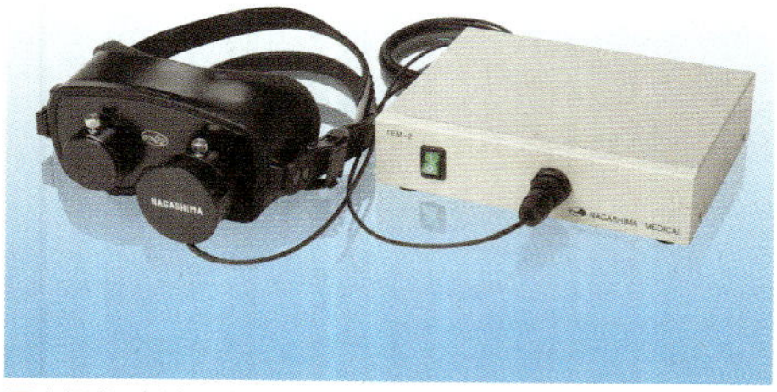

写真提供（右）／永島医科器械株式会社

図3-21 赤外線CCD下の眼振検査

眼振検査（nystagmus test）では，眼球の上下左右に電極を設置して眼球の動きを検出する。眼振の方向により，水平性，垂直性，回旋性などが区別され，病巣部位の推測に有用なものも多い。内耳の障害による眼振は固視（一点を見つめること）の影響を受けるため，**フレンツェル眼鏡**を使用して固視の影響を除くことが必要である（図3-20）。最近では，赤外線を用いモニターテレビで観察することが可能である（図3-21）。従来のフレンツェル眼鏡より赤外線のほうが眼振の摘発率が高い。

❶温度眼振検査

温度眼振検査（caloric test，カロリックテスト）とは，30℃，44℃のように冷水と体温より温かい温水を交互にある一定量を外耳道に注入し，これにより生じる眼振をフレンツェル眼鏡や赤外線下で観察するか，**電気眼振計**（ENG）で記録する（図3-22）。

この検査によってのみ，一側の外側半規管の機能の状態が判定できる。氷水でも反応がない場合，**迷路機能廃絶**（dead labyrinth）という。フレンツェル眼鏡を使用する場合，眼振の持続時間，頻度を，ENGを用いる場合は持続時間，緩徐相速度を指標とする。廃絶や反応低下を示す疾患は，前庭神経炎，聴神経腫瘍，内耳炎，突発性難聴，メニエール病などである。

❷視運動眼振検査

視運動眼振検査（optokinetic nystagmus test；OKN test）では，目の前を一定の速度で動く縞模様を見せ，それによって生じる眼振をENGで記録して分析する。右方向に指標が

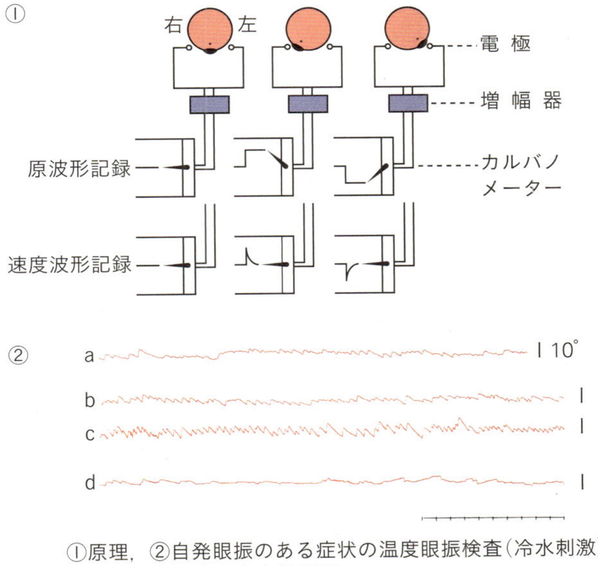

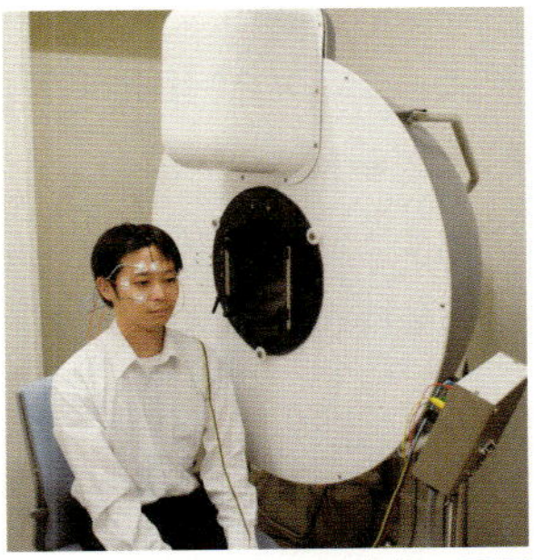

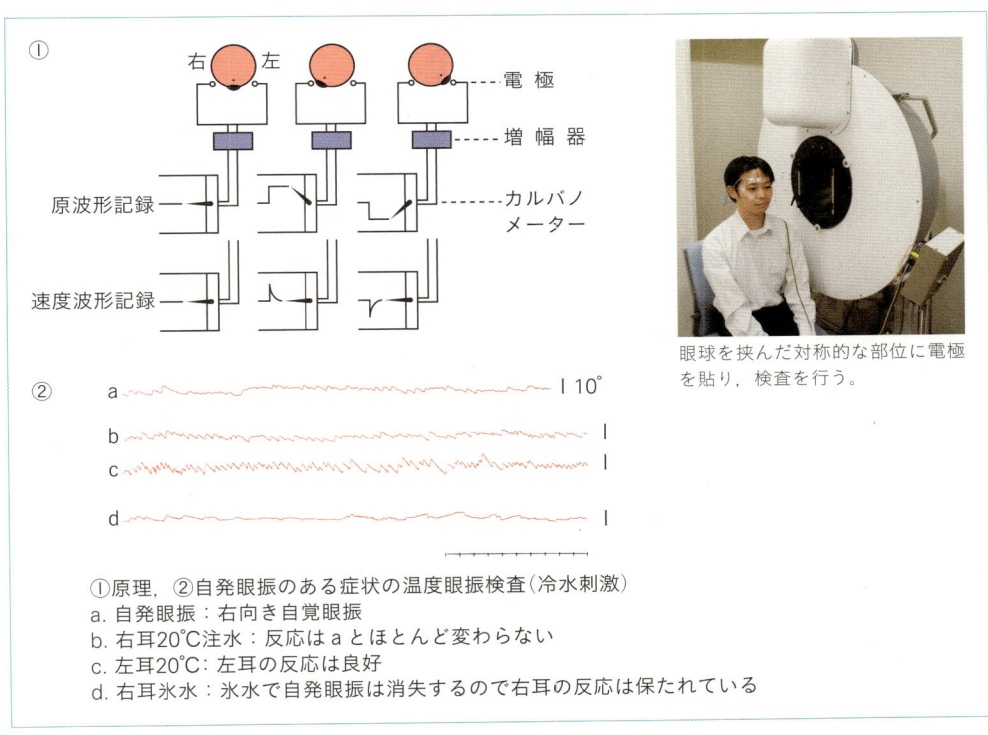

眼球を挟んだ対称的な部位に電極を貼り，検査を行う。

①原理，②自発眼振のある症状の温度眼振検査（冷水刺激）
a. 自発眼振：右向き自覚眼振
b. 右耳20℃注水：反応はaとほとんど変わらない
c. 左耳20℃：左耳の反応は良好
d. 右耳氷水：氷水で自発眼振は消失するので右耳の反応は保たれている

図3-22 ENG記録の原理と記録波形

動くと，眼振は左向きに触発される。脳幹，小脳障害では眼振が触発されにくい。

❸視標追跡検査

視標追跡検査（eye tracking test：ETT）とは，一定の周期で左右に動く視標を眼で追わせ，その動きをENGで記録する。眼が滑らかに視標を追うことができるかどうかを検査するというもの。小脳障害などでは，視標を滑らかに追えず，階段状の眼の動きを示す。

4. 嗅覚検査（基準嗅力検査）

嗅覚検査とは，定性的には種々の嗅素を浸したニオイ紙（ろ紙）を患者の鼻孔から1cmのところで嗅がせ，嗅覚障害の程度を調べるというもの（T&Tオルファクトメトリ）（図3-23）。何らかのにおいを感じる閾値を検知閾値，何のにおいかわかる閾値を認知閾値という。特定の嗅素としては花香，果実臭，汗臭，焦臭，糞臭を5基準においとしている。簡便に真性嗅覚障害（鼻閉によらない障害）か否かを知るには，アリナミン®を静注し，ニンニク臭知覚の有無を調べる（アリナミン試験・静脈性嗅覚検査）。

5. 味覚検査

味覚検査（taste test）には，基本味覚検査と電気味覚検査がある。**基本味覚検査**は味覚溶液を用いるもので,種々の方法がある。一定濃度の味覚溶液を特定部位に塗布する方法や,各種濃度濾紙を用いる濾紙ディスク法などが一般的である。

電気味覚検査は，味蕾に電気刺激を与えると金属味や酸味が生じることを利用した検査法である。この味覚は，電気刺激により唾液が電気分解され味覚物質が生じるためと考えられている。本検査法は電気味覚計（図3-24）によって容易に行うことができ，しかも定量的な閾値検査が可能である。顔面神経の障害部位検査などに広く用いられているが，味覚に関する障害の質を調べる検査法としては利用できない欠点もある。味覚検査は，顔面神経の障害部位診断のほか，味覚異常の客観化，治療効果の判定に有用である。

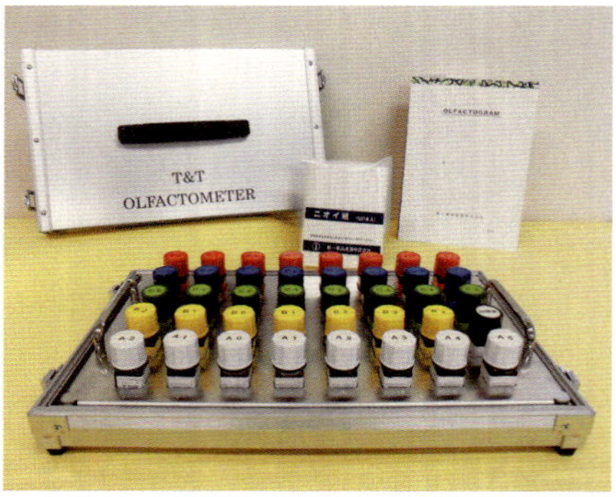

写真提供／第一薬品産業

図3-23 T&Tオルファクトメトリ

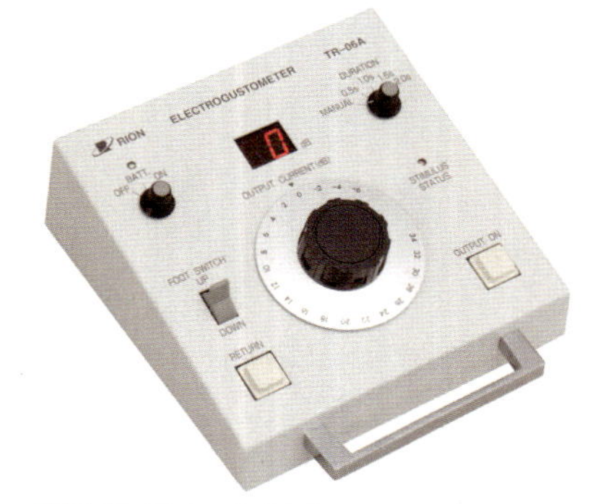

写真提供／リオン株式会社

図3-24 電気味覚計

6. 唾液腺分泌機能検査

唾液腺分泌機能検査とは，唾液の分泌量により唾液腺の機能を検査するもので，唾液の採取法としては**総合唾液採取法**と**単一唾液採取法**がある。唾液分泌機能低下の客観化や，顔面神経の障害部位診断に用いられる。

総合唾液採取法は，一定時間の唾液を吐出させ唾液分泌量を測定する（ガムテスト）。単一唾液採取法はステノン管またはワルトン管にチューブを挿入し，一定時間の唾液分泌量を測定する方法で，耳下腺，顎下腺の分泌機能がそれぞれ検査できる。

放射性同位元素（Tc，テクネチウム）を用いると唾液分泌機能検査の正確な評価が可能である。シェーグレン病などすべての唾液腺が障害される疾患では，口唇の小唾液腺の生検による組織学的検査も有用である。

7. 音声検査

音声検査は，主に発声器官である喉頭の機能を客観的に検査するもので，声の高さ，声の強さ，平均呼気流量，発声持続時間などを同時に測定する。測定された結果はフォノラリンゴグラム（phono-laryngogram）として示される。

8. 構音検査（ソナグラフィー）

音声機能検査が発声器である喉頭から生じる喉頭原音の評価を主な目的としているのに対して，鼻，口腔，咽頭などの構音器官の機能も含めた音声の検査が**構音検査**（ソナグラフィー）である。**ソナグラム**（sonagram，図3-25）は，音声の周波数成分，音圧，その時間的経過を記録したもので，音声・言語障害の診断，治療経過の評価などに利用されている。

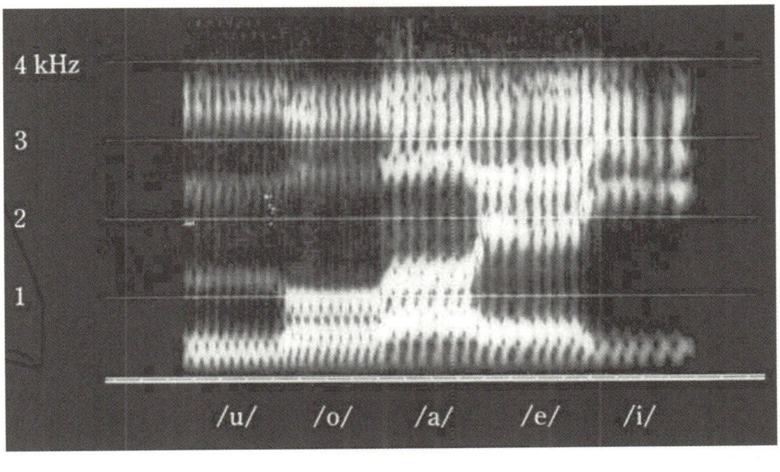

図3-25 日本語母音のソナグラム

9. 言語検査

言語検査は，主に**失語症***や**吃音***などの機能性言語障害に対して行うことが多く，発語検査，復唱検査，喚語検査，書字検査，言語理解の検査などがある。

B 検体の検査

1. 生検（バイオプシー；biopsy）

耳鼻咽喉でがんを疑うような異常所見が得られた場合には組織を採取して病理組織検査行う。必要に応じて局所麻酔を行うが，深頸部リンパ節の場合など，症例によっては全身麻酔下に生検を行う。また，唾液腺腫瘤や甲状線腫瘤，頸部腫瘤では超音波検査下に穿刺吸引細胞診検査（FNA：fine-needle aspiration biopsy）が行われる。

C 画像検査

1. X線検査

1 耳のX線検査

シュラー（Schuller）**法**（図 3-26）では，乳突蜂巣の発達の具合をみる。発育不良の場合は小児期の既往があると考えられる。**ステンバース**（Stenvers）**法**（図 3-27）は内耳道の評価に用いられるが，左右別に撮影するため左右の比較が不正確である。そのため，内耳道の左右差の検査のためには経眼窩法が行われる。

2 鼻のX線検査

副鼻腔は直接視診できないため，X線検査を行う。スクリーニング検査*としては，後頭前頭位および後頭オトガイ位（Water's view）が用いられる（図 3-28a）。病的陰影（粘膜の腫大，膿汁貯留，腫瘍陰影の有無）や骨破壊の有無を観察する。さらに詳しい情報を得るには副鼻腔 CT 検査を行う（図 3-28b）。現在主流の副鼻腔内視鏡手術（ESS）には CT 検査が不可欠である。

* **失語症**：知能異常がなく，感覚障害が認められないにもかかわらず，言語機能が侵される状態。聴取，発語，読字，書字の 4 つの機能が障害されるものをいう。
* **吃音**：発語リズムの障害の一つ。
* **スクリーニング検査**：異常の有無を調べる第 1 次的検査。

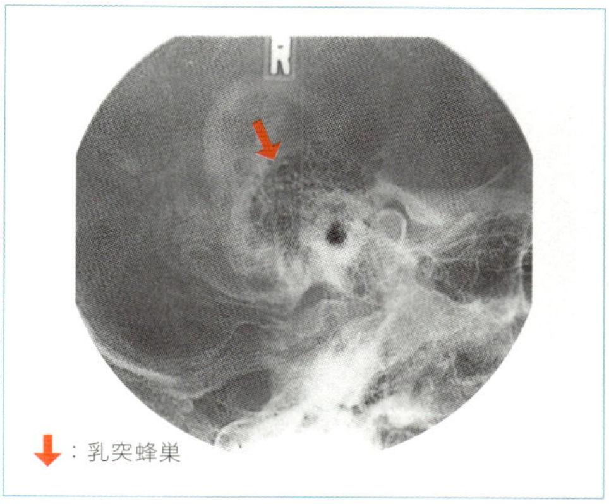

図3-26 シュラー法

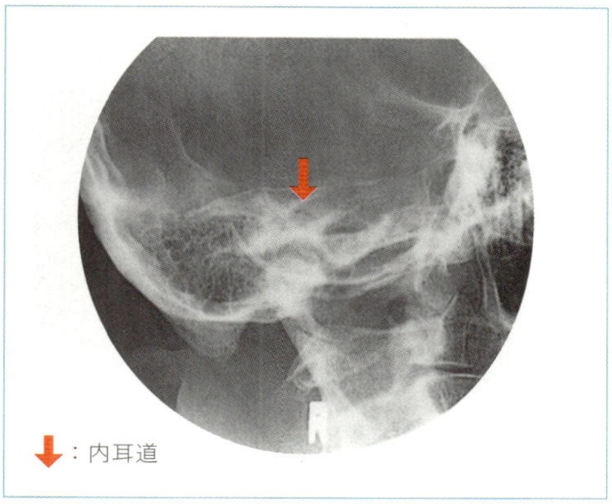

図3-27 ステンバース法

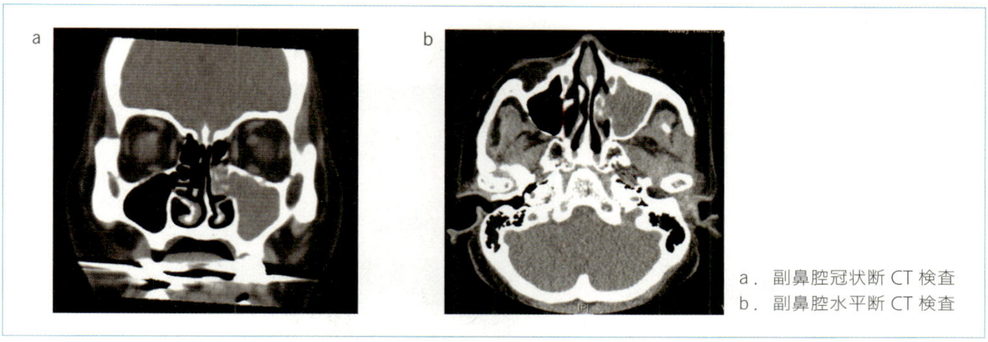

図3-28 左上顎洞炎

3 頸部X線検査

頸部X線検査は，頸部疾患の診断で最も基本的な検査であり，咽喉頭や気管などの形態の観察ができる。下咽頭や食道は描出されないが，気管から頸椎までの軟部組織の厚さから，間接的に下咽頭や食道の腫瘍の発見につながることがある。また，甲状腺腫瘍では，その組織型に特徴的な石灰化像が認められることが多く，診断上極めて有用である。

2. CT検査

1 耳のCT検査

CT（computed tomography：コンピューター断層撮影）**検査**では，外耳，中耳，内耳の診断には1mmか1.5mmの薄いスライスが用いられる。通常，冠状面と軸位面の両面で撮影する。外耳道閉鎖症，中耳炎，特に真珠腫性中耳炎による耳小骨，三半規管の破壊，顔面神経との関係，また，錐体尖の病変，内耳道の拡大，内耳奇形などの診断に有用である（図3-29）。最近は解像度を向上させ，かつ放射線被曝量を最小限にしたCone-beamCT（図3-30）が注目されている。

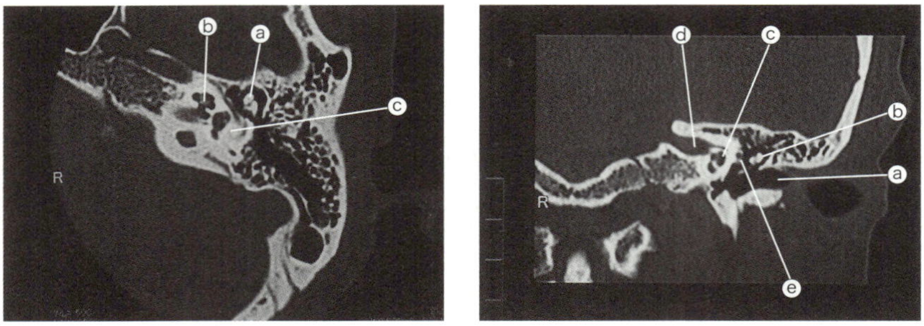

軸位面
a. 小骨，b. 蝸牛，c. 前庭半規管

冠状面
a. 外耳道，b. 耳小骨，c. 蝸牛，
d. 内耳道，e. 顔面神経管

図3-29 側頭骨CT像

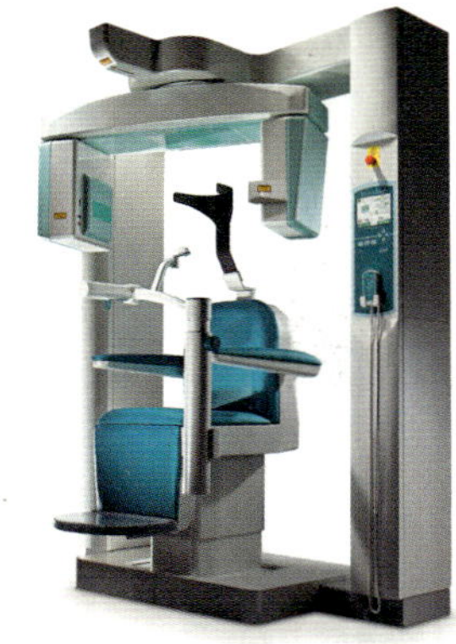

写真提供／株式会社モリタ製作所

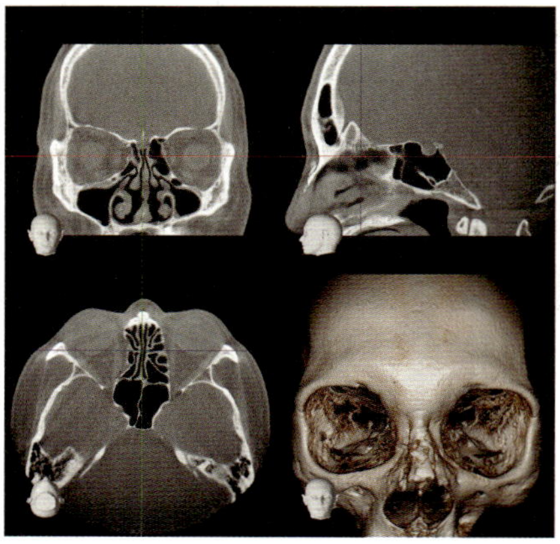

図3-30 Cone-beamCT（左）と撮影画像（右）

2 頸部のCT検査

腫瘍の進展範囲などの検査に不可欠な**CT検査**は，造影剤を用いることにより，血管との関係・腫瘍の良性・悪性の鑑別なども明らかとなり，診断・治療上極めて有用である。しかし，CT検査では義歯などによるアーティファクト（障害陰影，画像上のノイズ）が出やすく，アーティファクトのために診断が困難な場合はMRI検査を行うべきである。

3. MRI検査

1 頭部（耳）のMRI検査

MRI（magnetic resonance imaging，磁気共鳴画像）**検査**の側頭骨病変への応用としては，特に腫瘍，内耳の形態異常，内耳病変，内耳道腫瘍，後頭蓋窩腫瘍の診断に有用である。

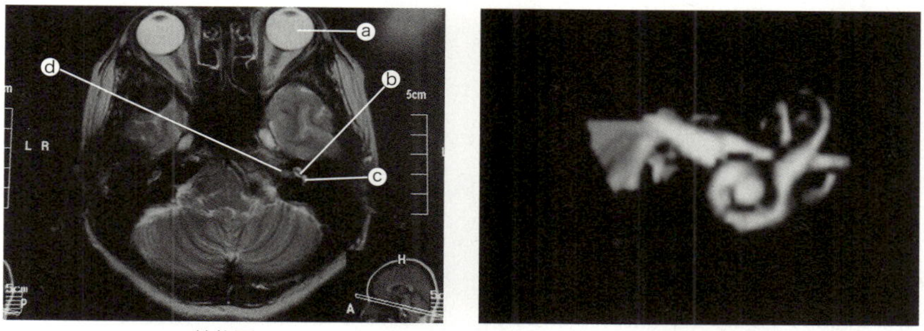

軸位面
a. 眼球，b. 蝸牛，c. 半規管・前庭，d. 内耳道

3D MRI
蝸牛，三半規管

図3-31 MRI像

造影剤を使用することで，腫瘍の性状が推測できる。脳梗塞，脳腫瘍，脳出血，脳の変性疾患，脳炎などの診断に有用である（図3-31）。

2 頸部のMRI検査

MRI検査は，生体の磁気反応を検出する検査法で，頸部の検査においても不可欠である。CT検査に比べてMRI検査では，①X線の被曝がなく，繰り返し検査が可能である，②任意の断面が得られる，③コントラスト分解能が高く，腫瘍組織などの正常組織と微妙に異なる変化をとらえることが可能である，④義歯などによるアーティファクトが少ない，など多くの利点がある。T_1強調画像とT_2強調画像の所見を組み合わせて診断するが，腫瘍の診断にはガドリニウム（Gd）を用いた造影MRI検査も行うことが望ましい。

4. PET検査

PET（positron emission tomography）**検査**とは，がん細胞が正常細胞に比べて3～8倍のブドウ糖を取り込むという性質を利用し，ブドウ糖に似た物質（FDG）をアイソトープで標識して体内に注射してから全身をPETで撮影するというもの（図3-32）。**陽電子放射断層撮影**ともよばれる。FDGが多く集まるところががんの可能性があり，がんおよびその転移巣を早期発見する手がかりとなる。

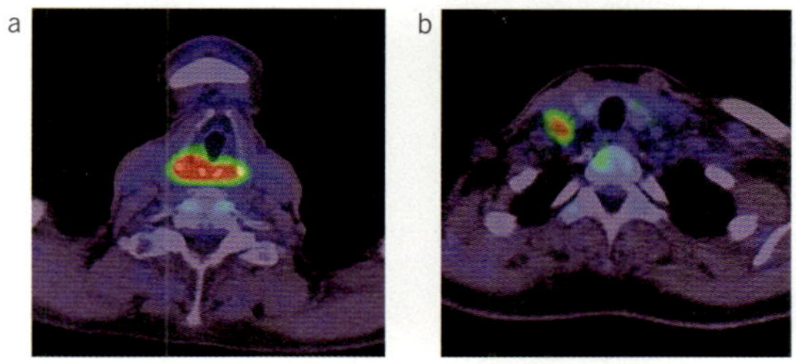

a．下咽頭原発部位
b．右頸部リンパ節転移

図3-32 頸部水平断PET検査

5. アイソトープ検査

^{67}Ga，^{99m}Tc など，放射性同位体（radioisotope）を用いた**アイソトープ検査**（RI 検査）が腫瘍の診断に利用されている。^{67}Ga は，主に悪性腫瘍に親和性が高く，悪性腫瘍で陽性像が得られることが多いが，炎症でも陽性像が得られるため注意を要する。^{201}Tl は，甲状腺がんに取り込まれ腫瘍細胞にとどまるため，^{201}Tl の取り込みの時間経過を検査することで甲状腺がんの診断が可能となる。

^{99m}Tc は，唾液腺組織や甲状腺組織に取り込まれるため，正常で陽性像が得られる。しかし，腫瘍組織には親和性がないため，唾液腺や甲状腺から腫瘍が生じると，その部位には ^{99m}Tc が取り込まれないため欠損像として描出されることになる。正常唾液腺に取り込まれる ^{99m}Tc の性質を利用して，唾液腺の機能検査としても応用されている。

6. 超音波検査

超音波の反射率，吸収率は組織の種類により異なる。その性質を利用して組織の質的診断を可能にしたのが**超音波検査**（echography）である。耳鼻咽喉科領域では，耳下腺腫瘍や顎下腺腫瘍，甲状腺腫瘍，頸部リンパ節腫脹などの診断に応用されている。ベッドサイドで簡単に検査ができ，放射線の被曝もないため病変の経過観察には非常に有用である。

7. 造影検査

1　唾液腺造影検査

唾液腺造影検査（sialography）とは，ステノン管，ワルトン管より造影剤を逆行性に注入し，耳下腺，顎下腺を造影する検査法で，炎症，腫瘍など唾液腺疾患の鑑別に有用である（図 3-33）。造影剤としてはリピオドール®，ウログラフィン®などが用いられ，耳下腺で 1.2 ～ 1.5mL，顎下腺で 1.0 ～ 1.2mL 注入する。

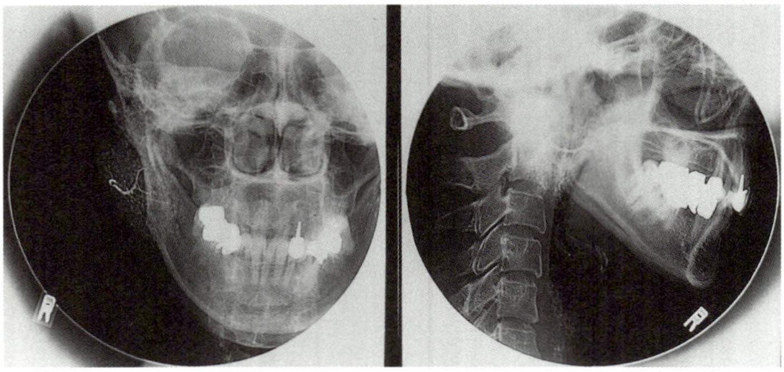

図 3-33　唾液腺造影検査

炎症性疾患やシェーグレン病では腺部の点状陰影が，良性腫瘍では腫瘍部の陰影欠損，導管の圧排が，悪性腫瘍ではこれらに加えて造影剤の不規則な漏洩が特徴である。しかし最近はMRI検査が普及し，本検査は以前ほど行われなくなった。

2 気管支・食道造影検査

❶気管支造影検査

気管支造影検査（bronchography）は，腫瘍，炎症，異物などの診断に有用であり，気管支内視鏡では観察不可能な末梢気管支病変の診断のために行われるが，CT検査やMRI検査により微細な末梢気管支病変の診断が可能になるに従って，行われる頻度は少なくなっている。咽喉頭，気管を表面麻酔し，経鼻または経口にて気管内に挿入したカテーテルより造影剤を注入して撮影する。検査後は腹臥位で造影剤の喀出を促す。

❷食道造影検査

食道造影検査（esophagography）は，食道疾患の診断に際して重要な検査であり，特に食道web（鉄欠乏性貧血，プランマー - ビンソン症候群）や食道憩室など，食道内視鏡検査で観察しにくい病変の診断には不可欠である。造影剤としては，バリウムやガストログラフィン®が用いられる。食道の穿孔などが疑われる場合は，ガストログラフィン®などの水溶性造影剤を用いる。早期の食道がんなど，食道粘膜の微細な変化を検出することは困難であり，下咽頭内視鏡検査や食道内視鏡検査と適宜組み合わせて診断を進める必要がある。

D 内視鏡検査

1. 内視鏡検査

1 鼻咽喉内視鏡

近年では，鼻咽頭はもちろん，固有鼻腔の観察にも内視鏡が用いられている。固有鼻腔の観察には細めの内視鏡が適し，中鼻道深部や嗅裂，下鼻甲介後端など前鼻鏡で困難な部位も容易に観察することができる。また，耳管開口部やアデノイドの観察が容易である。

2 喉頭内視鏡検査

喉頭内視鏡には硬性と軟性があるが，一般には扱いが容易で，患者に与える苦痛が少ない**軟性喉頭内視鏡**（図3-34）が用いられる。

❶軟性喉頭内視鏡

通常，外径3mmの診断用軟性喉頭内視鏡は経鼻的に挿入するため，鼻腔の表面麻酔が必要であるが，声門下，気管の観察をする場合を除いて，咽喉頭の表面麻酔は必要ない。経鼻的に内視鏡を挿入できることで，発声時の声帯運動，嚥下時の咽喉頭の動きなどが観

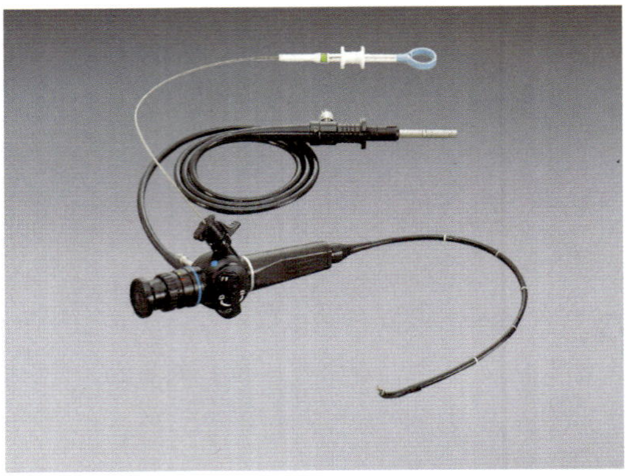

写真提供／オリンパス株式会社

図3-34 軟性喉頭内視鏡

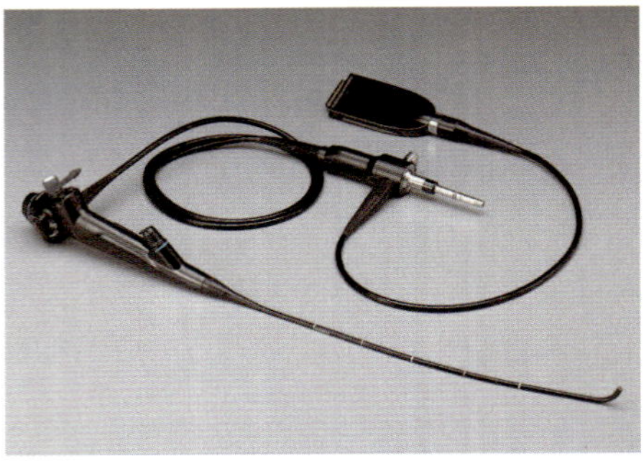

写真提供／オリンパス株式会社

図3-35 電子内視鏡

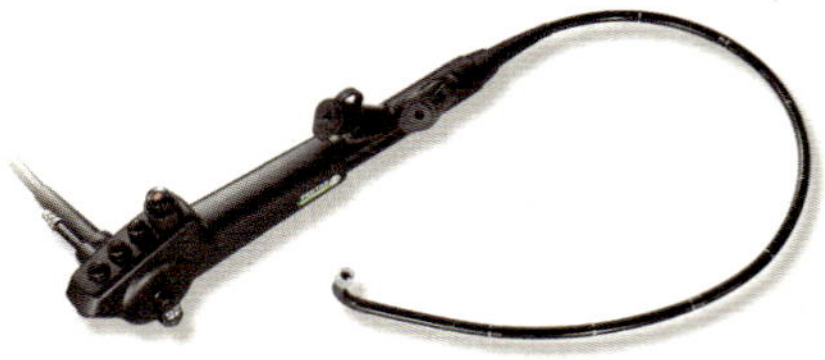

粘膜が接触しないよう先端にはフードが付いている。

写真提供／ HOYA 株式会社

図3-36 下咽頭内視鏡

察できる利点がある。

❷処置用内視鏡

軟性喉頭内視鏡には観察専用の細い診断用内視鏡のほかに，鉗子を挿入できる処置用内視鏡もあり，声帯ポリープの手術や組織生検，異物の摘出などを行うこともできる。

❸電子内視鏡

内視鏡の先端に小さなCCDカメラを付けたもの。電子スコープ（通称：デンスコ）とよばれる（図3-35）。最近の喉頭内視鏡の多くがこの方式である。

3 下咽頭内視鏡検査

下咽頭から上部食道の検査のための下咽頭内視鏡（図3-36）が開発されている。下咽頭内視鏡は先端にフードが付いており，下咽頭粘膜が直接内視鏡の先端に接触しないようになっている。また，検査時は専用のチャンネルより送気を行い，下咽頭を広げて観察する。局所麻酔下に座位で行う。細径内視鏡であることから経鼻的に挿入可能であり，経口腔的に挿入する通常の食道内視鏡に比べて容易に検査できることが利点である。

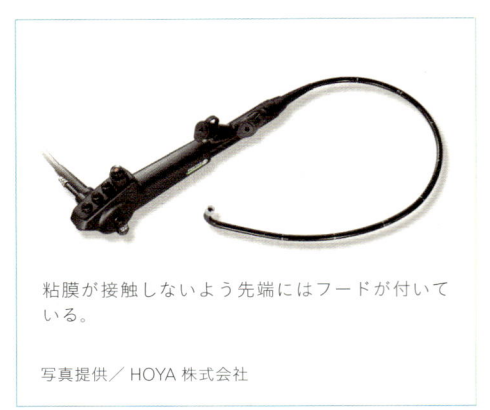

4 気管支・食道内視鏡検査

以前は硬性気管支鏡や硬性食道鏡が組織生検や異物摘出のために用いられていたが，現在は**気管支・食道電子内視鏡**が主流になっている。局所麻酔で検査が可能である。いずれも検査前約6時間は禁飲食として，検査時の嘔吐（おうと）による気道閉塞（きどうへいそく）を予防する。また，迷走神経反射（めいそうしんけいはんしゃ）を防止し，粘膜分泌（ぶんぴつ）を抑制するためにアトロピンなどの抗コリン薬を投与する。検査後も少なくとも1時間は安静，禁飲食を守るように促す。検査時に粘膜損傷が認められた場合は，感染予防のため抗菌薬の投与が必要である。

III 診断の流れ

耳鼻咽喉科の診断で共通している点は，問診，耳鼻咽喉科的一般診察（耳，鼻，口腔（こうくう），咽頭，喉頭，頸部（けいぶ））の後に検査がくることである。検査には順序があり，痛みを伴わないものから始めるようにする。

1. 耳

耳の症状として難聴（なんちょう），耳鳴（じめい），耳閉感（じへいかん），耳痛（じつう），耳漏（じろう）などがあればまず問診を行い，次いで耳鏡（じきょう）検査，聴力検査，耳の画像検査と続く。鼓膜（こまく）に異常があれば中耳病変がまず考えられる。鼓膜穿孔（せんこう）がなく中耳に問題（滲出性（しんしゅつせい）中耳炎，耳小骨連鎖（じしょうこつれんさ）の離断や固着など）のあることが疑われればインピーダンス検査を行う。

初回の聴力検査では純音（じゅんおん）聴力検査に語音（ごおん）聴力検査も併用されることが多い。感音難聴の場合は，内耳障害か後迷路性（こうめいろせい）障害（第Ⅷ脳神経，脳幹（のうかん），大脳皮質（だいのうひしつ）の障害）かの鑑別のために，耳音響（じおんきょう）放射検査，補充現象検査，聴性脳幹反応検査が行われる。

側頭骨（そくとうこつ）のX線検査で一側内耳道の拡大，破壊が疑われれば聴神経腫瘍（しゅよう）を疑い，造影MRI検査，側頭骨CT検査が行われる。

耳閉感のある例や滲出性中耳炎の例では耳管（じかん）機能検査が行われる。耳鳴があれば耳鳴検査を行い，めまいの例では平衡（へいこう）機能検査，心理検査，側頭骨CT検査がまず行われる。

高齢者や中枢（ちゅうすう）性障害が疑われる患者にはMRI検査を予定する。心理検査は心身症としてのめまいを考え，これはまた，めまいの程度が心理的要因で増幅されていないかを推測する参考ともなる。

2. 鼻

鼻閉（びへい），鼻汁過多（びじゅうかた）などでは鼻鏡（びきょう）検査に続いて副鼻腔（ふくびくう）のX線検査が行われる。小児で鼻閉，口呼吸があれば咽頭扁桃（へんとう）（アデノイド）増殖の有無を検査する。この場合，内視鏡検査や側面の顔面X線撮影が行われる。

単純X線で副鼻腔陰影があれば上顎洞穿刺洗浄を行い，貯留液の細菌検査を行う。嗅覚障害の例では内視鏡検査による鼻茸の確認の後，嗅覚検査を，鼻腔内に腫瘍があれば生検を行う。

鼻アレルギーが疑われればアレルゲンを調べるためのIgE測定，鼻汁中の好酸球数の測定などを行う。

3. 口腔・咽頭

視診と触診で舌，扁桃，口蓋，頬粘膜の病変の有無を調べる。習慣性アンギーナの例では扁桃の細菌検査，血液検査，尿検査を，腫瘍があれば生検を，味覚障害の例では味覚検査，血清亜鉛の測定などを行う。

耳下腺腫脹があれば血清アミラーゼ測定，唾液腺造影を，口腔内乾燥感を訴えれば唾液腺分泌機能検査を行う。

4. 喉頭・食道・気管

喉頭の診断には，間接喉頭鏡検査が基本検査となる。しかし，咽頭絞扼反射の強い例では内視鏡検査を選ぶ。嗄声，咽喉頭異常感，異物，頸部痛，嚥下障害などのすべての例に間接喉頭鏡検査か内視鏡検査を行う。また，嚥下障害，咽喉頭異常感に対しては下咽頭腫瘍，食道腫瘍を疑って造影X線検査，内視鏡検査を行う。

気管，気管支，食道異物，これらの部位の腫瘍，炎症が疑われる例では胸部X線検査，内視鏡検査（食道，気管支内視鏡など）を行う。

5. 音声・言語

嗄声に対しては間接喉頭鏡検査，内視鏡検査，ストロボスコープ検査，音声検査などが行われる。言語障害に対しては口腔内の視診（舌，歯列，軟口蓋の動き），鼻咽腔閉鎖不全の有無，鼻腔通気度の状態などを検査する。脳血管障害後にみられる言語障害，失語症などに対しては種々の言語検査が行われる。

6. 頸部

頸部腫瘍に対しては視診，触診の上，X線，CT検査，MRI検査，超音波検査，アイソトープ検査などを行う。甲状腺腫瘍や転移性腫瘍が疑われる場合には全身のアイソトープ検査が必要である。

Ⅳ 治療法

A 耳疾患の治療法

1. 耳の処置

1 吸引療法

吸引療法とは，耳垢栓塞，外耳道異物，中耳炎などに適応される方法で，その目的は，外耳道や中耳腔にたまった分泌物や耳漏，あるいは外耳道の異物を除くことにある。この際には耳用の細い吸引管を用いる。

2 耳浴（点耳）

耳浴（点耳）は，慢性中耳炎の治療法の代表的なものである。中耳腔内に抗菌薬の溶液を注入するものであるが，この際には原因菌を検索した後，最も効果の高い薬物が選択される。また，耳垢が固まって取れない場合にも用いられるが，このときには耳垢を軟らかくするために**耳垢水**が注入される。

3 耳洗浄

外耳道の異物，耳垢，分泌物などを洗い流すことを**耳洗浄**といい，耳洗用注射器（図3-37）を用い，洗浄液（滅菌水，生理食塩水，イソジン®，1％ホウ酸水）を外耳道に注入する。なお，洗浄液は体温程度に温めてから使用する。

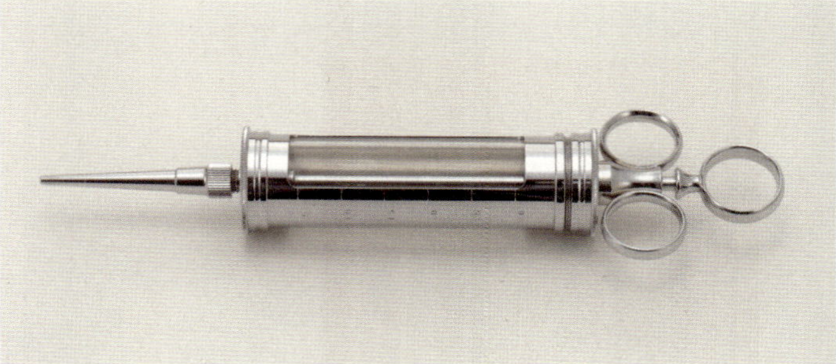

図3-37 耳洗用注射器

2. 耳の手術

1　術前・術後の注意

手術の目的（病巣の除去，聴力改善，腫瘍の除去）や成功率，術後の合併症（発熱，頭痛，耳漏，味覚障害，聴力の悪化，耳鳴，めまい，顔面神経麻痺など）について患者に説明を行う。

手術室に入ったら生え際にテープを貼って，術野に髪の毛が入らないようにする。通常イソジン®で消毒し，術野に相当する小さな穴の空いた滅菌布（最近はディスポーザブル）と四角巾で頭部全体を覆う。麻酔には全身麻酔と局所麻酔がある。局所麻酔には 0.5 ～ 1.0% リドカインにアドレナリン 20 万倍希釈を添加したものを用いる。

2　外来で行う小手術

❶鼓膜穿刺，鼓膜切開

急性中耳炎で鼓膜が膨隆し疼痛が強いときや滲出性中耳炎の貯留液の排除には，鼓膜穿刺あるいは鼓膜切開を行う。切開には鼓膜切開刀（図 3-38 上），穿刺には鰐淵式鼓膜穿刺

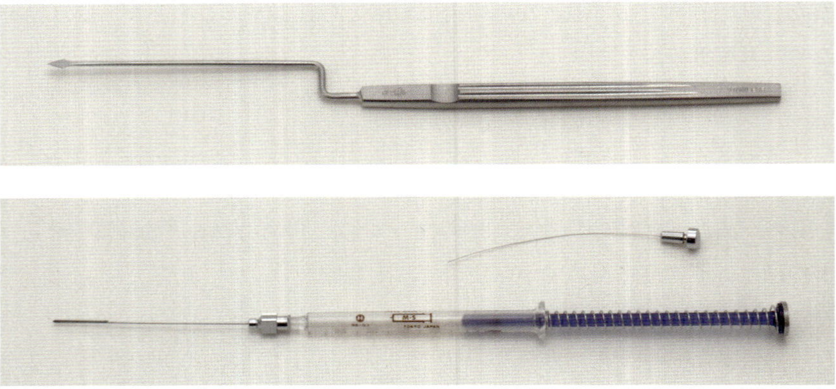

図 3-38　鼓膜切開刀（上）と鰐淵式鼓膜穿刺針（下）

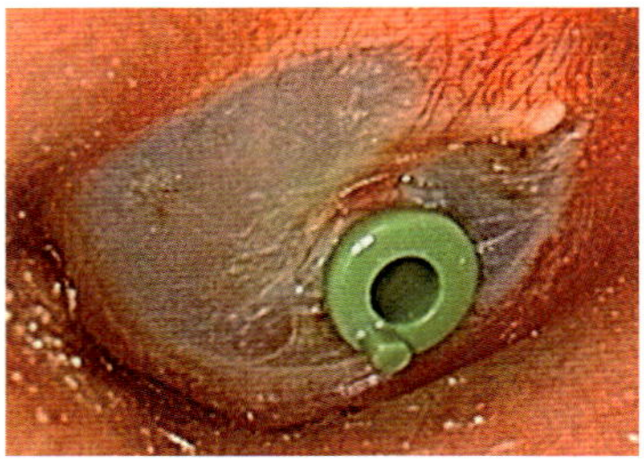

本例は，滲出性中耳炎の治療の様子。

図 3-39　中耳に留置された換気用チューブ

針（図 3-38 下），局所麻酔にはイオントフォレーゼ鼓膜麻酔法（4%キシロカインとアドレナリン 1000 倍希釈液の混合液）を用いる。

❷鼓膜チューブ留置術

滲出性中耳炎で鼓膜切開をしても 1 か月以内に滲出液の貯留を繰り返す例，アデノイド増殖例，乳突蜂巣の含気化の不良な例，副鼻腔炎のある例では治りにくいことが多い。このような例には，**アデノイド切除術**を行うか中耳に小さい換気用のチューブを挿入する鼓膜チューブ留置術を施す（図 3-39）。このチューブは 2 年くらい留置したままにする。チューブは自然に脱落するので，特別なことがない限り抜去しない。滲出液には漿液性と粘性とがあり，極めて粘稠でニカワ状の場合，glue ear（グルーイヤー）とよんでいる。

3 入院して行う手術

❶鼓室形成術（tympanoplasty）

鼓室形成術は，中耳，乳突蜂巣の病的粘膜を除去し，聴力を改善することを目的とする術式である（図 3-40）。手術はマイクロスコープや内視鏡で行う（図 3-41）。

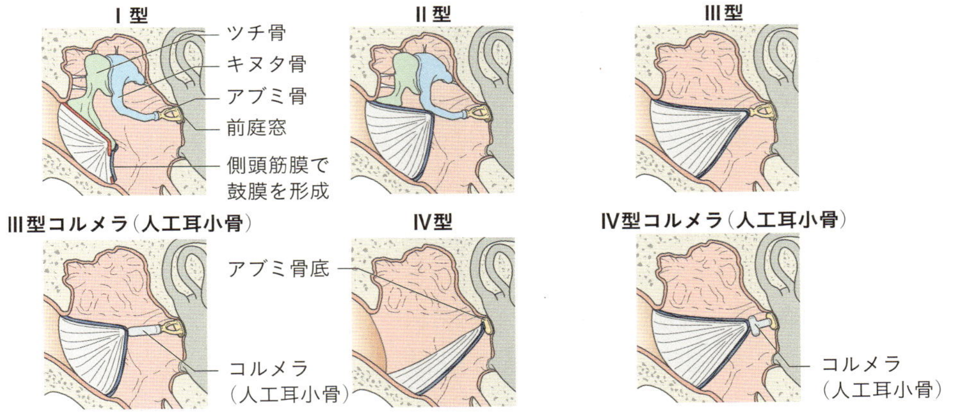

図 3-40 鼓室形成術

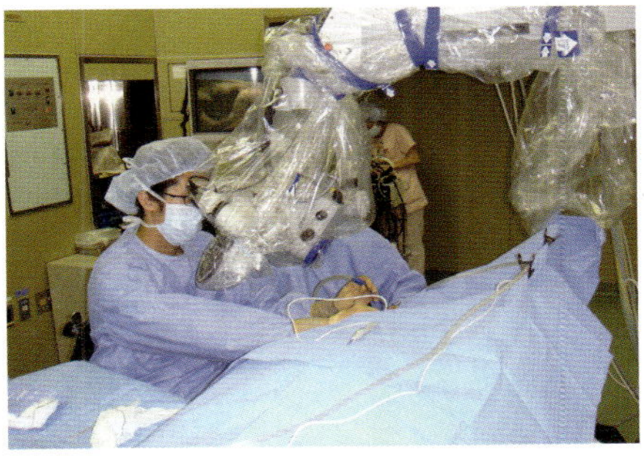

マイクロスコープによる鼓室形成術の様子。

図 3-41 鼓室形成術の様子

聴力改善には耳小骨連鎖再建と鼓膜形成を行う。鼓膜形成のみで済む場合を鼓室形成Ⅰ型という。アブミ骨の上に残存する耳小骨や，人工耳小骨，あるいは軟骨を形成して作製した代用耳小骨を加工して鼓膜との間に挿置する場合がⅢ型で，これが最も多い。アブミ骨の脚が欠損している場合は，アブミ骨底板に軟骨の残存耳小骨，人工耳小骨などを立てて鼓膜と連結する（Ⅳ型）。Ⅱ型は，ツチ骨の一部が欠損しているものの，キヌタアブミ関節には異常がなく，鼓膜形成を行った場合をいう。鼓膜形成のみの場合，外来手術が可能な例がある。

真珠腫は，その広がりを術前に側頭骨CT検査で把握して，手術方針を立てる。上鼓室に限局した真珠腫では，1期的に聴力改善手術まで行える例が多いが，顔面神経やアブミ骨の周囲に真珠腫のある例では，2期的に聴力改善のための手術を行うことが必要となる例もある。真珠腫が広範囲に及び耳小骨の破壊が著しい例や真珠腫のために外耳道後壁の破壊が著しい例では，中耳根本手術（radical operation）にするか外耳道壁を一時的に削って真珠腫の清掃後に再建を行う。

❷中耳根本手術（radical mastoidectomy）

中耳根本手術は，病巣除去のために外耳道後壁を広く削開して外耳道と乳様突起を1つの腔にする術式である。広くなった術創に植皮をするほうが乾燥しやすい。

しかし，術後の上皮化が不良だと耳漏が治りにくいので，あまり行われない傾向にある。

❸保存的中耳根本手術（conservative radical mastoidectomy）

保存的中耳根本手術は，聴力を保存して，なおかつ病巣を除去するために行う術式である。外耳道後壁や上鼓室側壁の削開を行って，病巣を除去するが，耳小骨連鎖は保存し，鼓膜形成のみを行う。最近では上鼓室側壁や外耳道後壁の再建を行うことが多い。

❹アブミ骨切除術（stapedectomy）

アブミ骨切除術とは，耳硬化症，アブミ骨固着症に対する術式で，アブミ骨底板に小窓を空け，キヌタ骨と前庭窓とを人工耳小骨で連結する（図3-42）。

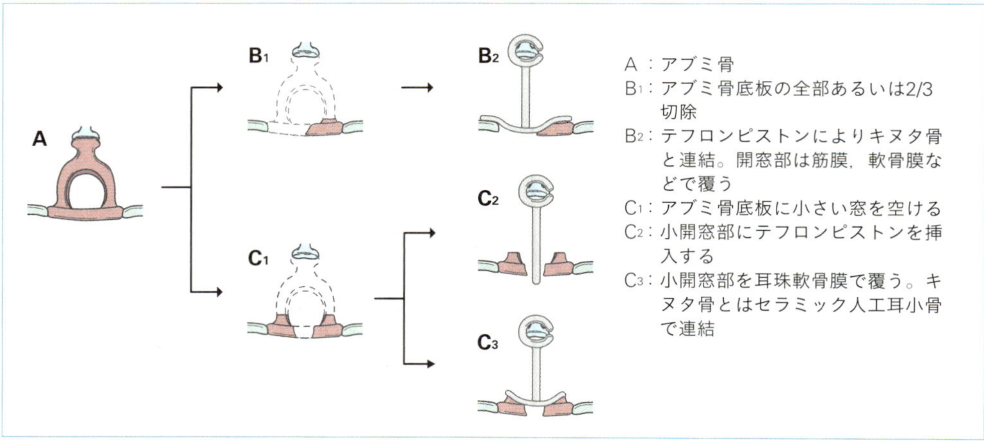

A
B1
B2
C1
C2
C3
A：アブミ骨
B1：アブミ骨底板の全部あるいは2/3切除
B2：テフロンピストンによりキヌタ骨と連結。開窓部は筋膜，軟骨膜などで覆う
C1：アブミ骨底板に小さい窓を空ける
C2：小開窓部にテフロンピストンを挿入する
C3：小開窓部を耳珠軟骨膜で覆う。キヌタ骨とはセラミック人工耳小骨で連結

図3-42 アブミ骨手術

3. 聴覚障害に対する対応

1 難聴の種類

難聴は様々な原因により生じ，外耳，中耳などの伝音系の障害では伝音難聴が，内耳より中枢の障害では感音難聴が生じる。

伝音難聴は手術的治療で改善し得ることが多く，改善が望めない場合でも補聴器の効果が期待できる。

これに対し**感音難聴**の多くは手術的治療が不能であり，補聴器適合の対象となる。

内耳性難聴には一般的に補充現象がみられ，わずかの音圧の変化も感覚的には極めて大きな変化となるため，補聴器を使用しても，音，特に雑音が響いたり，言葉の聞き取りが悪くなったりすることがある。また，内耳より中枢が障害される**後迷路性難聴**では，音は聞こえても言葉が理解できないという特徴があり，補聴器により音を大きくしても言葉の聞き取りは改善しないことが多い。

このように感音難聴での補聴器の使用に関しては，様々な問題がある。しかし，感音難聴でも補聴器の適切な選択，補聴器使用後の訓練により言葉の聞き取りの改善は大いに期待できるため，根気強い補聴器の調整や訓練の指導をすべきである。

2 補聴器

補聴器（hearing aid）を必要とする人は，聴力検査の4分法（500Hz，1000Hz × 2，2000Hz の聴力レベルの平均）で 40dB を超えることが目安となる。補聴器は，外界の音をマイクロホンでとらえ，それを増幅してスピーカーで鼓膜，耳小骨を経由して内耳に伝える。最近ではほとんどデジタル式で，入力音をデジタル変換したうえで加工することで入力音の周波数や大小によって増幅度を調節できる。高度難聴者では語音弁別能が不良のため，「音は聞こえるが言葉がわからない」といって使用しないことが多い。コミュニケーションでは，言葉のわかることがいかに大切であるかがわかる。また眼鏡と違って，補聴器の装用には外観を気にして抵抗を示す人も多い。

補聴器の型としては，外観上，外耳道に入り，美容的にもあまり問題がない挿耳型や耳穴型が好まれるが，高齢者では操作性（細かいスイッチやダイヤルの操作）に問題があると使用困難である。女性の場合は髪で隠せるので，耳掛け型でもあまり目立たない。このほか，箱型のものはイヤホンコードが長いので，介護を要する人にはマイクロホンのように相手の口元に近づけることができて便利である。価格もほかの型に比べて安価である。

補聴器を使用するにはまず聴力検査を行い，どの周波数がどのくらい聞こえないかを調べ，それをどのように補えばよいかを決めて，それに合う補聴器を選ぶ必要がある。さらに言葉がわかること，音が響いたりせず快適に聞こえることが大切である。

そのほか，①補聴器をつけるのには両耳（難聴）につけるのか，片耳ならどちら側につけるのかを決める，②周波数別に補聴のレベル（周波数特性）を決める，③②に合う出力をもつ補聴器を選び，それを合わせる，④音量，音質の調整などの問題があり使用者も補聴器の使い方に慣れる，などの必要がある。

3 人工内耳

❶人工内耳（cochlear implant）（図3-43）

人工内耳は，両耳が成人では90dB以上の高度難聴者，小児では原則1歳以上（体重8kg以上）で90dB以上の高度難聴者に対して行われる治療である。最近では70dB以上の高度難聴者まで適応が拡大している。体内には蝸牛（かぎゅう）に挿入される電極，電子コイル，受信コイルが埋め込まれる。対外部は送信コイル，耳掛け型の補聴器型のマイクロホン，箱型のスピーチプロセッサーの3個の部分とそれらをつなぐコードからなる。送信コイルは側頭（そくとう）部に磁石でつける円盤（えんばん）型のものである。

蝸牛内には多チャネルといって蝸牛の上方に低い音，下方に高い音が伝えられるように16～24個の電極板の存在するものが挿入される。

マイクロホンから入った音声はスピーチプロセッサーに送られ，分析処理される。

電極は手術時に正円窓（せいえんそう）（蝸牛窓）付近を開窓（かいそう）し，蝸牛内に挿入される。初めての音入れは手術から3～4週後に行う。人工内耳単独よりも読唇術を併用したほうが了解がよいので，手術前から訓練する必要がある。

これまで補聴器を用いても言葉の理解ができないような高度の感音難聴や完全に聴覚が失われた聾（ろう）では，手話など聴覚以外の手段を用いるしかコミュニケーションを図る方法はなかった。しかし，人工内耳の発達で高度難聴や聾でも聴覚を用いたコミュニケーションが可能になった。低音部に残存聴力があり高音域の障害が高度である例に対しては，低音部は音響刺激，高音部は電気刺激で音情報を入れる残存聴力活用型人工内耳（electric acoustic stimulation：EAS）が開発されている。言語を取得した後の失聴者や，言語取得前では原則1歳以上（体重8kg以上）の難聴児が人工内耳の適応となるが，人工内耳のみで十分なコミュニケーションが可能になるまでには，長期間のリハビリテーションが必要となることも少なくない。

❷人工中耳（middle ear implant）

人工中耳はわが国で最初に開発されたもので，埋め込み型補聴器（implantable hearing aid）ともよばれる。

（1）Vibrant Soundbridge（VSB，MedEl社）

中耳の術後の聴力不良例や手術で成功が期待しにくい両側外耳道閉鎖（へいさ）症が適応とされる。VSBは人工内耳とよく似た構造をしており，サウンドプロセッサーから情報を得るアンテナコイルと復調器を内包している。そこから出るリード線の先端は電磁式の振動端子を耳小骨（じしょうこつ）に装着するためにクリップがついている。中耳の病態により，蝸牛窓（かぎゅうそう），前庭窓（ぜんていそう）に連結して直接外リンパに振動を伝えることもできる。

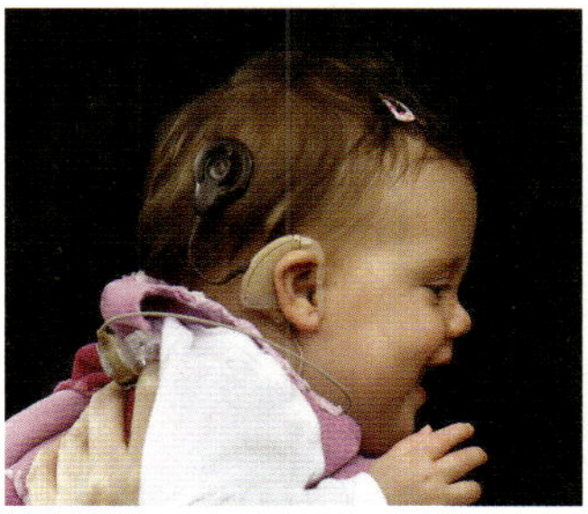

写真提供／株式会社日本コクレア

図3-43 人工内耳

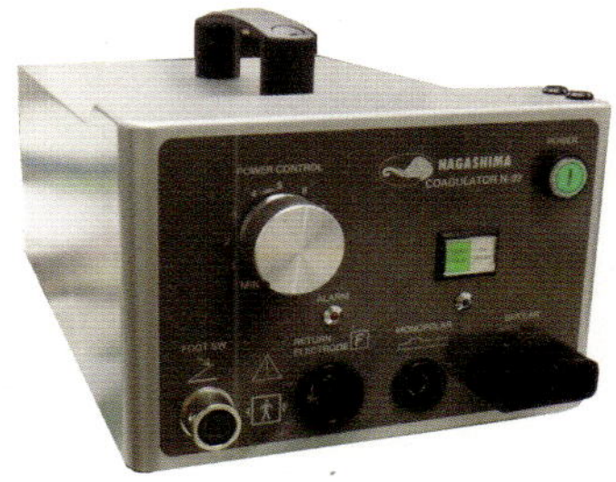

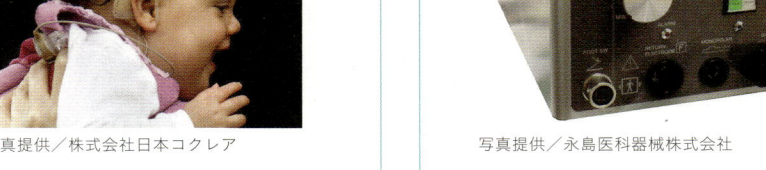

写真提供／永島医科器械株式会社

図3-44 電気凝固装置

(2) 埋め込み型骨導補聴器（Bone-Anchored Hearing Aid：BAHA, Cochlear社）

適応はVSBと同様である。欧米では片側聾の例にも用いられている（わが国では未承認）。乳突部皮下にチタン製骨導端子を植え込む。術後3か月して骨導端子が安定した後，接合子を介してスピーチプロセッサーを装着する。

B 鼻疾患の治療法

1. 鼻の処置

1 鼻処置

血管収縮薬，局所麻酔薬を主体とした液体をスプレーや鼻用巻綿子で鼻粘膜に塗布し，鼻腔通気の向上を図る。同時に中鼻道がよく開くので，分泌物を吸引する。鼻腔の状況に応じて**鼻腔洗浄**を行い，**ネブライザー療法**（**エアロゾル療法**）を行う。

2 鼻出血の処置

鼻出血の際，種々の止血処置が行われる。最も多い鼻中隔前端からの出血は，軽症であれば**15%硝酸銀塗布**（後食塩水で中和）や**スポンゼルの挿入**を行う。

勢いが強い場合には電気凝固装置（図3-44）を用いた**電気的焼灼**（electro-coagulation）や**ワセリンタンポン留置**を行う。

多くはこれらの処置で止血されるが，無効な場合や出血部位が不明の場合，後方からの出血に対しては，**ベロックタンポン**（Bellocq's tampon）**留置**を行う。ひもで固く縛ったガーゼで患者の鼻咽喉を充填するとともに，固有鼻腔の出血をガーゼで止める。侵襲が大きいので原則として入院してもらう必要がある。タンポン，特にベロックタンポンの留置は3～4日が限度であり，急性中耳炎の合併に注意が必要である。

2. 鼻の手術

1 術前・術後の注意

鼻科手術は局所麻酔，全身麻酔いずれでも行われる。局所麻酔の術前には鼻内に麻酔液を浸したガーゼを挿入しておく。局所麻酔では座位，半座位，仰臥位いずれでも行われる。

術中あるいは術後，咽頭に回る血液を嚥下しないように患者に注意する。

麻酔後，アドレナリンを多量に用いるので，術中は脈拍・血圧のチェックが重要である。

2 手術

❶鼻骨整復術

鼻骨整復術は，外傷性の鼻骨骨折に対し，固有鼻腔内に長鼻鏡あるいは専用の器具を挿入し，鼻骨を挙上・整復するというもの。激しい痛みと術後の腫脹を伴うので，通常全身麻酔下に行う。

❷鼻中隔矯正術

鼻中隔矯正術は，鼻閉の原因となる鼻中隔彎曲症に対して行われる。鼻中隔前端に切開線を入れ，粘膜を剝離した後，曲がった鼻中隔軟骨および骨を除去する。術後は総鼻道に軟膏ガーゼを詰め，鼻中隔を両側から圧迫する（図3-45）。

❸下鼻甲介切除術

下鼻甲介切除術とは，肥厚性鼻炎で鼻閉を除くための手術であるが，鼻中隔矯正術と同時に行われることが多い。術後はガーゼタンポンを挿入する。アレルギー性鼻炎の鼻閉に対しては，外来でレーザーによる焼灼術が行われる。

❹鼻茸摘出術

絞断器やデブリッターを用いて鼻茸を摘出する。単独に，あるいはほかの副鼻腔炎手術の一環として行われる。

❺内視鏡下鼻副鼻腔手術

内視鏡下鼻副鼻腔手術（endoscopic sinus surgery；ESS）とは，硬性内視鏡を用いて鼻内より中鼻道経由で篩骨洞を開放するという術式である。さらに，上顎洞，前頭洞，蝶形洞を開放する場合もある。モニターで内視鏡画像を見ながら実施される。

❻上顎洞開放術

上顎洞開放術とは，歯肉部と頰部粘膜の移行部を切開し，犬歯窩を露出させた後，骨壁を除去し，上顎洞に達する（図3-46）術式である。悪性腫瘍が疑われる場合（多くは一側性上顎洞陰影の例）に行う。

❼鼻外前頭洞開放術（キリアン手術）

眉毛より鼻根部にかけて弧状に皮膚切開し，前頭骨骨壁を開窓し，固有鼻腔と交通を図る。術後しばらくドレーンを留置する。最近はあまり行われない。

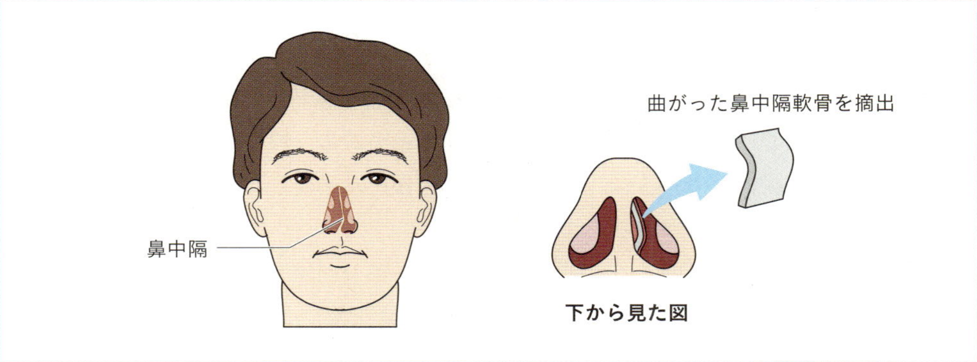

図3-45 鼻中隔矯正術

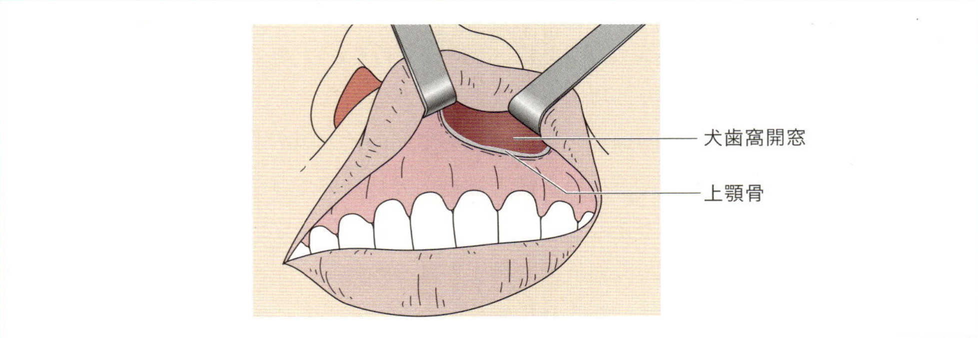

図3-46 上顎洞開放術

❽上顎全摘出術

顔面皮膚切開により上顎骨を一塊(いっかい)として摘出(てきしゅつ)するもので，上顎がんに対して以前はしばしば行われた。現在は部分切除術が一般的になっている。

C 口腔疾患の治療法

1. 口腔の処置

口腔(こうくう)は食物，唾液(だえき)の飛沫(ひまつ)，性感染などによる感染や，外傷，熱傷の機会が多い。通常の炎症や熱傷は治療せずとも早晩治癒(ちゆ)する。しかし，いわゆるアフタ性口内炎は再発や難治(なんち)なものが多い。理由の一つとして，口腔清浄には唾液が重要な働きを担(にな)っており，難治な口内炎には唾液分泌(ぶんぴつ)減少や唾液成分の変化などが関係するためと思われる。

一般的な治療として，急性炎症にはイソジン®や咳嗽(がいそう)薬によるうがい（含嗽(がんそう)），唾液分泌減少による口内乾燥には，頻回にお茶を摂取したり柑橘類の入ったドロップや人工唾液(だえき)などが使われたりする。舌乳頭(ぜつにゅうとう)の萎縮(いしゅく)などに伴う痛みには蜂蜜やホウ砂グリセリンなどを，局所の痛みを伴う口内炎には副腎皮質ステロイド薬の入った軟膏(なんこう)などを塗布(とふ)する。

2. 口腔の手術

耳鼻咽喉科疾患で手術の必要なものは，唾石，顎下腺や舌下腺の嚢胞，唾液腺の腫瘍など唾液腺疾患，舌がん，口腔底がん，頬粘膜がんなどである。顎下腺や舌下腺の管内唾石であれば口内切開で摘出できるが，腺内唾石は腺の摘出が必要となる。最近は鉗子付きの極小内視鏡も実用化されつつある。

舌がんや粘膜がんは，早期であればレーザーによる部分切除術の適応である。口腔底がん，進行した舌がんや頬粘膜がんは，大がかりな根治的切除と再建が必要である。口腔や咽頭のがんは頸部に転移しやすく，早期を除き同時に頸部郭清術の必要な場合が多い。

❶頸部郭清術

頭頸部悪性腫瘍では頸部リンパ節転移の頻度が高く，頸部リンパ節転移を認める症例では，原発部位の切除と頸部郭清術（図 3-47）を併せて行う。また，頸部リンパ節転移を認めない症例でも，予防的に頸部郭清術を行うこともある。

根治的頸部郭清術は，主に側頸部のリンパ節を周囲の軟部組織を含めてすべて摘出するもので，頸動脈，迷走神経，舌下神経，横隔神経，腕神経叢だけが保存される。副神経も切除されるため肩の挙上が障害される。

機能的頸部郭清術は根治的頸部郭清術で摘出される頸静脈や副神経，胸鎖乳突筋などを保存する。術後の QOL を重視する時代となり，根治的郭清術にとって代わりつつある。

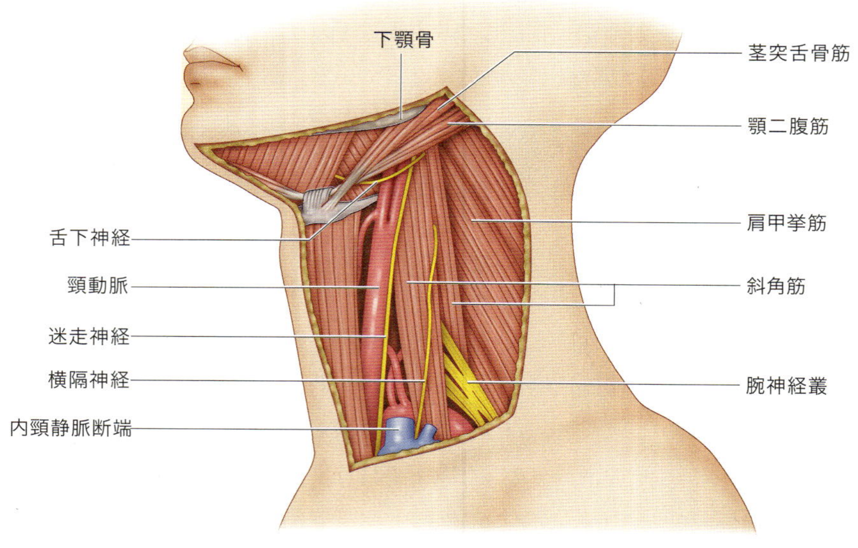

頸動脈，迷走神経，横隔神経，腕神経叢などを保存し，そのほかの前・側頸部軟部組織を頸動脈，副神経などを含めて郭清する。

図 3-47　頸部郭清術

❷舌・口腔悪性腫瘍摘出術

悪性腫瘍の発生部位，進展範囲により摘出範囲が決定されるが，特に歯肉，口腔底がんでは下顎骨(かがくこつ)の一部摘出を必要とする症例が多い。

広範囲の舌がんでは舌全摘術が必要となるが，全摘後には嚥下(えんげ)障害，構音(こうおん)障害など重篤な後遺症が生じる。舌根(ぜっこん)部の摘出により，術後に誤嚥(ごえん)性肺炎を生じることもあり，舌根部の摘出に際しては喉頭(こうとう)の合併切除も考慮する必要がある。摘出による欠損部は腹直筋皮弁(ふくちょっきんひべん)，前腕皮弁(ぜんわんひべん)などを用いて再建する。

D 咽頭疾患の治療法

1. 咽頭・食道の処置

1 塗布

急性炎症・慢性炎症では消炎の目的で，種々の薬物を咽頭巻綿子(けんめんし)・喉頭巻綿子（図3-48）により塗布する。本手技は喉頭鏡検査や咽頭異物摘出の際，麻酔(ますい)にも用いられる。

2 噴霧

咽頭炎や喉頭炎では，血管収縮薬，副腎皮質ステロイド薬，抗菌薬などを噴霧(ふんむ)する。

3 異物摘出

扁桃(へんとう)，舌根，梨状窩(りじょうか)などは，魚骨などの異物刺入(しにゅう)の好発部位(こうはつぶい)である。扁桃では裸眼(らがん)での異物摘出も容易であるが，深部の場合には咽頭麻酔後，間接喉頭鏡や内視鏡下に喉頭鉗子(かんし)を用いて摘出する。

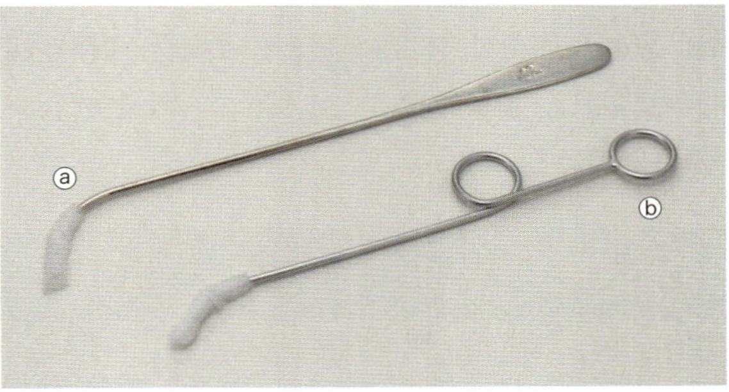

a. 咽頭巻綿子
b. 喉頭巻綿子

図3-48 咽頭巻綿子と喉頭巻綿子

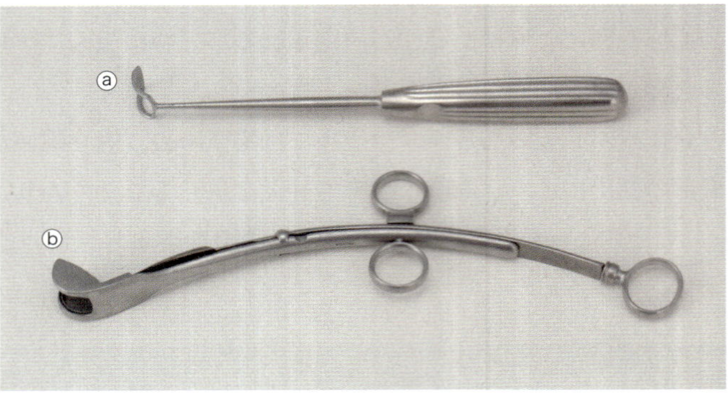

a. ベックマン
b. ラフォース

図 3-49 アデノイド切除器

2. 咽頭の手術

1 術前・術後の注意

アデノイド，扁桃など咽頭の手術は，以前は局所麻酔でも行われたが，全身麻酔で行われることが多い。局所麻酔では患者の協力が不可欠である。術創が開放創であり，術後出血や血液の無意識の嚥下の有無を注意深く監視する必要がある。

2 手術

❶アデノイド切除術

アデノイド切除器（ベックマン，ラフォース；図 3-49）でアデノイドを切除する。

オキシドール，アドレナリンなどを浸したガーゼや綿球で圧迫止血する。

❷口蓋扁桃摘出術

口蓋扁桃摘出術は，仰臥位，懸垂頭位いずれでも行われる。扁桃周囲に 10 万倍希釈アドレナリンの入った局所薬を注射し，前口蓋弓に切開を入れる。被膜を剝離後，扁桃鉗子で扁桃をつかみ，絞断器で摘出する。摘出後，出血部位をていねいに結紮する。

❸扁桃周囲膿瘍切開

扁桃周囲膿瘍切開は，扁桃周囲炎で膿貯留が疑われる場合，麻酔注射の後，前口蓋弓の上外側を専用の切開刀で切開し，排膿を図るというもの。外来で行われるので，気分不快などに迅速に対応する必要がある。

E 食道疾患の治療法

食道の炎症性疾患は，基本的には保存的治療で対処する。抗菌薬および消炎鎮痛薬を投与する。腫瘍性疾患に対しては手術治療を行うが，最近は早期例を中心に侵襲の少ない**粘**

膜下切除術（endoscopic mucosal resection：EMR）などの**内視鏡手術**が行われるようになっている。気管・気管支異物は摘出が原則であるが，食道異物は異物の種類によって摘出の必要性を考慮する。胃まで落下した異物は毒物でなければ通常摘出する必要はない。

F 喉頭疾患，音声・言語障害の治療法

1. 喉頭の処置

喉頭の炎症性疾患は基本的には保存的治療で対処する。抗菌薬および消炎鎮痛薬を投与し，**吸入**（**ネブライザー**）**療法**を行う。ネブライザーには抗菌薬のほか，消炎のために副腎皮質ステロイド薬を用いる。嗄声を可及的速やかに抑えるために副腎皮質ステロイド薬の内服治療を行うこともある。

喉頭がんでは早期から嗄声が生じるため，比較的早期の段階で診断される症例も多い。このような症例に対しては放射線療法が有効である。

2. 喉頭，音声・言語障害の手術

保存的治療で軽快しない声帯ポリープや声帯結節，および腫瘍性疾患に対しては手術治療を行う。

❶喉頭マイクロ手術（laryngeal microsurgery：LMS）

声帯ポリープや声帯結節，喉頭良性腫瘍など様々な喉頭疾患に対し，顕微鏡下の**喉頭マイクロ手術**（図3-50）が行われる。喉頭マイクロ手術は局所麻酔下でも可能であるが，手術による声帯粘膜の損傷が大きい場合は，術後の音声改善に支障をきたすため，できれば全身麻酔下に正確な手術操作を行ったほうがよい。

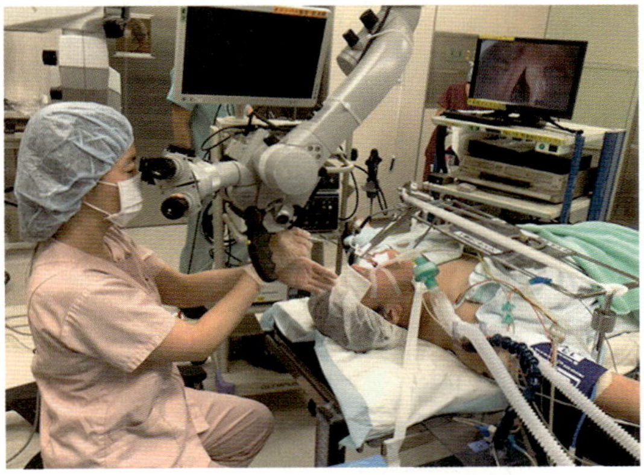

局所麻酔下または全身麻酔下で手術を行う。

図3-50 喉頭マイクロ手術

❷喉頭摘出術

主に喉頭がんの治療として行われ，切除範囲により**喉頭部分切除術**（partial laryngectomy），**喉頭全摘術**（total laryngectomy）に分類される。喉頭部分摘出術は発声機能の保存を目的とし比較的早期のがんに行われる。しかし，再発の問題や術後に誤嚥などの合併症が生じやすいなどの欠点もあり，適応症例は慎重に決定すべきである。喉頭全摘術は喉頭がんの最も一般的な手術法であるが，術後に発声機能は失われる。しかし，喉頭摘出者に対しては様々な代用発声法が考案されており，これらによりかなりの程度でコミュニケーションが維持される。

❸気管切開術

上気道の狭窄または閉塞による呼吸困難など，**気管切開術**（tracheostomy，図3-51）の適応となる症例は多いが，緊急の気道の確保に際しては，まず気管挿管またはトラヘルパー挿入を試み，そのうえで気管切開の適応を検討するのが安全である。気管切開の適応症例としては，①上気道狭窄または閉塞による呼吸困難で，気管挿管ができない症例，②気管挿管が長期に及ぶと考えられる症例，③全身麻酔下の手術で，気管挿管が不可能な症例や上気道の手術など術後の呼吸困難が予想される症例などがある。

気管切開には気管切開孔と甲状腺の位置関係から，**上気管切開**と**下気管切開**がある。小児では甲状腺峡部の下で気管を開窓する下気管切開を行うことが多い。上気管切開では，**気管カニューレ抜去困難症**の原因となる輪状軟骨の損傷に注意する必要がある。

❹輪状甲状膜切開術

急性喉頭蓋炎など緊急の気道確保が必要な場合，**輪状甲状膜切開術**（cricothyrotomy）が

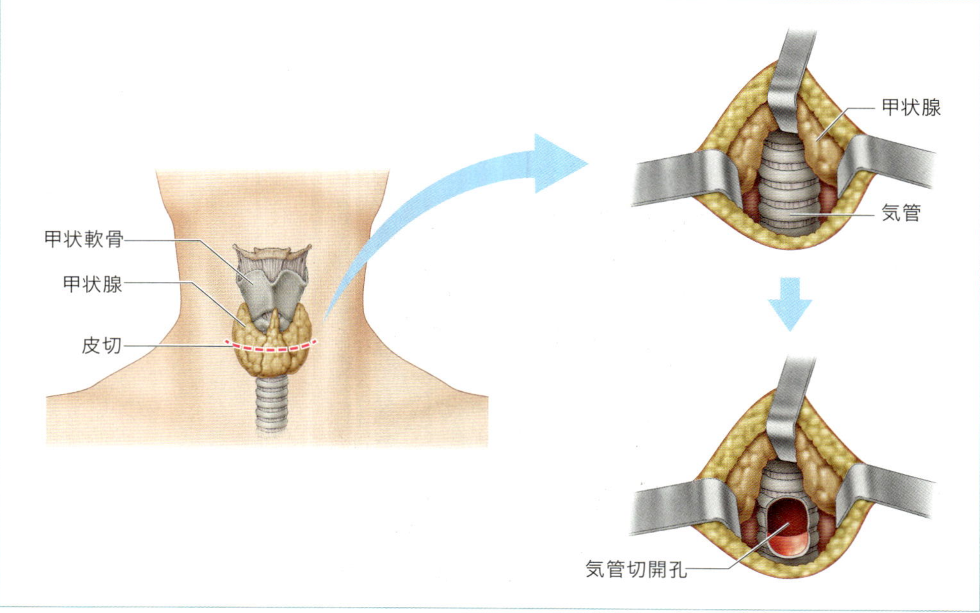

図3-51 気管切開術

行われる。輪状甲状膜は輪状軟骨と甲状軟骨との間を結ぶ結合組織の膜で，皮下の浅い部位にあり，触診で容易に位置を確認できること，甲状腺のような血流の豊富な組織ではなく，薄い組織を切開すれば到達できることから出血の危険性が少ないなど，緊急時に有用な手術手技である。ただし，輪状甲状膜切開部からのカニューレ留置を続けるとカニューレ抜去困難症になる危険性もあり，気道確保ができたらできるだけ速やかに通常の気管切開を行う必要がある。

❺気管カニューレ

気管切開に用いる**カニューレ**には様々な種類があり，症例により使い分ける。カニューレの素材としては金属，テフロン，シリコンなどがあり，さらに形態によりカフ付き，カフなしなどに分類される。一般には，気管切開直後は切開部からの血液，滲出液の垂れ込みを防止するためカフ付きカニューレを用いるが，気管切開孔の術創が落ち着いたら刺激の少ないカフなしのカニューレに交換する。

❻術後の発声法

気管カニューレ使用時は通常発声はできないが，気道狭窄の状態によっては発声可能なスピーチカニューレが使用できる。

また，喉頭がん術後の発声器として代用する**食道発声法**があり，特に食道発声法により得られる音声は正常の音声に近く，最も優れた方法といえる。しかし，その習得にはかなりの訓練が必要であり，習得率は 60 ～ 70%といわれている。

食道発声法の難しさは飲み込んだ空気を吐き出すことで食道粘膜を振動させることにあり，この欠点を補うために気管と食道との間に瘻孔を作成して，発声時は呼気を気管から瘻孔を介して食道に送り粘膜を振動させる術式（気管食道瘻作成術）が考案されている。

人工喉頭としては皮膚を介して咽頭粘膜を電気的に振動させる電気喉頭や，気管孔からの呼気を口腔に導く笛式人工喉頭（タピアの笛）などが普及している。

シャント法は，食道をシリコン製の短いチューブ（プロヴォックス® など，図 3-52）でつなぎ，気管孔を指などで塞ぐと，肺から多量の空気がチューブを通って食道に入り，粘膜が震えて発声できるという声帯を犠牲にした際の人工臓器である。特に発声練習の必要はなく，通常は手術の翌日の発声確認の段階で会話ができるのが特徴である。食道発声よりも聞き取りやすい声になることが多い。

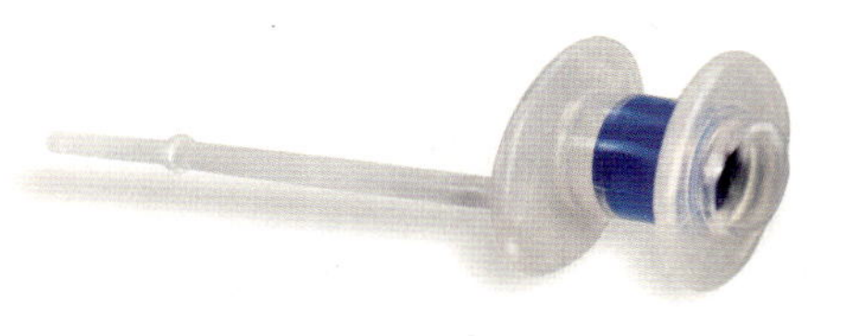

写真提供／株式会社アトスメディカルジャパン

図 3-52　ボイスプロテーゼ（プロヴォックス®）

G 頸部疾患の治療法

頸部の炎症性疾患は，基本的には抗菌薬および消炎鎮痛薬などで保存的に対処する。腫瘍性疾患に対しては手術治療を行うが，良性腫瘍で特に症状がない場合は経過観察とすることも少なくない。原因が明確でない頸部リンパ節腫脹の場合は，細胞診または生検を行い診断する必要がある。悪性腫瘍の場合は種類により化学療法，放射線療法，手術療法を組み合わせて対処するが，手術に際しては腫瘍摘出のみならず，頸部リンパ節郭清（頸部郭清）の必要性およびその範囲について十分に検討する必要がある。

Column 気管切開後の管理

気管切開後は，気管切開孔の創傷治癒が進み，気管切開孔が安定するまで，なるべくカニューレの交換はしないようにする。局所感染が生じている場合以外は，カニューレ周囲の切れ込みガーゼや軟膏ガーゼの交換のみとし，特に乳幼児では少なくとも1週間は気管切開孔を安静に保つようにする。ただし，カニューレが正しい位置に挿入されていることが前提である。

気管切開孔の閉鎖は，カニューレ挿入期間が2週間以内であれば，カニューレを抜去して気管切開孔をテープ固定すれば自然閉鎖する。長期のカニューレ使用の場合は，試験的にカニューレを閉鎖する，細いカニューレに換えるなど，閉鎖による呼吸状態を確認してから気管切開孔の閉鎖を行うようにする。

国家試験問題

1 純音聴力検査で正しいのはどれか。 (98 回 PM56)

1. 一定の周波数で測定する。
2. オージオメータで検査する。
3. 被検者の応答に関係なく測定できる。
4. 気導聴力は頭蓋骨から内耳の経路を検査する。

2 検査に用いる器具（下図）を別に示す。Weber〈ウェーバー〉試験に用いるのはどれか。 (107 回 AM34)

1. ①
2. ②
3. ③
4. ④

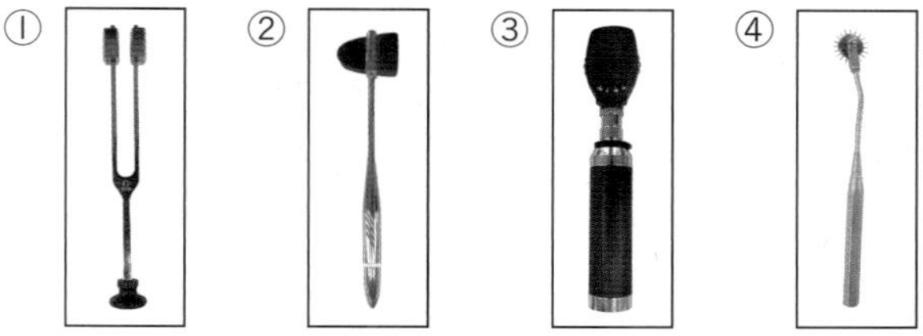

▶ 答えは巻末

第4章 耳鼻咽喉の疾患と診療

この章では

- 耳鼻咽喉の疾患について，原因，症状および治療法を理解する。

国家試験出題基準掲載疾患

突発性難聴｜メニエール病｜副鼻腔炎｜咽頭炎｜扁桃炎｜咽頭がん

I 耳疾患

A 外耳疾患

1. 耳垢栓塞

▶ 概要　耳垢（ear wax）は，外耳道の軟骨部に存在する耳垢腺からの分泌物に，落屑，表皮，毛，塵埃が混じったものである。**耳垢栓塞**（impacted cerumen）とは塊状となった耳垢が外耳道を閉塞した状態である。

▶ 症状　軽度の難聴を生じる。耳垢には人種差があり，欧米人では「あめ耳」といって軟らかいものが多く，耳垢栓塞を生じる例が日本人より多い。日本人の耳垢は乾いているものが多い。また，高齢者になると**アポクリン腺**の生理的萎縮のため，耳垢が乾いてくる傾向がある。

▶ 治療　**耳垢鉗子**や特殊な**鉤**で除去するか（図 4-1，2），耳洗用注射器（本編図 3-37 参照）で体温程度に温めた洗浄液（滅菌水，生理食塩水，1％ホウ酸水）を外耳道に注入して洗い流し，細い吸引管で吸引除去する。この吸引療法は，耳垢栓塞のほか，外耳道異物，中耳炎などに適応される方法で，その目的は，外耳道や中耳腔にたまった分泌物や耳漏，あるいは外耳道異物を除くことにある。

2. 外耳道湿疹

▶ 症状　**外耳道湿疹**（eczematous external otitis）は，外耳のかゆみ，分泌物があり，外耳道は発赤，腫脹し，水様性分泌物と痂皮を伴う。外耳炎との鑑別は時に困難である。

▶ 治療　炎症が強ければ抗菌薬の点耳液，あるいは抗菌薬の入った副腎皮質ステロイド薬の軟膏か点耳液を用いる。

3. 急性外耳道炎

▶ 概要・原因　炎症が限局している場合は急性限局性外耳道炎または耳癤（ear furuncle），外耳道全体の炎症の場合は急性び漫性外耳道炎（diffuse external otitis）という。黄色ブドウ球菌が起炎菌となることが多い。指爪，耳かきなどによる傷や中耳炎の耳漏，水泳などによる感染で生じる。

▶ 症状　痛みが激しく，耳介を引っ張ったり，耳珠を圧迫したりすると増強する。発熱はまれである。外耳道の入口は腫脹し，時に耳介の周囲にまで炎症が及ぶと，耳介が前方に起きた状態となる。

▶ 治療　炎症の原因菌に感受性のある抗菌薬を塗布あるいは点耳する。

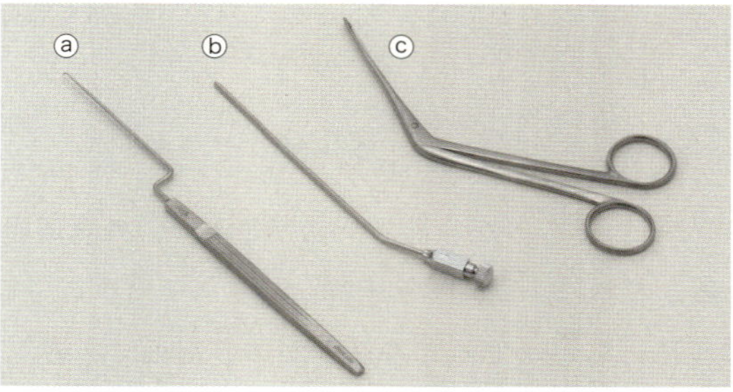

a. 鉤，b. 吸引管，c. 鉗子

図4-1 耳垢および外耳道異物除去のための器具

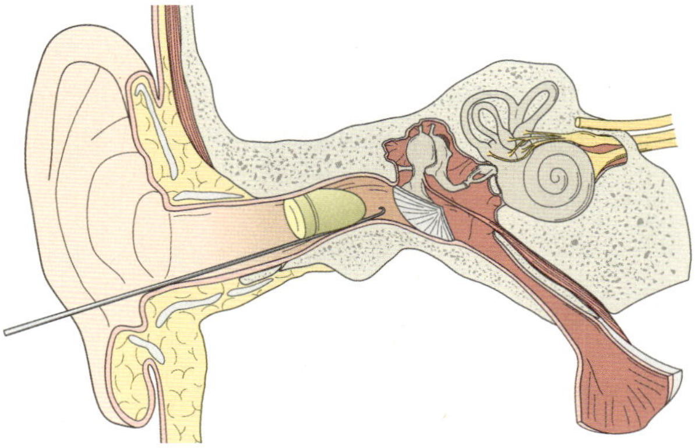

図4-2 耳垢および外耳道異物（パチンコ玉，ゴム栓など）の鉤による除去

4. 耳性帯状疱疹

▶ **概要・原因** 耳介にみられる帯状疱疹（たいじょうほうしん）（herpes zoster oticus），耳痛（じつう），顔面神経麻痺（まひ）の3症状は，膝（しつ）神経節障害を主とするウイルス感染によると考えられている。時に感音難聴，めまいを伴う例は，ラムゼイ - ハント（Ramsay-Hunt）症候群ともよばれる。

▶ **治療** 安静に加えて鎮痛薬（ちんつうやく），ビタミン薬，抗ウイルス薬，時に副腎皮質ステロイド薬などを投与する。

5. 外耳道真菌症

▶ **原因** **外耳道真菌症**（しんきんしょう）（otomycosis）は，主にアスペルギルス*（*Aspergillus*）属菌種による外耳道の炎症である。

▶ **症状** 症状は自覚されないこともあるが，軽い耳閉感（じへいかん）を訴えることが多い。炎症があれば外耳道炎と同様の症状を生じる。

＊ **アスペルギルス**：自然に広く分布し，ヒトあるいは動物にも寄生し，しばしば口腔などわれわれの周囲に常在する最もありふれた真菌である。

▶ **治療**　治療は，耳洗や2%サリチル酸アルコールを用いた耳浴などが行われる。抗真菌薬の軟膏も用いられる。

6. 外耳道異物

▶ **概要・原因**　外耳道に異物が入ってしまった状態をいう（図4-3）。**外耳道異物**（foreign body）は，小児に多くみられる。これは，豆，マッチ棒，プラスチックの鉄砲玉，綿球，小石，ビーズなどを意図的に耳に押し込んでしまうことがあるためである。

▶ **症状**　耳閉感，軽い難聴，耳痛などが起こる。昆虫などが入ると，激しい疼痛を訴える。

▶ **治療**　異物摘出は顕微鏡下に行う。外耳道の麻酔が必要なこともある。

7. 先天性耳瘻孔

▶ **原因・症状**　**先天性耳瘻孔**（congenital periauricular fistula）は，先天性に耳介の前方に小孔があり，通常無症状であるが，瘻孔に細菌感染が生じると周囲の発赤，腫脹，分泌物の流出が起こり難治となる。

▶ **治療**　手術的に瘻管を摘出する。

8. 外耳形態異常（外耳奇形）

▶ **概要**　耳介または外耳道に様々な形態異常（奇形）が生じる。**耳介奇形**（malformation of auricle）としては小耳症（microtia）や耳介以外の部分に皮膚が隆起する副耳，耳輪上部が側頭部皮下にもぐり込む袋耳（埋没耳）などがある。小耳症では外耳道閉鎖症（鎖耳）を伴うことが多い。

▶ **症状**　外耳道閉鎖は外耳道の軟骨部から骨部に及ぶことが多く，伝音難聴を呈する。

▶ **治療**　一側性外耳道閉鎖は，10歳前後に耳介形成を行い，その後に外耳道形成術（先天性に閉鎖した外耳道に孔を空け，植皮することにより外耳道を形成する）と聴力改善のための鼓室形成術を行う。両側性の場合は，4歳まで骨導補聴器を使用させ，その後に外耳道形成術，鼓室形成術を行い，聴力改善を目指す。植え込み型補聴器（人工中耳）の適応でもある。

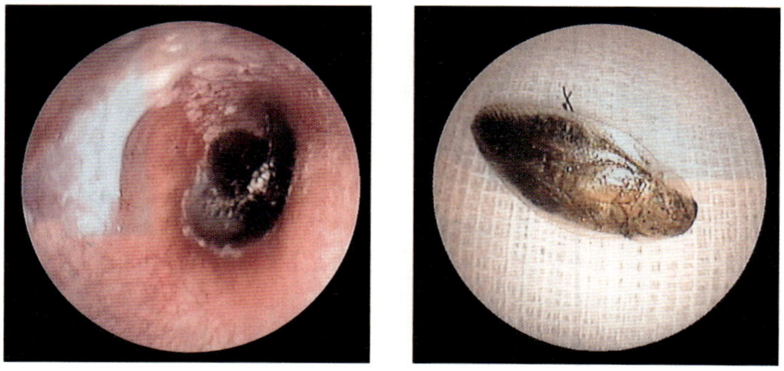

外耳道に迷入した昆虫（写真左）と摘出した昆虫（写真右）。昆虫を摘出する場合はまずアルコールなどで殺してから摘出する。

図4-3　外耳道異物

9. 外耳道腫瘍

▶ **症状**　難治性の外耳道炎の際には，外耳道がん（cancer of the external auditory canal）の可能性も考慮する必要がある。

▶ **治療**　外耳道に限局していれば，根治手術により長期生存が期待できる。顔面神経麻痺を伴う例やがんが中耳内に進展している例では，予後不良である。

B 鼓膜疾患

1. 外傷性鼓膜穿孔

▶ **原因**　**鼓膜穿孔**（traumatic perforation of ear drum）には，耳かきやマッチ棒などで直接鼓膜を破る場合（直達外力によるもの）と，平手打ちや爆発などにより外耳道の気圧が変化し破れる場合（介達外力によるもの）とがある。

▶ **症状**　受傷直後は耳痛，耳出血があり，難聴，耳鳴を伴うことが多い。鼓膜穿孔は初期に不整形を示す。

▶ **治療**　顕微鏡下に穿孔部を和紙などで閉鎖する。2次感染を起こしているか，その危険性があれば抗菌薬を投与する。

2. 鼓膜炎

▶ **原因・分類**　**鼓膜炎**（myringitis）は，外耳道炎に併発する場合と，鼓膜のみに限局して起こる場合とがある。

▶ **症状**　急性期には鼓膜は発赤し，時に水疱を生じる。慢性期には鼓膜表面に脱落した表皮が堆積したり，びらん・肉芽を形成したりすることもある（肉芽性鼓膜炎，図4-4）。

▶ **治療**　びらん，肉芽の部分を硝酸銀などによって腐食させ，副腎皮質ステロイド薬と抗菌薬の点耳を行う。また，顕微鏡下に肉芽を切除したうえで上記処置を行う場合もある。

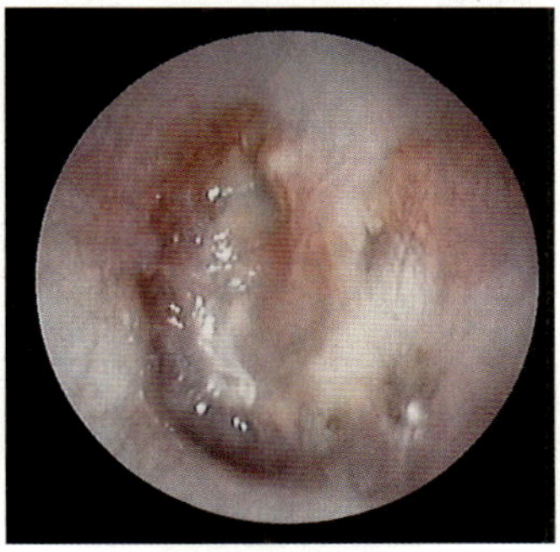

左鼓膜前上〜下象限にびらん，肉芽の形成を認める。

図4-4 鼓膜炎

C 耳管疾患

1. 耳管狭窄症

▶ 原因　耳管炎による耳管粘膜の腫脹やアデノイド増殖症・上咽頭がんなどによる耳管開口部の閉鎖，口蓋裂など筋性の耳管開放不全の場合に**耳管狭窄症**（stenosis of eustachian tube）が生じる。

▶ 症状　耳管の中耳腔換気力が減弱すると中耳腔が陰圧になる。鼓膜が内陥し，滲出液が貯留することによって耳閉感や難聴，耳鳴，自声強調（autophonia）が生じる。飛行機の離着陸時や高い山に登ったときに生じる異常感が平常時に生じる症状である。また，鼓膜が内陥し，鼓膜が鼓室岬角と癒着すると鼓膜癒着症にまで進行することもある（図4-5）。また，中耳腔の陰圧化により中耳腔に滲出液が貯留した場合，滲出性中耳炎となる。耳管の狭窄の程度は耳管機能検査やティンパノメトリで検査するが，ティンパノグラムはC型となり，滲出液が貯留するとB型となる。難聴は軽度で伝音難聴となる。

▶ 治療　耳管通気によって中耳腔の陰圧を改善する。耳管の炎症性腫脹を改善するために抗菌薬や抗炎症薬，抗アレルギー薬を使用する。アデノイド増殖症や上咽頭がんの有無を精査し，原因疾患の治療を行う。

2. 耳管開放症

▶ 原因　**耳管開放症**（patulous eustachian tube）は，急激な体重減少による耳管周囲の脂肪組織の減少や加齢現象としての耳管軟骨の硬化などが原因となり，耳管が閉鎖せず，常時開放するために生じる。

▶ 症状　常時，耳管が開放するために自声強調や呼吸音聴取が生じる。頑固な耳閉感も特

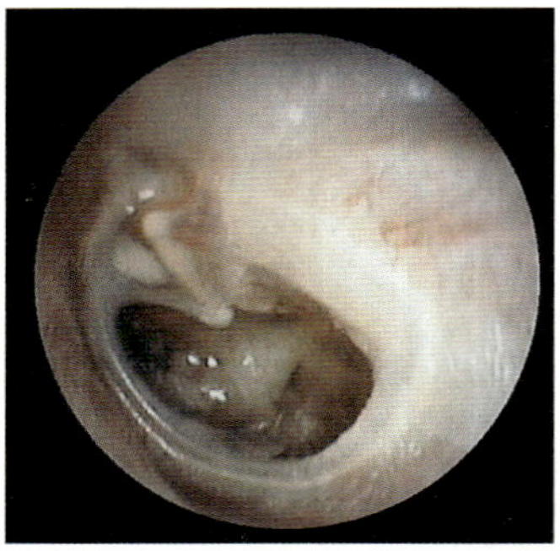

鼓膜緊張部が菲薄化して鼓室岬角に癒着している。

図4-5 鼓膜癒着症

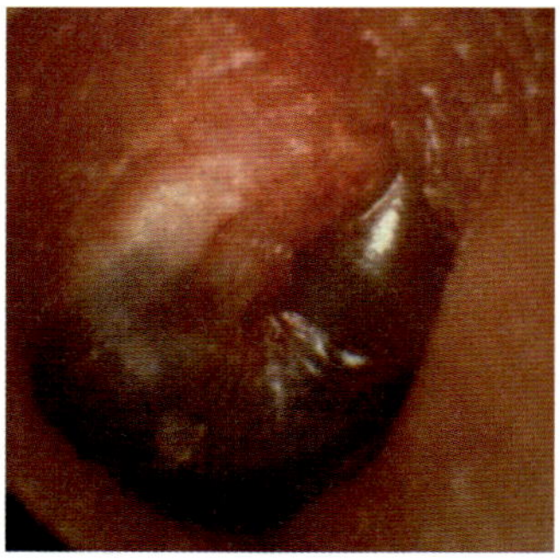

鼓膜発赤，膨隆している。

図4-6 右急性中耳炎

徴である。女性に多くみられる。鼓膜の観察により呼吸性の鼓膜の動揺が認められれば診断は確実となる。耳管機能検査で開放の程度を診断する。

▶ 治療　ルゴール液の耳管内投与によって耳管粘膜を腫脹させる局所処置や耳管ピンを鼓室側から挿入する手術を行う。

D 中耳疾患

1. 急性中耳炎

▶ 原因　中耳炎（otitis media）のうち，**急性中耳炎**（acute otitis media）は，一般に，上気道の炎症が耳管を経由して中耳に炎症が波及したために起こる。起因菌としてはインフルエンザ菌，肺炎球菌，溶血性レンサ球菌が多い（図 4-6）。

▶ 症状　耳痛，発熱，全身倦怠感，頭痛，耳閉感，難聴，耳鳴などである。鼓膜は発赤し，中耳炎の程度によって膨隆し，この場合激しい耳痛を伴う。膨隆している場合は化膿性中耳炎であるが，膿が鼓膜を破って耳漏となる。まれではあるが，**中耳炎合併症**として**耳性顔面神経麻痺**や**内耳炎**，**耳性頭蓋内合併症**が生じる。

▶ 治療　軽症の場合，発症後 3 日間は抗菌薬を投与せず，全身の安静と鎮痛薬のみで経過をみる。その後も発熱，耳痛が持続する場合は抗菌薬を投与する。鼻腔，鼻咽頭の処置が有効であることもある。耳痛が激しく，鼓膜膨隆が著しいときは，鼓膜切開を行う。鼓膜切開時にはイオントフォレーゼによる鼓膜麻酔を行う。

2. 慢性中耳炎

▶ 概要　**慢性中耳炎**（chronic otitis media）は通常鼓膜の中央に穿孔を生じるが，耳漏を伴う場合とそうでない場合とがある。鼓膜穿孔はないが鼓膜が中耳腔と癒着している癒着性中耳炎も中耳炎に含まれる。中耳は乳突蜂巣とつながっているので，特に耳漏のある例では**乳様突起炎**（mastoiditis）を伴っていることが多い。また難聴の程度は，鼓膜穿孔の大きさ，部位，耳小骨連鎖の障害の有無によって異なる。

▶ 症状　耳漏は，水様性，粘性，膿性などの炎症の状態によって様々である。

慢性中耳炎には，鼓膜の中央に穿孔のある単純性のもの（図 4-7）と，上鼓室（弛緩部）あるいは鼓膜の後上部に穿孔があり真珠腫を形成するもの（図 4-8）とがある。真珠腫はその名のように真珠のように見えるが，周囲の骨を破壊して広がっていく。そのため外側半規管に小さい孔（瘻孔）が空き，めまいを生じたり，顔面神経管を破壊するために顔面神経麻痺を生じたり，頭蓋内合併症（髄膜炎，硬膜外・硬膜下膿瘍，脳膿瘍）を起こしたりすることもある。再発時には上鼓室の陥凹がみられる（図 4-9）。

▶ 治療　単純性の場合には抗菌薬の内服，耳浴を行う。耳漏が停止しなければ**鼓室形成術**（tympanoplasty）を行う（本編 - 第 3 章 - Ⅳ -A-2-3「入院して行う手術」参照）。

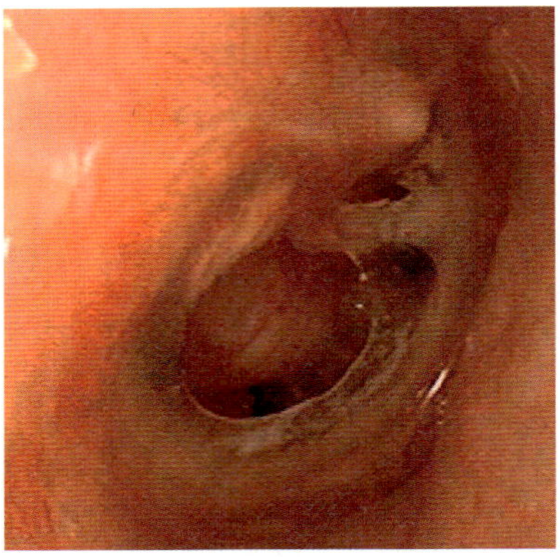

鼓膜中心部の中等大鼓膜穿孔

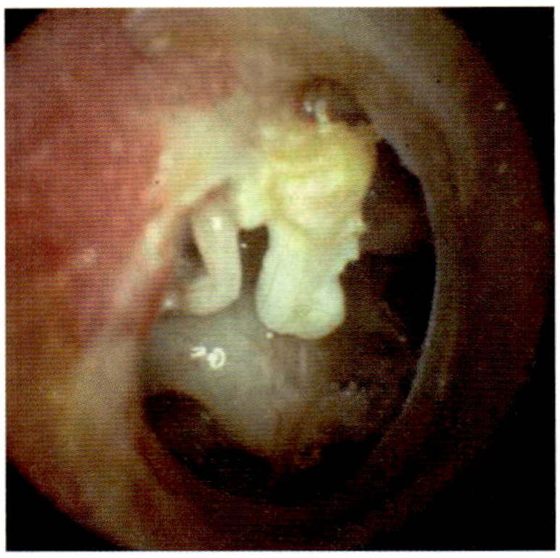

鼓膜大穿孔

図4-7 右慢性中耳炎

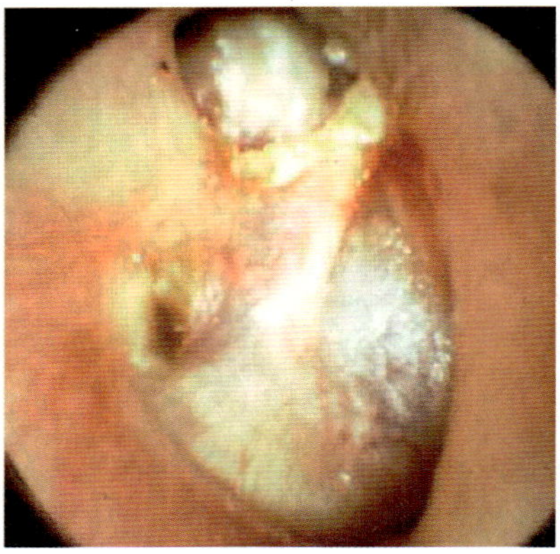

鼓膜弛緩部が陥凹，真珠腫を形成している。

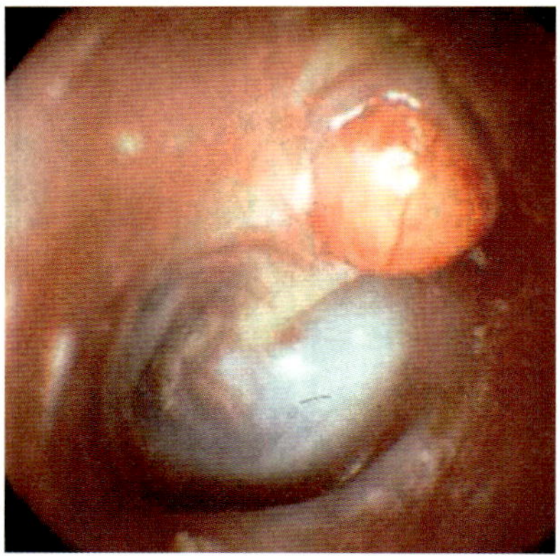

鼓膜弛緩部に耳ポリープを形成している。

図4-8 真珠腫性中耳炎

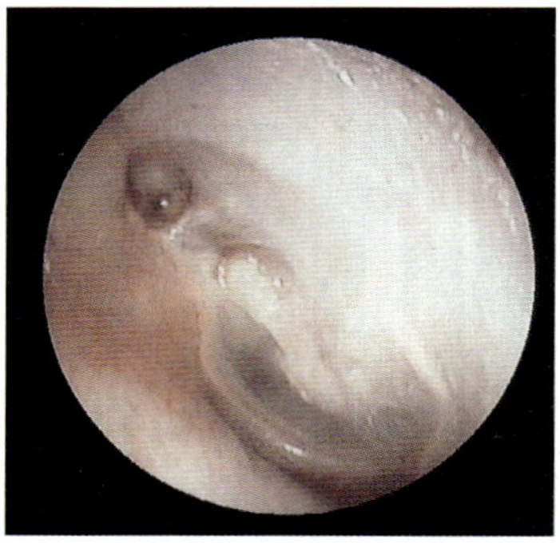

鼓膜弛緩部が陥凹した上鼓室陥凹を形成している。

図4-9 上鼓室陥凹

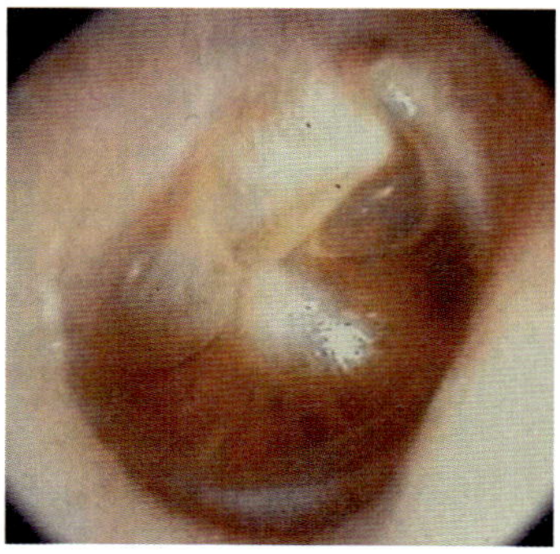

鼓室に滲出液が貯留している。

図4-10 滲出性中耳炎

3. 滲出性中耳炎

▶ **原因・病理生態** 耳管は中耳と鼻腔とをつなぐパイプのようなものであるが，嚥下やあくびの際に開いて，中耳内の圧を外気圧と等しくする作用がある。炎症や耳管開大筋（口蓋帆張筋）の障害（口蓋裂など）によって耳管機能が不良になると，気圧の調節が行われなくなるばかりでなく，中耳の酸素は中耳粘膜より吸収され中耳圧は陰圧となる。そのため血管壁の透過性が亢進し，分泌細胞が増加し，滲出液が貯留する。これが**滲出性中耳炎**（otitis media with effusion）である（図4-10）。炎症としては，上咽頭炎，アデノイド増殖症，慢性副鼻腔炎，気圧外傷（航空性中耳炎）が耳管機能を障害する。急性中耳炎から移行することもある。

▶ **症状** 軽度の難聴，低音性の耳鳴，耳閉感などがある。小児では自覚されないこともある。鼓膜は内側に陥凹し，色調も貯留液の具合により黄色，褐色，青黒色など様々である。耳管通気度が不良で，25～40dBの伝音難聴，ティンパノグラムでB型を示す。

▶ **治療** 難聴があれば鼓膜切開あるいは鼓膜穿刺を行い，排液し換気を行う。穿刺には鰐淵式鼓膜穿刺針を用いる。軽症例では自然治癒もある。鼻咽腔の炎症に対する治療は必要である（本編 - 第3章 - Ⅳ -A-2-2「外来で行う小手術」参照）。

4. 好酸球中耳炎

▶ **概要・原因** **好酸球中耳炎**（eosinophilic otitis media）は，滲出性中耳炎として発症することが多い。好酸球が活性化されることにより，細胞傷害性たんぱくあるいは活性酸素を放出し，上皮細胞などを強く障害する。また，種々のサイトカインが産生されるため炎症が増悪する。これらにより炎症性物質や細菌毒素などが内耳窓より内耳に侵入し，内耳障害を起こし，感音難聴を引き起こす。

▶ **症状** 鼓膜穿孔，耳漏を認め，慢性中耳炎との鑑別が難しい例がある。主に，気管支喘息（アスピリン喘息）に合併する。中耳内の肉芽が外耳道に突出していることがある。この肉芽組織の病理では好酸球が高度に認められる。治療に抵抗性で難治性であるのみならず聴力検査で骨導閾値が上昇する例がみられる。耳漏はニカワ状である。鼻にポリープがみられ，好酸球性副鼻腔炎を伴う例もある。

▶ **治療** 従来の滲出性中耳炎の治療法（鼓膜切開，鼓膜換気チューブ）にて難治である。副腎皮質ステロイド薬により一時的に症状が改善する例もある。近年，重症喘息患者に用いられる抗IgEモノクローナル抗体が有効と報告されている。

5. ANCA関連血管炎性中耳炎

▶ **概要** PR3-ANCA抗体，MPO-ANCA抗体陽性を特徴とする小血管（細小静脈や毛細血管）の血管壁破壊を伴う壊死性血管炎症候群である。抗好中球細胞質抗体（antineutorophil cytoplasmic antibody；ANCA）が病態に関与している。

▶ 症状　抗菌薬または鼓膜換気チューブの治療が無効の難治性中耳炎。急速に骨導閾値の上昇（内耳炎）を起こす。気管支，肺，腎の病変，顔面神経麻痺，肥厚性硬膜炎を伴うことが多い。女性の高齢者に多くみられる。

▶ 治療　副腎皮質ステロイド薬単独で再発する例では免疫抑制薬を併用する。

6. 急性乳様突起炎

▶ 原因・症状　**急性乳様突起炎**（acute mastoiditis，図4-11）は，耳後部にある乳様蜂巣の急性炎症のために，耳後部の腫脹，発赤，圧痛，耳介の突出（聳立）が起こる。中耳炎の経過中に炎症が乳突洞，乳突蜂巣に及ぶためで，耳漏の増加，難聴の悪化，発熱，頭痛に加えて，上記耳後部の所見を示す。

幼児にみられることが多いが，最近は減少している。

▶ 治療　抗菌薬投与を行うが，症状が軽減しない場合は乳様突起削開術（mastoidectomy）を行う。

7. 錐体尖炎

▶ 原因　**錐体尖炎**（petrositis）は側頭骨の前方の錐体部の急性炎症で，中耳炎から波及する。

▶ 症状　外転神経麻痺による複視，三叉神経の刺激症状として顔面痛が現れた場合を**グラデニゴー**（Gradenigo）**症候群**という。外転神経は錐体部内側に接して走行し，三叉神経は上面に位置しているためにこれらの症状が起こりやすい。

▶ 治療　乳突蜂巣，乳突洞，上鼓室から錐体部の病巣の除去と抗菌薬の投与を行う。

8. 耳性頭蓋内合併症

▶ 原因　最近，**耳性頭蓋内合併症**（otogenic intracranial complication）は抗菌薬の普及のために減少しているが，中耳炎，内耳炎，錐体尖炎などから炎症が頭蓋内に波及し，髄膜炎，脳腫瘍，硬膜外腫瘍などを引き起こすことがある。

▶ 治療　抗菌薬の大量投与と側頭骨病変の清掃（乳突蜂巣，乳突洞削開術を含む）を行う。

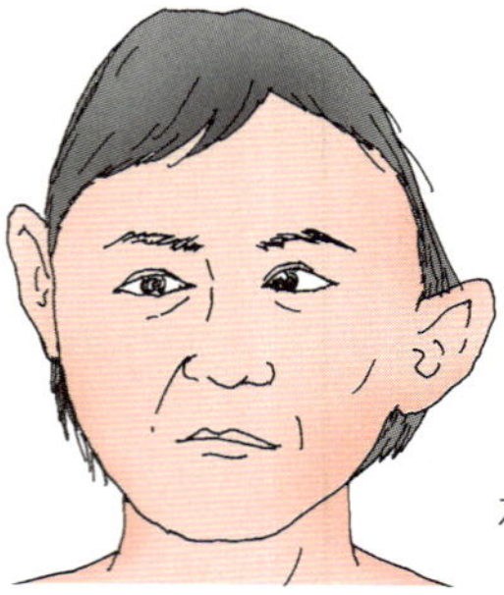

図4-11　急性乳様突起炎

9. 中耳形態異常（中耳奇形，耳小骨奇形）

▶ **原因**　耳小骨の発生過程で発育が障害されたために起こる耳小骨連鎖の離断あるいは固着で，第一鰓弓あるいは第二鰓弓に由来する奇形である。

▶ **症状**　小耳症，外耳道閉鎖や狭窄がある例とない例とがある。難聴は伝音性で，進行しない。固着例では低音域の気骨導差が大きい。離断例では低音域より高音域までほぼ同じ程度の気道閾値の上昇がみられる。

▶ **治療**　小耳症を伴う例ではこちらの治療を優先する。耳小骨奇形の場合が聴力改善手術の適応となる。手術では，アブミ骨の固着があればアブミ骨手術，離断があれば鼓室形成術が行われる。

10. 耳硬化症

▶ **原因**　**耳硬化症**（otosclerosis）は，卵円窓前部の骨の異常増殖によりアブミ骨が固着する病気である。白人に多く黒人や東洋人には少ないことから，耳硬化症関連遺伝子の関与が考えられている。家族性に生じることもある。妊娠中に難聴が進行し自覚されることも多い。

▶ **症状**　鼓膜が正常で中耳炎などの既往がなく，伝音難聴を示し難聴が進行性である場合，本症を疑う。伝音難聴であるが 2000Hz およびその付近の骨導閾値が上昇し（カルハルトノッチ，Carhart's notch），一見混合性難聴のようにみえる。しかし，語音弁別能検査の成績が良好であるので伝音難聴であることが診断できる。

▶ **治療**　手術は耳内切開で行い，鼓膜をめくってアブミ骨をよく観察すると動かないことがわかる。これを切除して卵円窓に小さい窓を空け，そこに人工耳小骨を挿入する**小開窓アブミ骨手術**（small fenestration stapedectomy）を行う。これはアブミ骨切除術（total stapedectomy，本編図 3-42 参照）が大きい窓を空けるのに比べ，術後の内耳障害が少ないので広く行われている。類似の疾患として**ファンデルヘーベ**（van der Hoeve）**症候群**（青色強膜，難聴，骨脆弱性）があり，アブミ骨の固着がみられることがある。

11. 中耳外傷

▶ **原因**　①外耳道からの直達外力によるもの，②頭部外傷や気圧外傷による介達外力によるものの 2 種類がある。①は耳かき，綿棒，マッチ棒による耳掃除中に起こることが多い。②は頭部外傷や外耳道あるいは鼓室内の圧の変化によって生じ，原因として殴打，交通事故，スポーツ中の事故，爆発，ダイビング，飛行機の急降下･急上昇などがある。

▶ **症状**　①の多くは鼓膜穿孔や外耳道損傷を伴い，疼痛，耳出血，障害部位によって難聴，めまい，顔面神経麻痺が起こる。②では耳閉感，耳鳴，難聴を訴えることが多い。

▶ **治療**　鼓膜穿孔，耳小骨離断，アブミ骨脱臼に対しては鼓室形成術，アブミ骨手術が必要となる。顔面神経麻痺では顔面神経減荷術（facial nerve decompression）を考慮する。

12. 中耳の腫瘍

▶ **概要**　中耳の腫瘍（tumor of the middle ear）には，良性腫瘍として腺腫，悪性腫瘍として腺がん，扁平上皮がんがある。扁平上皮がんの予後は不良である。

▶ **症状**　慢性中耳炎と同様の症状であるため，診断が遅れがちである。生検組織の病理学的診断や高分解能 CT 検査による骨破壊所見が決め手になる。

▶ **治療**　放射線療法，化学療法，手術を組み合わせて行う。

13. 顔面神経麻痺

▶ **原因**　**顔面神経麻痺**の原因は多岐にわたる。帯状疱疹ウイルス（Varicella-zoster virus：VZV）感染が原因となる**ラムゼイ・ハント**（Ramsay-Hunt）**症候群**（図 4-12）や原因不明の**ベル**（Bell）**麻痺**，中耳炎のなかでは**真珠腫性中耳炎**によるものが多い。ベル麻痺は特発性顔面神経麻痺とよばれ，原因不明の**末梢性顔面神経麻痺**の総称であるが，近年，単純ヘルペスウイルスの再活性化によるとの説が有力である。

▶ **症状**　ベル麻痺では突然発症する一側性顔面神経麻痺のみが生じる。ラムゼイ・ハント症候群では耳介周囲の帯状疱疹と難聴，耳鳴，めまいなどの第Ⅷ脳神経症状を伴う。真珠腫性中耳炎は難聴や耳漏などの中耳炎症状が先行し，同側の顔面神経麻痺が生じる。

▶ **治療**　ラムゼイ・ハント症候群やベル麻痺などウイルス性顔面神経麻痺の治療の原則は，神経炎と神経浮腫軽減を目的とした副腎皮質ステロイド薬の早期大量療法と抗ウイルス薬療法であり，適宜，循環改善薬や向神経ビタミン薬を併用する。薬物療法に加えて星状神経節ブロックも汎用されるが，その有効性を示すエビデンスは少ない。顔面神経減荷術も一時は効果がないとされ行われなくなっていたが，最近では病的共同運動などの後遺症に対する予防効果が注目されるなど，その有効性が見直されている。しかし，顔面神経減荷を行う範囲や手術時期などに関してはいまだコンセンサスは得られていない。

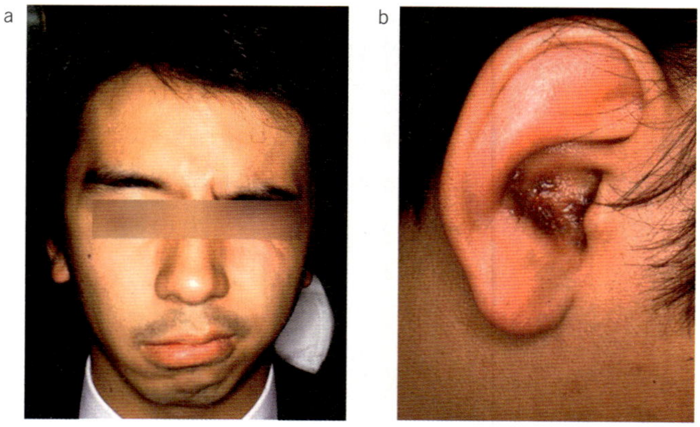

a. 右顔面神経麻痺
b. 右耳介の帯状疱疹

図 4-12　ラムゼイ・ハント症候群

E 内耳・後迷路疾患

1. 突発性難聴

Digest

突発性難聴

概要	概念・定義	● ある日突然に発症する高度な感音難聴。 ● 発症後にめまいを訴えることもある。 ● 内耳に異常が生じる，原因が明らかではないものを突発性難聴とよぶ。
	特徴	● 通常は一側性であり，両側性はまれ。
	原因	● 原因は不明。
症状		● 突然の難聴が特徴で，耳鳴・耳閉感を合併することが多い。 ● 約半数で回転性のめまいが生じる。
検査		● 純音聴力検査を行う。 ● 突発性難聴が疑われる場合は，突発性難聴と症状が似ている病気を除外するために脳波の検査や脳の MRI 検査などを行う。
主な治療		● 軽度～中等度の難聴の場合は安静のうえ，副腎皮質ステロイド薬や ATP などの循環改善薬，向神経ビタミンの内服治療または通院での点滴治療を行う。 ● 重症の場合や回転性眩暈を合併する場合は入院のうえ，点滴治療を行う。

▶ **概要** **突発性難聴**（とっぱつせい）（sudden deafness）では，ある日突然に，かなり高度の感音難聴となる。軽いと気づかないことがあるので，いつ発症したかわからないものとは別に扱う。発症時にめまいを訴えることがある。耳鳴で耳の異常に気づき，難聴がわかることも多い。

▶ **原因** 原因は不明であるが，循環障害，ウイルス，外リンパ瘻（ろう），内リンパ水腫（すいしゅ）などが考えられている。聴こえの予後（よご）に関係のある因子は，初診時の聴力レベル，治療（安静を含む）開始までの期間，めまい，平衡（へいこう）障害の有無，年齢などである。以前から聴こえが悪かった耳の難聴が悪化する場合や，反対側にすでに感音難聴がある例の予後は不良である。通常一側性であり，両側性はまれである。

▶ **症状** 突然の難聴が特徴であるが，耳鳴，耳閉感（じへいかん）を合併することが多い。約半数で回転性めまいが生じる。診断基準では隣接する 3 周波数で各 30dB 以上の難聴が 72 時間以内に生じるものを突発性難聴としているが，実際にはより軽症のものもある。

▶ **治療** 軽度～中等度の難聴の場合は安静のうえ，副腎皮質ステロイド薬や ATP などの循環改善薬，向神経ビタミン（ビタミン B_{12}）の内服治療，または通院での点滴治療を行う。重症の場合や回転性めまいを合併する場合は入院のうえ，点滴治療を行う。高気圧酸素療法や副腎皮質ステロイド薬の鼓室（こしつ）内注入療法が行われる場合もある。

2. メニエール病（突発性内リンパ水腫）

Digest

メニエール病

概要	概念・定義	● 難聴，耳鳴，耳閉感を伴う回転性のめまいを反復する疾患。
	特徴	● 初期にはめまいが軽快すると聴力も改善することが多い。 ● 繰り返すにつれて悪化し回復しなくなる。
	原因	● 原因は不明。
症状		● 数十分から数時間程度の激しい回転性めまい。 ● 難聴，耳鳴，耳閉感などを同時に発症する。 ● 聴覚症状や平衡障害により嘔吐を伴うことはあるが，意識障害などの中枢神経症状をきたすことはない。
検査		● 純音聴力検査・眼振検査が行われる。
主な治療		● めまい発作時は部屋を暗くし，外部からの音や光を遮断する。 ● 規則正しい生活をし，睡眠不足や精神的疲労に陥らないよう配慮する。 ● 薬物療法としては，抗めまい薬，制吐薬，精神安定薬，循環改善薬，ビタミン薬，副腎皮質ステロイド薬，筋弛緩薬，利尿薬などを適宜組み合わせる。

メニエール病（Meniere's disease）では，激しい回転性めまいが繰り返して起こるが，この際に聴こえが悪くなり，耳鳴も強くなるのが典型的な例である。聴こえが以前から悪く，耳鳴もあった人にめまい発作が起き，すでにあった難聴や耳鳴が悪化する例が多い。

▶ **原因**　不明であるが，ストレスや自律神経異常によって内リンパ水腫が生じるという説がある。内リンパの吸収と分泌のバランスの障害もあるといわれている。

▶ **症状**　めまいや難聴，耳鳴などの症状を呈する。めまいを反復するうちに難聴は悪化する。初期にはめまい・聴力ともに改善することが多いが，しだいに回復しなくなる。

▶ **治療**　めまい発作時は部屋を暗くして，外部からの音や光を遮断して安静にし，目を閉じて一点を見ないようにする。また，嘔吐による誤嚥を防ぐために顔を横に向けるか側臥位をとる。めまい消失後は規則正しい生活をし，睡眠不足や精神的疲労に陥らないように適当なレクリエーション，散歩（ウォーキング）を心がけることである。自律訓練法*，ヨガなどもよい。薬物としては，めまい発作に対して抗めまい薬，制吐薬，精神安定薬，循環改善薬，ビタミン薬，副腎皮質ステロイド薬，筋弛緩薬，利尿薬などを適宜組み合わせる。生活指導と薬物療法，心理療法でも治りにくい例には，手術的治療を行う。手術には内リンパ嚢開放術，前庭神経切断術のように聴力を保存してめまいを消失させる目的のための方法，聴力が高度に障害され補聴器も利用できないような例にのみ行う迷路破壊術などの方法がある。聴力も障害される危険はあるが保存される可能性もある方法として，中耳腔ゲンタマイシン注入法がある。投与量に注意する。

一部の例では，両側メニエール病となり，めまいよりも聴力障害，耳鳴で悩まされる。

＊ **自律訓練法**：ドイツのシュルツによって 1932 年に発表された。心身の弛緩をもたらす一種の自己催眠法。

3. 急性低音障害型感音難聴

▶ **原因**　原因は不明であるが，メニエール病と同様の内リンパ水腫が病態であり，蝸牛型メニエール病とよばれることもある。

▶ **症状**

①急性もしくは突発性に発症する。

②めまいを伴わない低音障害型感音難聴である。低音域（125Hz，250Hz，500Hz）の聴力レベルの合計が70dB以上，高音域（2000Hz，4000Hz，8000Hz）の聴力レベルの合計が60dB以下である。

③蝸牛症状が反復する例がある。

④メニエール病に移行する例がある。

▶ **治療**　明らかなエビデンスのある治療法はない。メニエール病あるいは突発性難聴に準じた治療としてイソソルビド，副腎皮質ステロイド薬，ATP，ビタミンB_{12}などが組み合わされることが多い。

4. 外リンパ瘻

▶ **原因**　内耳の外リンパが前庭窓・蝸牛窓などを介して中耳腔に漏出する疾患を総称して外リンパ瘻（perilymphatic fistula）とよぶ。中・内耳奇形に伴うものや直達性・間接性の外傷性外リンパ瘻，真珠腫性中耳炎などによる内耳瘻孔，術後性外リンパ瘻などの原因の明らかな外リンパ瘻と原因の明らかではない特発性外リンパ瘻とに分類される。特発性外リンパ瘻は力みや激しい咳嗽，各種スポーツ，潜水，飛行機旅行などの髄液圧・鼓室圧の急激な変動を起こすような誘因があるものとまったく誘因がないものとに細分される。

▶ **症状**　難聴，耳鳴，耳閉感，めまい・平衡障害などが生じるが，耳鳴としては「水の流れるような耳鳴」あるいは「流れる感じ」，発症時にパチッなどという膜が破れるような音（pop音）が特徴である。外耳・中耳の加圧・減圧などでめまいを訴える場合に外リンパ瘻を疑う。最近，外リンパ特異的たんぱくであるcochlin tomoprotein（CTP）検出による診断法が期待されている。

▶ **治療**　前庭窓・蝸牛窓の損傷が明らかな場合はできるだけ早期に外科的治療を行うが，そのほかの場合は安静のうえ，突発性難聴に準じた保存的治療を行う。

5. 音響外傷，急性音響性難聴，騒音性難聴

▶ **原因**　突然の不意の強大音により難聴をきたすものを音響外傷（acoustic trauma），ロックやディスコ音楽，自分で銃を撃つなど意識して強大音を聞いた際に生じる難聴を**急性音響性難聴**（acute noise induced hearing loss），また，職業的に長期間騒音に暴露されたことによる難聴を**慢性音響性難聴**（chronic noise induced hearing loss；騒音性難聴，**職業性難**

聴）とよぶ。騒音性難聴の初期は4000Hzから難聴が始まり，c^5-dipとよばれる。

▶ **症状**　音響外傷や急性音響難聴では，強大音を聞いた後から難聴，耳鳴を生じる。めまいが合併することもある。騒音性難聴では徐々に難聴，耳鳴が進行する。加齢性難聴との鑑別が難しい場合もあるが，仕事環境の騒音の有無，程度で判断する。

▶ **治療**　音響外傷や急性音響難聴では，突発性難聴に準じた副腎皮質ステロイド薬を中心とする治療を行う。音響外傷では物理的に有毛細胞が損傷していることが多く，予後は不良である。音響外傷，騒音性難聴は予防が重要であり，耳栓（イヤーマフ）を装用して労働に従事し，定期的な健康診断による聴力検査で早期診断し，適切な予防策を講じる。

6. 薬剤性内耳障害（薬剤性難聴）

▶ **原因**　**薬剤性内耳障害**（toxic inner ear disorder）をもたらす薬物はいくつかあるが，有名なのはアミノ配糖体（カナマイシン，ジヒドロストレプトマイシン，ゲンタマイシンなど），アスピリン，シスプラチンなどである。遺伝的にこれらの薬物で内耳障害を起こしやすい人がいるので，過去にこれらの薬物を用いたことがあるかについての問診が重要である。

▶ **症状**　ストレプトマイシンは副作用として聴力障害が起こるので，現在ではジヒドロストレプトマイシンに代わって硫酸ストレプトマイシンが用いられている。しかし，硫酸ストレプトマイシンでは，聴力障害よりも，めまい，平衡障害などの副作用を生じる頻度が高い。

▶ **治療**　難聴が発現した場合は治療が困難なので，定期的に聴力検査を行い，聴力障害が高音域に認められるようになったら，早めに中止するしかない。

7. 加齢性難聴（老人性難聴）

▶ **原因**　**加齢性難聴**（age-related hearing loss），**老人性難聴**（presbycusis）には，加齢による内耳の有毛細胞や血管条，基底板の障害によるものと，らせん神経節が障害されるものとがある。聴力の加齢性変化は個体差が大きく，高音域から障害され，両側が同程度に障害される。

▶ **症状**　語音の弁別能力が低下するため，会話の聞き取りやうるさい場所での聞き取りが不自由になり，早口が理解しにくくなる。らせん神経節障害では言葉の了解が不良となる。

▶ **治療**　難聴を回復させる治療はなく，日常会話に支障がある人は補聴器を装用する。難聴の予防にはカロリー制限が推奨されている。

8. 内耳炎，ウイルス性難聴

▶ **原因**　内耳または蝸牛神経に炎症が生じるために発症する。**内耳炎**（labyrinthitis）の原因には，細菌性，ウイルス性，梅毒性がある。細菌性内耳炎は，中耳炎あるいは髄膜炎から波及したものである。ウイルス性には，流行性耳下腺炎（ムンプス），帯状疱疹，風疹，サイトメガロウイルスなどによるものがある。ムンプスウイルスによるものはムンプス難聴とよばれる。梅毒性には先天性と後天性とがある。

▶ **症状**　いずれも難聴，耳鳴を訴え，めまい，平衡障害を伴うことが多い。

▶ **治療**　細菌性に対しては大量の抗菌薬，副腎皮質ステロイド薬，向神経ビタミン薬，ATP製剤など突発性難聴に準じた治療を行う。梅毒性に対してはペニシリン，あるいはこれに副腎皮質ステロイド薬を併用する。真珠腫性(しんじゅしゅせい)中耳炎や化膿性(かのうせい)中耳炎から波及したものでは病巣の手術が必要である。

9. 遺伝性難聴

▶ **原因**　**遺伝性難聴**（hereditary hearing loss）は遺伝子の異常によって引き起こされる難聴の総称である。出生時にすでに高度難聴を呈する**先天性難聴**（congenital hearing loss）は1000～2000の出生児に1人の頻度で生じる罹患(りかん)率の高い先天性疾患であり，そのうち60～70%が遺伝性難聴とされている。遺伝性疾患はその遺伝形式によって常染色体優性遺伝，常染色体劣性遺伝，X連鎖性遺伝，ミトコンドリア遺伝（母系遺伝）に分類され，遺伝性難聴もそれぞれの遺伝形式によるものがある。遺伝子は父親由来の遺伝子と母親由来の遺伝子が対になっている。**常染色体優性遺伝性難聴**はどちらかの遺伝子に変異があると難聴を呈し，遺伝性難聴の約20%の割合を占める。一方，**常染色体劣性遺伝性難聴**は両方の遺伝子に同じ変異がある場合にのみ難聴を呈し，どちらかの遺伝子にのみ変異がある場合は，保因者にはなるものの難聴を発症しない。遺伝性難聴の70～80%がこの劣性遺伝形式で遺伝するといわれている。X連鎖性遺伝性難聴はX染色体に変異がある場合に発症する。女児は2つのX染色体を有するため一方のX染色体に変異があったとしても発症しないが，男児はX染色体とY染色体で対を成しているためX染色体に変異があると発症してしまう。ミトコンドリア遺伝は母親由来のミトコンドリア遺伝子の変異によって発症する。これは精子と卵子が受精する際に精子はミトコンドリアを失うことによる。

▶ **種類**　難聴以外の異常を伴わないものを**非症候群性遺伝性難聴**，難聴以外の症候を伴うものを**症候群性遺伝性難聴**とよぶ。

▶ **治療**　有効な治療法は確立されていない。聴力に応じて補聴器や人工内耳による補聴が対症的に行われている。急激に進行する場合には突発性難聴に準じて副腎皮質ステロイド薬による治療が行われる。

10. 機能性難聴（心因性難聴）

▶ **原因**　純音(じゅんおん)聴力検査では難聴とされるが，実際には聴覚経路に器質的な病変が認められないものを**機能性難聴**（functional hearing loss）とよぶ。そのなかで発症に心理的要素が深くかかわるものを**心因性難聴**（psychogenic hearing loss）という。近年，小児の環境への不適応や過剰適応により，**心因性難聴**は小・中学生に増加の傾向がある。

▶ **症状**　学校健診の聴力検査で異常とされ，病院での精査により心因性難聴と診断される例が多い。これらの多くは難聴を自覚していない。時に心因性の視野狭窄や視覚障害，発声障害，頭痛，腹痛などを合併することがある。

▶ **診断**　診断は，①純音聴力検査の結果と会話とのギャップ（検査所見が悪いのに話はよくできる）がある，②自記オージオメトリーでは連続音閾値が断続音閾値よりも上昇を示す（Jerger V 型）ことが多い，③聴性脳幹反応検査での閾値が純音聴力検査の閾値と大幅に異なる，④耳音響放射検査で異常がみられない，などによる。心因としては，いじめ，友人関係，学校の先生との関係，家庭環境などがあげられる。

▶ **治療**　臨床心理士と協力して心理療法を行うと同時に，学校や家庭の環境を調整する。

11. 良性発作性頭位めまい症

▶ **原因**　**末梢性めまい疾患**として最も多いものが良性発作性頭位めまい症（benign paroxysmal positional vertigo：BPPV）である。60 歳以上の女性に多く，長期の臥床や頭部外傷が原因になることもあるが，多くは原因不明である。耳石が剝がれ落ちて，半規管の中に入り込み，頭位変換時に耳石が半規管内を動くことでクプラが刺激され回転性めまいを生じる。

▶ **症状**　寝たり起きたり，寝返りを打つなど頭を急に動かしたときに回転性のめまいが生じる。悪心を伴うことがあるが，嘔吐することは少ない。めまいの持続時間は 30 秒以内と短時間である。頭位変換眼振検査で，特定方向の動きで回転性めまいが生じた際の特徴ある眼振（回転性・垂直性の眼振）を確認することで診断される。

▶ **治療**　半規管内に入り込んだ耳石を半規管外に誘導するように頭位を変える理学療法が有効である。薬物療法はめまい自体には効果的ではないが，めまいによる悪心などの不快感への効果が期待できる。

12. 前庭神経炎

▶ **原因**　**前庭神経炎**（vestibular neuronitis）では，一側の半規管機能が急に低下することで激しい回転性めまいが生じる。ウイルス感染による半規管を支配する前庭神経の炎症が原因と考えられている。

▶ **症状**　回転性めまいは最低でも 1 日は続き，トイレに行くのも困難になるほど強いめまいである。悪心・嘔吐も強く食事が摂れないことも多い。このため入院になることが多い。病気の後遺症として，ふらふらしためまいが長い場合には数か月程度続くことがある。

▶ **治療**　急性期は点滴で補液を行い，めまいが軽快するのを待つが，神経炎の軽快を期待して副腎皮質ステロイド薬を併用することもある。めまいが軽快したらリハビリテーションのために転倒に注意して歩行や運動を行うことが大切である。

13. 聴神経腫瘍

▶ **原因**　**聴神経腫瘍**（vestibular schwannoma）は，内耳道内の前庭神経に生じる**神経鞘腫**である。

▶ **症状**　初発症状としてめまいを訴えることは少ない。これは前庭神経の障害が緩やかであるために，中枢で代償されるためである。腫瘍が蝸牛神経や内耳動脈を圧迫するようになると，一側の耳鳴・難聴を生じるようになる。一側の感音難聴や突発性難聴では，まずこの疾患ではないかと疑う必要がある。

▶ **検査**　難聴の程度は様々である。アブミ骨筋反射は，難聴側に音を与えて反対側で検出する方法で欠如することが多い。現在単独の検査で最も鋭敏な検査は**聴性脳幹反応**（auditory brain stem response；ABR）で，94～98％の陽性率とされている。しかし，内耳道内に限局する腫瘍では異常を示さないものが20％前後ある。本症が疑われれば，**造影MRI検査**（図4-13）を行い腫瘍の大きさを決定する。

▶ **治療**　聴神経腫瘍への対応は，腫瘍の大きさ，聴力の程度，年齢，患者の希望などにより，①経過観察，②手術，③放射線治療のいずれかを選ぶのが一般的である。これは，この腫瘍が良性腫瘍であること，術後の後遺症や患者のQOLを考えてのことであり，診察はこの腫瘍の専門医に依頼するのがよい。特に65歳以上の高齢者や全身状態の不良な例では，腫瘍の大きさによって経過観察か放射線療法を行い，腫瘍の増大傾向を追跡する。

①手術法：聴力障害は手術によって腫瘍を除去しても改善することはまれであるが，小さい腫瘍では聴力が保存できる可能性はある。術後に顔面神経麻痺を生じやすいが，徐々に改善するものが多い。障害の程度は腫瘍の大きさと関係があるので，患者にはこれらの点をあらかじめ説明しておく。手術法には，経迷路法，半規管を保存する中頭蓋窩法およびその拡大法，静脈洞の後方からの後頭下法などがある。手術は脳神経外科，耳鼻咽喉科がそれぞれ単独で行う施設もあるが，両者のチームワークによる方

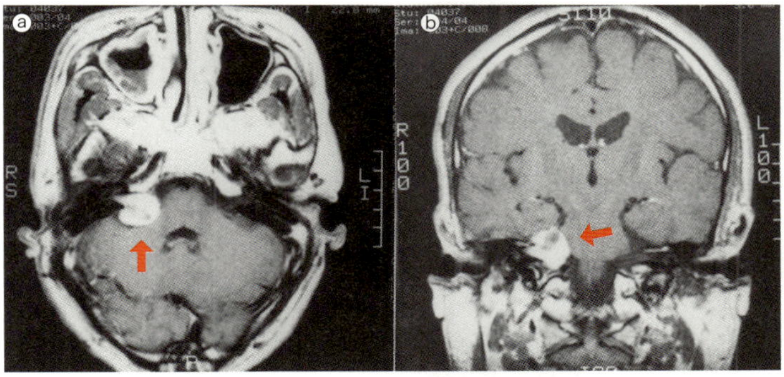

a. 軸位撮影
b. 冠状位撮影（右内耳内から小脳角部に約15mm伸展した聴神経腫瘍を認める）

図4-13 聴神経腫瘍のMRI検査所見

法は，単独で行うよりも利点が多い。

②放射線療法（ガンマナイフ療法）：経過観察中，腫瘍が増大してきたときに選択肢の一つになる。

14. Auditory neuropathy（Auditory nerve disease）

本疾患には日本語名はまだない。

▶ **原因**　先天性（遺伝子異常），後天性（小脳変性症の症状の一つ）がある。

▶ **症状**　難聴。低中音部閾値は中等度上昇，高音域は軽度上昇している。語音弁別能が著しく不良で 20 ～ 40％程度を示す。他覚的検査である耳音響放射では正常反応，ABR では無反応。同様な所見は聴神経腫瘍でもみられることがある。

II　鼻疾患

A　外鼻疾患

1. 鼻癤

▶ **原因**　**鼻癤**（furuncle of the nose）は，鼻前庭の皮膚毛根から細菌感染によって起こり，鼻先が発赤腫脹する。

▶ **治療**　触れることを禁じ，局所に抗菌薬軟膏を塗布する。

2. 外鼻の外傷

▶ **原因**　外鼻は受傷しやすいが，軟骨部分はその弾性のため侵襲は小さい。一方，鼻骨骨折はスポーツ中あるいは殴打によりしばしば起こる。外傷性鞍鼻または外傷性斜鼻となることもある。

▶ **治療**　外鼻の軟線撮影や CT 検査で，鼻骨偏位のある場合は早期に鼻骨整復術を行う。

3. 鞍鼻

▶ **原因**　**鞍鼻**（saddle nose）は，鼻骨・鼻中隔の骨折，梅毒，結核などのほか，多発血管炎性肉芽腫症*や多発性軟骨膜炎によっても起こる。

▶ **治療**　原因疾患に対する治療に加え，隆鼻術を行うこともある。

* **多発血管炎性肉芽腫症**：副鼻腔から気管支に至る上部気道の巨細胞を伴った壊死性肉芽腫。

4. 鼻前庭炎・鼻前庭湿疹

▶ **原因**　鼻前庭は皮膚と粘膜(ねんまく)が移行する部位であり炎症（鼻前庭炎）や湿疹(しっしん)（鼻前庭湿疹, eczema of nasal vestibule）が生じやすい。アレルギー体質が関与することもある。手指でいじるなどの機械的刺激が原因となる場合も多い。

▶ **症状**　鼻前庭の瘙痒感(そうようかん)や疼痛(とうつう)が生じる。鼻前庭に痂皮(かひ)が付着し，症状が悪化すると鼻癤を併発することもある。

▶ **治療**　原因を除去することが第一である。痂皮を除去し，軟膏を塗布する。

B 鼻腔疾患

1. 鼻中隔彎曲症

▶ **概要**　**鼻中隔彎曲症**(びちゅうかくわんきょくしょう)（septal deviation）は，鼻腔(びくう)発育途上の種々の要因により，ゆがみが鼻中隔彎曲として現れる。成人の場合，程度の差はあれ大多数に彎曲がみられる。

▶ **症状**　鼻中隔彎曲によって鼻閉(びへい)が生じる。鼻中隔彎曲側が狭く鼻閉の原因となるが，対側も反応性に肥厚性(ひこうせい)鼻炎が生じるため鼻閉が生じる。嗅覚障害や鼻出血傾向を呈することもある。

▶ **治療**　本現象が鼻閉やいびき（睡眠時無呼吸症候群を含む），鼻出血(びしゅっけつ)，副鼻腔炎(ふくびくうえん)の原因となる場合に初めて病的とみなし，手術（**鼻中隔矯正術**, deviatomy）の対象となる。

2. 鼻出血

▶ **症状**　**鼻出血**（epistaxis, nasal bleeding）については，本編 - 第 2 章 - Ⅱ -F「鼻出血」参照。

3. 急性鼻炎

▶ **概要**　**急性鼻炎**（acute rhinitis）とは，いわゆる**鼻かぜ**である。副鼻腔炎，咽頭(いんとう)・喉頭(こうとう)炎(えん)，気管・気管支炎などを合併することも多い。

▶ **症状**　初期にはくしゃみ，水様性鼻漏(すいようせいびろう)，鼻閉，発熱などをきたす。多くの場合，細菌の 2 次感染を起こし，鼻漏は水様性から粘性(ねんせい)，膿性(のうせい)と変化する。

▶ **治療**　初期であれば解熱鎮痛薬(げねつちんつうやく)，抗アレルギー薬を，膿性鼻漏が著しい際は抗菌薬を用いる。鼻閉が著しい場合には点鼻薬(てんびやく)を処方する。

4. 慢性鼻炎

▶ **原因**　**慢性鼻炎**（chronic rhinitis）は加齢や空気中の窒素酸化物による機械的刺激，妊娠や内服薬（降圧薬，向精神薬，パーキンソン病治療薬，避妊薬など），鼻中隔彎曲による物理的負荷などによって生じる慢性的な炎症が原因である。また，鼻閉を改善させる点鼻薬の乱用によって点鼻薬性鼻炎が生じるので注意が必要である。

▶ **症状**　粘膜に発赤，腫脹が生じる。鼻粘膜の腫脹による鼻閉が生じるが，後鼻漏や嗅覚障害，鼻出血傾向を呈する。

▶ **治療**　原因を除去することが第一である。慢性的な鼻閉に対しては局所血管収縮薬や局所副腎皮質ステロイド薬が用いられるが，常用や乱用による点鼻薬性鼻炎に注意する。

5. 肥厚性鼻炎

▶ **概要**　**肥厚性鼻炎**（hypertrophic rhinitis）とは，固有鼻腔の粘膜，特に下鼻甲介が慢性的に腫大した状態をいう。鼻中隔彎曲症に合併することが多い。アレルギー性鼻炎や副鼻腔炎を合併している場合は，通常，肥厚性鼻炎とはいわない。

▶ **原因**　点鼻薬の常用，刺激性ガスの長期曝露，急性鼻炎の慢性化などで起こる。

▶ **症状**　鼻閉が起こる。

▶ **治療**　原因を問わず長期にわたるものは局所処置で鼻閉を除くことが困難なので，下鼻甲介切除術（conchotomy）を行う。

6. アレルギー性鼻炎

▶ **原因**　**アレルギー性鼻炎**（allergic rhinitis，図4-14）は，アレルギー体質の人が感作された抗原を吸入し，鼻粘膜上でアレルギー反応が起こるために発症する。吸入抗原としては，ほこり（ハウスダスト），ダニ，各種の花粉（スギ，カモガヤ，ブタクサなど），真菌類（カンジダなど），ペット関連（ネコ毛，羽毛など）がある。なかでも近年，スギ花粉症は増加の一途をたどり，社会問題になっている。

▶ **症状**　くしゃみ，水様性鼻漏，鼻閉を特徴とする。花粉症ではほかに眼のかゆみ，咽頭痛などをきたす。一般に温度変化などに対しても過敏に症状を示すことが多い。

▶ **診断**　確定診断には鼻汁好酸球の検鏡，特異抗体の定量（RAST），抗原による誘発試験，皮内テストなどを行う。症状は似ているが，アレルギー反応を証明できないものを血管運動性鼻炎（vasomotor rhinitis）という。

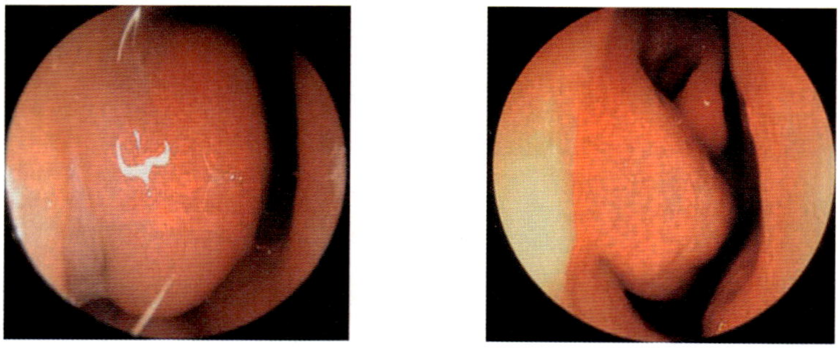

図4-14 アレルギー性鼻炎（右は正常時の様子）

▶ **治療**　原因を除去することが第一である。マスクなどで抗原を避ける。抗原抽出希釈薬による**免疫（減感作）療法***が根本的治療法であったが，近年では舌下免疫療法が主流になっている。慢性的な鼻閉に対しては局所血管収縮薬や副腎皮質ステロイド薬が用いられるが，常用や乱用による点鼻薬性鼻炎に注意する。薬剤としては抗アレルギー薬，抗ロイコトリエン薬，副腎皮質ステロイド薬などが用いられる。局所血管収縮薬や局所ステロイド薬が併用されることが多い。症状が重篤な場合は下鼻甲介焼灼術，下鼻甲介粘膜切除術，後鼻神経切除術などが行われる。

7. 鼻茸（鼻ポリープ）

▶ **原因**　**鼻茸**（nasal polyp）とは慢性副鼻腔炎の副産物として，固有鼻腔内にできる表面が平滑で灰白色の腫瘤である（図4-15）。上顎に発し，後鼻孔から鼻咽頭を充満するように発育するものを上顎洞後鼻孔鼻茸（antrochoanal polyp）という。

▶ **症状**　鼻閉，鼻漏の原因となり，巨大になると外鼻の変形をきたす。

▶ **治療**　有茎性のものは絞断器で摘出する（鼻茸摘出術，polypotomy）が，多発性や再発を繰り返すものは副鼻腔炎の手術を行う。

8. 多発血管炎性肉芽腫症（ウェゲナー肉芽腫症）

▶ **原因**　**多発血管炎性肉芽腫症**（granulomatosis with polyangiitis；GPA）は，以前はウェゲナー肉芽腫症（Wegener's granulomatosis）とよばれた全身性の血管炎で，主に中～小型動脈を障害する疾患である。

▶ **症状**　発症初期はかぜのように咳や喀痰，微熱が生じるが，急速に呼吸困難，浮腫など間質性肺炎や急速進行性糸球体腎炎をきたす。鼻中隔軟骨なども障害されて鞍鼻を呈することがある。眼球突出，ぶどう膜炎，角膜潰瘍など眼科的疾患も起こる。そのほか皮膚（有痛性紅斑），末梢・中枢神経を障害する。血液検査では抗好中球細胞質抗体の

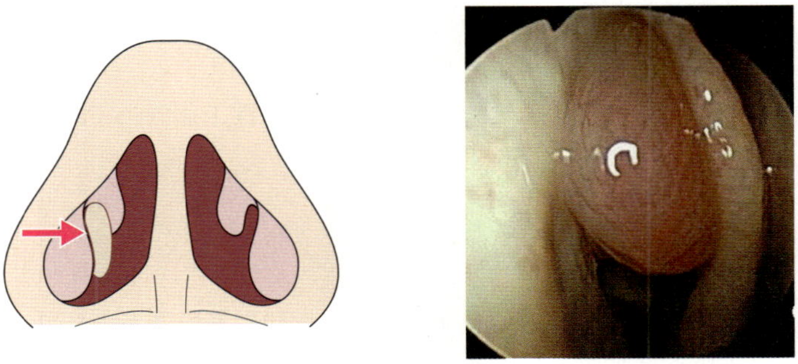

図4-15　鼻茸

* **免疫（減感作）療法**：ある種のアレルギー疾患に対して，感作された物質（アレルゲン）をごく少量ずつ注射して，しだいに増量し，過敏性を減弱させる治療法。

c-ANCA（PR3-ANCA）が特異的に上昇する。

▶ **治療**　副腎皮質ステロイド薬と免疫抑制剤の併用療法が行われる。

C 副鼻腔疾患

1. 副鼻腔炎

Digest

副鼻腔炎

概要	概念・定義	• 副鼻腔に炎症が起こった状態を副鼻腔炎という。 • 長期化すると慢性副鼻腔炎に移行するおそれがある。 • 慢性副鼻腔炎は一般に蓄膿症ともよばれている。
	病態生理	• 固有鼻腔，副鼻腔の粘膜が腫大，副鼻腔からの分泌物の排泄が障害されることにより頬部痛などの症状が引き起こされる。
症状		• 急性副鼻腔炎：頬部痛や頬部腫脹，眼窩部や鼻根部の痛み，前頭部痛など。 • 慢性副鼻腔炎：慢性的に膿性の鼻漏や鼻閉，頭重感など。
検査		• 鼻咽腔内視鏡検査や単純 X 線検査・頭部 CT 検査の所見で診断する。
主な治療		• 抗菌薬や消炎薬の投与，鼻処置を行う。

1 急性副鼻腔炎

▶ **概要・原因**　副鼻腔炎（sinusitis）の一種である**急性副鼻腔炎**（acute sinusitis）は，急性鼻炎に合併したものが多いが，そのほかに外傷，また，う歯や歯の治療が原因で一側の急性上顎洞炎をきたす場合もある（**歯性上顎洞炎**；odontogenic sinusitis）。いずれも長期化すると慢性副鼻腔炎に移行する危険がある。

▶ **症状**　頬部痛や頬部腫脹（**上顎洞炎**），眼窩部や**鼻根部の痛み**（**篩骨洞炎**），**前頭部痛**（**前頭洞炎**）をきたす。これらの症状は，固有鼻腔，副鼻腔の粘膜が腫大し，副鼻腔からの分泌物の排泄が障害されるために起こる。また，膿性鼻漏や嗅覚障害が持続する。

▶ **診断**　症状，単純 X 線検査や頭部 CT 検査の所見で診断する。

▶ **治療**　抗菌薬，消炎薬の投与，鼻処置などを行う。急性上顎洞炎で膿貯留が疑われる場合は，上顎洞穿刺洗浄を行う。

2 慢性副鼻腔炎

▶ **概要・原因**　**慢性副鼻腔炎**（chronic sinusitis）は，一般に**蓄膿症**とよばれ，以前は極めてポピュラーであったが，近年は減少化，また軽症化傾向にある。多くは急性副鼻腔炎の反復や長期化により慢性に移行する。幼児期～学童期に発症する場合が多く，咽頭扁桃（アデノイド）の肥大，鼻中隔彎曲などがこれを助長する。慢性副鼻腔炎では，固有鼻腔や副鼻腔の粘膜が腫脹し，分泌物の排泄路が障害されることにより，膿がたまる。副鼻腔と眼窩は隣接しているため，眼窩内感染を引き起こす危険性がある。

▶ **症状**　慢性的に膿性の鼻漏・後鼻漏，鼻閉，頭重感を訴える。膿性の後鼻漏が著しい場合無意識に誤嚥され，気管支炎や気管支拡張症の原因となる（鼻性気管支炎，sinobronchitis）。

▶ **診断**　基本的には急性副鼻腔炎と同様である。内視鏡検査が有用である。

▶ **治療**　保存的には鼻処置，マクロライド系抗菌薬の少量長期投与，血管収縮薬や消炎薬の噴霧（ネブライザー），プレッツ置換法などを行う。手術は電子内視鏡を用いた**内視鏡下鼻内副鼻腔手術**（endoscopic sinus surgery；ESS）を行う。

3 好酸球性副鼻腔炎

▶ **概要**　近年，慢性副鼻腔炎や鼻茸の症状を呈し，アレルギー疾患を背景とした**好酸球性副鼻腔炎**（eosinophilic sinusitis）が増加している。症状は一般の副鼻腔炎に似ているが，治療に抵抗する。

▶ **診断**　アスピリン喘息やアレルギー疾患を合併し，組織検査で好酸球浸潤がみられることが特徴である。

▶ **治療**　マクロライド系抗菌薬は無効で，副腎皮質ステロイド薬の内服や噴霧が有効である。内視鏡下鼻内副鼻腔手術（ESS）も有効であるが，再発することも多い。

2. 術後性頬部囊胞

▶ **原因**　**術後性頬部囊胞**（postoperative maxillary cyst）は，上顎洞開放術後 10 ～ 20 年経過して起こる医原病で，頬部の腫脹，痛み，歯のしびれを訴える。上顎洞内に囊胞が形成され，分泌物が貯留するために起こる。

▶ **治療**　手術的に下鼻道か中鼻道に大きな交通路を設ける。

3. 副鼻腔粘液囊胞

▶ **原因**　上顎洞以外の副鼻腔で排泄路が断たれると囊胞が形成され，貯留液のために周囲の臓器が圧迫される。これが**副鼻腔囊胞**（mucoceles of the paranasal sinuses）である。多くは鼻内手術による瘢痕が原因で起こるが，手術既往のない場合もある。

▶ **症状**　頻度の高い前頭洞や篩骨洞の囊胞では，眼球突出や複視，眼球運動制限をきたす。頻度は低いが蝶形洞囊胞では視神経が圧迫され，視力・視野障害をきたすこともある。

▶ **治療**　手術的に固有鼻腔と大きな交通路を設ける。

4. 上顎洞真菌症（乾酪性上顎洞炎）

▶ **原因**　一側性の悪臭鼻漏，鼻閉を呈し，X 線写真で一側に上顎洞陰影を示す。開洞するとチーズ様の悪臭のある乾酪物質が充満している。真菌（カンジダ，アスペルギルス）感染で起こる。

▶ **治療**　上顎洞を開放し，悪性（上顎がん）でないことを確認する。

5. 上顎がん

▶ **症状**　**上顎がん**（maxillary cancer）は，上顎洞粘膜より発生し，上顎骨全体，周辺臓器に波及する。初発症状に乏しく（血性鼻漏），頬部腫脹，片側性鼻閉，眼球突出など周辺臓器に浸潤した段階で発見されることが多い。このため予後もあまり良くないが，最近はまれな疾患になりつつある。

▶ **治療**　放射線療法，化学療法（抗悪性腫瘍薬の全身投与や顎動脈への注入），手術（上顎部分切除，全摘出）の三者併用療法が行われる。

しかし，進行がんに対しては，本術式や拡大全摘出術（眼球を含め一塊として摘出）が行われることもある。

Ⅲ 口腔疾患

1. 口内炎

口内炎（stomatitis）は様々な原因により生じ，カタル性口内炎，アフタ性口内炎などに分類される。

1 カタル性口内炎

▶ **原因・症状**　**カタル性口内炎**は口腔内の不衛生，う歯，義歯などによる機械的刺激，熱性疾患，胃腸疾患など全身疾患によって生じ，口腔粘膜のび漫性発赤，腫脹を認める。

▶ **治療**　原因の除去が最も有効であるが，難治，重症例では副腎皮質ステロイド薬の投与が必要になることもある。

2 アフタ性口内炎

▶ **原因**　**アフタ性口内炎**の多くは原因不明であるが，ストレス，内分泌異常，ビタミン不足などが関与していると考えられている。口唇内側，歯肉，舌，頬粘膜に大小様々な円形または楕円形の潰瘍を生じる。潰瘍は白色でその周囲の粘膜は発赤し特徴的な所見を呈する。孤立性のことも多発性のこともある。疼痛が強く，多発例，重症例では摂食不可となることもある。

▶ **治療**　副腎皮質ステロイド薬の局所塗布が有効であるが，症例によっては全身投与が必要となる。

2. 舌炎

▶ **原因**　**舌炎**（glossitis）には，カタル性舌炎，表在性舌炎などの非特異的炎症のほか，結核，梅毒などの特異的炎症による舌炎がある。そのほか，全身疾患の部分症として悪性貧血に伴うハンター舌炎，鉄欠乏性貧血（プランマー - ビンソン症候群）に伴う舌炎などがある。

▶ **症状**　いずれも疼痛，口臭を生じ，舌粘膜はび漫性に発赤，腫脹する。

▶ **治療**　口内炎と同様に原因の除去が最も重要であるが，抗菌薬，消炎薬の投与も有効である。

3. 口腔カンジダ症

▶ **症状**　**口腔カンジダ症**（candidiasis of the oral mucosa）は，鵞口瘡（急性偽膜性カンジダ症）ともいい，抗菌薬投与中や放射線照射中にみられることが多く，初期には点状の白斑が多発性に生じ，やがて融合し白色の偽膜状になる。白斑の培養でカンジダを証明すれば，診断は確実である。

▶ **治療**　原因の除去が最も重要であるが，ピオクタニンなどの色素薬の塗布，頻回の含嗽も有効である。

4. ベーチェット病

▶ **原因**　原因は不明であるが，遺伝的な要因（体質）と環境因子が関係している。遺伝的要因で重要なのは HLA-B51 であり，ベーチェット病患者の 50 ～ 60％が有している。

▶ **症状**　口腔内アフタ，皮膚・眼症状，陰部潰瘍が発作的に起き，繰り返す。口腔内アフタが初発症状であることが多い。皮膚症状としては，痤瘡や様皮疹などがみられる。また，針反応といって，採血後など針の刺入部が 24 ～ 48 時間後に発赤や毛包炎様発疹を示す皮膚の過敏反応がみられる場合がある。眼病変は前部ぶどう膜炎が特徴で，重症例では視力低下から失明に至ることもある。腸管型，血管型，神経型があり，予後を左右する。

▶ **治療**　軽症の皮膚・粘膜病変には局所副腎皮質ステロイド薬を用いるが，頻繁に症状が現れる場合は，コルヒチンを使用する。

5. 口唇ヘルペス，ヘルパンギーナ，手足口病

▶ **概要**　皮膚に生じる単純ヘルペスウイルス感染症を単純ヘルペス（単純疱疹）という。口唇にできるものを**口唇ヘルペス**とよぶ。一方，**ヘルパンギーナ**や**手足口病**は，コクサッキーウイルスやエンテロウイルスが原因となるウイルス性疾患である。

▶ **原因**　単純ヘルペスには 1 型と 2 型があり，通常の口唇ヘルペスは単純ヘルペス 1 型，性感染症としての口唇ヘルペスは単純ヘルペス 2 型が原因となることが多い。ヘルパンギーナはコクサッキー A 型ウイルスやエンテロウイルスが原因となり，乳幼児に多い。

手足口病もコクサッキーA16型ウイルスやエンテロウイルス71が原因となり，乳幼児に多い。

▶ **症状・治療**　口唇ヘルペスは，口の周囲に発疹が生じ，かゆみや痛みを伴う。抗ウイルス薬で治療する。ヘルパンギーナは，夏かぜとして発熱や咽頭痛を呈するが，原因療法はなく，対症療法を行う。手足口病では口腔粘膜や手のひら，足底に小水疱を生じる。手足口病も原因療法はないため，対症療法を行う。

6. 口腔がん

▶ **原因・分類**　口腔のがん（cancer of the oral cavity）は大部分が扁平上皮がんであり，その発生部位により口唇がん，歯肉がん，口腔底がん（図4-16），舌がん，頰粘膜がん，口蓋がんに分類される。舌がんが最も多く，以下歯肉がん，口腔底がんと続く。口腔内不衛生，う歯などによる反復性機械的刺激，飲酒，喫煙などが発症と関係が深い。

▶ **症状**　舌がんの好発部位は舌縁，舌下面などで，約1/3の症例にリンパ節転移が認められる。早期がんでは白斑状の外観を示すこともあるが，多くは潰瘍を形成し，表面は不整，易出血性である。疼痛が強く，進行がんでは舌の運動制限や強い嚥下痛のため摂食不可となることもある。口腔底がんでは，口腔前庭に表面不整，易出血性の潰瘍が生じ，疼痛を伴う。下顎骨に浸潤することも多い。ほとんどの症例で手術的治療が必要となる。

▶ **治療**　早期がんではレーザーメスによる切除や組織内照射が行われる。進行がんでは手術・放射線・化学療法を組み合わせた集学的治療を行う。この際，進展範囲により，舌部分切除，舌全摘術が行われる。舌根部に生じた舌がんや舌全摘術症例では喉頭全摘術を同時に行うこともある。リンパ節転移を認める例では**頸部郭清術**（radical neck dissection）を行い，再建の必要な場合，前腕遊離皮弁などが用いられる。予後は，口唇がんを除き一般に不良である。

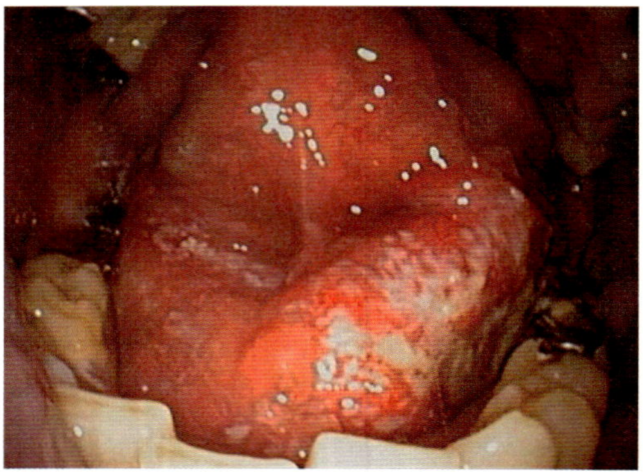

口腔底に潰瘍形成を伴う腫瘤を認める。

図4-16　口腔底がん

Ⅳ 咽頭・食道疾患

A 咽頭疾患

1. 咽頭炎

Digest

咽頭炎

概要	概念・定義	• 咽頭に炎症が生じた状態を咽頭炎という。
	原因	• 急性咽頭炎：常在菌により生じる。 • 慢性咽頭炎：急性咽頭炎が慢性化して遷延したり，喫煙などにより咽頭部が慢性的に刺激されたりすることで発症する。
症状		• 咽頭リンパ濾胞の発赤腫脹や咽頭側索の発赤，発熱，自発痛，嚥下痛，乾燥感など。
主な治療		• 急性咽頭炎：解熱鎮痛薬や抗菌薬の投与，含嗽を行う。 • 慢性咽頭炎：含嗽，薬液噴霧（ネブライザー）に加えて，原因の除去を行う。

▶ **原因**　**咽頭炎**（pharyngitis）は，**急性咽頭炎**と**慢性咽頭炎**に分かれる。急性咽頭炎は，ほかの上気道炎（急性鼻炎，急性扁桃炎）と同様に常在菌により起こる。慢性咽頭炎は，急性咽頭炎の遷延のほか，喫煙，刺激性ガスの吸入などで起こる。

▶ **症状**　咽頭後壁にある咽頭リンパ濾胞の発赤腫脹や咽頭側索の発赤（咽頭側索炎）を伴う。発熱，自発痛，嚥下痛，乾燥感を訴える。

▶ **治療**　急性咽頭炎は，解熱鎮痛薬，抗菌薬の投与，含嗽を行う。慢性咽頭炎は原因の除去のほか，含嗽，薬液噴霧（ネブライザー）などを行う。

2. 扁桃炎

Digest

扁桃炎

概要	概念・定義	• 扁桃に炎症が生じた状態を扁桃炎という。
	原因	• 急性扁桃炎：ブドウ球菌やレンサ球菌，溶血性レンサ球菌など咽頭の常在菌の感染による。EB ウイルスによる伝染性単核球症も鑑別を要する。
症状		• 急性扁桃炎：扁桃が腫大し発赤を生じ，発熱や全身の倦怠感，咽頭痛，嚥下痛，耳への放散痛などの症状が現れる。炎症が悪化すると飲食物の経口摂取も不能となる。 • 慢性扁桃炎：咽頭の不快感や微熱を常時訴える。
主な治療		• 解熱鎮痛薬や抗菌薬の投与や局所への消炎薬の塗布，含嗽を行う。 • 慢性扁桃炎の場合には手術適応を検討する。

1 急性扁桃炎（習慣性扁桃炎）

▶ **原因**　**急性扁桃炎**（acute tonsillitis，図 4-17）は，咽頭の常在菌（ブドウ球菌，レンサ球菌，溶血性レンサ球菌など）により起こる。

▶ **症状**　扁桃は発赤・腫大し，発熱，全身倦怠感，咽頭痛，嚥下痛，耳への放散痛がある。炎症が高度になると飲食物の経口摂取も不能となる。通常，頸部リンパ節腫脹を伴う。急性扁桃炎のうち，扁桃陰窩（表面のスリット状凹み）に膿栓の付着するものを**陰窩性扁桃炎**（angina lacunalis）という。1 年に 3 回以上急性扁桃炎を繰り返す場合を特に**習慣性アンギーナ**（habitual angina）という。

▶ **治療**　解熱鎮痛薬，抗菌薬の投与，局所に消炎薬の塗布，含嗽などを行う。

2 慢性扁桃炎

▶ **原因**　扁桃は生理的に炎症性臓器であるが，埋没型扁桃であることや陰窩に膿栓が付着することが多い。**慢性扁桃炎**（chronic tonsillitis）の発症には，このような生理的要因も働いている。

▶ **症状**　常時，咽頭の不快感や微熱を訴える。慢性扁桃炎はしばしば遠隔臓器の病変の原因になる（病巣感染，focal infection）。このような疾患には，腎炎（IgA 腎症），リウマチ熱，心内膜炎，心筋炎，多発性滲出性紅斑，掌蹠膿疱症などがある。

▶ **治療**　慢性扁桃炎では臨床所見，局所所見のほか，ASO 値，扁桃マッサージ検査（扁桃をマッサージした後，血沈，体温，白血球数を調べる）所見を考慮して手術適応を決める。

3. 扁桃周囲炎・扁桃周囲膿瘍

▶ **原因**　急性扁桃炎で炎症が周囲に波及すると，前口蓋弓・軟口蓋の著しい発赤・腫脹（扁桃周囲炎，peritonsillitis），さらに膿貯留（扁桃周囲膿瘍，peritonsillar abscess，図 4-18）をきたす。

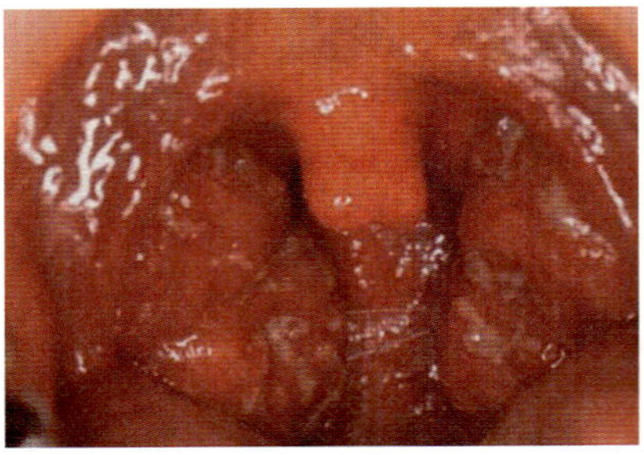

口蓋扁桃の発赤と白苔がみられる。

図 4-17 急性扁桃炎

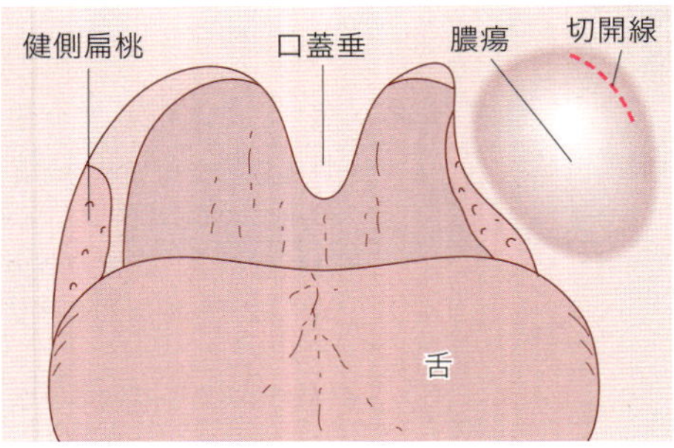

図 4-18 扁桃周囲膿瘍

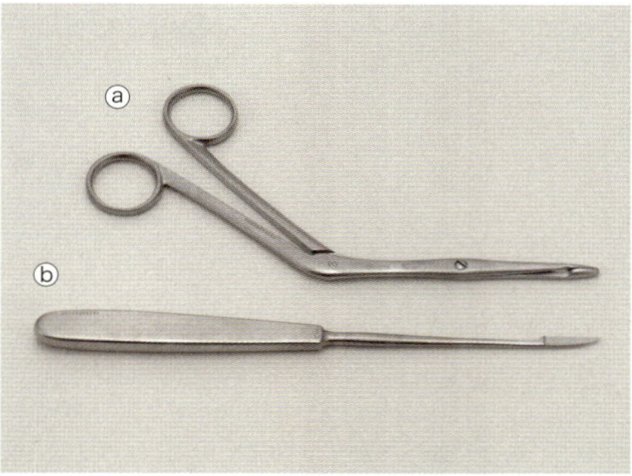

a. 鋭匙鉗子
b. 膿瘍切開刀

図4-19 鋭匙鉗子および膿瘍切開刀

▶ **症状** 高熱，著しい咽頭痛・嚥下痛を伴い，経口摂取不能となる。開口させると咽頭の著しい左右非対称を示す。

▶ **治療** 局所麻酔の後，専用のメス（図4-19）で扁桃の上外側を切開し排膿を図る。抗菌薬の全身投与および点滴栄養を行う。

4. 咽後膿瘍

▶ **原因** 咽後膿瘍（retropharyngeal abscess）は，咽頭炎や異物の刺入により炎症が深部に波及し，咽頭後壁粘膜と頸椎の間に膿瘍が形成されたものである。小児に多い。

▶ **症状** 通常，高熱，嚥下障害，呼吸障害など重篤な症状を呈し，迅速な切開排膿が必要である。

▶ **治療** 切開は懸垂頭位で行う。

5. アデノイド増殖症

▶ **原因** 咽頭扁桃肥大をアデノイド増殖症（adenoid vegetation）とよぶ。4～8歳の小児は生理的に肥大があるが，しばしば鼻閉，口呼吸，いびきの原因になる。

▶ **症状** 口呼吸が長期に及ぶと，注意不能症や**アデノイド顔貌**（口を開け，締まりのない表情）を招くほか，滲出性中耳炎や鼻炎・副鼻腔炎を助長する。

▶ **治療** 口呼吸の弊害がある場合や合併症の原因となっている場合は，**アデノイド切除術**（adenotomy）を行う。

6. 口蓋扁桃肥大

▶ **症状** アデノイドとともに口蓋扁桃も幼児学童期は生理的に大きい。口蓋扁桃肥大（hypertrophy of the palatine tonsils）は，このように生理的要因によるものが多い。睡眠時無呼吸症候群の原因ともなり得る。

▶ **治療** 肥大が第Ⅲ度に及ぶと，鼻呼吸障害や睡眠摂食の障害の原因となるので，手術

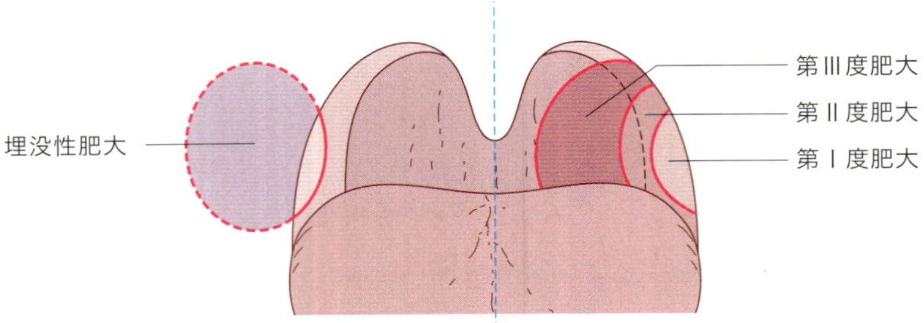
埋没性肥大
第 III 度肥大
第 II 度肥大
第 I 度肥大
扁桃窩の方向に肥大した場合を埋没性肥大，咽頭の方向に肥大した場合を
第 I ～ III 度肥大に分類する。

図 4-20 口蓋扁桃肥大

（**口蓋扁桃摘出術**，tonsillectomy）の適応となる（図 4-20）。

7. 伝染性単核球症

▶ 概要　扁桃炎は全身疾患の部分症としてみられることがある。**伝染性単核球症**（infectious mononucleosis），潰瘍性偽膜性アンギーナ（ワンサンアンギーナ，Vincent's angina），無顆粒細胞性アンギーナ，白血病などがある。伝染性単核球症は EB ウイルスの唾液感染で集団発症するため，kissing disease ともよばれている。日本人は不顕性感染によって抗体保有率が高いため集団発症はまれである。

▶ 症状　発熱，咽頭痛，全身倦怠感で発症し，口蓋扁桃は白苔を有する発赤を呈し，頸部リンパ節の有痛性腫脹，肝脾腫を生じる。末梢血に異型リンパ球が出現する。

▶ 治療　対症療法を行う。

8. 睡眠時無呼吸症候群

▶ 症状　**睡眠時無呼吸症候群**（sleep apnea syndrome；SAS）では，一晩の睡眠中に，数十秒に及ぶ無呼吸状態が繰り返し起こる。このため，熟睡感がなく，昼間，眠気を訴える。原因は，肥満による上気道の狭窄，鼻中隔彎曲症や肥厚性鼻炎に伴う鼻閉，口峡の狭小など。中枢性要因によるものもある。心臓への負担が大きく，突然死の原因にもなる。

▶ 治療　保存的治療には，持続的気道内圧陽圧呼吸（CPAP，シーパップ）装置装着やスプリントによる顎間固定がある。手術的には鼻中隔矯正術や口蓋垂口蓋咽頭形成術（UPPP）を行う。肥満には減量指導を並行して行う。

9. 咽喉頭異常感症

▶ 概念　咽喉頭の異常感，異物感を訴えるが，通常の検査では咽喉頭に異常所見を認めないものを**咽喉頭異常感症**（paresthesia of the pharyngo-larynx）と総称する。下咽頭や食道などの炎症や悪性腫瘍，鉄欠乏性貧血によるプランマー - ビンソン症候群*が咽喉頭の異常感の原因になることもあり，これらの疾患を除外し診断することが必要である。

▶ **原因** 咽喉頭異常感症（abnormal and foreign body sensation in the throat）は頻繁に遭遇する症状であるが，明らかな原因は不明なことが多い。胃食道逆流症によって咽頭の酸性度（pH）が高くなる咽喉頭酸逆流症，がんに対する恐怖心（cancerphobia）が原因となることも多い。

▶ **症状** 咽喉頭の異常感，異物感が主であるが，閉塞感，腫脹感，乾燥感などと表現されることもある。咽頭に何かが引っ掛かっているような異物感や違和感が持続するが，嚥下に支障がないのが特徴である。

▶ **治療** 原因疾患が明らかになったら，原因疾患の治療を行う。潜在性炎症が疑われる場合は，消炎鎮痛薬などの投与を行う。胃酸の逆流が原因と考えられる場合は，プロトンポンプ阻害薬（PPI）を 2 週間程度投与して効果をみたうえで（PPI テスト），効果があれば 8 週間投与を継続する。自律神経異常やホルモン異常がある場合は，それぞれの治療を行う。問診からがんへの恐怖が強い場合は検査結果から心配がないことをよく説明する。精神安定薬の投与が有効なこともある。心因反応が強い場合はカウンセリングなどの心理治療が必要になる。

10. 舌咽神経痛

▶ **概要・原因** **舌咽神経痛**とは，物をかんだり飲み込んだりする刺激によって舌から咽頭に強い痛みを呈するもので，原因としては血管による神経圧迫が考えられている。中年男性に多く発症する。

▶ **症状** 口腔，舌の付け根，咽頭などに強い痛みが生じるが，持続することや発作的に発症することもある。耳に痛みが放散することもある。

▶ **治療** 原因が不明な場合が多く，原因疾患の診断が最優先となる。多くは対症療法となるが，難治性の場合は手術も必要になる。

11. 咽頭異物

▶ **症状・治療** 扁桃，舌根，梨状窩などは魚骨などの異物刺入（a foreign body struck in the throat）の好発部位である。扁桃では裸眼での視認が容易であるが，深部の場合には咽頭麻酔後，鉗子付き内視鏡や，間接喉頭鏡下に喉頭鉗子を用いて摘出する。

* **プランマー - ビンソン症候群**（Plummer-Vinson syndrome）：低血色素性貧血，胃酸欠乏があり，口腔症状として粘膜の萎縮のため舌は乳頭が萎縮して赤く平らに光って見え，口角亀裂，口渇，嚥下困難などを示す症候群である。中年以降の女性に多い。

12. 咽頭がん

Digest

咽頭がん		
概要	概念・定義	● 咽頭に発生するがんを咽頭がんという。 ● 発生した部位により，上咽頭がん・中咽頭がん・下咽頭がんと分類される。
	原因	● 上咽頭～中咽頭のがん：ウイルスを誘因とすることが多い。 ● 中咽頭～下咽頭のがん：飲酒や喫煙が誘因となる場合が多い。
症状		● 中咽頭がん・下咽頭がん：咽頭痛や嚥下時痛を訴えることが多い。 ● 上咽頭がん：上咽頭自体には症状が現れにくく，耳管開口部の圧迫による滲出性中耳炎が初発症状となることが多い。
主な治療		● 放射線療法や化学療法，手術療法などを組み合わせた集学的治療を行う。

1 上咽頭がん

▶ 原因　**EB ウイルス**が発がんと関連している。台湾，中国南部，東南アジアなどの地域に多く，風土病的な側面を有する。

▶ 症状　耳管開口部の圧迫による滲出性中耳炎が初発症状となることが多い。上咽頭自体は症状が現れにくく，頭蓋底浸潤による脳神経麻痺や頸部リンパ節転移が初発症状となることもある。

▶ 治療　放射線療法や化学療法が中心になる。

2 中咽頭がん

▶ 原因　ほとんどが**扁平上皮がん**であり，**ヒト乳頭腫ウイルス**が発がんと関連している。男性に多く，オーラルセックスとの関係も指摘されている。

▶ 症状　咽頭痛，嚥下時痛を訴えることが多い。開口障害や頸部リンパ節転移で診断されることもある。原発不明の頸部リンパ節転移では扁桃の微小がんが原因となっていることも多い。

▶ 治療　放射線療法や化学療法，手術療法を組み合わせた集学的治療を行う。

3 下咽頭がん

▶ 原因　ほとんどが扁平上皮がんであり，飲酒，喫煙と関連している。超高齢化に伴い増加している。男性に多い。女性の場合は**貧血**（**プランマー - ビンソン症候群**）が基礎疾患となっていることもある。下咽頭がん患者の 25 ～ 30% に食道がんが見つかっており，重複がんを呈することが多いのが特徴である。

▶ 症状　咽頭異常感や嚥下時痛，嚥下困難を訴えることが多い。喉頭への進展による嗄声や頸部リンパ節転移で診断されることもある。

▶ 治療　放射線療法や化学療法，手術療法を組み合わせた集学的治療を行う。進展例では咽頭・喉頭・頸部食道全摘出術（咽喉食摘術）と空腸移植による再建術を行うこともある。

B 唾液腺疾患

1. 唾液腺炎

▶ **原因・分類**　臨床上よく遭遇する**唾液腺炎**（sialoadenitis）には，細菌感染による急性化膿性耳下腺炎（acute suppressive parotitis），ウイルス感染による流行性耳下腺炎（おたふくかぜ，mumps）がある（図4-21）。

▶ **症状**　急性化膿性耳下腺炎は，重篤な全身性の基礎疾患がある場合や術後などで口腔内の衛生状態が悪い場合に併発することが多く，一側性または両側性の有痛性耳下腺腫脹，発赤が特徴であり，開口障害を伴うことが多い。ステノン管開口部の発赤，開口部よりの排膿を認めれば診断は確実である。流行性耳下腺炎は小児に多く，発熱とともに一側性の耳下腺腫脹で発症する。1～2週間後に対側の耳下腺が腫脹することもある。耳下腺腫脹はび漫性であるが，疼痛や圧痛，発赤は少ない。

▶ **治療**　急性化膿性耳下腺炎に対しては，抗菌薬投与による保存的治療を行うが，膿瘍形成が明らかな場合は切開，排膿が必要になることもある。流行性耳下腺炎は，発熱に対する対症療法のみで軽快し一般に予後は良好であるが，2次感染予防のため抗菌薬の投与を行うこともある。感染予防のため，少なくとも1週間は自宅静養とする。

2. 唾石症

▶ **原因・症状**　唾液のpHの異常などにより，炭酸カルシウムやリン酸カルシウムの唾石が生じる。それが**唾石症**（sialolithiasis）である。顎下腺に生じることが多く，ワルトン管開口部の発赤，腫脹，顎下腺の疼痛を伴う腫脹を主訴とし，顎下腺腫脹は摂食時に増悪する。口腔内の触診，ブジーを用いたワルトン管の検査により唾石が明らかとなることが多いが，触診で唾石が確認できない場合にはX線検査やCT検査，超音波検査が

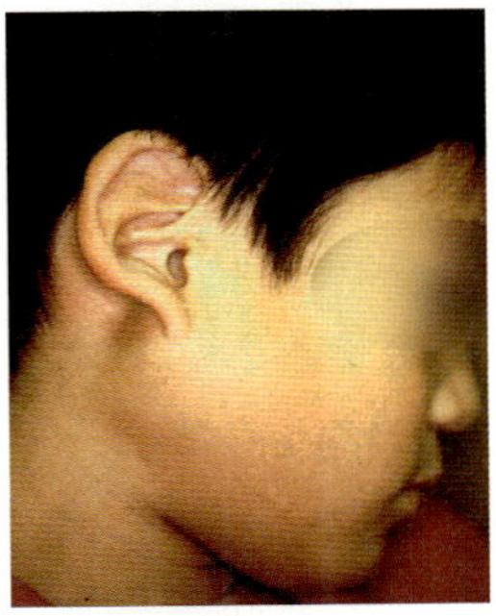

有痛性の耳下腺腫脹や発赤が特徴。

図4-21 流行性耳下腺炎

有効である。

▶ **治療**　ワルトン管開口部付近に唾石がある場合は，口腔内でワルトン管を切開して唾石を摘出すればよいが，顎下腺内に唾石がある場合は顎下腺摘出術が必要となる。顎下腺摘出術は顎下腺唾石症のほかに顎下腺腫瘍でも行われるが，顎下腺周囲に舌神経，舌下神経，顔面神経辺縁枝が走行しているため，損傷させないよう注意する。

3. シェーグレン症候群

▶ **原因**　**シェーグレン症候群**（Sjogren's syndrome）は，自己免疫疾患であり，女性に多い。関節リウマチや全身性エリテマトーデス，強皮症などのほかの自己免疫疾患（膠原病）に合併することが多い。

▶ **症状**　口内乾燥症（dry mouth），乾燥性角結膜炎（dry eye）を主症状とする。血液検査で抗 SS-A 抗体，抗 SS-B 抗体を調べるが，唾液量を調べるガムテストや涙や角結膜の検査であるシルマー検査，ローズベンガル検査，フルオレセイン染色検査を行う。

▶ **治療**　対症療法が中心となり，人工唾液や人工涙液が用いられる。

4. ガマ腫

▶ **原因**　**ガマ腫**（ranula）は，舌下腺や舌下腺周辺の小唾液腺由来の貯留囊胞である。唾液分泌孔が何らかの原因で閉鎖することで発症するが，その原因は不明である。女性に多い。同様に口唇の小唾液腺の分泌孔が閉鎖することで口唇粘液囊胞が生じる。

▶ **症状**　口腔底や顎下部の無痛性腫脹を呈する。舌下型，顎下型，混合型に分類される。

▶ **治療**　舌下腺摘出術を行うが，保存的にはがま腫内に硬化剤を投与する硬化療法を行うこともある。

5. 唾液腺腫瘍

▶ **原因・症状**　**唾液腺腫瘍**（tumor of the salivary gland，図 4-22）は多様な病理組織像を示すが，**多形性腺腫**（**混合腫瘍**）が最も多く，良性唾液腺腫瘍の約 80％を占め，特に耳下腺に多い。通常，無痛性の腫瘤で周囲との境界は明らかで癒着もない。次に多いのが**ワルチン腫瘍**（腺リンパ腫）である。ワルチン腫瘍は男性かつ喫煙者に多く，両側性で発生するほか，一側でも多発することがある。悪性唾液腺腫瘍の 75％が耳下腺に生じるが，それぞれの唾液腺における良性腫瘍と悪性腫瘍の比率でみると，顎下腺，舌下腺に悪性腫瘍が生じる頻度が高い。悪性腫瘍の種類としては類表皮がん，腺様囊胞がんが多く，腫瘤の表面は不整で硬く，周囲組織と癒着していることも多い。耳下腺悪性腫瘍の場合，腫瘍が顔面神経に浸潤し，**顔面神経麻痺**を生じることもある。

▶ **治療**　良性唾液腺腫瘍も時に悪性化することもあるため，早期の摘出が原則である。単純な腫瘍摘出では再発の危険性もあり，周囲腺組織を含めた腫瘍摘出術が勧められる。悪性唾液腺腫瘍も原則として手術が第 1 選択であるが，放射線療法を行うこともある。

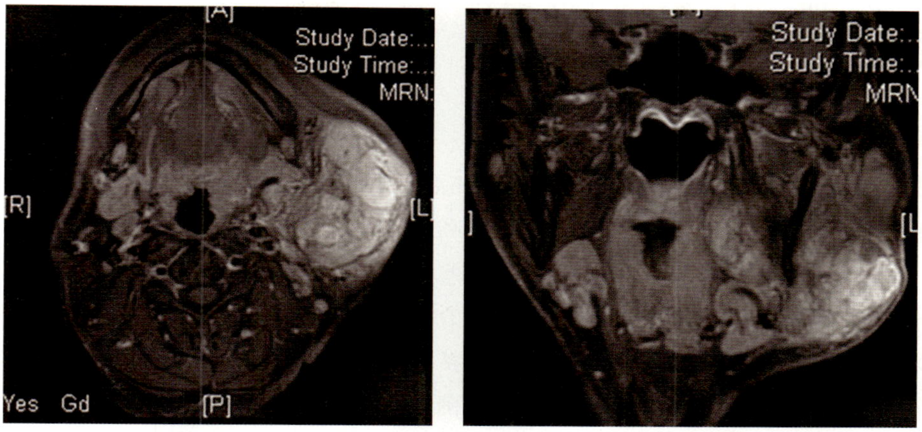

頸部軸位断 MRI 所見　　頸部冠状断 MRI 所見

図4-22 唾液腺腫瘍

耳下腺腫瘍で顔面神経への浸潤が疑われる場合は，顔面神経を含めた耳下腺全摘術が必要となる。

C 食道疾患

1. 胃食道逆流症

▶ **原因**　**胃食道逆流症**（GERD：gastroesophageal reflux disease）は，酸やペプシンを含んだ胃酸や，胆汁酸や膵液が胃から食道に逆流することによって発生する。食道と胃の境にある下部食道括約体が胃内容の逆流を防止しているが，この下部食道括約体の機能低下によって逆流が生じる。

▶ **症状**　胸やけが主症状であるが，咽喉頭にも逆流が及ぶと咽喉頭異常感が生じる（咽喉頭酸逆流症：laryngopharyngeal reflux disease；LERD）。

▶ **治療**　胃酸の酸性度を弱くするプロトンポンプ阻害薬（PPI）を投与する。

2. 食道がん

▶ **原因**　食道に生じる悪性腫瘍である**食道がん**（esophageal cancer）の多くは扁平上皮がんであり，高齢者に多く，飲酒，喫煙などとの関係が深い。

▶ **症状**　嚥下痛，嚥下困難を主症状とし，食道造影，食道内視鏡下の生検により診断する。

▶ **治療**　耳鼻咽喉科が治療に関与するのは主に上部食道がんであるが，手術と放射線治療が主体となる。

V 喉頭・気管疾患

1. 急性喉頭炎

▶ **病態**　**急性喉頭炎**（acute laryngitis）は喉頭粘膜に限局した急性炎症疾患であり，かぜ症候群の部分症として発症することが多い。喉頭粘膜は充血，腫脹，肥厚する。喉頭は充血のため暗赤色を呈し，声帯は浮腫状に肥厚するが，声帯運動はほぼ正常である。急性喉頭炎の特殊な病型として急性喉頭蓋炎と急性声門下喉頭炎（仮性クループ）がある。

▶ **原因**　かぜ症候群に続いて発症することが多く，その直接的な原因はウイルス，細菌感染である。急性喉頭蓋炎はインフルエンザ菌が起因菌であることが多い。このほか，発症に関与する要因として有毒ガスの吸入，塵埃の吸入，喫煙，声の酷使などがあり，アレルギーなどの体質的要因も関与する。

▶ **症状**　感冒様症状で始まり，初期にはのどの乾燥感や軽い咳嗽，喉頭痛を訴える。声帯の炎症が強くなると嗄声が生じ，進行するとほとんど声が出ない状態（失声）となる。そのほか，嚥下痛や喀痰，吸気時の軽い喘鳴も生じるが，発熱は軽度であることが多い。

▶ **診断**　臨床症状および間接喉頭鏡検査で診断は比較的容易である。しかし，急性喉頭蓋炎や急性声門下喉頭炎，声帯ポリープの有無を確実に診断する必要があり，間接喉頭鏡検査で十分に喉頭が観察できない場合には，喉頭内視鏡を用いた観察が必要である。

▶ **治療**　喉頭，特に声帯の安静が第一であり，**沈黙療法**（声の安静を図り，声帯の炎症を抑えるために話さないでいること）を行うとともに，発症に関与する有毒ガス，塵埃，喫煙，声の酷使などの要因を取り除く。局所療法としては喉頭巻綿子を用いたルゴール液の塗布や抗菌薬，消炎鎮痛薬，副腎皮質ステロイド薬などの噴霧・吸入（ネブライザー）を行い，炎症の程度に応じて抗菌薬，消炎鎮痛薬，副腎皮質ステロイド薬の全身投与を行う。急性喉頭蓋炎や急性声門下喉頭炎が疑われる場合は，直ちに入院のうえ早期より強力な抗菌薬，消炎鎮痛薬，副腎皮質ステロイド薬の全身投与を行い，呼吸困難に備えて気管切開の準備もしておく。

2. 急性喉頭蓋炎

▶ **症状・治療**　**急性喉頭蓋炎**（acute epiglottitis）は，喉頭蓋を中心とした強い炎症所見が特徴であり，発熱，喉頭痛，嚥下痛で発症するが，その後急激に呼吸困難を呈する。早期診断と早期の補液，酸素吸入，強力な抗菌薬，副腎皮質ステロイド薬の投与が重要であり，呼吸困難が進行する場合には気管切開が必要になる。

3. 急性声門下喉頭炎

▶ **原因**　声帯の下の声門下の粘膜が炎症性に腫脹し，呼吸困難を生じる。**喉頭ジフテリア**

を**真性クループ**とよび，**急性声門下喉頭炎**（acute subglottic laryngitis）は仮性クループ（pseudocroup）ともよばれる。特に3か月～3歳の小児に多い。

▶ **症状** 夜間に発症することが多く，吸気性喘鳴や犬吠様咳嗽を呈する。

▶ **治療** 気道確保の準備を行うとともに，アドレナリンの吸入や副腎皮質ステロイド薬の投与を行う。

4. 慢性喉頭炎

▶ **病態** **慢性喉頭炎**（chronic laryngitis）は，喉頭粘膜の慢性炎症疾患であり，多様な病型を示す。喉頭粘膜は充血，肥厚が軽度で，嗄声などの症状も軽度な単純性慢性喉頭炎，特に声帯粘膜の肥厚が高度で嗄声が強い慢性肥厚性喉頭炎（声帯炎），長期に及ぶ慢性炎症や加齢，放射線照射などによる粘膜の萎縮を主体とする慢性萎縮性喉頭炎，喉頭アレルギー，声帯ポリープ，ポリープ様声帯，声帯結節などに分類される。近年，逆流性食道炎に伴う胃酸の逆流によって喉頭粘膜に慢性炎症（GERD，LPRD）が生じる可能性が指摘されている。このような例ではプロトンポンプ阻害薬（PPI）による胃酸抑制が奏効することが多く，診断的治療としてPPIを2週間程度投与して効果をみるPPIテストが行われる。

▶ **原因** 急性喉頭炎の反復，有毒ガスの吸入，塵埃の吸入，アレルギー，喫煙，声の酷使，胃酸の逆流などによる慢性的刺激が原因となる。

▶ **症状** 咳嗽，喀痰，嗄声を訴えるが，いずれも軽度であることが多い。そのほか，咽喉頭の異物感や不快感が主訴となることも少なくない。声帯ポリープや声帯結節が生じると嗄声も高度となる。

▶ **治療** 原因の除去が最も重要である。治療は急性喉頭炎に準じて局所療法，薬剤の全身投与を行うが，治療に抵抗する症例も少なくない。PPIテスト陽性の場合はPPIを8週間程度投与する。また，声帯ポリープや声帯結節が生じる場合は沈黙療法や音声療法が行われる場合もある。

5. 声帯ポリープ

▶ **原因** **声帯ポリープ**（vocal polyp，図4-23）は通常は一側性の表面平滑な浮腫状粘膜隆起で，腫瘍性腫瘤ではない。声帯ポリープの成因としては，炎症説，血管破綻説，循環障害説などがあげられているが，喉頭炎の反復や声の酷使，喫煙などの慢性刺激による循環障害が原因となっている可能性が高い。最近では喫煙，飲酒時に声を酷使することが原因となるカラオケポリープも話題になっている。

▶ **症状** 片側または両側声帯に表面平滑で発赤を伴う限局性の腫瘤を生じる。早期より嗄声が出現し，咽喉頭の異物感や咳嗽，喀痰が生じる。ポリープが大きい場合は呼吸困難の原因にもなる。

▶ **治療** 喉頭微細手術（喉頭マイクロ手術，ラリンゴマイクロサージェリー）による摘出が原則

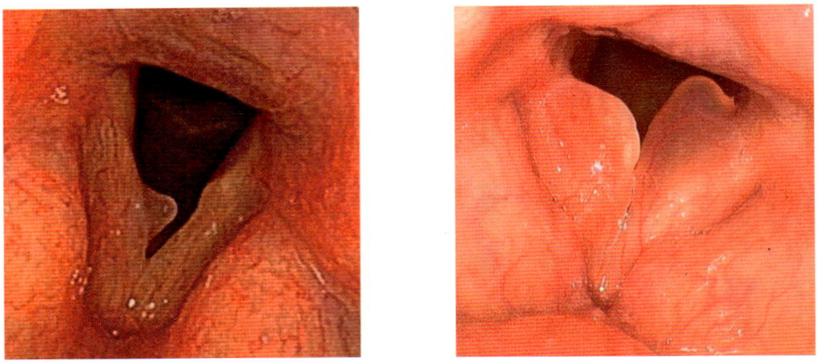

図 4-23 右声帯ポリープとポリープ様声帯

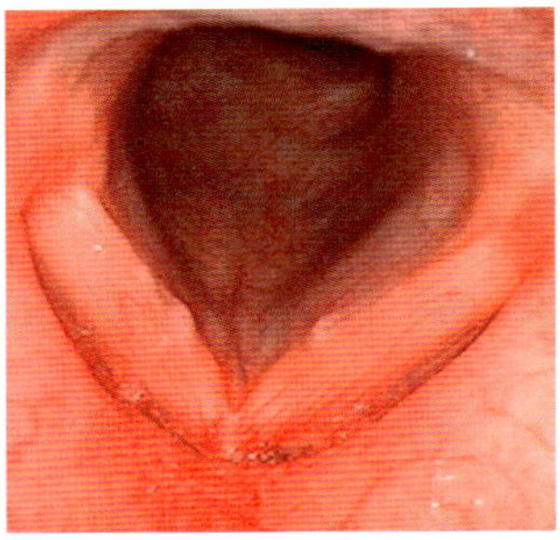

声帯の 1/3 部分に腫瘤が生じる。
色調は正常時の声帯と変わらない。

図 4-24 声帯結節

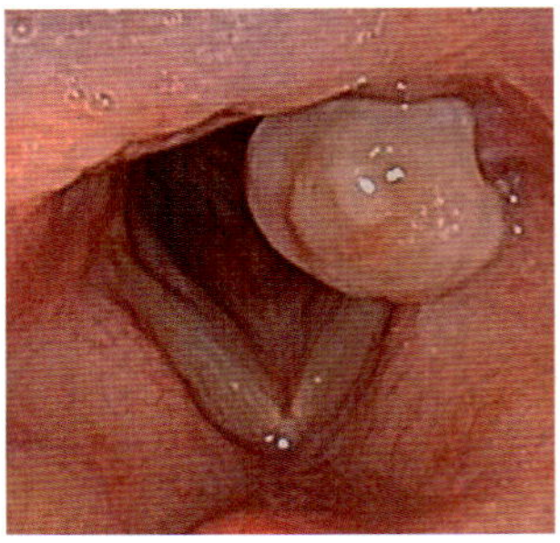

声帯の後方 1/3 の声帯突起部に好発する。

図 4-25 喉頭肉芽腫

であるが，早期の小さなポリープでは，沈黙療法や発声療法などの保存的治療でも治癒することがある。声帯の腫脹が声帯の膜様部の全長に及び，浮腫状に腫脹したものをポリープ様声帯または声帯ポリープ様変性という。

• 喉頭微細手術：ポリープ様声帯の成因は不明であるが，喫煙者に多いことから，喫煙による慢性炎症が誘因になっていると考えられる。この場合にも喉頭マイクロ手術を行うが，声帯ポリープの手術とは異なり，声帯上面の粘膜に切開を加え，腫脹した粘膜の内容物を吸引除去する方法が用いられる。

6. 声帯結節

▶ 原因　**声帯結節**（vocal nodule，図 4-24）は，声帯の前 1/3 の部分に両側性に小さな腫瘤が生じるもので，声を酷使する歌手，教師，保育士などに多くみられ，謡人結節（singer's nodule）ともよばれる。

▶ **症状**　一般に声帯に生じた腫瘤の色調は正常の声帯と変わりなく，声帯ポリープのような発赤（ほっせき）もみられないが，時に声帯ポリープとの鑑別が困難な症例もある。

▶ **治療**　喉頭マイクロ手術を行うが，術後に良好な音声を得るためには術後1～2週間の沈黙療法や，その後の発声訓練が必要となる。

7. 声帯溝症

▶ **原因**　左右の声帯に溝ができることで声門閉鎖（へいさ）不全（左右の声帯に隙間ができる）の病態が発生し，声を出すにも息漏れの状態となる。加齢による声帯筋の萎縮が主な原因である。

▶ **症状**　嗄声（させい）を呈するが，力のない発声が特徴である。

▶ **治療**　音声訓練が基本であるが，重症の場合は声帯内注入術（自家脂肪，自家筋膜，自家コラーゲンなど）が行われる。

8. 喉頭乳頭腫

▶ **原因**　ヒト乳頭腫（にゅうとうしゅ）ウイルスの6型または11型によって発症する。

▶ **症状**　嗄声や呼吸困難を呈する。

▶ **治療**　小児喉頭乳頭腫では自然治癒（ちゆ）も期待できるが，多くの場合は難治（なんち）性で数十回の手術が必要になる。

9. 喉頭肉芽腫

▶ **原因**　**喉頭肉芽腫**（にくげしゅ）（laryngeal granuloma，図4-25）は，外傷を契機に発症する炎症性肉芽腫で声帯後方1/3の声帯突起部に好発する。最も多いのは全身麻酔（ますい）時の気管挿管（そうかん）による外傷が原因になるもので挿管性肉芽腫とよばれる。挿管後数週間から長い場合は数か月たってから発症することもある。そのほか，声の酷使や逆流性食道炎が原因となる喉頭肉芽腫があり，時に両側性に肉芽腫が生じる。

▶ **症状**　赤色で時に表面不整の腫瘤で，悪性腫瘍（しゅよう）との鑑別が必要な場合もある。

▶ **治療**　副腎皮質ステロイド薬やプロトンポンプ阻害薬（PPI）が有効な場合もある。保存的治療で改善がみられない場合は喉頭マイクロ手術を行うが，術後の再発もまれではない。

10. 喉頭結核

▶ **原因**　**喉頭結核**（laryngeal tuberculosis）は，結核菌による喉頭の特異的炎症であり，多くは肺結核より経気道性または血行性に続発する。肺結核がなく喉頭に原発する喉頭結核はまれである。肺結核患者の減少に伴い，喉頭結核も減少しているが，高齢者などに散見され，喉頭がんとの鑑別が必要になる。

▶ **症状**　慢性喉頭炎と同様に咳嗽，喀痰，嗄声が主症状であるが，時に強い嚥下痛（えんげつう）や血痰（けったん），呼吸困難などを呈することもある。

▶ **診断**　喉頭結核が疑われる場合は，胸部X線検査，ツベルクリン検査，喀痰の培養検査を行う。喉頭結核では腫瘤や潰瘍形成，声帯の運動制限など喉頭がんと類似した所見を呈することが多く，確定診断のためには生検を行い，喉頭がんとの鑑別を確実に行う必要がある。

▶ **治療** 肺結核と同様に抗結核療法を行う。通常，抗結核療法によく反応し，予後は良好である。

11. 喉頭ジフテリア

▶ **原因** **喉頭ジフテリア**（laryngeal diphtheria）はジフテリア桿菌による喉頭の伝染性感染症であり，主に2～6歳の幼児に好発する。喉頭原発のジフテリアはまれで，多くは咽頭ジフテリアより続発する。喉頭粘膜は初期には発赤，腫脹を中心とするカタル性炎症を呈するが，その後，偽膜形成，壊死へと進行する。ジフテリア桿菌の感染では，外毒素（exotoxin）による心筋障害，末梢神経障害が問題となり，心筋障害による心不全は致命的になることもある。

▶ **症状** 慢性喉頭炎と同様に咳嗽，喀痰，嗄声が主症状であるが，偽膜形成とともに嗄声は増強し，特徴的な犬吠様の咳嗽を呈するようになる。さらに進行すると喘鳴，呼吸困難などが生じる。

▶ **診断** 喉頭ジフテリアの診断には偽膜よりジフテリア桿菌を証明する必要がある。咽頭や鼻腔に同様の偽膜形成があるかどうかに十分注意する。

▶ **治療** 抗毒素血清により外毒素の中和を行う。ジフテリア桿菌に対してはペニシリンなどの抗菌薬を投与する。

12. 声帯麻痺

▶ **原因** **声帯麻痺**には中枢性麻痺と末梢性麻痺があり，末梢性麻痺の多くが反回神経麻痺（recurrent nerve palsy）である。末梢性麻痺の原因としては，甲状腺がん，甲状腺手術，気管挿管，食道がんや肺がんなどの胸部疾患，胸部手術などがあるが，原因不明の特発性反回神経麻痺も多い。特発性反回神経麻痺は左側に生じることが多く，これは左右の反回神経の走行が異なり，左反回神経の走行が右よりも長いためと考えられている。

▶ **症状** 気息性嗄声や無力性嗄声などの嗄声が最も多く，そのほか誤嚥や嚥下障害が生じる。

▶ **治療** 反回神経麻痺の診断は容易であるが，原因疾患の診断は困難であることも少なくない。特発性反回神経麻痺などでは自然治癒することもあり，また麻痺は治癒しなくても健側声帯の代償により嗄声や誤嚥が改善することもあり，原則として6か月程度の経過観察が必要である。症状の改善が認められない場合は手術的治療が必要となり喉頭形成術などが行われる。

13. 喉頭がん

▶ **原因**　**喉頭がん**（laryngeal cancer，図 4-26）は，頭頸部の悪性腫瘍のなかで最も頻度の高い疾患であり，その大部分は扁平上皮がんである。他の部位のがんと同様に原因は不明であるが，喫煙との関係が極めて強い。したがって，男性に多く，男女比は9：1であるが，近年の女性の喫煙傾向から女性の割合が増加している。

▶ **症状**　喉頭がんはその発生部位により主に声帯がん，声門上がん，声門下がんに分類される。このうち声帯がんが最も多く約60％を占め，以下声門上がんが約30％，声門下がんが約5％である。

▶ **声帯がん**　症状として嗄声が最も多く，進行がんでは呼吸困難が生じる。早期より嗄声を生じるため早期に診断される症例が比較的多く，また頸部リンパ節転移をすることも少ないため，ほかの部位に生じる喉頭がんに比べて予後も良好である。

▶ **声門上がん**　咽喉頭異物感や嚥下痛を訴えることが多く，早期より嗄声を生じることは少ない。また，頸部リンパ節転移の頻度も高い。

▶ **声門下がん**　初期には無症状であり，声帯に進展し嗄声を生じる。また進行例では呼吸困難をきたすことも多い。

▶ **診断**　間接喉頭鏡検査や喉頭内視鏡検査により診断は比較的容易に行えるが，時に声帯白斑症などの前がん病変や声帯ポリープなどの炎症疾患との鑑別が困難なこともあり，喉頭鏡下での生検による病理組織学的診断が必要である。

▶ **治療**　早期例には放射線療法が中心となるが，炭酸ガスレーザーメスを用いたレーザー手術や喉頭部分摘出術も行われる。いずれも治療後の発声機能を保存することに主眼が置かれている。進展例では喉頭全摘術などの手術的治療が中心となり，さらに化学放射線療法が併用される。頸部リンパ節転移が認められる場合は頸部郭清術が行われるが，頸部リンパ節転移を生じやすい声門上がんでは，明らかな頸部リンパ節転移がなくても予防的に頸部郭清術を行うことが多い。

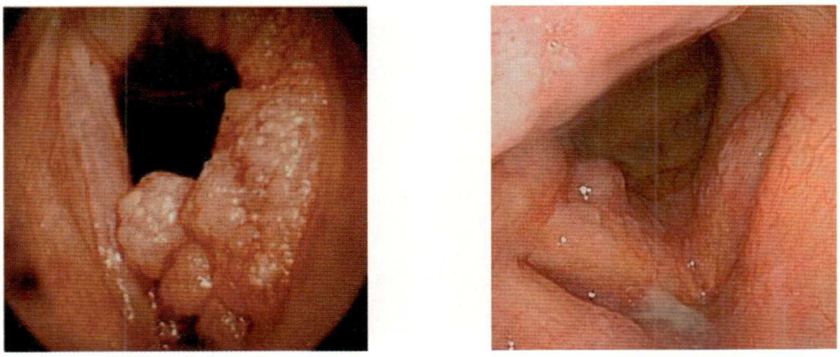

左喉頭がん　　右喉頭がん

図 4-26 喉頭がん

14. 気管・食道異物

1 気管・気管支異物

▶ **原因・症状**　**気管・気管支異物**（foreign body in the respiratory tract, foreign body in the esophagus）は小児に多く，異物の種類としてはピーナッツ，玩具，硬貨などが多い。激しい咳嗽，呼吸困難を主症状とするが，時に症状が軽く，乳幼児のために訴えがない場合には長期間見過ごされ，気管支炎や喘息として治療され，肺炎などを併発して初めて診断されることもある。

▶ **診断**　診断には問診が最も重要であるが，X 線検査で無気肺が証明されれば診断は容易である。また，気管支異物では吸気時の心臓，縦隔陰影が患側へ，呼気時は健側へ移動する所見がみられ，**ホルツクネヒト**（Holzknecht）**徴候**とよぶ。異物による狭窄部が吸気時には開くが，呼気時には閉鎖するチェックバルブの状態になり，肺気量が増加する。したがって，吸気時には患側の肺気量が増加して縦隔陰影が患側へ，呼気時は健側の肺気量が減少するために縦隔陰影は健側に移動する。ピーナッツやプラスチックの玩具など，X 線撮影検査で検出できない異物の確定診断や部位の確認には MRI 検査が有効である。

▶ **治療**　早期の異物摘出が必要。成人では局所麻酔で摘出も可能だが，小児ではベンチレーション・ブロンコスコープなどを用いて全身麻酔下に異物摘出を行うべきである。

Column

異物の種類と対応

気管・気管支異物で危険性の高いものにピーナッツなどの豆類がある。豆類は時間とともに水分を吸収して膨張するため，初めは不完全な閉塞でも，徐々に完全閉塞となることがある。また，豆類に含まれる不飽和脂肪酸が分解され，遊離脂肪酸となり粘膜に吸収されると，血管内皮細胞を障害し血栓を形成，局所粘膜障害を引き起こす。このため豆類の異物を放置すると重篤な粘膜炎症が生じるので，なるべく早期に摘出する必要がある。

食道異物で注意すべきものに PTP 異物（錠剤を包装しているプラスチック）がある。特に高齢者に多く，PTP を飲み込んでしまったことも忘れている場合があり，急に嚥下障害を伴う咽頭痛を訴える場合は PTP 異物も念頭に置いて診断する必要がある。

食道異物で危険なものにボタン型電池がある。ボタン型電池は停滞すると食道穿孔を起こす可能性があり，この場合はなるべく早く摘出する必要がある。胃まで落下した場合は X 線検査で排泄されるまで追跡し，排泄を確認する必要がある。

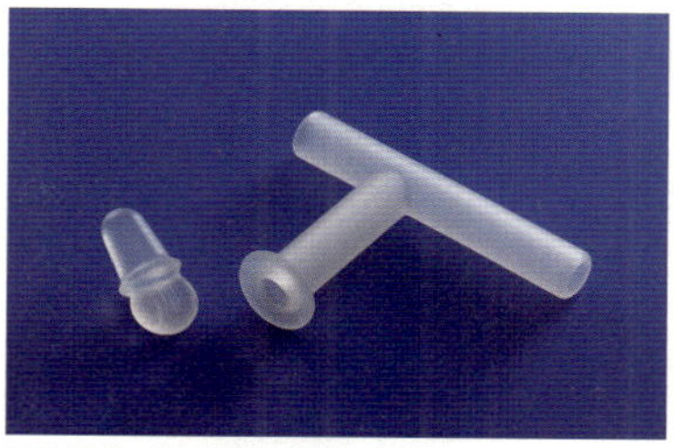
写真提供／株式会社高研

図4-27 Tチューブ

2 食道異物

▶ **原因・症状** **食道異物**の種類は小児では硬貨，ボタン，玩具などが多く，成人では義歯やPTP（錠剤を包装しているプラスチック）などがある。生理的狭窄部，特に食道入口部に多い。異物感，嚥下痛が多いが，症例によって嚥下困難や呼吸困難を生じることもある。

▶ **診断** 硬貨など金属性異物の診断は単純X線撮影検査で容易にできるが，PTP異物などでは造影X線検査やMRI検査が必要となる。

▶ **治療** 異物が証明されれば食道内視鏡下に異物を摘出する。胃まで落下した異物は，通常摘出する必要はない。

15. 気管カニューレ抜去困難症

▶ **原因・症状** 長期の気管カニューレ挿入，輪状軟骨の損傷など不適切な気管切開手技などにより，気管内腔に肉芽が生じることがある。この場合，原因疾患が治癒した後に気管カニューレを抜去しようとすると呼吸困難を生じ，カニューレの抜去ができなくなる。これを**気管カニューレ抜去困難症**（decannulation difficulty）という。

▶ **治療** 治療としてはシリコン製のTチューブ（図4-27）を一定期間留置し，気管内腔の正常化を待つが，時に手術的に気管を形成することが必要となる。

VI 音声・言語障害

1. 音声障害

▶ **原因** **音声障害**（voice disorder）の多くは喉頭疾患により発症する。機能性音声障害（functional voice disorder）として音声衰弱症（phonasthenia），心因性音声障害（psychotic dysphonia），痙攣性発声障害（spastic dysphonia）などがある。

▶ **症状** 声帯の器質的異常がない状態で著しい嗄声が生じたり思うように発声ができなく

なったりするようになる。

▶ **診断**　嗄声(させい)の程度はグラバス（GRBAS）尺度で評価する。

▶ **治療**　原因疾患の治療や心因に対する心理治療を行う。

2. 言語発達遅滞

▶ **原因・分類**　**言語発達遅滞**（speech retardation）とは幼少期において生活年齢から期待される言語発達が明らかに遅滞した状態を意味する。精神発達遅滞によるもの，聴覚障害によるもの，そのほかの３つに分類される。

▶ **症状**　診察では言語発達について理解面と運動能力面から評価することが必要で，妊娠中や周産期異常，発育について問診を行い，明らかな遅れが認められる場合には精神発達的検査と聴覚検査を行う。

▶ **治療**　難聴(なんちょう)を認める場合は補聴器装用などの聴能訓練を行い，必要に応じて聾(ろう)学校や特別支援学級での教育を行う。口蓋裂(こうがいれつ)や舌小体短縮症(ぜっしょうたいたんしゅくしょう)などの器質性構音障害が認められる場合には手術的治療を行う。音韻(おんいん)意識の低下や認知異常・作業記憶の低下などから言語発達遅滞を生じる場合もあり，適切な言語訓練を行う必要がある。

Column

音声障害と発生指導

様々な音声障害の治療および再発予防のために，発声指導を行うことは重要である。

1）声の衛生

特に職業上，声を多用する歌手，俳優，アナウンサー，教師，保育士などに対しては，音声障害の予防のため，声の乱用や喫煙を禁止する。また，汚染された空気や乾燥した空気の環境での発声を避け，常に適度の湿度を保つように指導する。

2）沈黙療法

発声後に嗄声をきたした場合は，声帯の安静を保つための沈黙(ちんもく)療法を行う。生活上，完全な沈黙は困難だが，可能な範囲で沈黙を保ち，声帯への負荷を少なくするように指導する。

3）発声訓練

誤った発声法によって音声障害を生じることがあり，これを機能的音声障害という。機能的音声障害は発声訓練によって治療する。大きな声を出して声帯に過度の緊張をかける発声を行うと，仮声帯(かせいたい)発声や痙攣(けいれん)性発声となる。心因で生じることが多く，この場合，心因を明らかにするためにカウンセリングが必要となる。

過度の緊張を緩和する訓練法として咀嚼(そしゃく)運動法がある。咀嚼を行いながら発声させるもので，発声への意識をそらせて自然な発声を行わせる。逆に声帯の緊張が弱く声門閉鎖不全(せいもんへいさ)によって気息性嗄声となる場合は，自分の座っている椅子(いす)を持ち上げるようにして腹圧を上げながら発声するように指導する。

3. 構音障害

▶ **概要** **構音障害**とは，発音が正しくできない症状であり，喉頭の障害である音声障害とは区別される。

▶ **症状** 構音障害はその原因によって，①器質性構音障害（音声器官における形態上の異常により引き起こされる発音上の障害），②運動障害性構音障害（音声器官の運動機能障害による発話の障害），③聴覚性構音障害（聴覚の障害による2次的な発音上の障害）に分類される。

▶ **治療** 原因に応じた言語訓練を行う。

VII 頸部疾患

1. 頸部リンパ節炎

▶ **原因** 頭頸部より侵入したウイルスや細菌により頸部のリンパ節が腫脹する。これが**頸部リンパ節炎**（cervical lymphadenitis）である。臨床経過により，急性リンパ節炎，結核菌などによる慢性リンパ節炎，亜急性壊死性リンパ節炎などに分類される。

▶ **症状** 急性リンパ節炎では，頸部の有痛性リンパ節腫脹を認め発熱や嚥下痛が生じる。急性扁桃炎の症状とともに多発性に頸部リンパ節腫脹を認める場合は，EBウイルスによる**伝染性単核球症**が疑われる。伝染性単核球症では肝・脾腫が合併し，血液検査でも肝機能障害のほか，異型リンパ球の出現，ポール-バンネル（Paul-Bunnell）反応陽性など，特徴的な所見を呈する。結核性リンパ節炎などの慢性リンパ節炎では，リンパ節の腫脹のみで痛みなどの症状は伴わないことが多い。一側性または両側性に頸部リンパ節が多発性に腫脹し，発熱，白血球減少，血沈亢進などを伴う場合は，亜急性壊死性リンパ節炎が疑われる。

▶ **治療** 細菌によるリンパ節炎では抗菌薬を投与するが，伝染性単核球症などのウイルス性リンパ節炎では対症療法が中心となる。

2. 正中頸嚢胞，側頸嚢胞

▶ **原因** 甲状舌管や鰓弓・鰓溝の発生異常により，それぞれ正中頸嚢胞や側頸嚢胞が生じる。感染を起こさなければ無症状であるが，炎症が生じると急激に増大する。

▶ **症状** **正中頸嚢胞**（median cervical）では，舌骨正中に無痛性の表面平滑で波動を有する腫瘤が生じる。**側頸嚢胞**（lateral cervical cyst）では，胸鎖乳突筋前縁に同様腫瘤が生じる。

▶ **治療** 根本的な治療法は手術的摘出である。不完全な摘出では必ず再発する。正中頸嚢胞の完全な摘出には，舌骨正中部の合併切除が必要である。

3. 深頸部膿瘍

▶ 原因　う蝕や扁桃炎，扁桃周囲膿瘍が波及して**深頸部膿瘍**をきたすことがある。糖尿病や免疫機能低下の状態が発症の背景にあることが多い。

▶ 治療　縦隔炎や肺炎，敗血症などの致命的な経過をたどることもあり，早期の対応が必要である。

4. 亜急性甲状腺炎

▶ 原因･症状　**亜急性甲状腺炎**（subacute thyroiditis）は甲状腺部の疼痛，圧痛を主訴とする。亜急性甲状腺炎の原因は不明であるが，ウイルス感染説が有力である。中年女性に多く，男女比は約 1：5 である。硬い甲状腺腫瘤を生じ，疼痛は耳へ放散する。血沈は著明に亢進，CRP は陽性となるが，白血球の増加はない。また甲状腺機能は初期に亢進し，その後低下，約 3 か月で正常に回復する。

▶ 治療　自然治癒傾向の強い疾患であるが，疼痛が強く治療が必要である。副腎皮質ステロイド薬が有効で，症状は数日で消失する。

5. 甲状腺機能低下症（慢性甲状腺炎）

▶ 原因・症状　**慢性甲状腺炎**（chronic thyroiditis）は**橋本病**（Hashimoto's disease）とよばれ，自己免疫疾患の一つである。女性に多く男女比は約 1:20 である。疼痛，圧痛はないが，硬く，表面不整の甲状腺腫を生じ，甲状腺がんとの鑑別が問題となる。甲状腺腫以外には嗄声，便秘，寒がりなどの訴えがあり，視診では皮膚乾燥，粘液水腫様顔貌（頭髪，眉毛の脱毛，無気力顔貌）などを認める。一般に甲状腺機能は低下する。血沈は中等度に亢進する。甲状腺自己抗体である抗マイクロゾーム（TPO）抗体と抗サイログロブリン（TG）抗体が陽性となるのが特徴である。

▶ 治療　甲状腺ホルモン薬を投与する。

6. 甲状腺機能亢進症（バセドウ病）

▶ 原因　甲状腺ホルモンは身体にエネルギーの利用を促すホルモンであり，これが過剰になるとアドレナリンが過剰に出たような症状が生じる。バセドウ病は甲状腺刺激ホルモン受容体に対する抗体によって起こる自己免疫疾患である。

▶ 症状　頻脈，多食や体重減少，多飲多尿，発汗，高血糖などやめまい，抜け毛，うつ，不安感，イライラ，震え，暑さに耐えられない，などの多彩な症状が生じる。

▶ 治療　甲状腺刺激ホルモンの抑制を行う薬剤を投与する。薬物療法で効果がない場合は手術や放射線アイソトープの治療を行う。

7. 頸部良性腫瘍

▶ **原因・症状**　頸部には唾液腺腫瘍や甲状腺腫瘍のほかに，血管腫，リンパ管腫，脂肪腫や神経原腫瘍などが生じる。これらは**頸部良性腫瘍**（benign tumor of the neck）に分類され，それぞれ無痛性の頸部腫瘤が唯一の症状である。

▶ **治療**　腫瘍によっては悪性化する場合もあり，手術的摘出が望ましい。神経原腫瘍では，腫瘍摘出により発生神経の脱落症状をきたす。

8. 頸部悪性腫瘍

▶ **原因・症状**　頸部の悪性腫瘍（malignant tumor of the neck）として重要なものには，後述する唾液腺がんや甲状腺がんのほかに，**悪性リンパ腫**とがんの頸部リンパ節転移がある。悪性リンパ腫の多くは頸部リンパ節，特にワルダイエル輪に原発する。病理組織学的にホジキンリンパ腫と非ホジキンリンパ腫に分類され，日本人では非ホジキンリンパ腫が90％と頻度が高い。特にB細胞リンパ腫が多い。口蓋扁桃や咽頭扁桃がび漫性に腫脹し，頸部リンパ節では，側頸部に多発性で大きく軟らかい腫瘤を形成することが多い。一方，頸部には多くのリンパ節があり，頭頸部の各領域からリンパ管が流入しているため，各領域に生じたがんにより**頸部リンパ節転移**が生じる。このリンパ流は通常一定しており，リンパ節転移の部位よりがんの原発部位が予測できる。

▶ **診断・治療**　悪性リンパ腫の確定診断は組織生検によるが，細胞型の確定にはフローサイトメトリによる解析が必要である。腫瘍の進展範囲，病期の診断のために消化管造影や胸部，腹部のCT検査またはMRI検査，アイソトープ検査，骨髄検査などが必要である。治療は腫瘍の進展範囲により決定されるが，放射線療法と化学療法（CHOP療法など）が中心になる。頸部リンパ節転移の治療は原発腫瘍の治療法により左右されるが，頸部リンパ節郭清術を行うのが一般的であり，時に放射線治療も有効である。

9. 甲状腺腫瘍

▶ **概要**　甲状腺腫瘍（thyroid tumor）には悪性と良性がある。

①甲状腺良性腫瘍：甲状腺良性腫瘍としては腺腫が最も多く，乳頭状腺腫，濾胞状腺腫などがある。女性に多く，表面平滑で比較的軟らかい腫瘤が孤立性，時には多発性に生じる。頸部X線検査，超音波検査，アイソトープ検査，CT検査などで診断するが，針吸引細胞診も有用である。長期間放置しておくと悪性化する可能性もある。

②甲状腺がん：甲状腺がんは乳頭状腺がん，濾胞状腺がん，髄様がん，未分化がんに分類される。乳頭状腺がん（図4-28）が最も多く50～70％を占め，次いで濾胞状腺がんが約20％で，髄様がん，未分化がんは少ない。女性に多く，硬く，表面不整の腫瘤が生じ，時に反回神経麻痺による嗄声や頸部リンパ節転移もみられる。進展がんでは，気管内腔浸潤による呼吸困難や食道への進展により嚥下障害も生じる。腫瘍の増殖は比較的緩徐

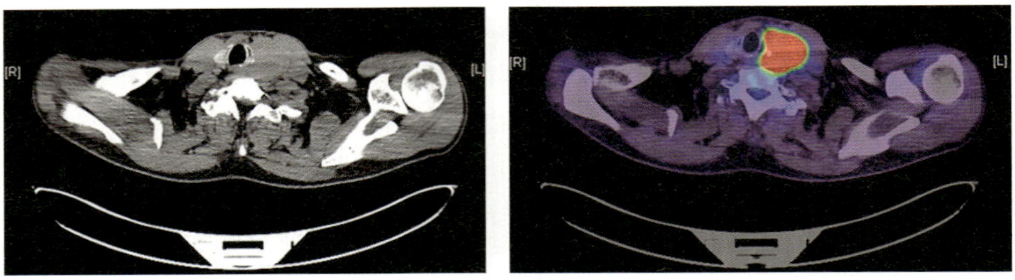

頸部軸位断 CT 検査所見　　頸部軸位断 PET 検査所見

図4-28 甲状腺腫瘍（乳頭状腺がん）

であり，一般に予後も良好であるが，未分化がんでは腫瘍の発育は極めて速く，予後も不良である。診断は良性腫瘍と同様であるが，切除範囲の決定のため喉頭内視鏡検査や食道造影なども必要である。

▶ **治療**　甲状腺腫瘍の治療は手術が中心になり，頸部リンパ節転移に対しては，頸部郭清術も併せて行う。乳頭状腺がん，濾胞状腺がんの再発，遠隔転移に対しては放射性ヨードによる放射線療法も有効である。未分化がんの進行は極めて速く，手術的治療は不可能なことが多い。時に放射線療法が有効であるが，一般にはその効果も一時的である。甲状腺手術には甲状腺葉切除術や全摘術がある。甲状腺外側には反回神経が走行しており，その損傷により嗄声が生じる。両側の反回神経損傷では術後に呼吸困難を生じるため，両側反回神経麻痺が疑われる場合は気管切開術を行ったほうが安全である。また，甲状腺全摘術では，術後に甲状腺機能低下症や副甲状腺（上皮小体）機能低下による低カルシウム血症を生じるため，甲状腺ホルモン薬やカルシウム剤の投与が必要となる。

国家試験問題

1 **慢性副鼻腔炎についての説明で適切なのはどれか。** (105回AM47)

1. 1週間の内服で症状が軽減すれば受診の必要はない。
2. 発症後1週は空気感染の危険性がある。
3. 眼窩内感染を起こす危険性がある。
4. 透明の鼻汁が特徴的である。

2 **Ménière〈メニエール〉病の患者への指導内容について正しいのはどれか。** (107回AM75)

1. 静かな環境を保持する。
2. 発作時は部屋を明るくする。
3. めまいがあるときは一点を凝視する。
4. 嘔吐を伴う場合は仰臥位安静にする。
5. 耳鳴があるときは周囲の音を遮断する。

3 **咽頭がんの危険因子はどれか。** (95回AM73)

1. 声帯ポリープ
2. 窒素酸化物
3. 喫煙
4. 炭酸飲料

▶答えは巻末

第1章 看護の基本

この章では

- 耳鼻咽喉疾患患者が抱える身体的・精神的・社会的問題と看護の役割について理解する。
- 耳鼻咽喉疾患患者の看護に必要な情報とアセスメントの視点について理解する。
- 耳鼻咽喉疾患の経過と患者の看護について理解する。
- 耳鼻咽喉疾患患者の退院支援と他職種との連携について理解する。
- 耳鼻咽喉疾患患者が利用できる社会資源について理解する。

I 患者の特徴と看護の役割

耳鼻咽喉疾患は，新生児から高齢者まで幅広い年代の人々が罹患し，生活していくうえで大切な感覚に影響を及ぼす。聴覚，嗅覚，味覚，平衡覚といった基本的な感覚器の機能にとどまらず，生命維持に不可欠な摂食および呼吸機能や，音声･言語などのコミュニケーション機能が障害される。

また，耳鼻咽喉領域は中枢神経に隣接するため，苦痛や不快に敏感に反応するうえ，頭頸部の形態に変化をきたすこともあるため，心理・社会的側面へも影響する。

疾患や治療による機能の障害や心理・社会的負担のある患者を十分に理解し，看護していくためには，アセスメント能力とともに個別の状況に対応できる援助技術が必要である。

A 生じやすい身体的問題

1 感覚の障害

聴覚，嗅覚，味覚，平衡覚，いずれの感覚機能も，耳鼻咽喉疾患によって直接的あるいは間接的に影響を受けやすい。たとえば感覚が鈍麻したり，逆に過敏になったり，通常とは異なる感じ方になることがあり，場合によっては感覚が失われる。平衡覚の障害は内耳の異常により生じるが，回転性や浮動性のめまいやふらつきを感じ，重度の場合には悪心や嘔吐を伴い，歩くことや起立していることが困難となる。耳鳴，耳閉感，難聴を伴う場合もある。

2 咀嚼・嚥下の障害

口腔，咽頭領域の疾患では咀嚼，嚥下に障害をきたすことがある。疾患による物理的な圧迫によって食物の通過が困難になる場合と，疾患に伴う疼痛や不快症状によって咀嚼，嚥下できなくなる場合とがある。

3 疼痛・不快症状

耳鼻咽喉疾患で生じる局所の疼痛や不快症状は，外部からの刺激によって増強されやすいが，頭部には感覚器が集中するので，常時意識せざるを得ない。疼痛や不快症状は呼吸や嚥下にも影響し，呼吸困難や飲み込みにくさにつながることもある。

また，耳鼻咽喉領域の検査や処置では，視野を得るためや繊細な操作を可能にするために，頭部を固定され，顔面近くで操作されることが多い。そのことによる恐怖感や緊張感から，苦痛が増強することがある。

4 容貌の変化

腫瘍(しゅよう)の増大など病巣による圧迫や，炎症反応や治療過程における腫脹(しゅちょう)は，顔面のゆがみや変形をもたらすことがある。また，疾患による直接的な形態的変化が生じない場合でも，症状に伴う障害などから容貌に影響が生じることがある。たとえば，咽頭扁桃(へんとう)（アデノイド）が腫大しているといつも口を開けているために，口唇(こうしん)や上顎(じょうがく)，前歯などが変形し，全体としてしまりのない顔つきになる（アデノイド顔貌といわれる）。

B 生じやすい心理・社会的問題

1 コミュニケーション活動の減少

人と人は様々な手段を用いて互いの経験を共有し，相互作用のなかで生活している。このような社会生活のなかで，多くの情報を伝達し合うコミュニケーション活動は不可欠であり，感覚器の果たす役割は大きい。

感覚の障害は他者からはわかりにくいため，誤解を生じやすい。たとえば，相手からの情報がとらえられなかったり，環境の情報を共有できなかったりするために，返事をしない，反応がないなどにより，他者からは変わった人とみなされやすい。また，障害が明らかにされている場合でも，哀れみや同情といった一方的な対応をされやすい。発声・構音の障害のために相手に情報が伝わりにくい場合には，コミュニケーションに時間がかかるため，意図が曖昧(あいまい)なまま相手が勝手な解釈をしてしまったり，中断してしまったりするということが起こり，伝わらないことで苛立(いらだ)ちや諦めが生じる。そのような経験は大きな疎外感(そがいかん)をもたらし，結果としてコミュニケーションに対して消極的になり，社会的活動を減少させてしまう。

2 身体防御力・適応力の低下

私たちは日常生活のなかで，外界の情報を取り入れることにより危険を察知し，回避行動をとることでからだの安全を守っている。たとえば，視界の外にあっても，背後から近づく自動車や自転車の存在を音により察知して道路脇によけたり，刺激臭や腐敗臭，味の変化により食品の安全を確かめたりする行動は，だれもが意識せずに行っている。しかし，聴覚，嗅覚，味覚といった感覚機能が損なわれると，防御的行動がとれずに危険の回避ができなかったり，遅れたりする。

また，人は感覚をとおして周囲の状況を認識するため，感覚機能の障害は環境への適応を困難にする。高齢者が慣れない環境で事故を起こしやすいとされる一因として，感覚機能の低下があげられ，機能を補う補聴器などの装具の使用が推奨されている。

さらに，人は感覚刺激情報の一つひとつを過去の経験と比較しながら蓄積することにより様々な事項を学習しているので，感覚器の障害は学習を困難にする。特に言語の発達には聴覚が重要な役割を果たしている。自分で発した音を聞いて確認することによりフィードバックを得て，その音と概念が結びつき言語として認識される。幼少時から聴覚が障害されていると，発声や構音機能に異常がなくても正確な発音を習得するのに時間と努力が必要となる。

3 自己概念の変容

感覚器が障害されると，コミュニケーション活動の減少，身体防御力・適応力の低下といった通常はあまり意識しない基本的な行動に支障をきたすため，自尊心や自己価値観が著しく低下してしまう場合がある。周囲の人の理解が得られないことによる孤独感や疎外感に加え，周囲の人々との関係に変化が生じて，役割を十分に果たせないと感じることもある。また，音楽を鑑賞する，おいしいものを食べるといった楽しみも，聴覚，味覚，嗅覚が障害されれば失われてしまう。さらに，疾患により容貌の変化が生じればボディイメージが損なわれる。不安や恐れ，怒り，悲しみ，絶望，屈辱，羞恥心，罪責感など様々な感情を体験し，複雑な過程を経て自己概念そのものにも変化が生じてくる。

C 看護の目的と役割

耳鼻咽喉疾患をもつ患者の身体的問題，心理・社会的問題は多様で個別性が高い。十分にアセスメントを行って問題を特定したうえで，コミュニケーション手段を確立し，症状の緩和と安全の確保に努めながらライフスタイルを再編成し，適応を促進していく必要がある。障害された感覚機能に対して，ほかの感覚器や生体機能を活用して刺激情報の伝達手段を代替し，必要な情報を得られるようにする。長期の治療が必要になったり，機能を喪失したり，期待ほどに回復が望めなかったりする患者に対しては，常に見守る立場としての看護師の存在を示し，患者が感情を表出し，現状が受け入れられるように環境を調整する。状態や段階に応じた現実的な目標設定を提示し，患者を支えていく。

II 必要な情報とアセスメントの視点

A 対象の一般的背景

耳鼻咽喉疾患をもつ患者の看護では，全人的なアプローチが求められるため，発達段階，家族，社会的役割，価値観，自己概念とともに，そこに影響する要因を幅広くアセスメントする。家族からの情報は，患者の性格傾向や行動特性，社会生活における患者の役割を知るうえで有用である。

また，疾患をもつ患者だけでなく，家族もケアの対象となったり患者支援において重要な存在になったりすることから，看護では両者についてのアセスメントを行う。

B 健康障害の範囲と程度

疾患の部位により特徴的な症状を有するため，関連部位の症状に対する主観的な受け止め方を，発症の時期，期間，程度，頻度について，丁寧に聴取する。主訴に対してどのように対処してきたのか，発症から現在までにどのような治療を受け，どのような効果が得られたか，症状による日常生活・社会生活への影響はどうかについても確認する。また，乳児・幼児は症状を自ら表現することができないので，行動観察が重要であり，家族から日常生活における行動を聴取することが必要となる。

1. 耳疾患

炎症性の疾患では，ずきずきする激しい耳の痛み，発熱，耳漏，耳閉感などが起こる。乳幼児は痛みや不快症状を訴えられないために，機嫌が悪くなり，ぐずったり，しきりに耳に手をやったりすることがある。

難聴では，はっきりと聞こえが悪くなったと自覚する場合だけではなく，耳閉感や，「キーン」「ピー」といった耳鳴を伴うこともある。乳幼児では呼んでも反応を示さない，返事をしないなどの行動に着目する。

2. 鼻疾患

疾患による鼻腔の圧迫や閉塞により鼻痛，鼻閉が生じる。粘膜刺激によりくしゃみ・鼻汁・鼻閉の鼻炎症状，鼻漏，鼻出血が出現する。鼻汁の垂れ込みが咳を誘発することもある。時には鼻閉による口呼吸やいびき，睡眠障害を起こすこともある。鼻腔粘膜の腫脹や分泌物により，鼻腔と副鼻腔をつなぐ通路が閉鎖されると，空洞内の換気が妨げられ圧変化が生じ，頭痛や顔面痛の原因となる。アレルギー性の鼻疾患では，アレルゲンにより春先に症状が強くなるなど季節により程度が異なることが多く，鼻閉のため集中力が欠如しやすい。目のかゆみや皮膚症状を伴うこともある。

血管が網の目状になり表面に浮き出ているキーゼルバッハ部位の傷害では，鼻出血が起こりやすい。幼児期から小学校低学年にかけては，特別な疾患がなくても鼻出血を起こしやすい。止血後の違和感から痂皮を除去してしまうと出血を繰り返しやすい。

嗅覚の障害では，感覚が鈍くなる場合もあれば，過敏になる場合もある。通常とは異なるにおいとして感知することもある。

3. 咽頭・喉頭・口腔疾患

口腔・咽頭粘膜は刺激に敏感で，疾患による腫脹や炎症は，強い違和感や疼痛をもたらす。開口障害，嚥下障害があると，摂食にも影響してくる。食事に時間がかかり，固形物が飲み込めなくなったり飲水でむせたりすると，食事や水分摂取量の減少につながる。味覚に異常が生じた場合は，食への欲求や楽しみが奪われてしまう。子どもでは身長や体重の増加が鈍いなど，成長発達を妨げる原因になることがある。腫脹により気道が閉塞すると，いびきや睡眠時無呼吸症候群を引き起こす原因になる。熟眠感が得られずに疲労感が残り，昼間に眠気が生じる。

喉頭の疾患では，咳嗽，呼吸困難を伴うことがあり，声門や反回神経に異常があると嗄声が出現する。大きな声を出したり長時間しゃべり続けたりすることは，声門への負担を増加させる。

C 健康歴

1 既往歴

耳鼻咽喉疾患の種類は，感染症，アレルギー，末梢および中枢神経疾患，腫瘍，外傷，異物と多種多様であり，その治療法も薬物を用いた保存的治療，従来の外科的治療，さらに最近では内視鏡手術やナビゲーション手術などの適用もある。そのため，既往歴について，現在も治療を必要としているか否かを含めて十分に把握しておくことが必要である。慢性疾患の既往により内服や食事制限などがある場合には，現疾患の治療との調整が必要な場合もある。耳鼻咽喉領域は外界との交通路となっているため，微生物の侵入の危険にさらされていることから，感染症の既往も把握しておく。

2 疾病の悪化要因

環境要因として，過剰な感覚刺激となる騒音，粘膜への刺激となる乾燥や粉塵，合わない義歯などがある。鼻腔・耳腔に負担を与える不適切な生活習慣としては，粘膜への刺激となる喫煙，刺激物や熱いもの・冷たいものの摂食，強く鼻をかむ，頻繁に耳垢を除去するなどの行動がある。耳疾患では，十分に回復していない状態での水泳なども悪化要因となる。

3 家族の健康歴

難聴や聴神経腫瘍のなかには遺伝性の障害や疾患も含まれるため，同様の症状を有する家族の有無について確認する。難聴に関係する遺伝子は数多く存在し，その遺伝形式も多様であるため，丁寧な家族歴の聴取が必要となる。両側性の聴神経腫瘍は遺伝性疾患である神経線維腫症（しんけいせんいしゅしょう）Ⅱ型を疑い，そのほかの神経系腫瘍や皮膚病変・眼病変の有無を尋ねる。

遺伝性の場合，家族が疾病や障害にどのように対処しているかによってイメージが影響を受けやすく，そのとらえ方が肯定的にも否定的にもなる。単に家族歴の有無だけではなく，そのような受け止め方を確認しておくことが大切である。一方，同居家族は同じ環境にさらされた結果，同じ障害をもっているケース，たとえば高度な環境騒音が難聴の原因になっている場合などもある。

4 健康認識と健康管理

健康認識は，その人がこれまでにどのような疾患を経験してきたかということだけではなく，家族の病気体験や介護体験にも左右される。同様の症状を繰り返している場合，健康管理に関する意識が低下して服薬管理がずさんになったり，生活行動への注意が希薄になったりしている場合があるので注意を要する。

D 現在の状況（身体的側面／心理・社会的側面）

疾病の経過にはいくつかの段階がある。症状を自覚し診断を求めて医療を活用し始めた段階，診断がつき治療が開始され健康の回復に期待をしている段階，機能の障害が固定化して受容していく段階，新たなライフスタイルを構築し適応していく段階などである。現在患者がどのような段階にあるのかを，身体的側面，心理的・社会的側面の双方から評価する。

さらに，患者は疾患について医師からどのように説明されているかを把握する必要があり，説明時に同席した場合には，その理解の状況だけではなく，心理的影響についても患者の表情や反応から推察し確認する。同席できなかった場合には，診療録の記載内容を確認するだけではなく，患者自身の言葉で表現してもらうことで，理解の程度や受け止め方を把握する。

また，この分野の医療は，難聴に対する人工内耳，脳幹インプラントなどの人工感覚器や，頭頸部（とうけいぶ）腫瘍の治療に形成外科の技術を組み込んだ機能・形態の温存手術など，高度な先進医療が導入されつつある。情報化社会において患者がそのような情報を得て，医療技術に多大な期待を寄せていても，その適応については十分に理解していないことがある。このような状況についても，慎重にアセスメントして対応していくことが求められる。

III 疾患の経過と看護

A 急性期の患者の看護

1 急性期とは

急性期とは炎症性疾患や慢性疾患（中耳炎，副鼻腔炎，扁桃炎，咽頭炎，喉頭炎など）の急性増悪，そのほか外傷，鼻出血，突発性難聴，メニエール病，異物などのための処置，治療が必要な時期である。また，手術を受ける患者では手術から回復するまでの時期である。

2 急性期の看護

看護の目的は，それぞれの疾患や治療過程における症状の観察を行い，異常の早期発見をすること，必要な情報を収集し治療が円滑に進むよう援助することである。特に鼻から咽頭・喉頭にかけての病変の場合，気道閉塞・誤嚥により生命の危機に至ることもある。呼吸状態のモニタリングを行い，急変時の対応がとれるようにしておく。また，身体的な苦痛や，突然の発症による精神的・社会的苦痛をできるだけ取り除くためのかかわりが重要になる。

患者や家族からの情報収集時には，発症時の状況や経過，自覚症状，他覚症状だけでなく，どのような対処をしたかという情報も得る。

炎症性疾患や慢性疾患の急性増悪期では，症状が重い場合，まず可能な限り身体的苦痛を取り除くための援助を行う。外傷，鼻出血では苦痛を伴う処置に対して，患者を落ち着かせ，処置前後の苦痛を除去するための援助を行う。

突発性難聴やメニエール病ではめまいを伴うこともある。日常生活上のことが自分で行えないこともあり，身の回りの援助が必要である。また，症状に伴い不安も大きいため，患者を落ち着かせるようなゆったりしたかかわり方も大切である。

手術を受ける患者には，術前オリエンテーションを行い，患者が術後の状態をイメージできるようにすることが重要となる。

B 回復期の患者の看護

1 回復期とは

回復期は，疾患や手術で生じた障害や機能低下に対して，訓練やリハビリテーションを行い，社会復帰を目指す時期である。

2 回復期の看護

看護の目的は，患者が日常生活を円滑に送れるようにするための援助が中心となる。

❶訓練に伴う援助

喉頭(こうとう)亜全摘出術，舌(ぜつ)・口腔底(こうくうてい)がんの再建術後，上顎(じょうがく)がん術後では嚥下(えんげ)訓練，発声訓練，言語訓練などが行われる。医師の指示のもとに行われる言語聴覚士(ST)による訓練に加え，ベッドサイドでの看護師による訓練も必要である。訓練の状況や機能回復過程，訓練を行ううえでの注意点など，言語聴覚士と連携し日常生活のなかでも患者が意欲をもって訓練を行えるように援助する。

顔面神経麻痺(まひ)患者の訓練もリハビリテーションセンターで行うこともあるが，同時にベッドサイドで毎日行うことが大切である。しかし，訓練の効果が期待どおりに表れない場合は，訓練への意欲が持続できない場合がある。この場合も看護師は，患者の焦(あせ)りや不安を受け止めつつ，励ましながら訓練を続けられるようかかわる。

❷退院後の対策の立案

これらの機能回復訓練は，毎日の積み重ねが大切であるが，必ずしも訓練の時間や期間に比例して機能が回復するわけではない。退院後も機能障害が残り，生活の変化を余儀なくされる場合もある。そのため，社会復帰後の生活変化がどの程度で，日常生活を送るうえでどのようなことが障害になるのか，患者だけでなく家族も交えて話し合い，具体的な対策を立てる。また，社会資源の活用を含め検討し，必要があれば，医療ソーシャルワーカーへの依頼をしたり，患者居住地の市区町村の役所の介護保険課（高齢者総合相談センター，または地域包括支援センター），社会福祉事務所などに相談するよう助言する。

C 慢性期の患者の看護

1 慢性期とは

慢性期は，慢性疾患やアレルギー性疾患の症状が落ち着いている時期である。また，手術療法や化学療法，放射線療法などの治療を終えた患者は外来で経過観察する時期である。

2 慢性期の看護

看護の目的は，症状をうまくコントロールしたり，機能障害を抱えながらも社会生活が送れるよう援助することである。

定期的な外来受診を促し，医師から指示された薬を正しく服用すること，生活上の注意点を守ることなどを指導する。それらがうまくなされていない場合，どこに問題があるのか情報を得て，解決策を患者と共に考える。さらに，機能障害がある患者には，日常生活で困っていることはないか，患者や家族だけで解決できない問題を抱えていないかなどを確認し，問題が解決するよう対策を立てる。この時期にも必要時，医療ソーシャルワーカーや患者相談部門など他部門への依頼も考慮する。また，地域で解決できる問題か否かなどを検討し，社会資源の活用などを助言する。

この時期に症状が安定した期間が長く続くと，日常生活で無理をしたり，油断したりすることがある。症状の悪化など異常があれば，できるだけ速やかに外来受診するよう指導することも大切である。

D 終末期の患者の看護

1 終末期とは

終末期の患者の看護は主に悪性疾患患者が対象となり，耳鼻咽喉（いんこう）科に限らずほかの悪性疾患すべてに共通する。この時期には疼痛（とうつう），呼吸困難，全身状態が悪化し，患者の生活機能は低下する。死に対する恐怖，不安，焦り，このような疾患になったことへの怒り，悲しみ，孤独感など，あらゆる負の感情を抱くようになる。

2 終末期の看護

❶身体的·精神的苦痛の緩和

看護の目的は，患者の身体的・精神的苦痛を取り除き，できるだけ安らかにその人らしく過ごせるように援助することである。同時に家族に対しても，ほかの時期以上にかかわる必要がある。また，医療処置が継続されていても，自宅で最期を迎えたいと希望する患者や家族もあり，最期をどこで，どのように過ごしたいかについても話し合っておく必要がある。

身体的苦痛を取り除くことは，患者だけでなく，最期を共に過ごす家族にとっても重要な援助である。夜間の不眠や精神的不安に対しては，担当医師や看護師だけでなく，緩和医療チームや精神科医師への依頼も考慮する。

❷家族への説明と意思の確認

耳鼻咽喉科疾患では，終末期に大出血により突然の死を迎える場合がある。そのようなこともあり得ることを含めて，状況によりできるだけ早期に，医師から家族に病状説明をする。また，苦痛を取り除くための薬剤を投与することによって，どのような影響があるか，急変時にはどのように対応するかなど，具体的な説明をし，家族の意思を確認しておくことも重要である。

❸終末期を迎える場所の選択

在宅で終末期を迎えることを希望する患者や家族もある。その場合，家族だけに負担がかからないように，往診医の決定や訪問看護の導入，そのほか地域の社会資源の活用に向けた調整を行う。

大学病院や高度医療を提供する病院から，ホスピスやほかの医療機関への転院などの選択肢もある。患者や家族の希望を確認し，その希望がある場合は医療ソーシャルワーカーと連携を図りながら，退院・転院に向け調整することも看護の重要な役割である。

耳鼻咽喉疾患では，顔面・頸部の欠損や変形がある場合が多いため，患者死亡時には一般的な死後の処置に加え，外観の変形を最小限にする工夫が必要である。

Ⅳ 耳鼻咽喉疾患患者の療養生活を見すえた退院支援と多職種連携

A 退院支援における看護師の役割

耳鼻咽喉疾患患者の退院支援においては，入院前の患者の社会生活状況を聴取し，治療によりどのような生活状況変化が生じるのかを予測し，計画的に退院支援を行っていく必要がある。

前述のとおり，耳鼻咽喉科疾患の患者は，聴覚や嗅覚，味覚，触覚という感覚をつかさどる器官に障害を負ったり，影響が及ぶ。さらに言語や音声によるコミュニケーション手段を失う場合もあり，生活そのものの再構築の検討が必要となる場合も多い。このことを看護師は理解しておく必要がある。また近年では，治療技術が進歩し，気管切開や重度の嚥下障害によって代替栄養手段が必要な場合などでも，経管栄養を行い在宅で生活しながら治療や療養を継続する患者も多い。そのため入院から外来までの継続看護の視点も必要である。

治療過程では患者の受容過程を支えるとともに，社会生活に戻る生活者として患者をとらえ，そのためにどのようなサポートが必要なのかを見極め，必要な専門職と協働していくことが大切である。

また，患者家族の生活にも少なからず変化が生じることになることにも十分留意し，支援していく必要がある。

B 退院に向けた院内専門職との連携

院内の専門職との協働も大切である。言語聴覚士や認定看護師といった医療職の専門職との協働はもちろんであるが，代替栄養を行っている場合には栄養士と協働する必要もある。患者への社会資源導入や在宅環境調整にあたっては，医療ソーシャルワーカーや退院調整看護師と協働することも有効である。

患者の社会生活への復帰にあたり，具体的にどんな問題があり，どのような支援が可能かなどを，専門職がそれぞれの専門性を生かして検討し，提供できる環境を整えることが退院支援では重要である。

C 退院支援の際に耳鼻咽喉疾患患者が利用できる社会資源

1 公的社会資源

耳鼻咽喉(いんこう)疾患患者が利用できる社会資源の1つに身体障害者手帳がある。聴覚・平衡(へいこう)機能，音声言語，咀嚼(そしゃく)機能に，等級に定められた状態の永続する障害がある場合に身体障害者手帳の交付を受けることができる。身体障害者手帳の交付により，日常生活用具（吸引器など）が給付される。また，障害者総合支援法（2013［平成25］年4月1日施行）を活用することで障害福祉サービスを利用することができる。利用できるサービス内容は，通院・入院している医療機関の医療ソーシャルワーカーや居住地の役所の障害福祉課などに相談するとよい。

患者の年齢や疾病によっては，介護保険制度のサービスを利用できる場合もある。

2 患者会

喉頭摘出術を受けた患者の患者会では，会員相互の親睦を図ったり，発声教室を開き食道発声の訓練を行ったりしている。同じ立場の人たちが集い，有意義な情報交換をし，様々な活動を行っている。医療従事者から得るのとは違う重要な支援が受けられる場である。

演習課題

1. 耳鼻咽喉疾患患者の特徴と看護の役割についてまとめてみよう。
2. 耳鼻咽喉疾患患者の看護に必要な情報とアセスメントの視点について，ポイントを整理しておこう。
3. 耳鼻咽喉疾患の経過と，それぞれの経過において特徴的な看護についてまとめてみよう。
4. 退院支援における看護師および他職種の役割をまとめてみよう。
5. 自分たちの地域において身体障害者手帳の交付により受けられるサービスは何か，まとめてみよう。
6. 耳鼻咽喉疾患患者が利用できる社会資源のなかでの患者会の役割について，話し合ってみよう。

第2章 主な症状に対する看護

この章では

- 耳疾患患者にみられる症状と看護について理解する。
- 鼻疾患患者にみられる症状と看護について理解する。
- 咽頭・喉頭疾患患者にみられる症状と看護について理解する。

I 耳疾患患者にみられる症状と看護

A 耳痛

1. 必要な情報とアセスメントの視点

耳介，外耳道，中耳，耳管，咽頭に炎症があるときなどに耳痛を訴える。外耳道にある三叉神経の枝が刺激された場合も耳痛を起こす。

アセスメントに必要な情報として，次のようなことについて観察したり，患者から聴取する。痛みの部位，性質（どのような痛みか），強度と変化，発症の状態，間隔。また痛みに伴うほかの症状として，発熱，耳漏，耳鳴，耳閉感，難聴，めまい，顔面神経麻痺の有無なども重要である。

炎症が進行している時期は痛みも強く，食欲の低下や不眠を招くことがあるため，日常生活の様子についての観察も必要である。小児では，発熱や下痢を伴うこともある。

2. 看護の方法と根拠

局所の安静を保ち，刺激をできるだけ与えないようにする。咀嚼による関節や筋肉の動きの刺激により痛みが強くなるような場合は，食事はできるだけ軟らかいもの，かまずに飲めるものなどの工夫をする。臥床時の体位は患側を上にし，炎症部位を圧迫しないように指導する。

抗生物質や消炎鎮痛薬が処方された場合は，指示どおり内服を続けることが大切である。痛みの消失により患者が自己判断で内服を中止した場合，痛みの再発や炎症が増悪することもあるので，自己判断で中止しないように指導する。

冷罨法により痛みが軽減する場合もある。ただし，耳介部やその周囲の皮膚に異常があるときや顔面神経麻痺の場合は，冷却することにより麻痺を増悪させることもあるので，全体の観察が必要である。

感染防止のための指導も重要である。耳漏を伴う場合は，患部を清潔に保つこと，自分で綿棒や耳かきで耳内を触らないこと，外に出た滲出液を軽く拭き取る程度にするなどの指導をする。また，症状が治まるまで入浴や洗髪，水泳などは禁止する。

B 耳鳴

1. 必要な情報とアセスメントの視点

他覚的耳鳴（体内に音源がある耳鳴）をもたらす疾患には，脳内の動静脈奇形などの血管異常，軟口蓋ミオクローヌスなどがある。自覚的耳鳴（本人のみに聞こえる耳鳴）の原因は明らかでないが，聴神経または脳内の自発放電が関係していると考えられている。

耳鳴の種類（どのような音か），持続の状態，左か右か，難聴や耳閉感の有無，めまいの有無と程度につき情報収集する。また，耳鳴を自覚したときの生活状況なども，ストレスや疲労との関係を，今後の生活指導に生かすために必要な情報である。

2. 看護の方法と根拠

耳鳴は原因不明なことが多く，完治が難しい場合が多い。患者がそれを理解し，耳鳴を抱えながらも生活に支障をきたさないように，生活指導や援助を行う。

睡眠や休息を十分にとり，規則正しい生活をすることにより，心身ともに体調を整えられるよう働きかける。不眠に対しては薬剤投与の考慮について医師に働きかける。

患者ができるだけ耳鳴が気にかからない環境を，自ら整えられるようにするための援助をする。耳鳴が気になり意識から離れないときには，静かな音楽を聴くなどして気を紛らわす方法を試す。また，患者の話をよく聞き，そのなかに増悪因子などがないかを共に考えたり，自分自身をうまくコントロールできる方法がないかなどを共に探る。

C 難聴

1. 必要な情報とアセスメントの視点

伝音難聴（外耳，中耳の障害による）は，外耳道閉鎖症，中耳炎などによって生じるが，感音難聴の原因は，内耳炎のような内耳障害によるものから第Ⅷ脳神経腫瘍のような後迷路性のものまである。加齢性難聴は，特別な原因がなく，感音難聴を示すものである。

耳鳴の有無，めまい，耳痛，頭痛，耳閉感，耳漏，発熱などの耳の炎症症状の有無，聴力の左右差，聴力検査のデータとその変化などの情報を収集する。またどのくらいの大きさの声なら聴こえるか，音域の違いによる差の有無などを把握し，生活援助に役立てる。

テレビやラジオを聴くとき，以前よりも大きな音量にする，電話の話し声が大きくなった，何度か呼ばないと返事をしない，また会話中何度も聞き返すなどの生活行動の変化で難聴に気づく場合もある。生活環境や行動，また，病歴から難聴の程度や原因を探り，今後の生活指導の参考にする。

1 構造と機能
2 症状と病態生理
3 診察・検査・治療
4 疾患と診療
1 看護の基本
2 症状に対する看護
3 検査と治療に伴う看護
4 疾患をもつ患者の看護
5 事例による看護過程の展開

2. 看護の方法と根拠

患者の難聴の程度に合わせたコミュニケーションをとる。患者の健側からゆっくり，患者の聞き取りやすい音域の声を出し明確に話す。難聴の程度により筆談を行う。患者の理解度を必ず確認し，一方的なコミュニケーションに陥らないように注意する。

難聴を悪化させないために次のような生活指導を行う。規則正しい生活を送ること，十分な睡眠と栄養バランスのとれた食事を摂り，心身ともに体調を整えること，また，生活のなかの騒音をできるだけ避けたり，聞こえにくいからと，テレビや音楽のイヤホンやヘッドホンのボリュームを上げすぎないこと，かぜをひかないように注意することなどである。

難聴のある患者は，社会生活を送るうえで，人とのコミュニケーションを図るとき，常に緊張を強いられている。音や人の声を聞き取ることや人の表情，会話時の口の動きや動作などに全神経を集中している。それが苦痛と感じる人は，他人とのかかわりを最小限にしたいと思ったり，外出が億劫(おっくう)になったりする。そこで，入院生活や外来受診時，看護師はできるだけ落ち着いた環境で，ゆったりした態度で患者に接するように心がける。また，患者の訴えをゆっくりした態度を示しながら聞くことが大切である。

小児の難聴では言葉の学習の遅れという，発達上重大な問題が生じる。難聴の早期発見により，早期治療・療育につなげることが重要となる。

D 耳漏

1. 必要な情報とアセスメントの視点

外耳炎，外耳道湿疹(しっしん)，中耳炎などが原因で生じる。

耳漏(じろう)の性質・状態・量を知り，耳痛(じつう)，耳閉感(じへいかん)，めまい，頭痛，発熱，顔面神経麻痺(まひ)などの有無を観察する。併せて外耳道や鼓膜(こまく)の所見を参考にアセスメントする。

2. 看護の方法と根拠

耳漏による耳内の感染や他部位への２次感染を起こさないようにすることが大切である。

耳漏の貯留を防ぎ，外への流出を促すために，臥床(がしょう)中はできるだけ患側を下にするなど体位の工夫をする。耳漏は，清潔な綿棒で軽く清拭(せいしき)・消毒するか，量が少ない場合は流れ出たところを軽く拭き取るようにする。耳漏が多いときは，清潔な綿球で軽く栓をし，綿球が汚れたら交換する。耳かきは禁止する。また炎症が治まるまで，入浴や洗髪，水泳なども禁止する。髪が耳についたり，耳漏が髪に付着したりしないように整髪する。

E めまい

1. 必要な情報とアセスメントの視点

メニエール病のような内耳障害でも，小脳出血のような中枢障害でも，回転性のめまいが起こる。一方，血圧の異常や心身症によるめまい感もあり，多様な原因によって起こる。

めまいの性質，持続時間，どのようなときに発症したか，眼振（がんしん），耳鳴（じめい），耳閉感，難聴，悪心（おしん）・嘔吐（おうと），頭痛，冷汗などを伴うか，生活環境の変化やストレス，疲労などの有無，めまいのため困っていることは何か，既往歴などの情報を得る。

強いめまいは，わずかにからだを動かしたり，顔の向きを変えるだけでも起こり，悪心を誘発し，歩行も困難になることがある。転倒や転落などのリスクも発生し，日常生活が制限される。激しいめまいが繰り返し起こるようなことがあれば，心身ともに苦痛や不安は強いものとなる。そのため，臥床しがちになったり，自らの行動を制限し，社会活動までも控える人がいる。

2. 看護の方法と根拠

めまいが強いときは患者が楽な体位をとり，目は軽く閉じる。悪心のあるときは側臥位をとる。動くときにはゆっくり動くように指導する。

患者に話しかけるときは，患者が向いている側に立ち，患者が動かなくてもよいように気をつける。患者の目線と同じ高さまでからだをかがめて静かに話しかける。また不用意にベッドを振動させたりしない。

ベッド周囲や病室の環境整備のなかで，悪心・嘔吐を起こす強い香りを発するものは置かない。

❶安全な環境の提供

患者は症状が軽快しない，ぶり返すなどにより不安に陥る。患者の心理状態を理解し，ゆったりした態度で接する。この時期には臥床していてもわずかな動きでめまいを感じるため，常にベッド柵を上げておく，ベッド周囲に障害物を置かないなど，安全な環境を提供する。騒音や光刺激はめまいを増強することがあるので，ベッドの位置は明るい窓側は避ける。ベッドの昇降やトイレへの歩行時には，遠慮せずに看護師をよび，援助を受けるように指導する。

❷歩行時の支援

めまいが治まったら徐々に行動範囲を広げていくための援助をする。歩行時は看護師が付き添い，患者に安心感を与え自信をもたせてゆく。

患者の日常生活行動を視野に入れて，過去の発作を振り返ったり，めまいを誘発する因子や前ぶれなどを明らかにしたうえで，めまいを抑えるための具体的方法を患者と共に考えアドバイスする。また，再びめまいが発生したとき，なるべく安全な状態で休息をとれるように，患者の生活行動に合わせた具体的な対処行動を指導する。

Ⅱ 鼻疾患患者にみられる症状と看護

A 鼻閉

1. 必要な情報とアセスメントの視点

鼻閉の程度，片側性か両側性か，経過が一過性か持続性か，前鼻漏・後鼻漏の有無と性状，鼻出血の有無，嗅覚障害，鼻声やいびきの有無，口腔咽頭の乾燥，咽頭・喉頭発赤や咽頭痛の有無，頭痛や頭重感の有無などを観察する。

鼻閉の持続により集中力や注意力の低下など，精神活動に支障をきたすことがある。小児の場合は咽頭扁桃（アデノイド）が大きく，鼻閉を起こしやすい。また，新生児は口呼吸が困難なため，呼吸障害や哺乳障害をきたす。上記症状の観察以外にも，日常生活における行動や態度，精神活動の状況などの情報を得ることも重要である。

2. 看護の方法と根拠

鼻閉のある側を上にした側臥位になると鼻閉が緩和する。からだを温め血行をよくすると，筋肉の緊張がとれて鼻腔が広がり呼吸が楽になることがある。逆にうつぶせや頭を低くして寝ると，うっ血により鼻粘膜が腫脹し症状が悪化するので，眠るときの体位に注意するように指導する。また，鼻粘膜の刺激や損傷を避けるため鼻を強くかまない，自分で鼻内を触らない，などの生活指導を行う。

口腔咽頭の乾燥に対して，含嗽を行う，口腔内を清潔に保つ，室温や湿度の調節をする，マスクを使用する，などを指導し咽喉頭炎を予防する。また睡眠時に濡れガーゼやマスクを装着することも乾燥に効果がある。

鼻閉が強い場合は血管収縮薬の点鼻薬が処方されるが，連用により効果が薄れ，鼻粘膜の肥厚を起こし鼻閉が増強することがある。使用用量，使用方法を守るように指導する。

B 鼻痛

1. 必要な情報とアセスメントの視点

痛みの程度・性質・部位，発熱の有無，顔面腫脹の有無，頭痛・頭重感の有無などについて観察する。

2. 看護の方法と根拠

冷水や氷水で絞ったタオル，氷嚢(ひょうのう)などで局所を圧迫しないように冷やす。臥床(がしょう)時は頭部を高くする，鼻を強くかまない，などの指導をする。

悪性腫瘍(しゅよう)による痛みには鎮痛薬として麻薬が投与されることがあるので，便秘などの副作用（有害事象）に注意する。また，投与時間の工夫などにより夜間睡眠できるようにし，日常生活を調整する。

C 鼻漏

1. 必要な情報とアセスメントの視点

鼻漏の性質・状態・量，前鼻漏か後鼻漏か，鼻閉感，嗅覚(きゅうかく)障害，発熱，鼻部や頬部(きょうぶ)の腫脹，頭痛や頭重感の有無などを観察する。

2. 看護の方法と根拠

鼻漏を流出させるため鼻をかむが，左右片方ずつ静かにかむように指導する。左右同時に行うと，咽頭圧の上昇により耳管が開き，炎症が耳管から中耳へ波及する。鼻をかんだ後も鼻汁(びじゅう)が残っている場合は，鼻をすすり鼻漏を喉に回し，含嗽して吐き出させる。また，吸引器で吸引する場合もある。頻繁に含嗽し口腔内の清潔を保つと同時に，鼻や鼻前庭部(びぜんていぶ)の清潔も保つように指導する。

D 嗅覚障害

1. 必要な情報とアセスメントの視点

嗅覚障害の性質や程度を観察する。においの異常は患者が不快を感じるだけでなく，食欲や味覚にも影響し，食事をはじめ日常生活に大きな影響を与える。

2. 看護の方法と根拠

嗅覚の低下は日常生活上の障害をもたらす。たとえば，悪臭に反応しないため，ガス漏れ，物が焦げたり焼けたりするにおいや，食物の腐敗臭などに気づかない。そのため，ガス漏れ警報器や火災報知器の設置，ガス，灯油，電気器具の後始末の徹底など，危険を回避するために生活環境を整備することを指導する。また食品については，購入，開封，調理した日時を明記する，調理してから日時の経ったものは食べないなど，生活上の工夫や対応について指導する。

E 鼻出血

1. 必要な情報とアセスメントの視点

出血量によりショック症状が出現することがあるのでバイタルサイン，チアノーゼ，意識状態，顔色，冷汗などの観察は重要である。それ以外にも，出血量，出血部位，出血の誘因となる疾患（高血圧，動脈硬化，血液疾患など）がないか，などについて情報収集をする。

2. 看護の方法と根拠

❶出血が多いときの対応

出血量が多い場合，患者は不安を抱き，興奮や動揺がみられ，これらが止血処置の妨げになることもある。対応する看護師の態度も重要で，慌てず冷静に接することで患者を落ち着かせることもできる。必要時，指示された鎮静薬を用いる。

血圧低下がなければ頭は高めにし安静にさせる。血液を飲み込むと悪心（おしん）・嘔吐（おうと）を誘発するので，鼻はかまず咽頭（いんとう）に回った血液や鼻汁は口から出すよう指導する。その後に，吐き出した血液や吸引した血液の量を測定し医師に報告する。

❷止血処置

止血処置のうち単純な方法は，外鼻から綿球を入れ鼻翼（びよく）を指で圧迫するものであり，綿球は濡れても交換しない。

綿球や圧迫でも止血しない場合は，血管収縮薬や止血薬を浸したコメガーゼ，抗菌薬を含んだワセリンタンポン，止血用ゼラチンスポンジやコラーゲン使用吸収性局所止血剤など（図 2-1）を鼻腔（びくう）に詰める方法も用いる。

タンポンガーゼで止血しない場合はベロックタンポン（図 2-2）やバルーンカテーテル（図 2-3）を使用する。タンポンやバルーンでのパッキングは強い疼痛を伴うため，医師に指示された鎮痛薬を投与する。鼻前庭部からの出血で出血点が明らかな場合，硝酸銀（しょうさんぎん）や電気メスで焼灼（しょうしゃく）することもある。

❸再出血予防

止血処置後は再出血を予防するため安静を保持する。適宜，バイタルサインをチェックし，再出血の有無，全身状態の観察を行う。また，医師より指示された補液，輸血，止血薬，抗菌薬などを確実に投与する。

鼻内のガーゼやタンポン，バルーンカテーテルを除去後，再出血することがあることに留意する。抜去直後は安静にし，出血がなければ徐々に通常の生活に戻す。

❹日常生活の注意点

日常生活での注意点として，鼻を強くかんだり鼻内を触ったりしない，酒，たばこ，塩

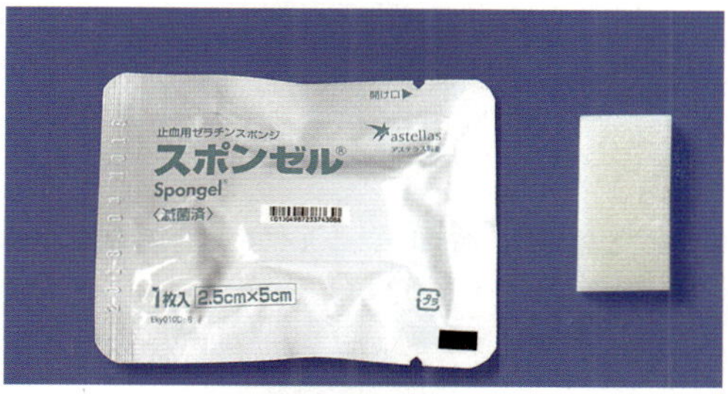

写真提供／アステラス製薬株式会社

図2-1　止血に用いられる資材

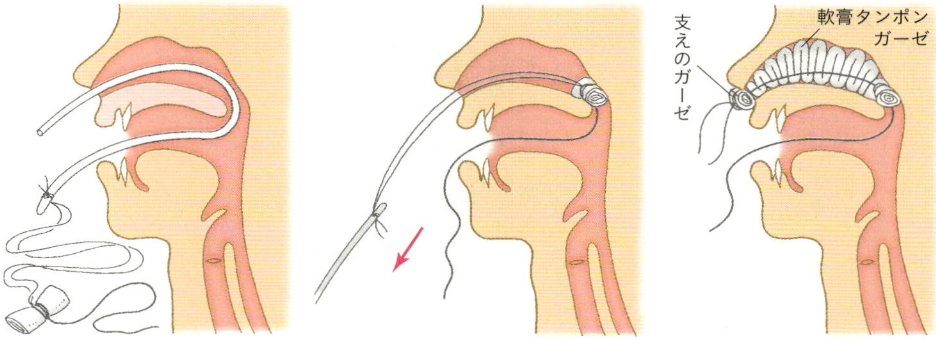

1ネラトンカテーテルにキシロカインゼリーをつけ，鼻腔から挿入し，ケリー鉗子を用いて口から出す。
②ネラトンカテーテルの穴にベロックタンポンの絹糸を通し，2本をしっかり結ぶ。

③ネラトンカテーテルを鼻から引き出し，ベロックタンポンを後鼻腔に固定する。

④固有鼻腔に軟膏タンポンガーゼを挿入し充填する。
⑤ベロックタンポンが咽頭に落ち込まないように，支えのガーゼにしっかり結ぶ。
⑥口から出した絹糸は，頬部に絆創膏で固定する。

図2-2　ベロックタンポン挿入

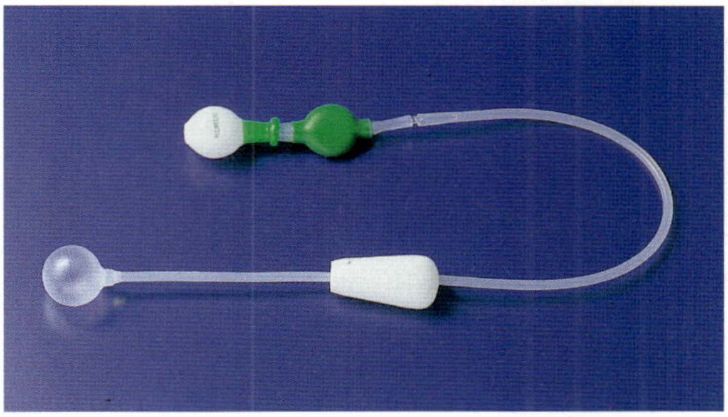

写真提供／株式会社高研

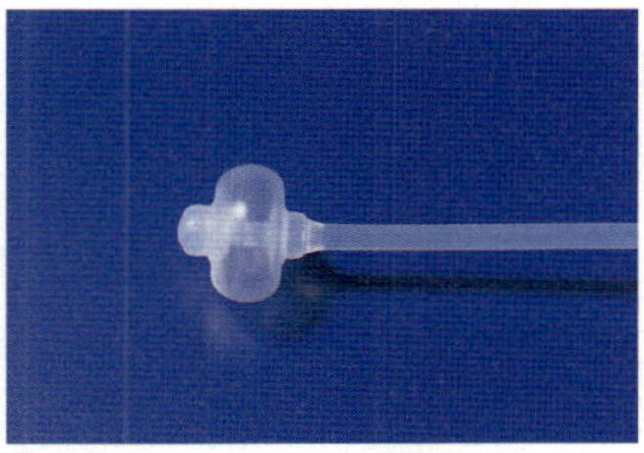

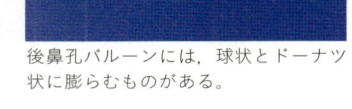

後鼻孔バルーンには，球状とドーナツ状に膨らむものがある。

図2-3　バルーンカテーテル

分，刺激性食品は避ける，便通を整える，などを指導する。完全に止血し医師の許可があるまでは入浴はしない。

また，明らかな原因疾患がある場合は，治療を受けるよう促す。

III 咽頭・喉頭疾患患者にみられる症状と看護

A 咽頭痛

1. 必要な情報とアセスメントの視点

痛みについて，どの部位か，どんな痛みか（性質）を知り，発熱，嚥下障害，呼吸困難，口臭，熱感の有無と程度，食事摂取状態などについて情報収集する。

2. 看護の方法と根拠

炎症・疼痛が強くなれば抗生物質とともに消炎鎮痛薬が処方されるので，医師の指示どおりに服用することを指導する。

日常生活上の注意として，室温や湿度の調整，鼻呼吸の奨励，マスクの使用，人込みや空気の悪い所は避ける，禁煙，食事に関する注意（薄味とする，刺激物を避ける，軟らかく調理し食べやすくする），頻繁に含嗽することなどを指導する。

疼痛が強いと水分も摂取しにくくなるため，脱水をきたすこともある。食事や水分の摂取量に注意を払うように指導する。

B 呼吸困難

1. 必要な情報とアセスメントの視点

急性喉頭炎，急性喉頭蓋炎，喉頭がん，喉頭外傷などが原因となる。

呼吸困難の程度と性質，呼吸数と呼吸の型，チアノーゼ，喘鳴，咳嗽，喀痰，嗄声，意識低下，舌根沈下の有無などを観察する。また血圧，脈拍，SpO_2 や動脈血ガス分析などの検査データにより重症度を判断する。

2. 看護の方法と根拠

❶迅速な対応

バイタルサイン，全身状態，意識状態などの観察を行い，状態に応じて迅速に対応する。患者の衣服を緩めファーラー位の状態で臥床(がしょう)させる。このとき，頭部の前屈や首の伸展を避ける。痰が多く，自分でうまく喀出(かくしゅつ)できない場合は吸引する。状態に応じエアウェイを挿入して気道を確保し，医師の指示により酸素吸入を行う。

重篤な呼吸困難の患者には気道確保のために気管切開が行われる。手術室で行うが，緊急時には病棟や外来で実施する場合もある。救急カート，心電図モニターや経皮的 SpO_2 測定器を準備し，必要に応じ装着する。

❷日常生活の援助

意識がはっきりしている患者は，呼吸困難により強い不安や生命への危機感を抱くことがある。患者の側に寄り添い，手を握ったり肩に手を添えるなどして深呼吸を促し落ち着かせる。また，食事，洗面など基本的な生活行動の自立が困難になるため，日常生活の援助が必要である。

C 咳嗽

1. 必要な情報とアセスメントの視点

咳嗽の仕方と性質，呼吸困難・喘鳴・喀痰の有無と性状，嗄声，咽頭痛(いんとうつう)，そのほかの随伴症状などを観察する。咳嗽の原因となる疾患を把握する。

2. 看護の方法と根拠

咳(せき)，鼻閉(びへい)，鼻漏(びろう)などの分泌物(ぶんぴつぶつ)の増加は，周囲の人の不快となるだけでなく，感染の拡大を招く場合がある。咳エチケット（表 2-1）を守ることにより，これらの問題の発生予防に努めることが大切である。必ずマスクを使用する，喀痰はティッシュペーパーで受ける，ティッシュペーパーはビニール袋などに捨て口をしばる，必ず手洗いを行うことを指導する。

❶保温，安静

咳嗽が持続すると安静や睡眠が妨げられ，体力も消耗しやすい。また胸筋や腹筋の筋肉痛を生じることもある。咳嗽発作時に呼吸困難や嘔吐(おうと)を伴うこともある。保温に努め，患者の楽な体位を保持し安静を保つ。分泌物が多いときは排出しやすい体位をとるようにする。また鼻呼吸するよう指導する。そのほか禁煙や，刺激物を避ける食事を摂るなどの指導を行う。喉(のど)の乾燥を防ぐため，含嗽や水分摂取をしばしば行い，適宜のどあめやトローチをなめることなどを指導する。

表 2-1 咳エチケット

マスクを着用する	• くしゃみや咳が出ている間はマスクを着用し，使用後のマスクは放置せず，ごみ箱に捨てる。 • マスクを着用していても，鼻の部分に隙間があったり，あごの部分が出たりしていると，効果がない。鼻と口の両方を確実に覆い，正しい方法で着用する。 〈正しいマスクの着用〉 • 鼻と口の両方を確実に覆う • ゴムひもを耳にかける • 隙間がないよう鼻まで覆う
口と鼻を覆う	• 周囲にかからないよう顔をそらせ，ティッシュなどで口と鼻を覆う。
すぐに捨てる	• 口と鼻を覆ったティッシュは，すぐにごみ箱に捨てる。
周囲の人からなるべく離れる	• くしゃみや咳の飛沫は 1～ 2m 飛ぶといわれている。
こまめに手洗い	• くしゃみや咳などを押さえた手から，ドアノブなど周囲のものにウイルスを付着させたりしないために，インフルエンザに感染した人もこまめな手洗いを心がける。

出典／政府広報オンライン，http://www.gov-online.go.jp/useful/article/200909/6.html より作成.

❷室内環境の整備

室内環境を整備し，温度や湿度に注意する。乾燥に対して加湿器を使用する場合は，正しい使用方法と手入れにより加湿器が感染源にならないように指導する。

D 嚥下障害

1. 必要な情報とアセスメントの視点

嚥下(えんげ)障害の原因（疾患，手術内容など）を把握する。高齢者では，加齢による神経，筋機能の衰えにより嚥下機能が低下しているため，嚥下障害が生じることが多く，嚥下能力の評価が必要である。嚥下障害の評価は，反復唾液嚥下テスト，改訂水飲みテスト，フードテストなどがある（本編 - 第 3 章 -V-B-2「嚥下評価――スクリーニング」参照）。食事や水分摂取の際，通過障害の程度，誤嚥(ごえん)の有無，嚥下がしやすい食物の硬さ，1 回量，体位などについて情報収集する。

2. 看護の方法と根拠

摂取しやすい食品や調理形態を選択することが必要であるが，そのためにも嚥下障害の原因とその程度を知る。嚥下造影を行っていれば，その結果を嚥下訓練に活用する。

嚥下障害の改善のための訓練には，言語聴覚士（ST）によるものと，ベッドサイドで看護師が行うものがある。言語聴覚士による訓練をもとに，ベッドサイドで看護師が指導し，訓練回数を重ねることが重要である。

❶誤嚥の回避

誤嚥が起こりやすい場合は，流動物よりも半固形のもの，ペースト状のもののほうが嚥下しやすい。少量ずつゆっくり飲み込むよう働きかける。食品としては形があって，舌でつぶして食べられるプリンやゼリー，ポタージュなどがよく，そのほか，片栗粉を用いてとろみをつける，野菜の裏ごしや魚を細かくほぐし，おも湯やスープにとろみをつけてのばすなどの工夫をする。ミキサーも有効に活用する。また最近では，弱い力でかめる，歯ぐきでつぶせる，舌でつぶせる食品や，流動物に混ぜてとろみをつけるための嚥下補助食品も市販されている。

❷経口摂取の体位

食塊を送り込みやすくし，重力により逆流を防ぐ。気管より食道に入りやすい体位として，30度仰臥位（ぎょうがい），頸部（けいぶ）前屈位が好ましい。患者に合った体位は嚥下造影によって決定するのがよい。摂食・嚥下障害の看護においては，専門的な知識・技術を習得し実践している認定看護師を活用することが望まれる。

❸脱水の回避

嚥下障害のある患者は，前述のような食事の工夫をしても，十分な食事量や水分摂取ができず脱水を起こすこともあるので，摂取量の観察は重要である。また，嚥下障害が強い場合，経鼻胃管（けいびいかん）の挿入や胃瘻（いろう）の造設により経管栄養を行う。

❹精神的支援

嚥下機能が回復するにはかなりの時間が必要である。患者は焦（あせ）り，思うように機能が回復しないため，精神的に大きなダメージを受ける。看護師は患者の苦痛を理解するとともに，前進していることを評価し，患者と共に摂取方法を工夫し，患者が嚥下訓練を続けられるように支援する。

演習課題

1 耳疾患の各症状に対する看護に必要な情報と，看護の方法・根拠について整理しておこう。
2 鼻疾患の各症状に対する看護に必要な情報と，看護の方法・根拠について整理しておこう。
3 咽頭・喉頭疾患の各症状に対する看護に必要な情報と，看護の方法・根拠について整理しておこう。
4 聴覚障害や発声機能障害により生じる生活上の困難について話し合ってみよう。

第3章

主な検査と治療に伴う看護

この章では

- 耳疾患患者の検査に伴う看護について理解する。
- 鼻疾患患者の検査に伴う看護について理解する。
- 咽頭・喉頭疾患患者の検査に伴う看護について理解する。
- 耳疾患患者の治療に伴う看護について理解する。
- 鼻疾患患者の治療に伴う看護について理解する。
- 咽頭・喉頭疾患患者の治療に伴う看護について理解する。
- 耳鼻咽喉疾患患者の薬物療法や放射線療法などの治療に伴う看護について理解する。
- 耳鼻咽喉疾患患者への嚥下指導について理解する。

I 耳疾患患者の検査に伴う看護

A 診察時の看護

外耳道や鼓膜の診察には耳鏡を使用するが，視野は狭く，暗く，奥深いため，患者の頭が少しでも動くと診察できなくなる。患者に頭を動かさないようによく説明し，患者の頭部の固定をしっかり行う（図3-1）。患者の身体的・精神的状態を観察し，必要があれば，看護師は患者の頭を押さえるなどの介助をする。このとき，看護師は光源の妨げにならないように立つ位置に注意する。

耳の診察や治療は患者自身が見ることができない。そのため患者は何をされるかわからず不安を感じたり，恐怖心をもったりすることがある。看護師は患者にときどき声をかけ安心させる。また，これから何をするのか，わかりやすく説明する。

乳幼児の場合は母親が診察椅子に座り，母親の両脚の間に乳幼児の両脚をはさみ，両手で乳幼児の体幹と両手を押さえるように指導する。看護師は，乳幼児の頭部をしっかり固定する。

B 検査時の看護

1. 聴力検査

1 患者への説明

検査前に検査の手順を説明する。防音室で行うため，めまいが生じたり，気分が悪くなっ

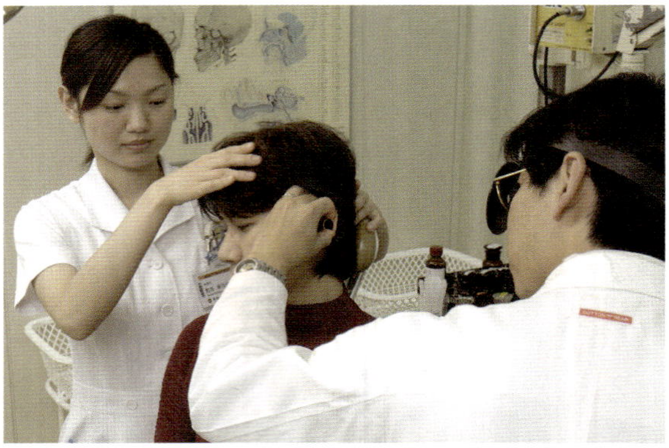

図3-1 耳診療時の体位

たりした場合の合図（手を上げる，台をたたくなど）を患者と事前に決めておく。

2 注意するポイント

検査中は一定時間，音に神経を集中するため疲労し，めまい，悪心（おしん）などが生じることがある。検査中は患者の表情，顔色，反応や行動をよく観察し，異常時は速やかに検査を止め，患者を休ませる。症状が改善しないときには，検査日の変更を検討する。

検査室に１人で閉じ込められることを不安に思い嫌がる患者には，介助者を１人そばに付ける。

2. 語音聴力検査

1 患者への説明

母音と子音を聞き分ける能力，すなわち言葉の理解度を検査するものなので，聞こえたままを記録するよう説明する。音は聞こえるが判断できない場合は，用紙は空欄にして次へ進むなど，検査の方法や手順をわかりやすく説明する。

2 注意するポイント

音は聞こえるが言葉が理解できないとなれば，周囲の人間の反応次第では患者に誤解を与えたり，逆に周囲に負担をかけている感じをもたせることがある。患者に誤解を与えるような反応をしないこと，またプライバシーを尊重することは重要である。

3. 平衡機能検査（眼振検査，四肢平衡機能検査）

1 患者への説明

検査の目的，検査の方法を患者がイメージできるように説明する（内耳（ないじ）に刺激を与え，身体のバランスのくずれを観察する検査であること）。検査によりめまいや悪心，気分不快，冷汗などを生じることがあるが，症状が出た場合，我慢せずに知らせるように説明する。

2 注意するポイント

患者の顔色，表情，反応などに十分注意する。検査中でも症状が現れたらすぐに臥床（がしょう）し安静にさせる。症状が改善しない場合は日を改めて検査する。

四肢平衡機能検査（ししへいこうきのう）（立ち直り反射，偏倚（へんい）検査など）の際はそばに付き，転倒しても患者のからだを支えられる位置に付き添う。

検査終了後も眼振（がんしん），めまい，悪心などが続くときには，静かに臥床（がしょう）させ安静に努める。

1 構造と機能
2 症状と病態生理
3 診察・検査・治療
4 疾患と診療
1 看護の基本
2 症状に対する看護
3 検査と治療に伴う看護
4 疾患をもつ患者の看護
5 事例による看護過程の展開

Ⅱ 鼻疾患患者の検査に伴う看護

A 診察時の看護

鼻内の診察前に，鼻漏（びろう）がたまっているときは軽く鼻をかませる。鼻鏡（びきょう）を用いて診察するが，鼻内は上下に広く１回で全部を見ることはできない。頭をまっすぐにした位置（第１頭位）と，頭を 30 度くらい後屈させた位置（第２頭位，図 3-2）で，すべてを見ることになる。

診察中，患者には軽く口を開いてもらったほうがよい。また鼻鏡を挿入し器具を使用しているときなどに，不用意に動かないように指導する。

小児は後ろから頭を押さえたり，親が膝（ひざ）に乗せたりした状態で診察する。いずれも看護師は頭をしっかり保持し，危険のないよう介助する。

B 検査時の看護

1. 嗅覚検査

1 患者への説明

検査手順を説明し，リラックスして検査を受けるよう伝える。

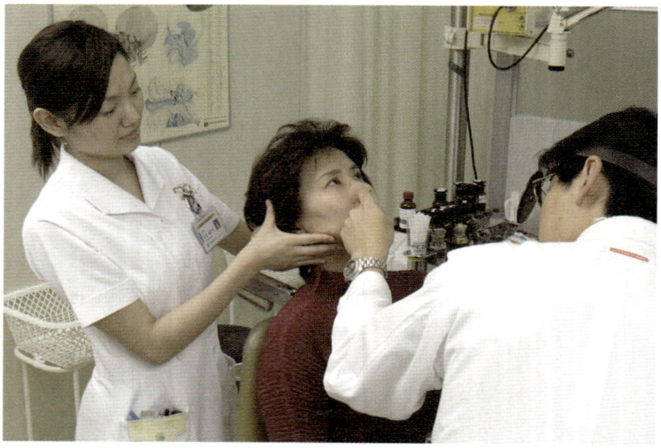

図 3-2 鼻診療時の体位（第２頭位）

2 注意するポイント

鼻漏があれば検査前に軽く鼻をかませる。検査室は静かで無臭にしておくことで患者も落ち着いて検査が受けられる。前の検査のときの臭気を消すことが必要であり，次の検査まで十分時間をおく。静脈性嗅覚(きゅうかく)検査の場合は，薬物ショックを起こすこともあるので緊急時に対処できるよう準備しておく。

食事直後の検査は避ける。香りの強い物を摂取した後は，げっぷをするとそのにおいが鼻に残るため正確な検査ができなくなる。

2. 上顎洞穿刺

1 患者への説明

検査内容を説明し，痛みが生じたり気分が悪くなった場合，我慢せずに言うよう説明する。

2 注意するポイント

上顎洞穿刺(じょうがくどうせんし)は，表面麻酔薬，血管収縮薬に浸したガーゼを下鼻道(かびどう)に数分間挿入した後，シュミット深膿針(たんのうしん)で穿刺(せんし)し吸引する。看護師は頭をしっかり固定し保持する。気分不快や脳貧血を起こすことがあるので，一般状態や顔色を観察する。異常を発見したらすぐに仰臥位(ぎょうがい)にする。検査後，出血することがあるので，しばらくは安静にして様子をみる。当日は飲酒をせず，入浴を控えるように指導する。

Ⅲ 咽頭・喉頭疾患患者の検査に伴う看護

A 診察時の看護

咽頭(いんとう)・喉頭(こうとう)の診察時は原則として，診察椅子(いす)に深く腰かけるように伝える。背筋を伸ばし肩を下げ顎(あご)を突き出すような姿勢を保持し，口を開けてもらう（図3-3）。

診察時に絞扼(こうやく)反射が生じる場合があるので，嘔吐(おうと)を避けるためにも食事直後の診察は避ける。絞扼反射が強い場合は局所麻酔をすることがあるが，麻酔薬を飲まないように注意を促す。

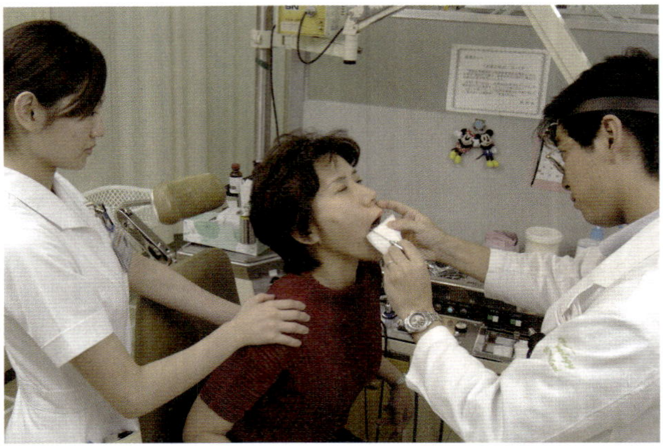

図3-3 咽頭・喉頭診療時の体位

B 検査時の看護

喉頭内視鏡を挿入しているときは声が出ない。したがって，苦痛時は手で診察台をたたく，手を軽く上げるなど，患者との間で合図を決めておく必要がある。その一方で，緊張しすぎると咽頭部などにも力が入り苦痛が増すことがあるので，内視鏡挿入時は力を抜き，できるだけリラックスするよう説明する。

Ⅳ 主な治療・処置に伴う看護

A 耳疾患患者の治療・処置に伴う看護

1. 吸引療法

細い耳用の吸引管で，耳道あるいは中耳腔の分泌物，耳漏，耳道の異物などを吸引する。

❶必要な情報とアセスメントの視点

施行中は著しく不快であることから患者が動く危険性があるため，患者が注意事項を理解し実行できるかを評価する。また，吸引刺激によって起こるめまいや悪心，疼痛の有無と程度を観察し，苦痛の緩和に努める。

❷看護の方法

①患者に処置の方法と処置中の注意事項を説明する。子どもの場合は，介助者が子どもの頭が動かないように固定しないと危険である。

②吸引による刺激により随伴症状が生じる。めまいや悪心，耳痛，頭痛が起こるので吸引の刺激が少なくなるよう慎重に行う。

2. 点耳

点耳とは，耳の中に水溶性薬剤を注入することをいう（図3-4）。

外耳・中耳の炎症には抗菌薬やステロイド薬を，耳垢が詰まっているときには耳垢水を入れる。

❶必要な情報とアセスメントの視点

点耳後に急に動く患者もいるので，眼振，めまい，悪心・嘔吐などの随伴症状の有無と程度を観察し，症状出現の徴候を素早くとらえ，転倒・転落を防止する。また，耳に薬液が入ることで多くの人は不快感とともに不安を抱くので，十分な説明を行うとともに，理解の程度を把握しておく。

❷看護の方法

①処置の目的・方法について医師の説明を理解していることを確認し，協力を得る。

②側臥位とし，患側を上にする。

③冷たい薬液は前庭を刺激し，めまいを起こす可能性があるので，体温と同じ程度に温める。

④耳介は軽く後上方に向かって引き，外耳道の後壁を薬液が伝わって入るように2～3滴（耳垢水の場合は15滴程度）落とす。薬液容器の先が外耳に触れないよう慎重に滴下する。

⑤滴下後はそのままの姿勢を5～10分間（耳垢水は10分程度）保つ。薬液を浸透させるために，唾液を飲むように伝える。

⑥綿球，ティッシュペーパーを点耳した耳に当て，患側を下に向け排液させる。後に不快感が残らないよう拭き取る。

⑦随伴症状がみられることもあるので，眼振，めまい，悪心・嘔吐などの症状について

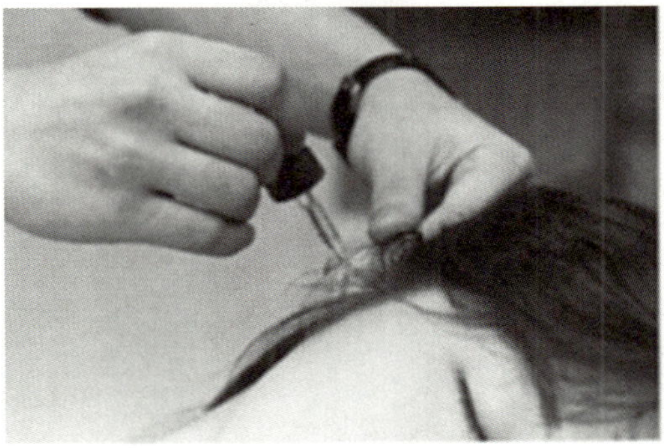

図3-4 点耳

観察する。

⑧随伴症状が出現したら，動かないよう指導し，症状が軽快してから動くよう説明する。

3. 耳洗浄

耳洗浄は，外耳道内にある異物や耳垢，耳漏などを洗い流す目的で行われる（図3-5）。

❶必要な情報とアセスメントの視点

点耳と同じく，耳内に洗浄液が入ることから不安を抱く患者もいるので，患者の表情や言葉に注意する。また，処置後の随伴症状の有無と程度を把握し，対応が遅れることのないようにする。

❷看護の方法

①処置の目的・方法について医師の説明を理解していることを確認し，協力を得る。

②処置ユニットの椅子に座らせ，医師の指示に従い，処置中は頭を動かさないよう指導する。

③処置時はドレープまたはタオルをかけ，衣服が濡れることのないよう注意する。膿盆は耳の下側に密着させ，洗浄液を受ける。自分で膿盆を持てるときは患者に協力を得る。

④洗浄液（生理食塩水）の温度が低いとめまいを誘発するため，体温程度に温めておく。

⑤洗浄液（生理食塩水）を注射器または耳洗用水銃器に吸い，耳内に注入し洗浄する（耳内の異物や耳垢が除去されるまで洗浄を繰り返す）。途中，気分が悪くないか声かけをする。

⑥耳内の洗浄液は，吸引して終了する。

⑦随伴症状が出ることもあるので，眼振，めまい，悪心・嘔吐などの症状について観察する。

⑧随伴症状が出現したら，椅子の手すりなどにつかまらせて動かないよう指導し，症状が軽快してから動くよう説明する。

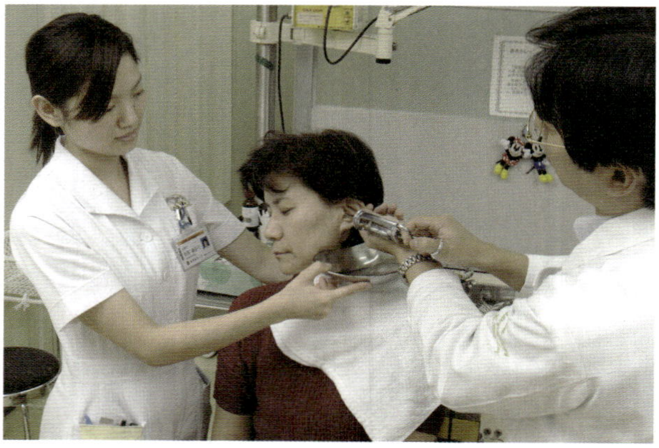

図3-5 耳洗浄

1 構造と機能
2 症状と病態生理
3 診察・検査・治療
1 疾患と診療
1 看護の基本
2 症状に対する看護
3 検査と治療に伴う看護
4 疾患をもつ患者の看護
5 事例による看護過程の展開

4. 鼓膜穿刺，鼓膜切開

鼓膜穿刺（こまくせんし）とは，鼓膜を注射器で穿刺し吸引することをいい，鼓膜切開とは，鼓膜を鼓膜切開刃という特殊なメスで切開することをいう。滲出性（しんしゅつせい）中耳炎など耳内の貯留液の排膿（はいのう）促進を目的に行われる。

❶必要な情報とアセスメントの視点

一般的な情報収集をするほか，耳に注射針やメスが入ることで不安や恐怖心を抱くこともあるので，患者の精神面の情報にも注意する。また，麻酔後にめまい，耳痛（じつう），脳貧血などが起こることを予測し，その有無と程度などについて観察する。

❷看護の方法

①処置の目的･方法について説明し，十分に理解していることを確認し，協力を得る（処置時に穿刺用の注射針，鼓膜切開用のメスなどを使うことから患者は不安･恐怖心をもつ。そのため，頭を急に動かすこともある。患者の不安・恐怖心を軽減するために処置の手順を具体的に説明し，急に頭を動かすと危険であることを説明する）。

②鼓膜麻酔が行われるので介助する。

- 腕時計など貴金属ははずす。
- 患側を上にして側臥位になる（麻酔中の 10 分間，同一姿勢を維持できるよう援助する）。
- 麻酔液を温める。
- 患側上腕に生食ガーゼを当て，アーム電極を巻く。
- 医師が麻酔液と電極の先を耳に挿入するのに合わせ，鼓膜麻酔器のタイムを合わせる。
- 10 分後，メーター指針がオフになっているのを確認して装置をはずす。
- ティッシュペーパーを患部（耳）に当て患側を下にし，麻酔液を流し出す。

③麻酔が済んだら，気分に異常がないかなどを確認し，診察台に移動する。

④鼓膜穿刺または鼓膜切開の施行中は，頭部が動くと危険なのでしっかり固定を行う。麻酔後のめまい，耳痛，脳貧血に注意する。

⑤外耳道に綿球を軽く当てる。滲出液などで綿球が汚れたら取り替える。臥床（がしょう）しているときは患耳を圧迫しないよう注意しながら患側を下方に傾けると，排膿を促すことができる。

⑥処置後の注意

- めまいが起こる場合があるので注意する。
- 切開当日は過度の運動は避ける。
- 鼻を強くかまない。
- 鼓膜が閉じるまでは耳漏が流れ出ることがあるが，異常ではない。
- 約 5 日間（鼓膜が閉じるまでの間）は，患側の耳に水が入らないようにする。

5. 手術療法

1 手術前の看護

慢性化膿性中耳炎，慢性真珠腫性中耳炎，癒着性中耳炎，耳硬化症，先天性外耳道閉鎖症・耳介奇形・耳小骨連鎖離断などの奇形，外耳・中耳の悪性腫瘍などが手術の対象となる。

鼓室形成術，中耳根治術，保存的中耳根治術，内耳開窓術，アブミ骨切除術などの術式が適宜選択される。

❶必要な情報とアセスメントの視点

手術を受けることで生じる不安について情報収集しておく。また，術後に起こるめまい，悪心，耳痛，頭痛，発熱などの症状のほか，顔面神経損傷を伴うことから顔面神経麻痺の可能性があるので注意深く観察する。また，術後のコミュニケーションについてどのような方法が考えられるか患者の状況を観察し，アセスメントする。

❷看護の方法

①疾患および手術について患者の受け止め方を確認する。医師から説明が行われるときは，できるだけ一緒に聞くようにする。同席できない場合は，患者にどのように説明がなされたかを知っておく。手術承諾書・麻酔承諾書，手術説明書に署名をしてもらう。

②患者の不安を軽減するために術前オリエンテーションを十分行い，患者の理解度を確認しておく。

- 手術の日時，時間，麻酔法，麻酔に伴う副作用の説明を行う。さらに，手術の日に来院できるのはだれかを確認しておく。
- 寝衣，タオル類，ティッシュペーパー，T字帯（必要時）など必要なものを説明し，準備する。
- 術後の意思疎通の方法を確認しておく。術後は，術側の耳が聞こえなくなることが多いので，健側の耳がどの程度聞こえるかを把握しておく。術前から補聴器を使っていれば継続して使用してもらい，場合によっては筆談ができるように準備しておく。
- 術後はベッド上で枕を使用せず安静臥床が指示されるが，麻酔科医から酸素投与終了の許可と安静解除の指示が出れば歩行が可能となる。歩行の許可が出ても，術後は急に動いたり立ち上がったりすると転倒の危険があるため，最初は看護師が付き添って歩くことを説明しておく。
- ベッド上で臥床しているときは，術側を下にしないよう指導する（ただし，内耳開窓術を受けた患者の場合は，術野からのドレナージを促すため術耳を下にする）。
- 通常，食事は手術前日の夕方まで可能であり，それ以降は手術当日から禁食となること，飲水は手術当日の朝まで可能であることを説明する。手術後は，酸素投与終了後に飲水可能となり，悪心（おしん）がなければ夕方以降は水か流動食が許可となること，翌日からは悪心や疼痛（とうつう）の状況をみながら，軟食から常食へと移行していくことを伝える。咀嚼（そしゃく）により疼痛が強くなることがあるので，常食へは徐々に移行していくことを説明する。

- 入浴や洗髪はできるだけ手術前日に済ませる。術後２～３日以降で首から下のシャワー浴ができるようになるが，それまでは身体清拭（せいしき）や，ドライシャンプーでの拭髪（しきはつ）になることを伝える。特に洗髪は，術耳に水が入ることがあることから，医師の許可が出てからでないとできないことを説明する。
- 排泄（はいせつ）については，術中に膀胱（ぼうこう）留置カテーテルが挿入されること，歩行許可が出たときに抜去されることを説明する。

③手術前夜，不安のため安眠できないようであれば，睡眠薬，精神安定薬などの服用を勧める。

④手術当日は，一般状態の観察を行い，手術記録用紙に記載する。

⑤患者を手術室に移送する。

2 手術後の看護

❶必要な情報とアセスメントの視点

術後のバイタルサイン，一般状態を観察する。創部からの出血のほか，頭痛，悪心・嘔吐（おうと），創痛，めまい，眼振（がんしん）などの有無と程度を把握し，活動範囲を拡大していけるよう援助する。

❷看護の方法

①術式を確かめるとともに，術中や麻酔覚醒後の出血，血圧の変動，不整脈，自発呼吸などの状況を注意深く観察し，異常があれば直ちに対応する。術後のバイタルサイン，一般状態，また麻酔の副作用の有無と程度を把握する。さらに，創痛・頭痛の観察を行い，疼痛が激しい場合は鎮痛薬を使い軽減を図る。

②創部はガーゼで保護された上から包帯で固定されており，創部からの出血の有無と程度を観察する。特に，上層部に新鮮血が浸み出すようであれば，医師に報告する。

③顔面神経麻痺（まひ）の可能性があるため慎重に観察する。急激な症状の出現時はすぐに医師に報告する。

④めまい，悪心・嘔吐，眼振の有無と程度を観察し，その症状が著しいときは医師に相談し与薬の指示を受ける。

⑤術後に抗菌薬の与薬を指示されたときは，正確にかつ適切に与薬し，副作用にも注意する。

⑥麻酔科医の指示で酸素吸入が終了したら，めまい，悪心，眼振などの症状に注意しながら行動範囲を拡大していく。歩行が可能になれば，膀胱留置カテーテルを抜去

する。

⑦めまい症状により，歩行時にふらつきを生じることがあるため，症状に応じて歩行の付き添いや車椅子での移送を行い，転倒に注意する。

⑧咀嚼（そしゃく）により疼痛（とうつう）が強くなることがあるので，状況をみながら流動食から常食に移行していく。悪心（おしん）が強いときは，少量ずつ時間をかけて患者の好むものを摂取することを勧める。摂取量が少なければ，補液が必要となる場合もあるので医師に報告し，指示を受ける。

⑨手術翌日，包帯をはずし耳内に綿栓をする。創部からの滲出液（しんしゅつえき）が多い場合はガーゼを当てる。状態がよければ5日目頃に抜糸となる。抜糸後は創部をテープで固定し，耳栓（みみせん）は継続する。

⑩患者の状態をみながら全身清拭（せいしき），陰部洗浄，拭髪（しきはつ）などを行う。術後2～3日目以降は首から下のシャワー浴が許可となる。

3　退院指導

❶必要な情報とアセスメントの視点

患者の疾患に対する理解や思い，仕事，家庭環境などの情報を収集し，継続通院や療養環境の調整に役立てる。

❷看護の方法

①退院後も定期的に通院するよう説明する。異常状態の徴候に注意し，発熱，耳痛（じつう），耳漏（じろう）などが出現したら，直ちに受診するよう指導する。

②処方された薬は指示のとおりに服用し，自己判断で中止しないよう指導する。

③汚染された耳栓（綿球）は速やかに取り換えること，汚い手で耳に触れないこと，耳内を耳かきなどでいじらないことを指導する。

④中耳炎が再発したり悪化したりしないよう，上気道感染に注意することを説明する。手洗い，うがいを励行し予防に努めるよう指導する。

⑤術耳に強い圧力がかかることを避けるため，鼻は強くかまないことを指導する。

⑥アブミ骨置換術後は，気圧の変化により異常が起こることがあるので，医師の許可が出るまでは飛行機，新幹線，高層階のエレベーターなどの利用は控えるよう伝える。

⑦入浴や洗髪は，耳内に水が入らないように注意して行う。

⑧食事はバランスを考え，栄養価の高いものを摂取するよう指導する。特に制限はないが，当分の間は刺激物やアルコールは避けるよう指導する。

6. 難聴のある患者の看護

難聴のある患者の残存機能を最大限に発揮させる援助・指導が必要である。また，聞こえないことによる患者の心理状況を理解し，その状況を患者が受け止められるように継続的支援をしていくことが大切である。

❶必要な情報とアセスメントの視点

患者の難聴の程度を把握する。また，ふだんの生活習慣についての情報を得て，患者に合ったコミュニケーション手段や危険回避の方法を把握しておくことが必要である。

❷看護の方法

①患者がどの程度聞こえるのかを把握し，それぞれの患者に適切なコミュニケーション手段を提供する。

②患者に合った大きさの声と音域で，一言一言はっきりと話し，語尾も調子を変えないように注意する。むやみに大きな声を出しても，音がゆがんでしまい，かえって聞き取りにくくなる。口の動きが見えやすいように患者の正面に位置し，ゆっくりと大きく口を開いて話す。表情，ジェスチャーなどによっても意思を伝えることは可能であるので試みる。

③話した内容を患者が理解しているか，必ず確認する。患者のなかには，適当にうなずいたり，わかったような素振りをする人がいるが，一方通行の会話は避ける。言葉をわかってもらえないときは，別の言葉に置き換えて話をしてみることも試みる。

④必ず伝えなければならない内容は筆談やタブレット端末を利用し，正確に伝える。また，消灯後は，ほかの患者の迷惑となるので筆談が望ましい。

⑤聴覚障害者は，一見障害があるように見えないため，非常ベルやサイレンが聞こえないなど，外界からの音による危険が察知できず，思わぬ事故に遭うことも考えられる。ふだんの生活から対応方法を話し合っておくことも必要である。

⑥難聴が高度の場合，読話（どくわ）（読唇術（どくしんじゅつ））や手話など音声を必要としないコミュニケーション方法の習得が必要である。その習得には機能訓練士や言語聴覚士による専門的な訓練が必要である。

7. 補聴器装用患者の看護

補聴器は，薬物療法や手術療法によっても機能の回復が期待できず，日常生活に支障が生じている場合に適用される。

❶必要な情報とアセスメントの視点

患者の聴力検査データや生活習慣を把握し，補聴器でどの程度補えるかが検討される。そのうえで患者に合った補聴器を選ぶ支援をする。

❷看護の方法

①補聴器を装着しても，最初は非常に聞き取りにくく感じる。周囲の余計な音を拾うことで聞きにくくなることを説明し，最初は短時間の装着を勧め，徐々に慣れるよう指導する。

②患者には障害をよく理解してもらい，併せて補聴器の限界を知ってもらう。そのうえで，読話（どくわ）を使いながら補聴器を使うなど，補聴器の積極的な使用を勧める。

③補聴器の使用法について，以下のように指導する（第Ⅰ編 - 第3章 - Ⅳ -A-3-2）「補聴器」参照)。

- 最初は，なるべく音のない環境で規則正しく刻まれる音（たとえば時計の音など）を聞くことから始める。
- 文章を声に出して調子を変えながら読んでみて，調子が変わったら変わったなりに聞こえるかを確認する。
- 次に静かな部屋で，一言一言をゆっくり正確に発音してもらい，会話を試みる。聞き取れるようになったら，普通の調子にしてもらい慣れていくようにする。
- さらに，数人の雑談の輪のなかに入っても，特定の人との会話に集中できるように慣れる。

以上の練習をこなし，補聴器に慣れていくことが大切である。

8. 救急時の看護

1 急性中耳炎

急性中耳炎の患者は，耳痛，発熱，頭痛，耳閉感，耳鳴などの症状を訴えて来院する。抗菌薬，解熱鎮痛薬が処方されるが，患耳を冷やすなど患者の苦痛を緩和する援助を行う。鼓膜膨隆が著しいときは，鼓膜切開して貯留した膿汁を出すことで痛みが軽減することを説明する。

2 外耳道異物

外耳道に入る異物としては，豆，ビー玉，あるいは昆虫類が飛び込んで出てこない場合などがある。小児に多く，外耳道に入った異物が取り出せなくなった場合がほとんどである。また，昆虫が入ると耳内で動き，激しい痛みを生じる。外耳道や鼓膜を傷つけないよ

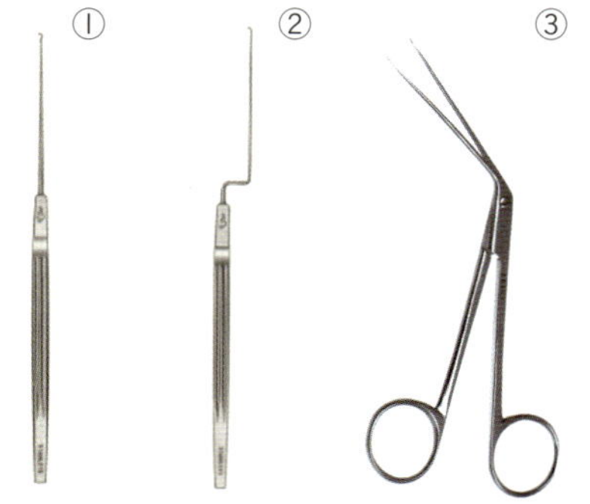

写真提供／①②永島医科器械株式会社，③日本フリッツメディコ株式会社

図3-6 異物鉤（①，②）と耳垢鉗子（③）

う慎重に摘出しないと，中耳炎を併発することもある。吸引や耳洗浄，異物鉤，耳垢鉗子を使って取り出す（図3-6）。昆虫が動いても比較的痛みが弱いときは，外耳道の入口部にライトなどの光を当てて這い出させるようにすることもある。痛みが強いときは，オリーブ油やアルコール，グリセリンなどの点耳で虫を殺してから摘出する。

吸引時や異物鉤を使って除去する場合は，頭部をしっかり固定する。乳幼児の場合は暴れて危険性が高くなるために全身麻酔下で摘出することもある。

3 めまい

めまいは強くなると嘔吐を伴うこともあるので，からだを動かさないようにし，症状が落ち着いてから受診するよう指導する（本編-第2章-Ⅰ-E「めまい」参照）。

4 鼓膜破裂，外傷

鼓膜破裂や外傷を受けたときは，疼痛や出血が起こり，続いて中耳炎を起こすことがあるので，その徴候に注意しておく。

看護師は，出血や疼痛，めまい，頭痛，悪心などの有無と程度を観察し，処置の介助を行う。また，突然の事故による受傷の場合，患者が動転していることもあるので，状況を説明し，少しでも安心感が得られるよう支援する。受傷後は，直ちに専門医の診察が受けられるようにする。

5 突発性難聴

突発性難聴は，突然に高度の感音性難聴が生じる。多くは一側性で，原因は明らかになっていない。ストレス，疲労が先行することが多く，耳鳴，めまい，耳閉感のほか，悪心・嘔吐を伴うこともある。早期治療が重要で，入院加療が望ましい。

基本は安静であるが，難聴が主症状であることから安静保持が難しいことが多い。長時間のテレビ・ラジオ，本・新聞などは禁止する。疾患・治療について説明し，安心して治療できる環境を整える。難聴のある場合，いろいろな説明に集中できないので，苦痛の様子を見て行う。

9. リハビリテーション

1 顔面神経麻痺

麻痺の発症から約1週間で，医師の許可が得られれば顔面のマッサージ，リハビリテーション（図3-7），さらに低周波電気刺激治療などを開始する。半年から2年という長期にわたる訓練となり，根気が必要であることを理解させ，継続できるよう支援する。

外見が変化することによるストレスがあるので，患者の言動に注意しながら支援する。そのほか問題となるのは，閉眼障害と口角下垂である。

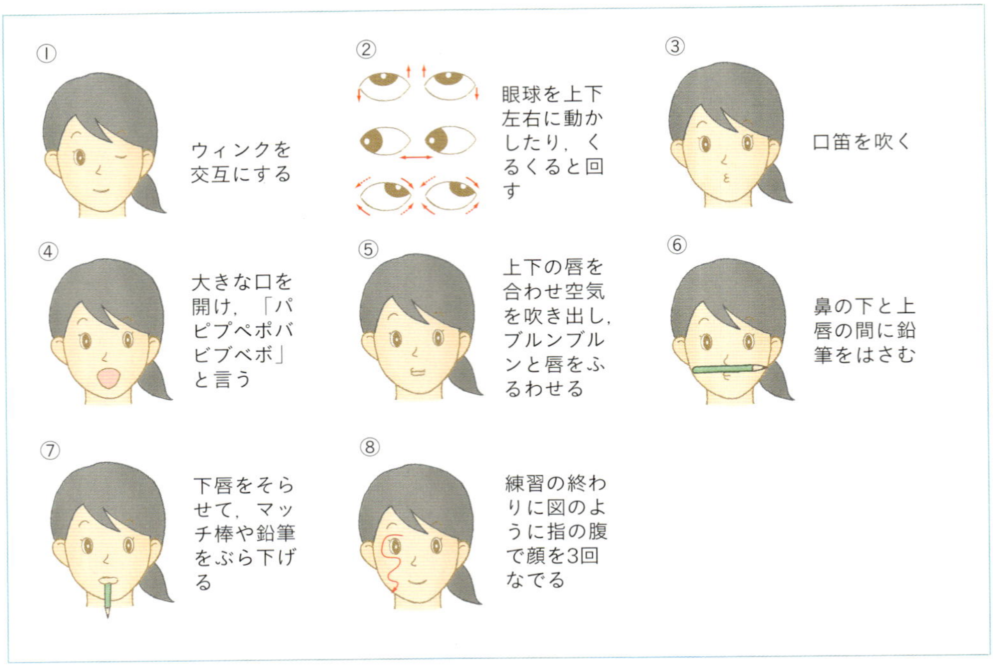

①
ウィンクを交互にする
②
眼球を上下左右に動かしたり，くるくると回す
③
口笛を吹く
④
大きな口を開け，「パピプペポバビブベボ」と言う
⑤
上下の唇を合わせ空気を吹き出し，ブルンブルンと唇をふるわせる
⑥
鼻の下と上唇の間に鉛筆をはさむ
⑦
下唇をそらせて，マッチ棒や鉛筆をぶら下げる
⑧
練習の終わりに図のように指の腹で顔を3回なでる

図3-7 顔面の運動

(1) 閉眼障害

眼を閉じることができない閉眼障害では，角膜が乾燥することから角膜炎や結膜炎を起こしやすいため，点眼薬や眼帯を使用して予防を図る。眼鏡やサングラスの使用も効果があり，睡眠時には，角膜保護用テープ（メパッチ®）の貼用や，眼瞼の絆創膏による固定（図3-8）を行う。その際，夜間は片眼での視野になるため，転倒に注意するよう指導する。

(2) 口角下垂

麻痺側の口角下垂では，食物を咀嚼·嚥下する際に口角から食物がこぼれてしまうため，健側で咀嚼し，食物を口に入れたら麻痺側の唇を手で閉じて咀嚼・嚥下を行うよう指導する。また，食後は歯みがき・含嗽を行い，麻痺側に食物がたまることを防ぐ。顔面の運動（図3-7）を行い改善につなげる。

2 聴能訓練

聴能訓練の効果は，患者の年齢や残された聴力の程度に左右される。訓練に対する意欲が継続できるよう支えていくことが大切である。

(1) 補聴器の使用

補聴器の機能には限度があるが，障害の程度を正確に把握し，効果的であれば使用を勧める。補聴器に慣れる必要があるので効率よく訓練を進める（本節-A-7「補聴器装用患者の看護」参照）。

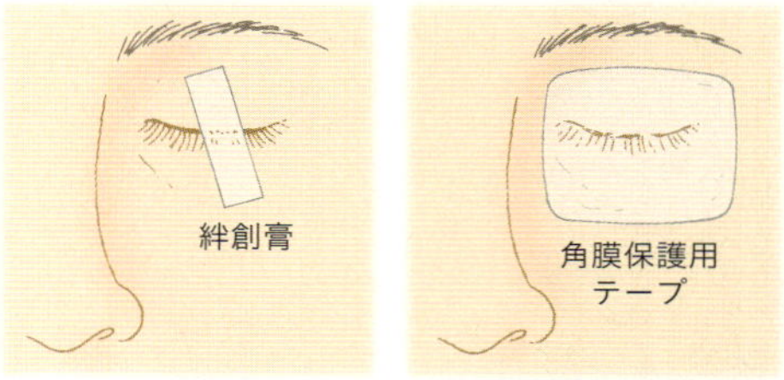

絆創膏あるいは角膜保護用テープで，しっかり閉眼するように眼瞼を密着させる。

図3-8 睡眠時の眼の保護

(2) 筆談・読唇術，手話

補聴器では効果を望めない場合は，それ以外の意思疎通の方法を紹介する。

- **筆談**　文字による会話で，お互いが文字により意思疎通を図る方法。紙面またはタブレット端末を利用する。
- **読話**（**読唇術**）　相手の口唇や舌の動き，顔の表情，ジェスチャー，身振り手振りから意思を理解する方法。
- **手話**　いろいろな指の形に「a，b，c…」「あ，い，う…」などの文字を当てる，あるいは手の形に意味をもたせて理解を図る方法である。

▶ **小児難聴の言語発達**　小児では，難聴をそのままにすると言語や知能の発達障害が起こる。早期発見のもと適切な治療が第一であるが，補聴器などにより早期の聴能訓練で言語発達を促す。

3 平衡機能障害

平衡機能障害は，3か月程度でほかの器官で代償されていくといわれている（大部分は視力によって補われる）。

平衡機能障害によるめまい発作時は，安静臥床が大切である。光や音の刺激を避け，薄暗い静かな場所で目を軽く閉じ患者の最も楽な体位（健側を下に側臥位）をとるように勧める。心身の安静を保ち，めまいによる不安を取り除くことも大切である。

めまいがなくなれば，行動範囲を拡大できるよう働きかける。安静の保持だけでは平衡機能の代償機能獲得のための訓練にならないことを説明し，めまいがなくなれば身体を動かすよう促す。

B 鼻疾患患者の治療・処置に伴う看護

1. ネブライザー療法

霧状にした薬液を鼻腔から吸入する方法である。喀痰の喀出を容易にしたり，炎症を

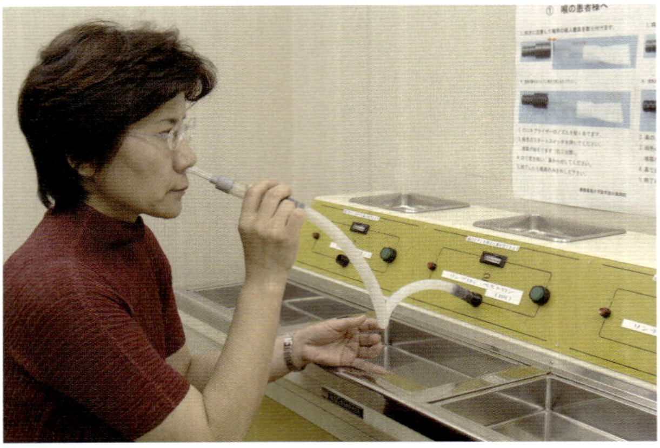

図3-9　鼻ネブライザー

抑え咳を鎮めたりすることを目的とする局所的な治療である。

❶必要な情報とアセスメントの視点

患者の一般状態を把握する。問題がなければ，使用方法を説明し実施する。また，実施中は通気管の開閉を呼気と吸気に合わせて行うが，うまくいかず中耳腔へ圧が加わることから耳痛を訴えることもあるので，注意して観察する。

❷看護の方法

①鼻汁がある場合には，施行前に鼻を軽くかむよう伝える。また，薬液による不快感が残ることがあるので，食事の前や直後は避ける。

②器具内に指示された薬液を入れ，エアコンプレッサーに接続する。施行前に噴霧状態を確かめておく。

③鼻ネブライザー（図3-9）を両方の鼻腔へ軽く入れ，鼻から吸い，口から吐くよう指導する。5～10分間，指示された薬液がなくなるまで続ける。耳痛がないか，また薬液の過敏反応がないかを確認し，異常があれば中止し，医師に報告する。

④施行後に鼻汁が出てくるようであれば，かまずに軽く拭くよう指導する。

2. 鼻洗浄

鼻洗浄は，鼻内に鼻漏がたまっているときに行われる。慢性鼻炎，慢性副鼻腔炎などの膿性・粘性の鼻漏を除去する目的で施行される。

❶必要な情報とアセスメントの視点

患者の協力を得なければならないことが多くあるため，疾患や治療に対する患者の理解の程度を把握し，患者指導に生かす。

❷看護の方法

①患者をユニットに座らせ，頭を前屈させ下顎を引くように説明する。

②体温程度に温めた洗浄液（生理食塩水）を使う。

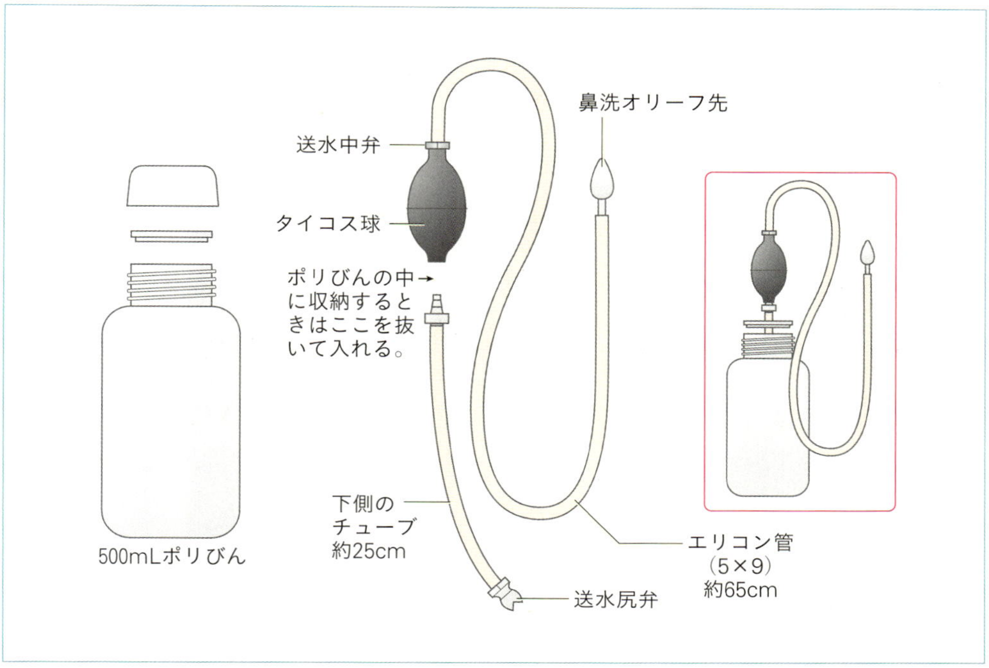

図3-10 びん付き鼻洗浄器

③患者に，受水用膿盆を顎の下に当てるよう伝える。

④洗浄用嘴管を一方の外鼻腔に当て洗浄液を注入すると，洗浄液は反対側の鼻腔より流れ出てくる。洗浄中は口呼吸で，「アー」と声を出してもらい，嚥下運動をしないようにする。洗浄中に嚥下運動を行うと，洗浄液が耳管に入り，中耳炎となる可能性もあるのでくれぐれも注意するよう指導する。

⑤ゴムポンプの末端は洗浄液から出ないようにし，空気を吸い込まないよう注意する。

⑥洗浄後は静かに鼻をかむよう指導する。

⑦そのほか，副鼻腔の手術後などでは，市販の洗浄器を購入して自分で行うよう指導することもある（図3-10）。

3. 鼻腔異物

鼻腔に入った異物を放置しておくと，粘膜の発赤や腫脹から鼻閉となり，悪臭のある鼻漏が生じる。異物としては，菓子，ボタン，おもちゃなどがあり，誤って異物を押し込んでしまうと気管内異物となるので注意する。特に小児に多いことから，注意深い観察を要する。

❶必要な情報とアセスメントの視点

鼻内に鉗子を挿入するため，患者は不安や恐怖を抱く。患者の言葉や表情に注意し，不安や恐怖の程度を把握する。また，実施後は，出血，疼痛，鼻漏の有無と程度を観察する。

❷看護の方法

①患者の頭を後屈させ，動かないように支える。小児の場合は，母親に協力してもらう（母親が抱き看護師が頭を固定するなど）。

②鼻粘膜へ局所麻酔薬を噴霧した後，異物鉗子を用いて除去する。呼吸状態に注意しながら除去する。

③異物を除去した後は，出血や痛み，鼻漏（びろう）などの有無と程度を観察し，出血や炎症があれば処置をする。

4. 鼻出血

鼻出血（びしゅっけつ）の処置は，原因，部位・程度に応じて15％硝酸銀（しょうさんぎん）塗布，スポンゼル挿入，電気的焼灼（しょうしゃく），バラマイ軟膏（なんこう）ガーゼ，バルーン挿入，ベロックタンポンなどを用いて行われる。

❶必要な情報とアセスメントの視点

血圧低下，頻脈，出血の部位・程度，疼痛，発熱などの有無と程度を観察する。また，出血が多くなると，患者の精神的動揺も大きくなる。動作や表情を観察し，心情を把握する。

❷看護の方法

(1) 鼻出血時の対応

- 止血処置は迅速に行う必要があるため，処置に必要な器械・物品は常備しておく。
- 出血による精神的動揺は血圧を上昇させ，そのことが出血をさらに増強させることになる。患者を安静にさせ，不安の除去に努める。
- 患者の状態とバイタルサインのチェック（血圧，脈拍，冷汗の有無，顔色），出血量・部位の観察を行う。
- 咽頭（いんとう）に流れる血液を多量に飲み込むと悪心（おしん）・嘔吐（おうと）が誘発されることがあるので，喀出（かくしゅつ）するよう指導する。

(2) 鼻内ガーゼ・タンポン挿入中の注意

- 口腔（こうくう）内が乾燥すると咽喉頭（いんこうとう）炎を起こしやすくなるので，口呼吸を余儀なくされるタンポン挿入中は，口腔内の乾燥と清潔に十分注意する。加湿と口腔内清潔保持のため，マスクや濡れガーゼの使用，頻回の含嗽（がんそう）や加湿器の使用を勧める。
- 咽頭へ流れる血液や分泌物（ぶんぴつぶつ）を飲み込むと悪心・嘔吐が誘発されるので，喀出するよう指導する。
- 中耳炎・咽頭炎を起こすこともあり，咽頭痛，嚥下（えんげ）痛，耳痛（じつう），発熱などの有無と程度を観察し，早期に徴候をつかむ。
- ガーゼ・タンポン挿入により，鼻から頭にかけて疼痛（とうつう）を生じることが多いため，鎮痛薬の使用やクーリングにより疼痛コントロールを図る。
- ガーゼ・タンポン挿入中は，摂取しやすい流動食や水分の多い軟食にする。
- 挿入されたガーゼ・タンポンは自己抜去しないよう説明する。

- 止血後医師が抜去するが，挿入枚数と抜去枚数が同じであることを確認する。

(3) タンポン抜去後の注意

- 抜去後は再出血の可能性もあるため安静を保つ。鼻をかむ，鼻内を操作するなどは再出血につながるので禁止する。
- 入浴は医師の許可が出るまで行わない。

外気からの刺激防止と鼻漏吸収の目的で，綿栓をする。綿栓は汚染したら交換する。

5. 手術を受ける患者の看護

1 手術前の看護

鼻茸，肥厚性鼻炎，上顎がんなどそれぞれの疾患に応じて術式は選択される。鼻茸切除術，鼻甲介切除術，鼻中隔彎曲矯正術（粘膜下切除術），鼻内内視鏡副鼻腔手術，上顎洞開放術，前頭洞開放術，上顎部分切除，上顎全摘出術などの術式において，鼻内法，経皮法（皮膚切開），口内法（上顎歯肉部ー犬歯窩に水平に切開を加える）といった手技が用いられる。

鼻は術後の出血が起こりやすい場所であるため，軟膏ガーゼを鼻内や上顎洞内に挿入する。また，一過性に頬部腫脹が起こりやすくなる。

❶必要な情報とアセスメントの視点

疾患や手術について，医師からどのような説明が行われ，患者がどのように受け止めているかを知っておく。患者の言動や表情など，不安に関する情報を収集しておく。

既往歴や薬剤歴の聴取を行い，バイタルサインや，血液凝固系に異常がないか検査データなどを把握しておく。高血圧であったり，抗血栓薬を内服している場合，術後出血のリスク要因となる。抗血栓薬を内服している場合は速やかに医師に報告し，通常，手術１週間前から内服を中止する。

❷看護の方法

①手術説明書・手術承諾書・麻酔説明書の理解とサインを確認する。

②患者の不安の軽減につなげるために，以下のような術前オリエンテーションを行う。

- 手術日・開始時間，手術時間，麻酔の方法・副作用についての説明を行う。また，手術当日に来院するのはだれかを確認する。寝衣，タオル類，ティッシュペーパー，吸い呑み，T字帯（必要時）など，必要物品の確認をする。
- 術後，目の周囲から頬部にかけて変色・腫脹が出現することがあるが，徐々に軽減することを話す。
- 術後は，鼻内にガーゼが挿入されるため口呼吸を余儀なくされる。口内の乾燥を防ぐため含嗽やマスク着用を勧める。加湿器の使用も効果がある。
- 口内に流れ出た血液・分泌物・唾液を嚥下すると胃部の不快感や悪心・嘔吐が出現するため，飲み込まずにティッシュに吐き出すよう指導する。便が黒くなることがあるが，血液を飲み込んだためであり心配のないことを説明する。

- 基本的には術後はベッド上安静であるが，顔を下にしなければ特に体位の制限はないことを伝える。麻酔科医の指示により，酸素投与が終了すると歩行が許可されるが，急に動いたりすると転倒することがあるので，最初は必ず看護師が付き添うことを説明する。
- 手術前日の夕方まで常食，その後は手術当日まで禁食，翌日から状況をみながら徐々に常食へ移行していくことを伝える（本節-A-5「手術療法」参照）。
- 手術前日は入浴・洗髪を行うが，術後は医師の許可が出るまでできないこと，身体清拭（せいしき）や拭髪（しきはつ）を行うことを説明する。
- 手術中から膀胱（ぼうこう）留置カテーテルが挿入されるが，歩行許可の時点で抜去することを伝える。

③手術前夜，不安のため安眠できないようであれば，睡眠薬，精神安定薬などの服用を勧める。

④手術当日は，一般状態の観察を行い，手術記録用紙に記載する。

⑤患者を手術室に移送する。

2 手術後の看護

❶必要な情報とアセスメントの視点

バイタルサイン，一般状態，麻酔の副作用の徴候などを観察する。また，術式の確認と，術中や麻酔覚醒後の問題点（出血の有無・程度，血圧，不整脈，呼吸状態など）の確認と注意深い観察を実施する。特に出血の徴候がないか素早くつかめるよう注意しておく。

神経損傷の可能性もあるので視力障害や眼球運動障害には十分注意する。

❷看護の方法

①創部からの出血が続く場合は医師に報告する。前鼻漏（びろう）液や後鼻漏液の量と性状に注意し，鼻の綿栓は汚染時には交換する。血液や唾液など，分泌物が喀出困難なときは吸引器を使用することも考える。

②咽頭後壁に血液が流れ落ちているかどうか，鼻に留置されたガーゼが咽頭に落ちていないか，ペンライトなどで観察する。ガーゼが落ちていたり，違和感が強かったりするようであれば，医師に報告しガーゼをカットしてもらう。

③出血の徴候としては，頻回な嚥下（えんげ）運動，げっぷ，悪心（おしん）・嘔吐（おうと）（吐物の性状と量に注意），血圧の低下や頻脈などがあるので観察し，異常があれば素早く対応する。

④鼻内ガーゼが挿入されるため口呼吸となり，口内が乾燥するので頻繁に含嗽（がんそう）や口腔（こうくう）清拭を行う。口内環境が悪くなると上気道炎や中耳炎症状が起こることもあるので，その徴候を早くとらえる。

⑤必要に応じて鎮痛薬が処方されるので，創部痛，頭痛，頭重感（ずじゅうかん）などの有無と程度を観察し，医師の指示のもとに適切に与薬する。

⑥複視（ふくし）などの視力障害や眼球運動の障害が出現したら，直ちに医師に報告する。
⑦麻酔科医の指示で酸素吸入が終了したら，貧血症状や悪心などの症状に注意しながら行動範囲を拡大していく。歩行が可能であれば，膀胱留置カテーテルを抜去する。
⑧食事は，流動食から徐々に常食に移行する。食事前には必ず含嗽し，後鼻漏や血液によるにおいや味の不快感を軽減させる。口内手術が行われた場合は，傷口が落ち着く2～3日までは軟食がよく，食後は口内を清潔に保つため必ず含嗽する。両鼻にガーゼ挿入された場合，嚥下しづらくなるため食べやすい食事を工夫する。
⑨数日で鼻内ガーゼは抜去するが，出血しやすいので努責（どせき）は避ける。鼻粘膜の乾燥を防ぐため，しばらくは鼻に綿球を入れておく。
⑩ガーゼ抜去の30分くらい前に鎮痛薬を与薬しておくと，患者の苦痛も少なくなる。
⑪ガーゼ抜去時，迷走神経反射を起こすことがある。処置中，気分不快や発汗，顔色が悪くないかを観察する。症状を呈した際は，処置を中断し，直ちに診察椅子（いす）を倒し臥床（がしょう）させる。血圧測定を行い，症状が改善するまでは臥床安静とする。
⑫身体の清潔保持は，患者の状態に応じて全身清拭，陰部洗浄（いんぶせんじょう），拭髪などの方法で行う。入浴の許可が出たら（一般的にはガーゼ抜去翌日），ぬるめの湯で短時間で済ませる。

3 退院指導

①定期的な通院を行う。抗菌薬や抗炎症薬が処方されるので，適切な方法で服用し，自己判断で中止しないよう指導する。
②鼻内は頻繁にいじらないこと，鼻は片方ずつ静かにかむことを指導する。また，感冒には十分注意するように伝える。
③食事のバランスを考え，栄養価の高いものを摂取するよう指導する。当分の間は，刺激物やアルコールは避けるよう指導する。
④市販の鼻洗浄器を準備してもらい，鼻洗浄方法を指導する。

6. 救急時の看護

1 鼻出血

鼻出血（びしゅっけつ）は耳鼻科で最も多い症状で，突然の鼻出血や出血が多いと患者は精神的に動揺し不安をきたす。興奮して血圧が高くなると止血しづらいため，まず落ち着かせ，血圧の安定を図る。安静とし，衣服（首や胴まわり）を緩める。血圧が下がらないときは頭を高めにするとよい。

出血側の鼻翼（びよく）を，強めに5～10分間圧迫する。その処置で止血しないようであれば，ティッシュペーパーや綿球などを鼻に詰め，鼻翼を圧迫する。15分以上経っても止血しない場合は耳鼻科を受診させる（本編-第2章-Ⅱ-E「鼻出血」参照）。

口や喉（のど）に流れ込んだ血液は悪心の誘因となるので飲み込まないよう説明する。

頭部を強打したときの鼻出血では，頭蓋底骨折を疑う必要がある。そのため一刻も早く脳神経外科を受診させる。

2 外傷（鼻骨骨折）

鼻骨骨折で最も多いのがスポーツや叩打によるものである。鼻根部の陥没が認められ，時間の経過とともに皮下出血や浮腫が生じる。一過性の鼻出血がほとんどであるが，受傷直後は濡れタオルや氷嚢で冷やし，鼻翼を指でつまみ止血し，医師の処置を待つ。

骨折片が皮膚を破ったものは観血的に整復術を行うが，多くは鉗子（ワルシャム鉗子）で徒手整復する。

3 鼻腔異物

通常であれば，息を口で大きく吸って，異物のない側の鼻翼を指で押さえ口を閉じ，異物を認める側の鼻より「ふーっ」と強く息を吹き出させる（感冒罹患時は中耳炎併発の危険があるため禁忌）。これを2～3回繰り返してみて，それでも異物が出てこなければ医師の処置を受ける（本節-B-3「鼻腔異物」参照）。無理をして指や棒，あるいはピンセットなどで取り出そうとすると，結果として異物を奥へ押し込むことになるので注意する。

小児は異物が入っていても，親に教えないこともあるので，鼻汁やにおいのする鼻漏液が出ているときは，鼻の中を調べてみる。ボタン電池は特に危険で，時間が経つと化学反応から鼻粘膜に潰瘍をつくる。取り出せないようであれば直ちに耳鼻科を受診するよう指導する。

C 咽頭・喉頭疾患患者の治療・処置に伴う看護

1. 薬剤塗布

薬剤の塗布時には，診察台に深く座り，舌・顎・頸・肩の力を抜いて楽な気分になるよう働きかける。咽頭には咽頭巻綿子を，喉頭には喉頭巻綿子を用いる。

2. ネブライザー療法

霧状にした薬液を吸入して咽喉頭や下気道に到達させる方法である。

指示された薬液をネブライザー（嘴管）に準備する。ネブライザーを口に当て，吸気時に薬液を吸い込む（図3-11）。気管孔をもつ患者では，専用のネブライザーを気管孔に近づけ，数分～10分間，薬液がなくなるまで吸入する（図3-12）。

3. 喉頭注入

収斂薬，表面麻酔薬などの喉頭への注入である。

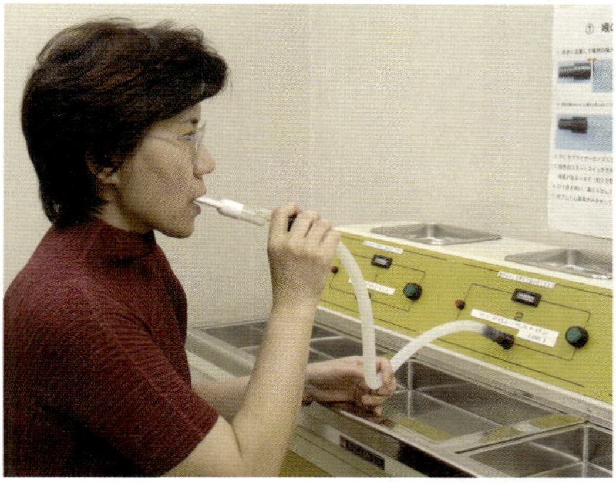

図3-11 咽頭・喉頭用ネブライザー

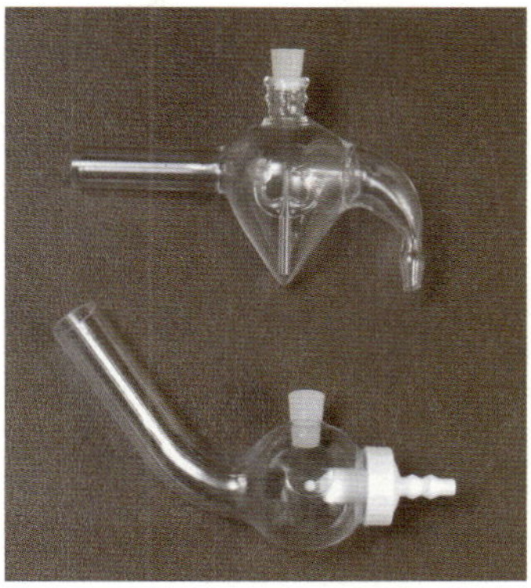

上：ガラス製，下：プラスチック製（ディスポーザブル）

図3-12 気管孔用ネブライザー

間接喉頭鏡で観察しながら喉頭注入器を用い，薬剤を注入する。患者に「えー」と発声させると注入が容易になる。また，患者の片方の手にガーゼで包んだ舌を引っ張らせると喉頭が見やすくなる。さらに，もう一方の手には膿盆を持たせ，注入した薬剤を喀出させる。ティッシュペーパーを準備しておく。

麻酔薬を注入した場合は，顔色，脈拍，意識レベルを注意して観察する。麻酔薬は必ず吐き出すよう促し，また誤嚥の危険があるのでしばらくは禁飲食とする。

4. 救急時の看護

1 急性喉頭炎

急性の喉頭炎には，急性喉頭蓋炎や急性声門下喉頭炎（仮性クループ）がある。

喉咽頭痛，嗄声，咳嗽，喀痰，喘鳴，呼吸困難，嚥下痛，嚥下困難などの症状が起こるので慎重に観察し，家族の協力を得ながら喉頭の安静（沈黙療法），全身の安静を保つ。

炎症の程度に応じて抗菌薬，抗炎症薬，副腎皮質ステロイド薬の全身投与（ネブライザー療法），輸液の管理を行う。酸素吸入が必要な場合もあり，さらに喉頭の浮腫・腫脹が強い場合は気管切開の準備をする。

呼吸状態，呼吸困難および全身状態の観察を行い，パルスオキシメーターにて血中酸素飽和度をモニタリングして異常を早期に発見し，適切なケアを行う。

2 咽後膿瘍

咽後膿瘍は乳幼児に多い疾患で，進展すると生命の危険もある。呼吸状態・一般状態を観察する。また高熱・嚥下障害・呼吸困難などの有無と程度を観察し，重篤であれば迅速な切開排膿を行う。

介助は，懸垂頭位を保ち，唾液の気道流入を防止する。患者が幼児の場合は動くと危険なので，シーツなどでからだ全体を包み固定する。

抗菌薬，鎮痛薬が処方されるので与薬，あるいは輸液管理を行う。

3 異物摘出

❶必要な情報とアセスメントの視点

何を，いつ吸い込んだかの情報を収集し，呼吸困難などの症状を観察する。特に，呼吸困難は患者に強い不安感を与えるため，どのような検査が行われ，異物除去のためにどのような処置が行われるかを説明し協力を得る。

❷看護の方法

- 咽頭に異物が見えるようであれば舌を引き出し，手指，あるいは鑷子，鉗子を使って取り除く。間接喉頭鏡を使用して取り除くこともある。取り除くときの刺激で嘔吐することを予測し，膿盆の準備をする。
- 喉頭の異物の場合は，間接喉頭鏡あるいは直接喉頭鏡を使用して取り除く。呼吸困難を訴えることが多く，高度な場合はトラヘルパーやミニトラックの挿入，あるいは緊急気管切開術が行われるので準備しておく必要がある。
- 気管・食道の異物の場合は内視鏡下で取り除く。異物により炎症や損傷があるときには術後の呼吸困難を起こすことがあるので，術後の出血の有無，呼吸状態を観察し，異常があればすぐに対応する。
- 乳幼児では小さい玩具や豆類，高齢者では餅による事故が多く起こっている。日常生活のなかでの指導を行う（小児では，玩具や豆類で遊んでいるとき，一瞬の吸気で吸い込んでしまうことがあるので，それらを放置しておかない。また高齢者では，餅は嚥下するまで食べていることに意識を向けるよう指導する）。

4 気管切開

気管切開術は手術室で実施することが原則であるが，強い上気道の狭窄による呼吸困難や，閉塞の危険のあるときは緊急にベッドサイドで行うことがある。

①患者の一般状態のほか，呼吸困難の状況を観察し，気管切開術の準備をする。

- 気管カニューレには多くの種類があり，患者に合わせて形と大きさが選択される（図3-13，14）。あらかじめ使用するカニューレの指示を受け，準備しておく。気管切開直後はカフ付きカニューレが多く使われる。
- 必要物品（気管切開セット）を準備し（図3-15），併せて局所麻酔の準備をする。
- 創の保護のため，ガーゼ（図3-16）は切り込みを入れたものを使用する。術直後は，ガーゼ交換がしやすいように切り込み部分を顎に向かってセットする。
- カフ付きカニューレのカフはあらかじめ注射器で空気の出し入れを行い，破損がないか確認する。

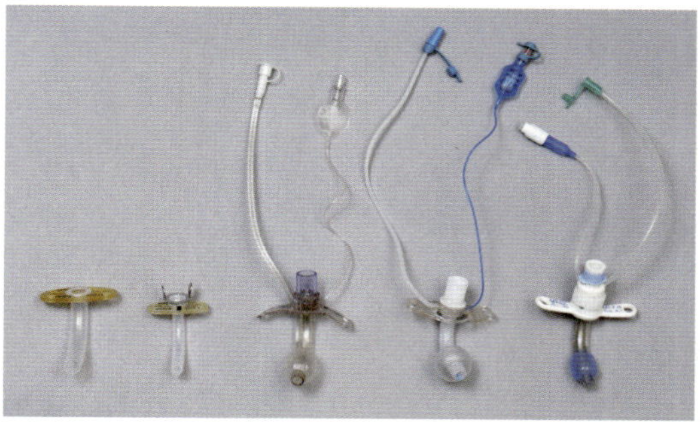

図 3-13 様々なカニューレ

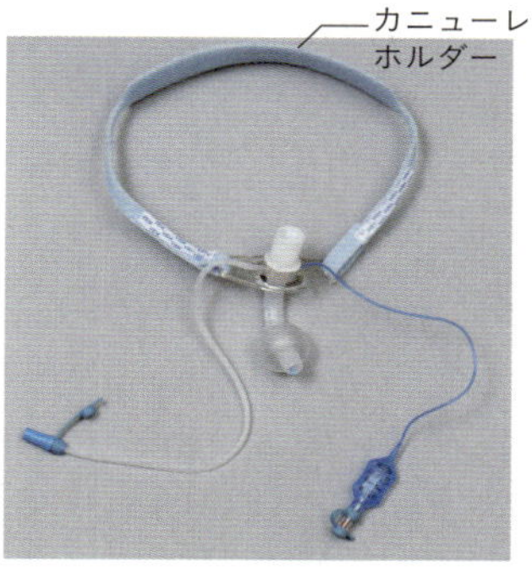

図 3-14 カニューレホルダー

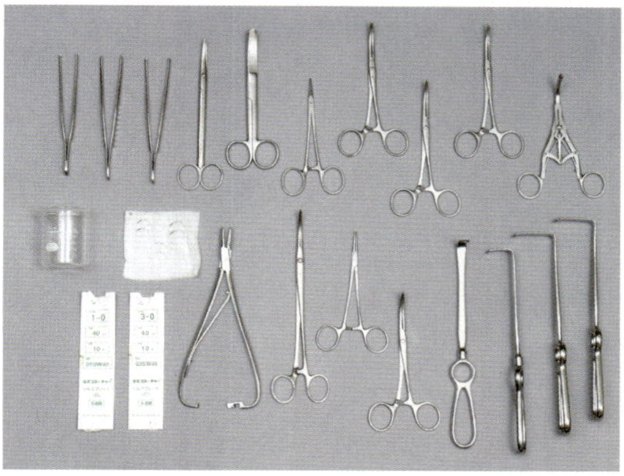

図 3-15 気管切開セット

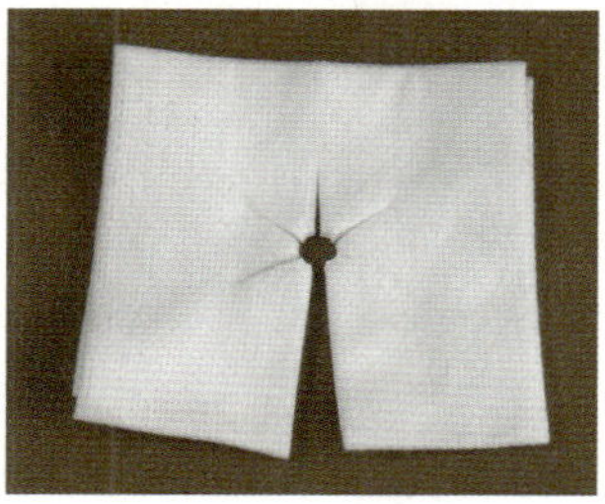

図 3-16 切り込みガーゼ

- 仰臥位(ぎょうがい)で頸部(けいぶ)を伸展する体位とする（必要時肩枕を使用）。

②術中は，呼吸状態，脈拍，血圧，意識の状態，皮膚の色を絶えず観察する。サチュレーションモニターを装着し，声をかけて安心感を与えるなどのほか，以下の看護を行う。

- 術中は会話ができないので，苦痛が強いときは診察台あるいはベッドを叩(たた)いて意思を伝えるよう説明する。
- カニューレ挿入時は，ゼリー（キシロカイン［ゼリー］®）を先端につけ挿入しやすくする。
- カフ付きカニューレの場合は，医師にカフ圧の値を確認し，カニューレ挿入後にカフに指示量の空気を入れる。
- カニューレホルダーを側頸部に指２本入るくらいを目安に調整し，固定する。
- 頸部の清拭(せいしき)後，気管孔に人工鼻またはエプロンガーゼ（本編図 4-1 参照）を装着する。

③術後は，呼吸は楽になったか，呼吸数の変化，呼吸音の変化，チアノーゼや，努力呼吸の有無などの患者の呼吸状態，さらに出血，皮下気腫(きしゅ)，頻脈の有無などを観察しながら，以下の看護を行う。

- 気道確保のため吸引をする。気管吸引は無菌操作で行う。また，気管孔が衣類などで閉塞されないよう注意する。
- カテーテルはカニューレ内壁に沿い，ゆっくり回しながら吸引する。吸引時間は1回5秒程度とし，再挿入は呼吸が安定するのを待って行う。
- 術直後は痰に血液の混入がある。血液が固まり血塊をつくるとカニューレが閉塞してしまうため，定期的に吸引や内筒の洗浄を行う（⑤参照）。
- 痰の性状，色，量，においの観察を行う。ねばねばした粘稠度の高い痰の場合は，痰を喀出しやすくするため気道の加湿（蒸気吸入など）を行うとよい。
- 分泌物は，大きく息を吸い込み強く吐き出すと喀出しやすいことを説明する。
- コミュニケーションの方法について説明する。
- カフ付きカニューレは，カフ圧の確認のため定期的に空気量をチェックする。その際，カニューレ部の垂れ込みを防ぐため，十分吸引してから空気を抜く。
- ベッドサイドに口腔ケア用品を準備し，こまめに清掃するよう指導し，口腔内を清潔に保つ。
- 一般的に時間が経過すると分泌物などが少なくなること，気管切開状態に慣れてくることを説明し，安心させる。また，常に看護師がいて異常時は対応することを伝え，精神的ショックやストレス，不安が軽減するよう努める。

④カニューレ交換時は以下の看護を行う。

- カニューレの交換は医師が行う。医師の指示によって交換するが，いつでも交換できるように準備をしておく。カニューレに付着した痰を吸引で除去できないときは直ちに交換をし，その必要性を説明して理解を得る。患者の体位は仰臥位，座位，半座位で行い，交換前後には十分吸引を行う。

⑤外筒・内筒のある複管タイプのカニューレを使用していて分泌物が多いときは，内筒を定期的に取りはずし，ブラシと水道水でよく清掃する（図3-17）。

⑥一時的気管孔は，目的が達成されれば閉じる。気管孔を閉じる前は上気道よりの呼吸に慣れさせる。呼吸が無理なくできるようになったら気管孔を閉鎖するが，閉鎖後数日間は閉鎖部より空気が漏れることがある。そのため痰の喀出が困難になるが，閉鎖部を押さえると喀出しやすくなることを説明する。

⑦カニューレの種類には以下のものがある。患者の状態により適切なものが選ばれる。

- カフ付きカニューレ：気管切開後，レスピレーターによる呼吸管理が必要となる場合，気道内圧を高める必要があるため，カフ付き単管カニューレを使用する。唾液，食物の垂れ込みにより誤嚥性肺炎の危険がある場合に使用する。
- カフなしカニューレ：唾液・食物の誤嚥の危険がほとんどなく，気管切開孔を維持する場合は，カフなしを使用する。
- 単管カニューレ：気管から外部への空気の流通のみ。
- 複管カニューレ：痰の多い場合，内筒のみ洗浄できる。唾液・食物の誤嚥が比較的少

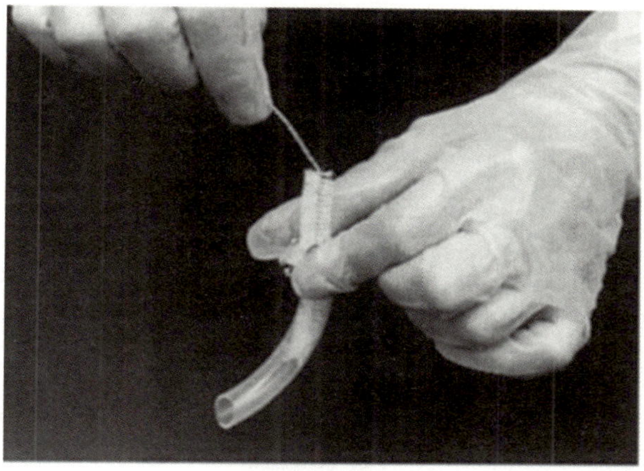

図3-17 カニューレの内筒洗浄

なく，発声を優先する場合は，複管カニューレを使用する。発声の際は内筒を抜いて外筒をふさぐことで発声ができる。

D そのほかの治療・処置を受ける患者の看護

1. 化学療法

悪性腫瘍に対する化学療法は，手術療法や放射線療法との併用が多く行われ，数種類の抗がん剤が使用される。その与薬方法は内服，点滴静注，坐薬など様々な方法がとられるが，方法によっては行動が制限され，また副作用も現れることで患者の苦痛は大きくなる。

1 点滴時の注意

与薬の方法，留意事項，副作用とその予防・対処などを患者に説明する。針刺入部の腫脹，発赤，疼痛の有無と程度を観察する。

点滴静注の場合は，体動により抜けたり，漏れたりしないよう十分に固定し，頻回に観察を行う。血管外に漏れると壊死を起こす薬剤があるので，血管外漏出を認めた場合は直ちに投与を中止し，医師へ報告する。薬液を少量吸引してから針を抜去し，漏出部位への処置は医師の指示に従い，冷却やステロイド薬皮下注射，リバノール湿布などを行う。重度の皮膚障害や運動障害を認める場合は，皮膚科や整形外科を受診する。

点滴により行動の制限はあるものの，歩行が可能なことが多い。しかし，頻回の排尿や倦怠感，気分不快などのために苦痛が生じやすい。排泄は，必要時には便器・尿器あるいはポータブル便器を準備してベッド上やベッドサイドでできるようにする。症状が重くなれば配膳，食事準備，下膳，洗面なども看護師が介助する。

2 副作用と対応

化学療法における薬剤は，がん細胞に対して抑制的に作用することを目的として処方されるが，一方で正常細胞に対しても有害な作用をもたらす。その結果として副作用が現れる。

❶白血球，赤血球，血小板の減少

点滴を始めて1週間前後で骨髄抑制から白血球，赤血球，血小板の減少が生じる。程度は様々だが3週間以内で正常に戻る。白血球が減少すると肺炎などの感染症が起こりやすくなるため，白血球数の回復を促す注射（G-CSF）を行う。また，赤血球が減ると貧血になるため，輸血を行うことがある。さらに，血小板が減ると出血傾向が強くなるため，外傷に注意が必要である。そのため外出・外泊が制限されることや感染防止の意味で個室管理が必要となることがある。手洗いや含嗽（がんそう）を励行し感染予防に努める。

❷腎機能障害

腎（じん）機能の異常を把握するために経時的な尿量測定あるいは蓄尿を行い，検査データを確認する。腎機能低下を防ぐために尿量を確保することが必要である。あらかじめ大量の輸液や利尿薬が使われることもある。

❸消化器症状

消化器症状（悪心（おしん）・嘔吐（おうと），食欲低下，便秘，下痢（げり）など）が，点滴を始めて数日で出現する。ほとんどの場合，2週間ほど持続する。悪心・嘔吐に対して予防的に制吐薬や鎮静薬が処方される。症状が強い場合の食事は，においの少ないものや流動食・半固形食などのあっさりしたものを，食べられる範囲で摂取するよう勧め，不足する栄養は点滴などで補う。

❹口内炎

口腔（こうくう）内の炎症は，点滴開始の3～4日後に起こり始める。口内炎は痛みや食欲低下を起こし，感染に至ることもある。口内炎を予防するため，口腔の清潔を保つことが大切である。消炎，殺菌，鎮痛作用のある含嗽薬（アズノール®など）の使用や，ケナログ®，デキサルチン®軟膏（なんこう）の塗布を行う。軟らかい食物を勧めるが，しみたり，ヒリヒリしたりするので，酸味の強いもの，濃い味のもの，刺激物は避ける。

❺倦怠感・脱力感

電解質異常により倦怠感や脱力感を生じる。強い症状が続くようであれば，臥床（がしょう）し安静を保つ。転倒の危険性が高いため，移動時は適切な介助を行う。

❻脱毛

個人差はあるが，脱毛は点滴開始後3週間ほどで起こる。薬理作用による一過性の脱毛であることを説明し，終了後3～4か月で生え始め，6か月ほどで元どおりになることを伝え，不安の軽減に努める。患者の心情を理解し，帽子，スカーフ，あるいはかつらなども準備する。

❼静脈炎

点滴をしている腕の静脈に炎症を起こすことがあるので，点滴刺入部の観察を行い，発赤・腫脹・熱感・疼痛などがあったら刺し替える。炎症部分はリバノール湿布などを行う。

❽聴力障害・耳鳴

化学療法の回数が多くなると，まれに聴力が低下することがあり，回復しない場合もある。耳閉感・耳鳴が起こった場合は医師の診察を受けるよう説明する。

❾そのほか

肝機能低下を起こすこともあるが，軽症で自然に回復する。生殖機能障害では，将来不妊となる可能性がある。

2. 放射線療法

耳鼻咽喉科領域の悪性疾患に対して，機能を温存するためには放射線療法を行うことが多い。また，化学療法や手術療法と併用して行うことにより治療効果が期待できる。1回の照射線量は2Gy*，合計30～33回（60～66Gy）照射することが多く，治療期間は約7週間となる。

1 放射線照射の副作用と看護

患者の苦痛を理解し励まし，共に考えながら苦痛の緩和や食事の工夫をする。我慢を強いることなく副作用の緩和を図り，目的とする照射量が終了できるように援助する。

❶全身症状

全身の倦怠感，悪心・嘔吐，発熱，食欲低下，不眠，頭痛などの全身症状について，その有無と程度を把握する。いわゆる放射線宿酔症状とよばれるこれらの症状は個人差があり，治療開始後3～10日目くらいで現れ，2～3週間後に軽快する。十分な休養と精神の安静に努めることが必要である。

(1) 白血球減少

検査データを把握し，白血球が2000/μL以下になったら抗白血球薬を使用する。感染徴候の観察と感染予防に努める。

(2) 貧血

血液検査を定期的に行うとともに，症状（顔色，めまい，悪心，息苦しさなど）を注意深く観察する。適度の運動と十分な休養をとる。

(3) 血小板減少

検査データの値によっては止血薬の投与，血小板の輸血を行う。出血傾向に注意する。

---

* **Gy**：グレイ。放射線によって物体に与えられたエネルギーを表す単位。がんの放射線治療では，1回の照射線量やその合計（総線量）で治療の過程を表す。たとえば20Gyであれば，1回2Gyの治療の場合，10回目の治療を受けている段階を示す。

❷局所症状

(1) 皮膚症状

皮膚は放射線を受けると，総線量 20Gy 頃より皮膚乾燥，軽度の発赤，脱毛が起こり，徐々に疼痛を生じてくる。さらに総線量 50Gy 程度になると発赤も強くなり，びらん・皮膚剝離・潰瘍を形成するようになるため，症状の出現に十分注意する。照射部位の物理的・機械的刺激を最小限にするため，衣服はゆったりした柔らかい素材のものや，襟が広いものを着る。皮膚の清潔を保つため，低刺激性の石けんをよく泡立て，泡でやさしく洗う。指示された軟膏は，放射線照射終了後や入浴後に塗布する。夜間，無意識のうちに掻くことがあるので，爪を短く切り，手袋をするなど，皮膚を傷つけないように注意する。また，髭剃りの際，照射部位にカミソリを使用することは禁止する。

(2) 口腔・咽頭・喉頭

- 含嗽をたびたび行い口腔内・咽頭を清潔に保つ。食事後は軟らかい歯ブラシでていねいに歯みがきをする。必要時，医師から消毒効果や鎮痛効果のある含嗽水が処方される（イソジン®，アズノール®，オラドール® など）。
- 舌が荒れて味覚がなくなり，しみたり痛みが出たりして食べられなくなる。また嚥下障害も生じる。総線量 20Gy 頃になると粘膜の発赤が著明となり，舌苔や潰瘍の出現も認め，放射性粘膜炎を起こす。このような症状が出たときは，食事は塩味を薄くし，酸味を避け，甘味を強くする。また，主食は五分粥や流動食にするなどの工夫が必要であり，口内の感覚が鈍くなることがあるので，熱いものは避ける。痛みに対しては鎮痛薬を使用し緩和に努めるが，疼痛や食欲不振により食事摂取が困難な状態であれば，経管栄養を考慮する。
- 照射部位によっては唾液分泌も減少するため，人工唾液などを使用して粘膜を保護し口内乾燥を緩和する。お茶，牛乳，そのほかの水分を十分摂取する。
- 照射により痰の量が増える。口腔内の乾燥により痰が口の中に張り付き，喀出が難しい場合にはネラトンカテーテルを用いた吸引を行う。咽頭・喉頭浮腫が強い場合は呼吸困難が起こることがあり，必要時は気管切開を行う。

(3) 眼

上顎腫瘍などのようにやむをえず眼球を含めて照射する場合，角結膜炎症状（異物感，灼熱感，瘙痒感）が出現する。目の清潔を保持し，点眼や冷湿布で対応する。必要時，眼科医の診察を受ける。

2 患者への説明事項

①照射野が決定したら皮膚にマーキングをすることを伝える。頭頸部の場合，保護のための固定具（シェル）を作成することが多いので，該当する場合はその説明をする。

②治療中，治療室は患者だけになり不安が強くなることもあるが，担当者は必ず見ているので心配ないことを伝える。

③照射中は指示された姿勢を保持するよう説明する。痛みも熱さもないので，楽にしていてよいことを伝える。

④放射線の副作用と症状の出現時期について説明する。副作用への対応について，患者が自己管理できるのかを判断し，必要時には支援を行うことを説明する。

⑤放射線治療終了直後は最も副作用が強く，しばらくはその状態が持続するが，治療終了後約2週間で徐々に軽快していくことを伝える。

3. 頸部リンパ節郭清術と術後リハビリテーション

1 頸部リンパ節郭清術

耳鼻咽喉(いんこう)領域の悪性腫瘍は頸部リンパ節に転移することが多く，転移はなくても予防的に頸部リンパ節郭清術(かくせいじゅつ)が行われることがある。手術に伴う看護として，ドレーン管理，創部の観察（発赤，疼痛，滲出液(しんしゅつえき)の有無），呼吸状態の観察を行う。また，ドレーンが抜去されるまでは，頸部の安静を保つよう指導する。

2 術後リハビリテーション

ドレーン抜去後より，肩と頸部の筋機能を回復させ，頸部と上肢の可動域を拡大させることを目的に行う。また，硬化した筋肉を柔軟にすることにより凝りや痛みを軽減することができる。

無理をせず，できる量を1日何回も行い，毎日続けることが大切である。痛みのないときは，1日30回ずつこの運動を行う（図3-18）。

❶手術の翌日からドレーン抜去まで

指の屈伸運動，肘(ひじ)の屈伸運動を行う。

❷ドレーン抜去から抜糸まで

- 肩甲骨の運動：肩の挙上運動，肩をそらす運動，手を上げて肩も上げる運動，臥床(がしょう)し手を組み上に押し上げる運動を行う。
- 肩の運動：仰向(あおむ)けで肩の前方挙上運動，側方挙上運動を行う。

❸全抜糸後

- 頸部の運動：寝たまま首の後方に力を入れる運動，横を向いて首の後方に力を入れる運動，首の回旋運動，首を回す運動（まっすぐに立ち左右に回す）を行う。
- 肩の運動：壁を横にして立ち指先を壁につけ，徐々に壁に近づきながら，できるだけ高いところまで腕を上げていく。肘はまっすぐに伸ばす。
- 立位で腕を横に伸ばしたまま回転させる運動を行う。
- タオルを使用して肩を動かす運動を行う。
- テーブルの上で腕を伸ばす運動を行う。

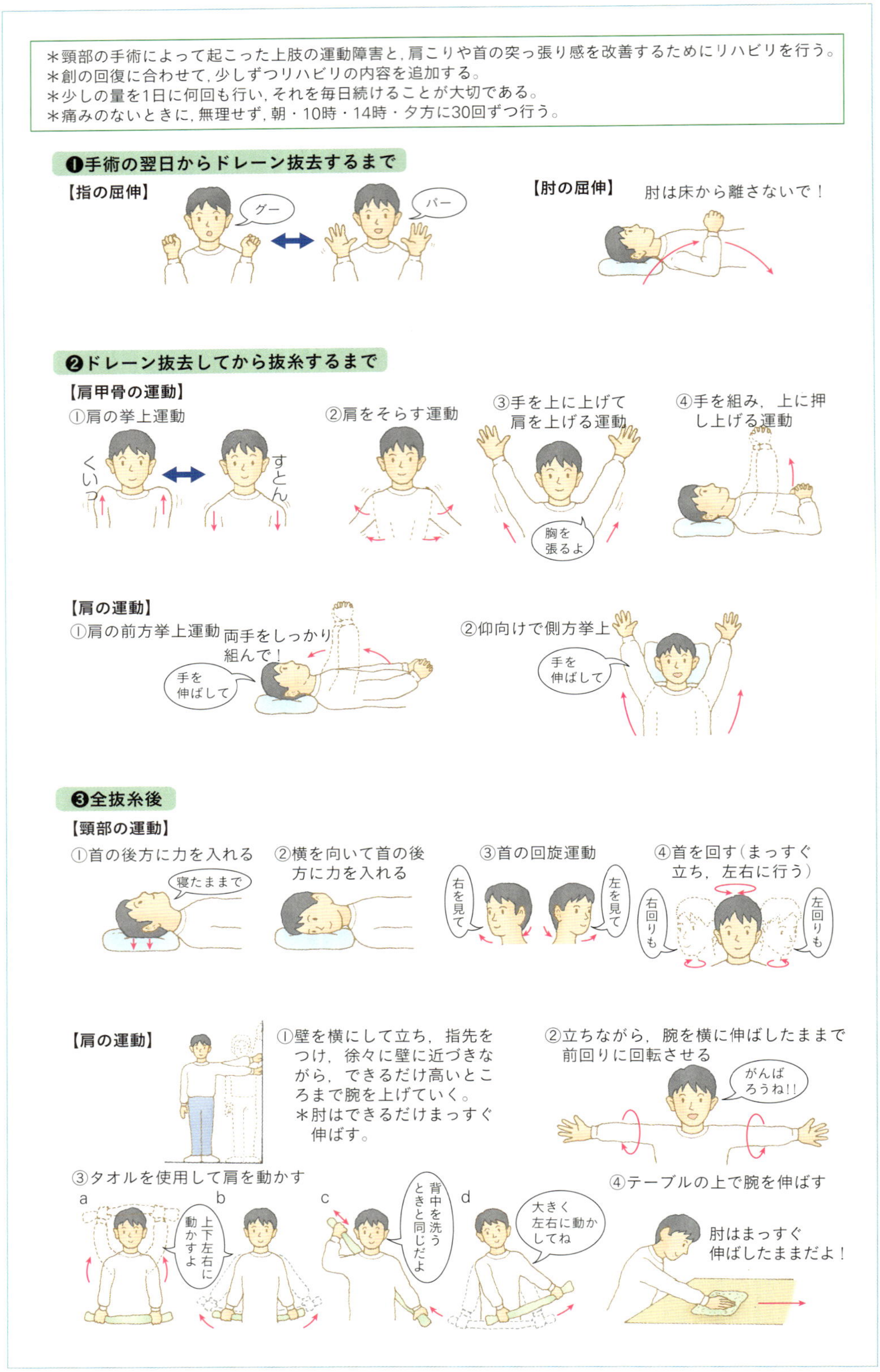
＊頸部の手術によって起こった上肢の運動障害と，肩こりや首の突っ張り感を改善するためにリハビリを行う。
＊創の回復に合わせて，少しずつリハビリの内容を追加する。
＊少しの量を1日に何回も行い，それを毎日続けることが大切である。
＊痛みのないときに，無理せず，朝・10時・14時・夕方に30回ずつ行う。
❶手術の翌日からドレーン抜去するまで
【指の屈伸】
グー
パー
【肘の屈伸】
肘は床から離さないで！
❷ドレーン抜去してから抜糸するまで
【肩甲骨の運動】
①肩の挙上運動
くいっ
すとん
②肩をそらす運動
③手を上に上げて肩を上げる運動
胸を張るよ
④手を組み，上に押し上げる運動
【肩の運動】
①肩の前方挙上運動
両手をしっかり組んで！
手を伸ばして
②仰向けで側方挙上
手を伸ばして
❸全抜糸後
【頸部の運動】
①首の後方に力を入れる
寝たままで
②横を向いて首の後方に力を入れる
③首の回旋運動
右を見て
左を見て
④首を回す（まっすぐ立ち，左右に行う）
右回りも
左回りも
【肩の運動】
①壁を横にして立ち，指先をつけ，徐々に壁に近づきながら，できるだけ高いところまで腕を上げていく。
＊肘はできるだけまっすぐ伸ばす。
②立ちながら，腕を横に伸ばしたままで前回りに回転させる
がんばろうね!!
③タオルを使用して肩を動かす
a
上下左右に動かすよ
b
c
背中を洗うときと同じだよ
d
大きく左右に動かしてね
④テーブルの上で腕を伸ばす
肘はまっすぐ伸ばしたままだよ！

図3-18　頸部リンパ節郭清術後のリハビリテーション

V 嚥下訓練

A 嚥下訓練の意義・目的

嚥下（えんげ）訓練の意義・目的には，手術や治療の過程で生じる一時的な機能低下への訓練対応および，喪失した機能の代替手段の習得という2つの面がある。第1編第1章-Ⅳ「喉頭（こうとう）の構造と機能」でも述べたとおり，嚥下は口腔に食物を取り込み咀嚼（そしゃく）して食塊を形成するところから，咽頭（いんとう）を通過し食道を経て胃に至るまでの反射を含む一連の動作である。嚥下訓練では，患者の疾患や術式，治療の内容を把握し，どのような訓練が効果的かアセスメントを行い，適切な訓練や方法を選択し行うことが大切である。また，患者が訓練の必要性を理解することを促し，積極的に訓練に取り組めるようかかわることも看護の大切な役割の一つであるといえる。さらに，嚥下障害を見逃さずに発見することも，患者の療養環境において一番身近な医療者である看護師の役割といえる。

B 嚥下障害のアセスメント

1. 問診による既往歴，治療歴の把握

患者に生じている嚥下障害の要因が，明らかに手術などで機能に障害を負ったからである場合はわかりやすいが，過去に行った治療などが原因となって起こる嚥下障害もあるため，患者の既往歴や治療歴を把握することは訓練にあたり重要である。

2. 嚥下評価 —— スクリーニング

ベッドサイドで簡便に行える嚥下機能評価である。嚥下のどのような機能を評価しているのかを理解したうえで行う必要がある。以下に代表的なスクリーニング方法を示す。以下に紹介するスクリーニングは，多数あるなかの一部である。これらのスクリーニングは個々に評価する場合や，各々を組み合わせて総合的に評価する場合がある。より安全にスクリーニングを行うためには，ていねいに口腔ケアを行い，口腔内の清潔が保たれた状態で行うことが大切である。

1 反復唾液嚥下テスト（repetitive saliva swallowing test；RSST）

30秒間に何回嚥下できるか，喉頭の挙上回数から評価する検査である（図3-19）。しかし，飲み込みの指示を受け，随意的に行う嚥下を評価する検査のため，認知力が低下した患者の場合は指示を理解することが難しく，テストの実施が困難な場合がある。また，喉頭挙

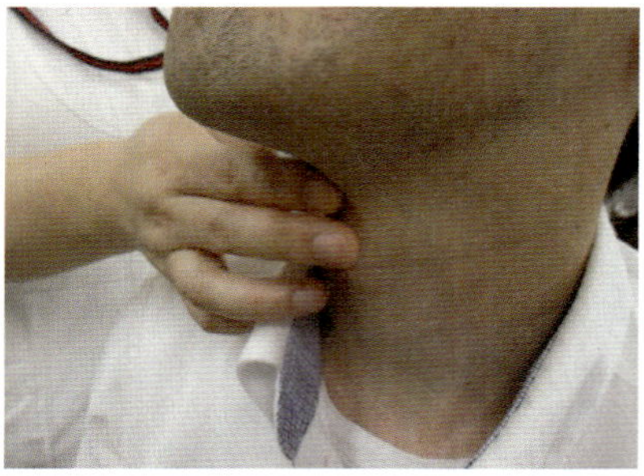

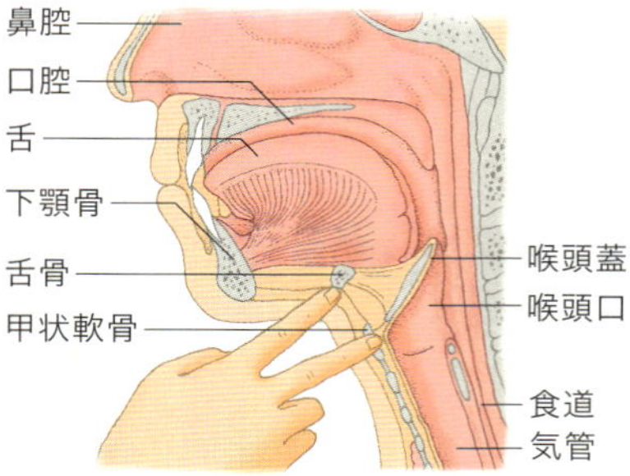

示指が舌骨，中指が甲状軟骨に触れる。

図3-19 反復唾液嚥下テスト

上術を行っている患者は嚥下（えんげ）によって喉頭の挙上が行われないため喉頭挙上の回数を数えることは不適切である。

❶方法

第2指（人差し指）で舌骨を，第3指（中指）で甲状軟骨を触知して，30秒間に何回嚥下できるかをみる。甲状軟骨が中指を越えた場合にのみ1回と数える。

❷評価

30秒間での嚥下回数が3回未満で嚥下障害の可能性がありと判定する。

2 改訂水飲みテスト（modified water swallowing test；MWST）

嚥下運動とその際の嚥下の状態から咽頭（いんとう）期の障害を評価する方法である。唾液を誤嚥していることが明らかで呼吸状態が悪い患者には不適切である。

❶方法

①冷水3mLを口腔底に注ぎ，嚥下を指示する（咽頭に流れ込むのを防ぐため舌背には注がない）

②嚥下した後，さらに嚥下を2回指示する

③評価点が4点以上の場合，最大で2回（計3回）繰り返す

④最低点を評価する

❷判定基準

図3-20に示す。

3 フードテスト（food test；FT）

口腔における食塊形成能力，咽頭への送り込みを評価するための方法である。嚥下後の口腔内観察が項目として含まれている。

❶方法

①プリン茶さじ1杯（約4g）を舌背前部に置き嚥下を指示する

②嚥下後反復嚥下を2回行う

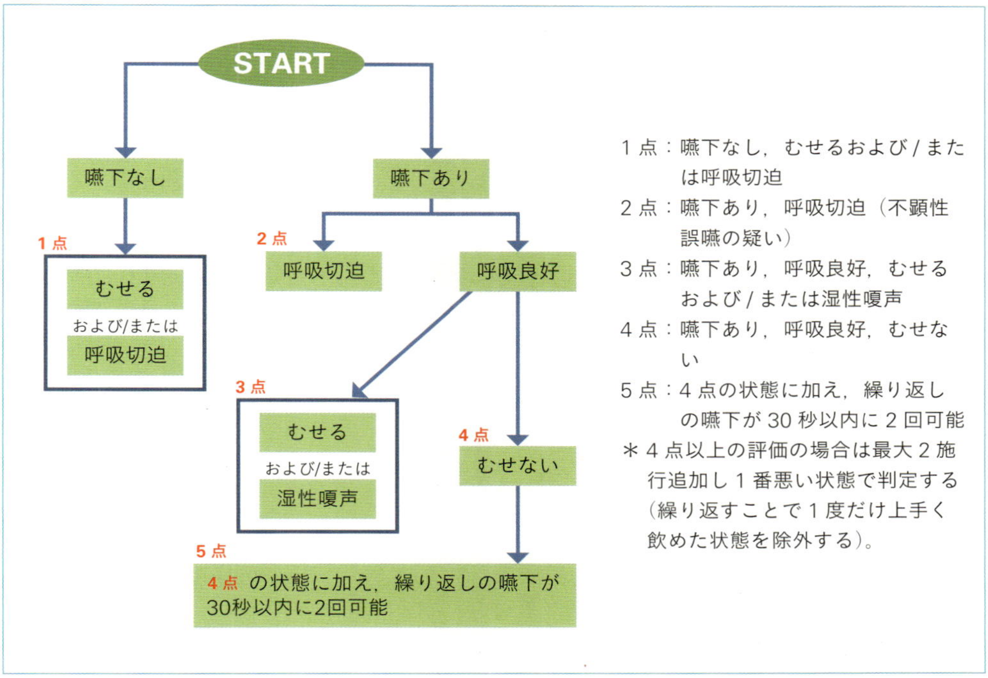

図3-20 改訂水飲みテストの判定基準

③口腔内を観察する

④評価点が4点以上の場合，最大2回繰り返す

⑤最低点を評価する

❷判定基準

図3-21に示す。

4 エバンス・ブルー・ダイテスト

エバンス・ブルー・ダイテスト（Evan's Blue Dye Test），および改訂エバンス・ブルー・ダイテスト（Modified Evan's Blue Dye Test）は，気管切開患者に対する誤嚥のスクリーニングテストとして考案されたものである。エバンス・ブルーは気管内投与しても生体に大きな影響を与えない色素として用いられている。原法のエバンス・ブルー・ダイテストでは4時間ごとに1%濃度のエバンス・ブルー・ダイを舌に滴下し，気管孔から青く染まった滲出（唾液や痰も含む）があった場合，誤嚥ありとしている。これに対し，半固形物や液体に色素を混入して用いるのが改訂エバンス・ブルー・ダイテストである。

5 嚥下機能検査

スクリーニングで嚥下障害が高度と判断された場合や判断困難な場合は，医師やそのほかの職種の協働によって嚥下内視鏡（video endoscopic of swallowing；VE）や嚥下造影（videofluoroscopic examination of swallowing；VF）が行われる。

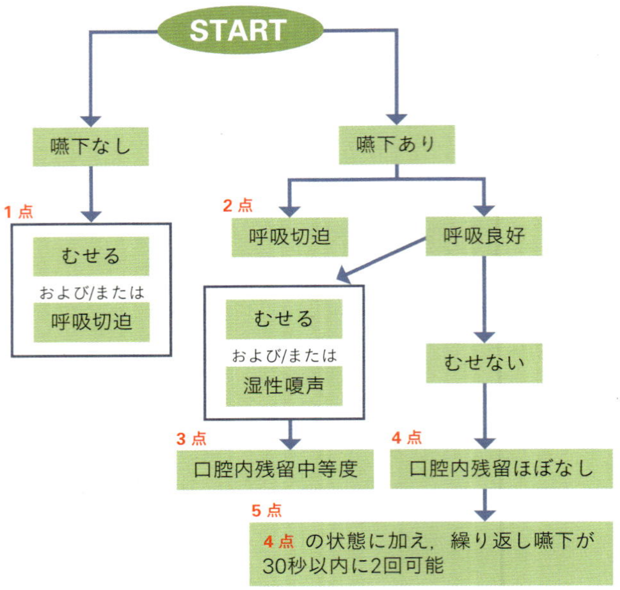

1点：嚥下なし，むせるおよび/または呼吸切迫
2点：嚥下あり，呼吸切迫（不顕性誤嚥の疑い）
3点：嚥下あり，呼吸良好，むせるおよび/または湿性嗄声，口腔内残留中等度
4点：嚥下あり，呼吸良好，むせない，口腔内残留ほぼなし
5点：4点の状態に加え，繰り返しの嚥下が30秒以内に2回可能
＊4点以上の評価の場合は最大2施行追加し一番悪い状態で判定する（繰り返すことで一度だけ上手く飲めた状態を除外する）。

図3-21 フードテストの判定基準

C 訓練方法の実際

スクリーニングや嚥下機能検査の結果と患者に生じている嚥下障害の要因をアセスメントして嚥下訓練を計画し，取り組む。嚥下障害に対する訓練は，重症度をふまえ，医師や他職種と協働し十分なリスクマネジメントを行いながら実施する必要がある。

訓練は食物を用いるか否かで間接訓練（用いない）と直接訓練（用いる）に分けることができる。表3-1に間接訓練と直接訓練の定義を示す。

耳鼻科領域の手術後は，創傷治癒や移植した皮弁の血流保持や定着のために安静を保持しなければならない期間があることにも注意が必要である。この期間は口腔保清などに努め，誤嚥性肺炎の発症予防に取り組むことが大切である。

一方で嚥下機能は飲み込むことで機能が改善する側面もあるため，間接訓練を進めるなかで誤嚥のリスクコントロールが図れたら，嚥下の一連の動作を行う直接訓練との併用を行うことが多い。この際には，先に述べた嚥下内視鏡や嚥下造影を行い，評価を行うとともに摂食姿勢などもあわせて検討する。誤嚥や窒息のリスクを下げ，より安全に訓練に取り組めるようにすることが大切である。直接訓練は食物を用いる分，特に誤嚥のリスクに留意しながら訓練を進める必要がある。直接訓練を開始する目安としては，意識，覚醒，呼吸状態および嚥下反射の惹起が確実で摂食中に危険なサインがないこと，経過中のバイタルサインが安定していることなどである。また，十分な咳嗽力があることも大切である。

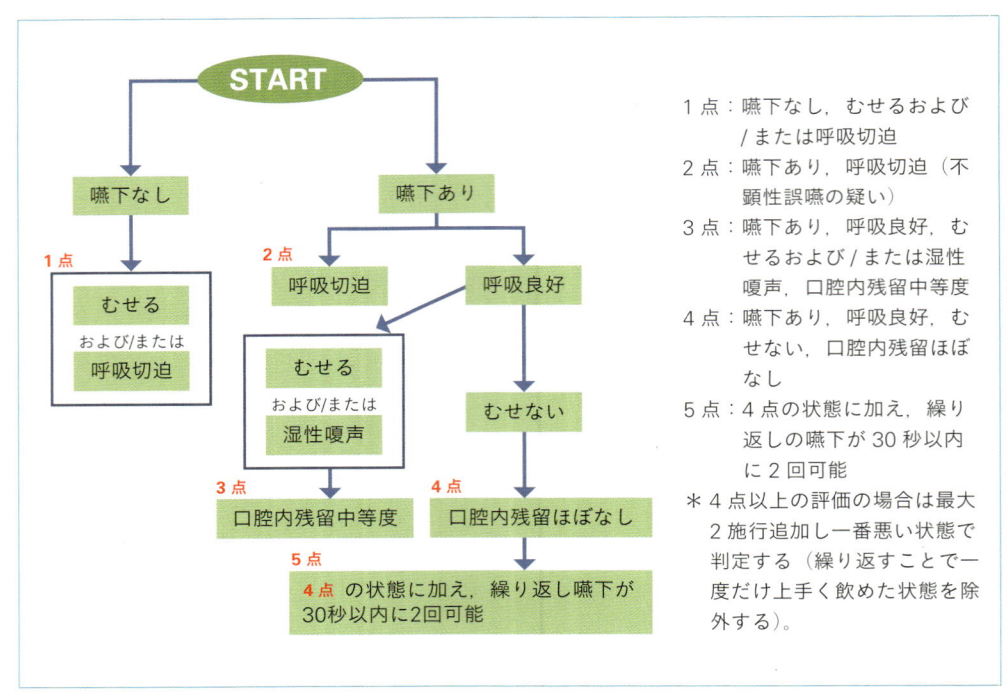

表3-1 間接訓練と直接訓練の定義

	定義	適応
間接訓練	食物を用いずに，障害された摂食・嚥下障害器官へ特異的に働きかけることにより各器官の機能や運動の協調性を改善させる訓練 例）咀嚼訓練，構音訓練，冷圧刺激法，Shaker exercise，嚥下手技獲得訓練，頸部可動域拡大訓練など	・誤嚥や窒息のリスクが少なく適応範囲は広い ・認知障害などの問題で指示が理解困難な場合は実施が難しい場合もある
直接訓練	実際に食物を用いて行う訓練で，一連の摂食動作を通じて訓練を進めることで総合的な機能向上を図る	・機能に合った食物，摂食姿勢，摂食方法，食具を用いて行う ・嚥下反射が確実になった時期から導入し，安全性に配慮して進める必要がある

出典／日本臨床腫瘍研究グループ：有害事象共通用語規準 v4.0 日本語訳 JCOG 版（JCOG ホームページ http://www.jcog.jp）.

さらに気管切開中の患者であれば，呼吸状態が安定し，嚥下反射が確実であれば取り組んでいく。

訓練進行中はリスク管理が大切であり，発熱や痰（たん）の量の増加や血液データの炎症反応の上昇などがある場合は，訓練の中止など速やかに判断する必要がある。

D 摂食に向けたアプローチ

嚥下訓練と並行して，患者の日常生活上でも摂食に向けた取り組みを行う。具体的には，嚥下障害の状態に合わせた姿勢の調整，あるいは食具や食形態の工夫を行い，残存機能を最大限に利用し誤嚥のリスクを最小限にするアプローチを訓練と併せて行っていく。

嚥下を行う際には，体幹を安定させ，嚥下しやすい姿勢に調整することが大切である。嚥下障害における姿勢調整の目的は，口腔から咽頭腔（いんとうくう）への食塊の流入のタイミングの調整，重力の利用，残存する嚥下機能を有効に活用することである。食事のセッティングには看護師がかかわることが多く，姿勢の調整という目的をふまえて行うことで患者の嚥下障害をサポートする大切な役割を果たす。姿勢の調整が嚥下障害を代償するうえで有効であるかどうかは，嚥下造影の併用を行うことでより確実となる。

摂食に向けた援助で大切なことは，患者の残存機能の利用と誤嚥防止に努めることである。

E 多職種との連携

嚥下障害のある患者への嚥下訓練では，様々な職種からなるアプローチが大切である。主治医，看護師はもちろんであるが，リハビリテーション科医師や言語聴覚士などリハビリテーションにかかわるスタッフ，口腔内の問題があれば歯科医もかかわる。さらに，嚥下機能評価の嚥下造影においては，放射線技師も連携している。摂食リハビリテーション科，摂食機能療法科を設置している病院もある。

リハビリテーションを行っていくには，リハビリテーションが行える栄養状態であることが大切であり，栄養面のサポートを行う栄養士や栄養サポートチームとの連携も大切であるといえる。それぞれの専門性を生かし，患者ケアや訓練の進捗，患者の訓練の意欲など，密に連絡を取り合いながら進めていくことが大切である。

演習課題

1 耳鼻咽喉の各疾患における検査時の看護において，留意すべきポイントをまとめてみよう。
2 耳鼻咽喉の各疾患における治療の特徴を踏まえて，看護のポイントを整理しておこう。
3 耳鼻咽喉の各疾患における治療・処置で利用される主な器具には独特なものが多い。それぞれの器具の特徴とその用途，管理の方法について整理しておこう。
4 耳鼻咽喉疾患患者への嚥下訓練において，留意すべきポイントをまとめてみよう。

第4章

耳鼻咽喉疾患をもつ患者の看護

この章では

- 耳疾患患者の看護について理解する。
- 鼻疾患患者の看護について理解する。
- 咽頭・喉頭疾患患者の看護について理解する。

I 耳疾患患者の看護

A メニエール病患者の看護

メニエール病の典型的な症状は，激しい回転性めまい，耳鳴（じめい），難聴である。

発作は突然起こることが多く，繰り返して起こるうちに症状が悪化するなど身体的な苦痛が大きい。悪心（おしん）や嘔吐（おうと）の出現，平衡（へいこう）感覚の低下などにより日常生活行動が困難となる場合もある。患者は，いつ発作が起こるのかという不安，また，発作による身体的苦痛に加えて聴力が低下するおそれがあることにも不安を感じる。

メニエール病の原因は不明であるが，内リンパ嚢（のう）の機能異常による貯留水腫（すいしゅ）がベースであり，症状の悪化にストレスが関与しているといわれている。治療は，薬物療法，生活指導，心理療法が主であるが，発作を繰り返す患者，症状の進行が速い患者には手術療法が行われることもある。根治（こんち）は容易ではなく，看護師には不安への対処，発作の軽減に向けた援助が求められる。

1. 必要な情報とアセスメントの視点

1 自覚症状と日常生活への支障

①めまい：どのようなめまいか，突然症状が出現したか，繰り返しあるのか，持続時間はどのくらいか。

②耳鳴：どちら側の耳にあるか，耳鳴の大きさはどのくらいか，増強しているか。

③難聴：どちら側の耳にあるか，どの程度聞こえるか，聴力検査のデータはどうか，聴力の低下の自覚はあるか。

④日常生活への支障：めまいによる悪心・嘔吐などで飲水，食事に影響はないか，排泄（はいせつ）や清潔ケアは十分にできているか，睡眠はとれているか，社会生活への影響はないか。

⑤現在までの経過：発作はいつから出現したか，今まで何回くらい起こしているか，難聴は進行しているか。

2 誘因，増悪因子，対処方法

①どのようなときに発作が起こりやすいか，ストレスが高まるような出来事があったか，仕事量や疲労の度合いはどうか，睡眠や休息が取れているか，食生活・飲酒・喫煙の状況はどうか。

②発作の前兆はあるか，発作が起こったときどのような対処をしているか，ストレス解消法があるか，相談できる家族や友人はいるか，家族や知人に疾患の理解はあるか。

3 疾患の認識

①疾患をどのように理解し，どのように受け止めているか。
②疾患や治療についての知識の程度・理解力はどうか。

4 そのほか

性格傾向，精神状態など。

2. 生じやすい看護上の問題

①めまい発作への不安。

3. 看護の目標と実践

1 看護目標

①めまい発作時の苦痛などの症状を緩和することができる。
②めまい発作時の危険回避の方法を理解し，実践することができる。
③疾患について理解し，発作を起こさないように日常生活の調整ができる。

2 看護の実際

❶発作時

発作時には症状による苦痛の緩和と，障害されている日常生活活動の援助，危険防止，不安の軽減，指示された薬剤の確実な投与を行う。

(1) めまい

めまい発作中の患者には安静を保たせ，患者の最も安楽な体位をとる。周囲を静かな環境にする，光と音を避け部屋を薄暗くして刺激を抑えるなどの環境整備を行う（本編-第2章-I-E「めまい」参照）。

(2) 耳鳴

耳鳴は本人のみに聞こえる自覚的耳鳴が多く，持続的な耳鳴により不眠，集中力の低下，いらいら感を生じることもある。不安が耳鳴を増強させることもあり，精神的援助が大切である（本編-第2章-I-B「耳鳴」参照）。

(3) 難聴

聴力低下により相手の言葉が十分聞き取れず，コミュニケーションに支障をきたすことがある。また，聴力が改善しないのではないかという不安も大きい。患者に合ったコミュニケーション手段をとり，不安の軽減に努めることが大切である（本編-第2章-I-C「難聴」参照）。

(4) 日常生活の援助

体動により症状が悪化することが多いため，ゆっくりとなるべく頭を動かさないように援助する。めまいの程度により，ベッド上で食事，排泄，清潔ケアなどの援助を行う。症状が改善したら，歩行に付き添うなど患者の状態に合わせた看護を行う。

(5) 危険防止

めまいによるベッド・椅子からの転落，歩行時の転倒・衝突などを防止するように，環境の整備や動作時の援助を行う。転倒防止のために，歩行時は遠慮せず看護師の援助を求めるよう説明する。

(6) 不安の軽減

発作の強いときには，そばに付き添って手を握る，身体の一部に触れるなどして安心感を与える。また，安定感を与えるために，臥床時にはベッド柵につかまらせるようにする。患者の苦痛･不安に共感した温かい声かけや，ゆっくりとした日常生活活動の援助を行う。めまいは徐々に治まることを説明し，無理をせず，必要時は遠慮しないで看護師に援助を求めるよう説明する。

(7) 薬剤の投与

抗めまい薬，制吐薬，精神安定薬，副腎皮質ステロイドなどの薬剤は医師が指示するが，これを確実に投与する。

❷間欠時

一時的に発作がおさまるときは，発作を起こさずに日常生活の調整ができるよう援助を行う。

(1) 薬物療法

発作の再発予防のため，内服薬（循環改善薬，ビタミン剤，利尿薬，精神安定薬など）が処方される。症状がないからといって自己判断で中止することのないよう服薬指導を行う。

(2) 生活指導

メニエール病はストレスが発作の誘因となることが多い。しばしば，過労，睡眠障害，精神的ストレスなどが誘因となり，めまい発作や難聴が悪化する場合がみられる。睡眠や休息を十分に取り，規則正しい生活を送り，身体的・精神的ストレスをためないことが大切である。体力を維持し，バランスのよい食事を心がけ，塩分や刺激物，嗜好品（アルコールや喫煙など）は控えるよう指導する。

(3) 精神的援助

発作が繰り返し続くと，将来への焦りや不安，苛立ちや絶望感などを抱き，抑うつ的になり活動が消極的になったりする。自らの行動を制限したり社会的活動を控えたりすることもある。また，発作は身体的症状が強く苦痛が大きいにもかかわらず，自覚症状が主なために他人にはなかなか理解してもらえないというつらさや苛立ちが生じる。このような精神的ストレスが重なり，さらに症状を悪化させるという悪循環をきたす。患者がこのような精神的苦痛を強いられていることを念頭に置き，看護師は，共感の態度を示し，患者との信頼関係を築き，不安や思いを受け止めることが必要である。必要時は精神科の診察や臨床心理士のカウンセリングを受けられるように調整して，自律訓練法を習得できるようにかかわる。

(4) 疾患の認識

患者は疾患をどのように理解し受け止めているか，間違った知識や理解不足がないかなどを確認する。疾患の性質や経過，治療法や予防など正しい知識を習得できるように指導，修正，補足を行う。また，患者が発作を起こさないように生活の調整を行うためには家族や周囲の協力が必要である。家族にも疾患の理解を深めてもらうために，必要時は医師から説明を受けることができるように調整する。

❸手術療法を受ける場合

中耳（ちゅうじ）の手術後めまいや悪心（おしん）などの症状が強く出ることが一般的に多い。症状の緩和に努め，合併症を起こさずに回復するよう援助を行う。

B 慢性中耳炎患者の看護

中耳の慢性炎症で，鼓膜（こまく）に穿孔（せんこう）が生じ耳漏（じろう）と難聴を伴う。急性中耳炎を繰り返したり急性中耳炎が治癒（ちゆ）しないまま治療を中断したりで，鼻腔（びくう）や副鼻腔に慢性的に炎症がある人に多い。炎症を繰り返すうちに難聴が悪化する。

治療は炎症を鎮め耳漏を止めることを目的とした保存療法と，耳漏を止め聴力改善を目的とする手術療法がある。

1. 必要な情報とアセスメントの視点

1 自覚症状と日常生活への支障

①耳漏：耳漏の有無・量・性状。
②難聴：難聴の自覚，難聴の程度と変化。
③日常生活への支障：日常生活を送るにあたり，コミュニケーションに問題はないか。
④合併症：耳痛，めまい，嘔吐（おうと），発熱，頭痛などの有無。

2 医師からの説明と本人・家族の受け止め

①医師は疾患・治療についてどのように説明したか。
②患者や家族はどのように説明され，どのように受け止めたと表現しているか。

3 手術への期待と不安（手術療法を受ける場合）

①手術を受けることで，どのように症状が改善することを期待しているか。
②手術を受けることに対してどのような心境でいるか，手術に対する不安はあるか。
③手術後のイメージができているか，そのイメージはどのようなものか，手術後の生活に不安はあるか。

4 家族のサポート体制

家族のサポート体制はどのようになっているか。

2. 生じやすい看護上の問題

①疾患についての知識不足。

②手術への不安。

3. 看護の目標と実践

1 看護目標

①炎症の再燃や増悪に対して，その誘因を理解し，適切な予防行動を取ることができる。

②手術に対して，その不安を最小限にし，合併症がなく回復することができる。

2 看護の実際

❶保存療法

(1) 症状の軽減と苦痛の緩和

耳漏，耳痛，難聴，めまい，発熱などの症状の観察を行い，軽減に向けた援助を行う。また，症状により障害されている日常生活への援助を行う。難聴の程度に応じてコミュニケーション手段を選択する。

(2) 薬物療法

抗菌薬，ステロイド薬，抗炎症薬などの薬剤は医師により指示されるが，これを確実に投与（内服，点滴，点耳など）する。

(3) 治療の継続

治療の中断は炎症の再燃につながる。自覚症状が軽快しても，医師の許可があるまでは定期的な通院や薬の服用などをやめることのないよう指導する。

❷炎症の再燃・増悪の誘因の除去

炎症の再燃・増悪の誘因は様々であるが，感染を避けることが大切である。耳漏が多くなったり難聴が進行したりするようなことがあれば，早めに受診し治療を受けるように指導する。

①上気道感染を起こさないように注意する。上気道の炎症は咽頭や鼻腔から耳管を通して中耳に至る。特に鼻や副鼻腔，咽喉頭に慢性的な疾患がある場合には上気道感染を起こしやすい。日頃の含嗽や手洗いの励行，規則正しい生活などを指導する。

②入浴時に外耳道に水が入らないように注意する。鼓膜穿孔部より中耳に感染を起こしやすくなる。水泳は医師の許可を得てから耳栓などを使用して行う。

③外耳の皮膚や粘膜を傷つけないように注意する。耳漏のために外耳は湿潤しやすく，

ただれやかゆみを自覚し，耳かきや綿棒で強くこすってしまうことが多い。耳漏がある場合には強くこすらず清潔な綿棒で軽く拭き取り，早めに病院を受診するように指導する。

❸手術療法

術前は心身とも良好な状態で手術に臨むことができるよう，術後は苦痛が最小限になり合併症を起こさず回復することができるように援助を行う。なお，聴力改善目的の手術は，聴力の改善までに数週間かかることを説明しておく（第3章-Ⅳ-A-5「手術療法」参照）。また，術後めまいが起こることがあるので，転倒などの危険がないよう日常生活の援助を行う。

C 聴神経腫瘍患者の看護

脳に近い部位の腫瘍（しゅよう）であり，難聴，耳鳴（じめい），めまいなどの症状が起こることもあって患者の不安は大きい。多くは通院中に必要な検査を行い，治療方針を決定する。手術療法による腫瘍摘出，放射線療法，経過観察など，患者にとって最善の治療法を選択できるようにアドバイスなどを行う。手術療法を受けることを決心しても，開頭術への恐怖や術後の後遺症など未知の出来事に対する不安を抱いている患者が多いことを念頭に置いて接する必要がある。ここでは主に手術を受ける患者の看護について述べる。

1. 必要な情報とアセスメントの視点

1 自覚症状と日常生活への支障

①難聴：聴力低下はいつからか，左右どちらの耳か，日常生活においてコミュニケーション上の支障があるか。
②耳鳴：耳鳴の大きさ，性質，間欠的か持続的か，睡眠はとれているか。
③めまい：めまいの有無，あればいつからか，性質，間欠的か持続的か，悪心（おしん）や嘔吐（おうと）はあるか，日常生活に影響があるか。
④そのほかに症状があるか。

2 医師からの説明と本人・家族の受け止め

①医師は，疾患・治療についてどのように説明したか。
②患者や家族はどのように説明され，どのように受け止めたと表現しているか。

3 手術への期待と不安

①手術を受けることでどのように症状が改善することを期待しているか。
②手術を受けることに対してどのような心境か，手術に対する不安はあるか。
③手術後のイメージができているか，そのイメージはどのようなものか，手術後の生活

に不安はあるか。

④社会生活への復帰に不安はあるか。

4 家族のサポート体制

家族のサポート体制はどのようになっているか。

2. 生じやすい看護上の問題

①治療や術後の生活に対する不安。

②長時間の手術，安静によるせん妄，不穏のリスク，それに伴う転落やチューブ類の自己抜去などのリスク。

③安静に伴う筋力低下やめまいによるADLの低下。

3. 看護の目標と実践

1 看護目標

①不安を言葉で表現し，不安を軽減することができる。

②手術後のイメージができる。

③合併症を起こさない。

④日常生活が自立し，社会生活に復帰することができる。

2 看護の実際

❶術前の看護

めまいや難聴などの症状がある場合，その症状に応じた援助を行う（本編 - 第 3 章 -IV -A-6「難聴のある患者の看護」参照）。

❷術前オリエンテーション

(1) 手術に対する理解の確認

①医師の説明内容を確認する。術式によっては開頭術になるため，術式を確認する。看護師は同席し，患者や家族にどのように説明されたか知っておく。また，患者や家族の反応を観察することが望ましい。

②患者や家族は医師の説明をどう理解したか。

③この時点での不明な点，不安を確認する。

④医師の説明を聞いた後の患者の治療への意欲，および家族の支援に対する意欲を確認する。

(2) オリエンテーション内容

手術日時，必要物品，前投薬などの一般的な手術前オリエンテーションに加え，以下の内容の説明を行う。

①観察：術後の異常の早期発見のため，定期的に血圧，呼吸，脈拍，体温，瞳孔(どうこう)反射などの観察を行う。

②安静：手術後1週間程度ベッド上安静となる。その間，医師の指示により徐々にからだを起こすようになる。手術後，歩行の許可が出たら，まずは看護師の付き添いのもとで歩行器を使用し，徐々に自力歩行にしていく。

③排泄(はいせつ)：医師の許可があるまでベッド上安静となる。床上排泄となるため，尿道カテーテルが留置される。排便時，頭蓋内圧亢進(とうがいないあつこうしん)の誘因となるため努責(どせき)を避けることに留意する。便秘傾向の患者は手術前から排便のコントロールを行い，必要時は下剤を使用する。

④食事：安静度や症状に応じて，経口摂取を開始する。

⑤そのほか：手術後，抗菌薬や抗痙攣薬(こうけいれんやく)の投与のために数日間持続点滴を行う。また頭部の血腫(けっしゅ)予防のためにドレーンを挿入しているが，これらは術後の経過に重要な管であるため自分で抜去しないように観察する。

❸術後の看護

(1) 観察

長時間の手術・術式によっては開頭術であることを念頭に置いて観察する必要がある。

①意識レベル：麻酔から覚醒しているか，意識レベルの変化がないか経時的に観察する。半覚醒やせん妄(もう)，不穏(ふおん)状態などの場合，安静が守れずベッドからの転落やチューブ類の自己抜去などの事故が起こる可能性があるため，危険防止の援助が必要である。また，急激な意識レベルの低下は脳出血や頭蓋内圧亢進の可能性もあるため注意が必要である。

②呼吸：呼吸パターン・回数など。

③血圧：急激な上昇や低下はないか。

④脈拍：回数，緊張，不整脈はないか。

⑤体温：低体温・高体温ではないか。

⑥瞳孔(どうこう)反射：対光反射の有無，散大・縮瞳(しゅくどう)はないか，左右不同はないか，偏位(へんい)はないか。

⑦運動機能：上下肢の運動はあるか。

⑧頭蓋内圧亢進による症状：頭痛，嘔吐，頸部硬直(けいぶ)，痙攣などの症状はないか。

⑨創の状態：出血の有無，腫脹(しゅちょう)していないか。

⑩ドレーン：排液の量・性状，抜けていないか。

⑪髄液漏(ずいえきろう)の有無：鼻腔(びくう)や外耳道(がいじどう)から髄液の流出はないか（透明な液体の流出がある場合は，テステープを用いて糖の反応の有無を調べる）。

⑫頭痛・創痛の有無。

⑬感染による症状：高体温，創の発赤(ほっせき)・腫脹，疼痛(とうつう)など。

(2) 清潔

術後約1週間ベッド上安静のため，清潔の援助が必要である。疼痛や悪心などの自覚症状を確認し患者に苦痛を与えないよう，また，創に負担がかからないようにケアを行う。尿道カテーテルが留置されている間は，尿路感染予防のために毎日陰部洗浄を行う。創の抜糸が済み入浴可能になった場合でも，めまいや長期臥床による筋力の低下などによりセルフケアが困難な場合もあるため，患者の状態に合わせた援助を行う。

(3) 食事

安静制限があり，起き上がることができないため食事介助が必要となる。おにぎりにするなどの工夫をする。

(4) 活動

術後約1週間で髄液漏などの合併症がなければ，車椅子移動の許可の後，歩行が許可される。めまいや下肢筋力の低下などでふらつくことが多い。歩行器を使用する，手すりにつかまる，壁づたいに歩行するといった指導をする。

(5) 顔面神経麻痺

顔面神経麻痺はほとんどの場合に出現する。顔面神経を切断した場合は回復しないが，温存されている場合の多くは2年以内に回復することが多い。どちらの場合でも筋肉の衰えを予防するためにマッサージや顔面運動を継続して行う。顔面神経麻痺の症状で問題となるのは閉眼障害と口角下垂であり，目の保護と食事の工夫が必要である(第3章-Ⅳ-A-9「リハビリテーション」参照)。

❹退院指導

患者の回復状態に合わせた日常生活の調整を行う。家族や周囲の理解・協力を得ることが大切である。聴力・平衡感覚の低下により，日常生活行動や仕事に支障をきたす場合もある。それを受容することができるようにかかわっていく必要がある。

Ⅱ 鼻疾患患者の看護

A 慢性副鼻腔炎患者の看護

慢性副鼻腔炎の多くは急性副鼻腔炎の反復や長期化によるものである。幼児期から学童期に発症する場合が多く，アデノイド（咽頭扁桃）の肥大，鼻中隔彎曲などが発症を助長する。慢性的に，鼻閉，膿性鼻漏，頭重感，嗅覚障害など苦痛で不快な症状がある。

治療には保存療法である鼻洗浄，副鼻腔洗浄などの鼻処置，薬物療法などと手術療法がある。それぞれの処置や手術に応じた看護を行う。

1. 必要な情報とアセスメントの視点

1 自覚症状と日常生活への支障

①鼻閉：鼻閉感の有無・程度，嗅覚障害の有無・程度。

②鼻漏：前鼻漏・後鼻漏の有無・性状・量。

③日常生活への支障：頭痛や頭重感の有無と程度，倦怠感（けんたいかん）や無気力・注意力散漫はないか，睡眠障害はないか，それらの症状によって活動に支障がないかなど。

④その他：症状を増悪（ぞうあく）させる誘因はあるか，あればその誘因を軽減するような行動がとれているかなど。

2 医師からの説明と本人・家族の受け止め

①医師は疾患・治療についてどのように説明したか。

②患者や家族はどのように説明され，どのように受け止めたと表現しているか。

3 手術への期待と不安（手術療法を受ける場合）

①手術を受けることでどのように症状が改善することを期待しているか。

②手術を受けることに対してどのような心境でいるか，手術に対する不安はあるか。

③手術後のイメージができているか，そのイメージはどのようなものか，手術後の生活に不安はあるか。

4 家族のサポート体制

家族のサポート体制はどのようになっているか。

2. 生じやすい看護上の問題

①疾患や治療，術後の管理についての知識不足。

②手術に対する不安。

3. 看護の目標と実践

1 看護目標

①炎症の再燃や増悪の誘因を理解し，適切な予防行動をとることができる。

②手術に対する不安を最小限にし，合併症を起こさず回復することができる。

2　看護の実際

❶鼻洗浄・副鼻腔洗浄

鼻腔内や副鼻腔内の分泌物を除去するために行う。この際，患者が安全・安楽に処置を受けることができるように処置の介助・観察を行う（本編 - 第 3 章 -IV-B-2「鼻洗浄」参照）。

❷薬物療法

(1) 局所的薬物療法

血管収縮薬，抗菌薬，酵素製剤，副腎皮質ステロイドなどをスプレーや綿棒で鼻腔に塗布したり，ネブライザーを用い薬液を吸入する（本編 - 第 3 章 -IV-B-1「ネブライザー療法」参照）。

(2) 全身的薬物療法

抗菌薬や酵素製剤の内服を行う。自己判断で内服を中止したりしないように指導するとともに，副作用の観察を行う。

❸炎症の再燃・増悪の誘因の除去

炎症の再燃・増悪の誘因は様々であるが，感染や鼻粘膜への刺激を避ける。鼻閉や鼻漏が多くなったら早めに受診し，治療を受けるように指導する。

(1) 感染予防

副鼻腔は鼻腔と交通しているため鼻腔や口腔から感染が波及することが多い。含嗽を励行し，規則正しい生活やバランスのよい食事を心がけるなどして免疫力や抵抗力を高め，上気道感染や感冒を予防する。

(2) 鼻粘膜への刺激の回避

①温度と湿度を調整する。冷たく乾燥した空気は鼻粘膜への刺激が強い。

②空気の悪い場所を避ける。調整が難しい場合や粉塵を避けられない場合にはマスクを着用する。

③鼻をかむときには静かにゆっくりと片方ずつかむ。

④鼻をぶつけるようなスポーツは避ける。

❹手術療法

看護師は，患者が心身ともに良好な状態で手術に臨むよう，また苦痛を最小限とし合併症を起こすことなく回復するように援助を行う。根治手術は鼻内内視鏡副鼻腔手術を行うことが多い。術後は一般的な観察のほかに，視力・視野の異常（視野欠損，複視など）がないか，前鼻漏・後鼻漏の性状と量などを観察する（本編 - 第 3 章 -IV-B-5「手術を受ける患者の看護」参照）。鼻腔内にガーゼが挿入されているため，ガーゼが抜けていないか観察する。

B　上顎がん患者の看護

副鼻腔の悪性腫瘍は上顎がんがほとんどであり，初発症状に乏しいため，周辺臓器に浸潤して初めて発見されることが多い。治療は放射線療法，化学療法，手術療法の 3 者併用療法が行われることが多い。ここでは主に手術療法（皮膚・眼球を含めて摘出する拡大上顎全摘出術）について述べる。

1. 必要な情報とアセスメントの視点

1 自覚症状と日常生活への支障

①鼻閉：鼻閉感の有無・程度，どちら側に症状があるか，嗅覚障害の有無・程度。
②鼻漏：前鼻漏・後鼻漏の有無，性状（血性，膿性など），量。
③眼症状：眼球突出，眼球運動制限，視野の異常（視野欠損，複視など）はないか。
④日常生活への支障：疼痛や頭痛・頭重感の有無と程度，眼症状による日常生活に影響はあるかなど。

2 医師からの説明と本人・家族の受け止め

①医師は疾患・治療についてどのように説明したか。
②患者や家族はどのように説明され，どのように受け止めたと表現しているか。

3 手術への期待と不安

①手術を受けることでどのように症状が改善することを期待しているか。
②手術を受けることに対してどのような心境でいるか，手術に対する不安はあるか。
③手術後のイメージができているか，そのイメージはどのようなものか，手術後の生活に不安はあるか。

4 家族のサポート体制

家族のサポート体制はどのようになっているか。

2. 生じやすい看護上の問題

①手術についての不安と，術後のボディイメージの変容。
②不安や長時間の手術・安静に伴うせん妄・不穏の出現のリスク，それに伴う転倒や転落，チューブ類自己抜去などのリスクおよび創部の安静保持困難の可能性。
③視野狭窄による不安定な歩行。
④嚥下障害。

3. 看護の目標と実践

1 看護目標

①不安を言葉で表現し，不安を軽減することができる。

②手術後のイメージができる。

③合併症を起こさない。

④創部の安静を保持できる。

⑤早期離床に向け症状に応じたADL介助ができる。

⑥機能障害に対する対処方法を習得し社会生活に復帰することができる。

2 看護の実際

❶術前の看護

(1) 対症看護

疼痛や視野異常に伴う障害に対する援助を行う。

(2) 精神面への看護

手術については医師から伝えられ，決定は患者自身が行う。手術を受ける決心をしても，眼球の摘出やそれに伴う容貌（ようぼう）の変化も大きく，ボディイメージの変化を受容することや心構えが十分できているとは限らない。看護師は患者の不安や術後の様々な心配を受け止めながら，治療に専念できるように働きかけ，少しでも不安が軽減するように援助を行う必要がある。

❷術前オリエンテーション

(1) 手術に対する理解の確認

①医師の説明内容を確認する。看護師は同席し，患者や家族にどのように説明されたか知っておく。また，患者や家族の反応を観察することが望ましい。

②患者や家族は医師の説明をどう理解したか。顔貌（がんぼう）の変化を理解しているか。

③この時点での不明な点，不安を確認する。

④医師の説明を聞いた後の患者の治療への意欲，家族の支援に対する意欲を確認する。

(2) オリエンテーション内容

手術日時，必要物品，前投薬などの一般的な手術前オリエンテーションに加え，以下の内容の説明を行う。

①観察：術後の異常の早期発見のため，定期的に血圧，呼吸，脈拍，体温などの観察を行う。

②安静：手術後4～5日はベッド上安静となる。頸部郭清（けいぶかくせい）を行っている場合にはそれより長くなることもある。その間，医師の指示により徐々にからだを起こすようになる。手術後，興奮して危険なこともあるので，必要に応じて抑制チョッキなどを使用する（事前に患者や家族に説明し理解を得る）。歩行の許可が出たら，まずは看護師の付き添いのもとで歩行し，徐々に自力歩行にしていく。

③排泄（はいせつ）：許可されるまでベッド上安静のため，床上排泄となる。ベッド上安静の間は尿道カテーテルが留置されている。

④食事：手術中より，中心静脈栄養のための点滴ラインもしくは経鼻胃チューブが挿入

されている。医師より食事の許可が出るまで点滴もしくは経管栄養となる。許可が出たら飲水から始め，嚥下訓練を行いながら徐々に固形物に戻す。

⑤呼吸：長時間の麻酔や気管切開を行っていることによる呼吸経路の変化により，喀痰の増加がある。肺合併症の予防のために深呼吸の練習を行う。また，痰を出しやすくするために去痰薬の吸入や体位変換，痰の吸引を行う。

⑥コミュニケーション：気管切開を行いカニューレが挿入されるため一時的に発声ができなくなる。その間は筆談やジェスチャーでコミュニケーションをとる必要がある。創の状態が落ち着き呼吸に問題がなければ気管カニューレを抜去するが，抜去後に気管切開部がふさがれば発声することが可能になる。

⑦そのほか：腹直筋や広背筋などによる創部の再建が必要な場合にはその部位の除毛を行う。創部にドレーンが挿入されているが，これらは術後の経過に重要な管であるため，自分で抜去しないように気をつける。

❸術後の看護

(1) 観察

長時間の手術，皮弁による再建を行っていることを念頭に置いて観察する必要がある。

①意識レベル：麻酔から覚醒しているか，意識レベルの変化がないか経時的に観察する。半覚醒やせん妄，不穏状態などの場合，安静が守れず，ベッドからの転落やチューブ類の自己抜去などの事故が起こる可能性があるため，家族の付き添いや適切な抑制具の選択，医師へ薬剤の調整を依頼するなど，危険防止の援助が必要である。

②バイタルサイン：血圧低下は皮弁の血流を減少させるため注意が必要である。

③呼吸状態：痰の量・性状，呼吸音。

④創の状態：出血の有無，腫脹していないか，皮弁の色調はどうか，創痛の有無。

⑤ドレーン：排液の量・性状，抜けていないか。

⑥感染による症状：高体温，創の発赤・腫脹，疼痛など。

(2) 清潔

術後数日間はベッド上安静のため清潔の援助が必要である。疼痛や悪心などの自覚症状を確認し，患者に苦痛を与えないよう，また，創に負担とならないようにケアを行う。尿道カテーテルが留置されている間は，尿路感染予防のために毎日陰部洗浄を行う。創の抜糸が済み入浴可能になった場合でも，長期臥床による筋力の低下などにより，セルフケアが困難な場合もあるため，患者の状態に合わせた援助を行う。

(3) 食事

術後2週間程度は禁飲食となるため，点滴もしくは経管栄養となる。経鼻胃チューブは抜去すると再挿入は困難なため，絶対に抜かないように指導する。医師の許可が出たら経口摂取を開始するが，口蓋欠損や皮弁再建で口腔内の形状が変化しているため嚥下訓練が必要なこともある。

(4) 活動

術後4～5日目から端座位，車椅子移乗から始め，歩行が可能になる。ドレーンが挿入されている間は体動により抜けないように固定・保持をしっかり行う。頸部郭清を行っている場合は頸部の安静のために，後頭部を片手で支えながらベッド柵や力ひもにつかまって起き上がるようにする。疼痛や下肢筋力の低下，眼球摘出のため視野が狭くなったことによる遠近感の低下により不安定になりやすいため，転倒しないよう援助を行う。

❹退院指導

眼球摘出を行い視野の制限など身体的な変化だけでなく，容貌の変化をきたし精神的に大きなダメージを受けていることを理解する。活動の制限はないが，視野の制限や遠近感が低下しているので階段や段差などに注意するよう指導する。口蓋欠損に対しては欠損部をふさぐようにプロテーゼ（義歯のようなもの）を使用するが，会話や食事に支障をきたすこともあるので，ゆっくり大きく口を開けて話す，食事はとろみをつけるなどの工夫をする。顔貌の変化により，抑うつ的になったり言動が消極的になったりすることがある。また，自らの行動を制限したり，社会的活動を控えたりすることもある。

患者の社会生活への復帰には家族の理解と協力が必要不可欠となる。家族が疾患の理解を深めるための指導を行い，必要時は医師から説明を受けることができるように調整したり，精神科の診察や臨床心理士のカウンセリングを受けられるようにする。

Ⅲ 咽頭・喉頭疾患患者の看護

A 咽頭扁桃肥大・口蓋扁桃肥大患者の看護

咽頭扁桃，口蓋扁桃ともに幼児学童期は生理的に大きいが，病的になると鼻閉，口呼吸，いびき，注意力散漫，摂食困難，睡眠時無呼吸の原因になり，重症の場合は手術の適応となる。また，成人でも扁桃炎を繰り返す場合や睡眠時無呼吸症候群の場合は手術療法を行う。ここでは主に手術を受ける患者の看護について述べる。

1. 必要な情報とアセスメントの視点

1 自覚症状と日常生活への支障

①睡眠状態：中途覚醒や日中の眠気はないか，いびきはないか。

②注意力の程度：注意力散漫はないか。

③日常生活への支障：日中の眠気，注意力散漫で障害されていることはないか，摂食に問題はないか。

2 医師からの説明と本人・家族の受け止め

①医師は疾患・治療についてどのように説明したか。

②患者や家族はどのように説明され，どのように受け止めたと表現しているか。

3 手術への期待と不安

①手術を受けることでどのように症状が改善することを期待しているか。

②手術を受けることに対してどのような心境でいるか，手術に対する不安はあるか。

③手術後のイメージができているか，そのイメージはどのようなものか，手術後の生活に不安はあるか。

4 家族のサポート体制

家族のサポート体制はどのようになっているか。

2. 生じやすい看護上の問題

①創部の疼痛(とうつう)。

②創部の安静についての知識不足。

3. 看護の目標と実践

1 看護目標

①不安を言葉で表現し，不安を軽減することができる。

②創部の疼痛コントロールができる。

③創部の安静を保持し合併症を起こさない。

2 看護の実際

❶術前の看護

術前オリエンテーション：手術前日夜から当日は禁飲食となる。創の安静について説明する。

❷術後の看護

(1) 観察

①バイタルサイン：血圧，脈拍，呼吸，体温。

②出血の有無。

③悪心(おしん)・嘔吐(おうと)の有無：血液を飲み込むと悪心・嘔吐の誘因となるため，口の中にたまった血液は飲み込まずティッシュペーパーや膿盆(のうぼん)に吐き出すように指導する。

④疼痛の有無：翌日から経口摂取が始まるが，痛みのために飲み込みができないことが

多い。食事前に定期的に鎮痛薬を使うなどして，疼痛（とうつう）コントロールを行う。

(2) 創部の安静

①会話は最小限にし，咳払（せきばら）いや強い鼻かみは避けるよう指導する。

②食事：通常翌日から経口摂取が始まる。流動食から始め疼痛や出血の有無を確認しながら徐々に固形物にする。酸味のあるジュースや酢の物は刺激が強いため避けるようにする。

❸退院指導

食事は普通にしてかまわないが，創部からの出血を予防するために固いもの，刺激の強いものやアルコールは控えるようにする。努責（どせき）や長時間の入浴も出血を助長するため避ける。

B 咽頭がん患者の看護

咽頭（いんとう）がんは上（じょう）咽頭がん，中（ちゅう）咽頭がん，下（か）咽頭がんに分けられる。上咽頭がんは手術療法の適応がなく，化学療法，放射線療法を行う。中咽頭がん，下咽頭がんは化学療法，放射線療法と手術療法を併用することが多い。下咽頭がんでは手術療法を行い，喉頭（こうとう）と頸部（けいぶ）食道を摘出し，皮弁（ひべん）や小腸で食道再建を行うことが多い。ここでは下咽頭がんの手術療法を受ける患者の看護について述べる。

1. 必要な情報とアセスメントの視点

1 自覚症状と日常生活への支障

①嚥下（えんげ）の状態：嚥下障害の有無，食事摂取の状況（固形物が食べられるか，飲水はできるかなど）。

②呼吸：呼吸困難はないか。

③疼痛：常に痛みがあるか，嚥下時に痛みがあるか。

④日常生活への支障：嚥下障害による体重減少，呼吸困難による活動への影響はないかなど。

2 医師からの説明と本人・家族の受け止め

①医師は疾患・治療についてどのように説明したか。

②患者や家族はどのように説明され，どのように受け止めたと表現しているか。

3 手術への期待と不安

①手術を受けることでどのように症状が改善することを期待しているか。

②手術を受けることに対してどのような心境でいるか，手術に対する不安はあるか。

③手術後のイメージができているか，そのイメージはどのようなものか，手術後の生活に不安はあるか。

4 家族のサポート体制

家族のサポート体制はどのようになっているか。

2. 生じやすい看護上の問題

①発声機能を喪失することへの不安。

②不安や長時間の手術・安静に伴うせん妄・不穏の出現のリスク，それに伴う転倒や転落，チューブ類自己抜去などのリスクおよび創部の安静保持困難の可能性。

③発声機能喪失によるコミュニケーション障害。

3. 看護の目標と実践

1 看護目標

①不安を言葉で表現し，不安を軽減することができる。

②手術後のイメージができる。

③創部の安静が保持できる。

④術後の機能障害に応じた対処方法を習得し社会生活に復帰することができる。

2 看護の実際

喉頭全摘出術を受ける患者の看護とほぼ同様の援助が必要である。それに加え，以下のことを説明する。

❶術前

術前の準備：頸部・胸部の除毛に加え，再建に使用する部位（背部，腹部，胸部など）の除毛，小腸による再建の場合には術前3日頃より低残渣食にし，下剤の内服など行う。術式によって，1週間程度の安静が必要になるため術式に応じた説明をしておく。

❷術後

①術式に応じた観察を行う。

②コミュニケーション：喉頭全摘のみの場合は食道発声は可能であるが，多くは頸部食道も切除されているために食道発声は難しい。人工喉頭や筆談でコミュニケーションをとることになる。

③食道狭窄：喉頭全摘術でも起こすことはあるが，再建部に狭窄を起こし，食物が通過困難になることがある。そのような場合には狭窄部の拡張を目的としてブジーの挿入を行う。適切な食形態の選択が必要である。場合によっては経腸栄養管理になる。

C 声帯ポリープ・声帯結節・ポリープ様声帯・反回神経麻痺の手術を受ける患者の看護

声帯ポリープは，喉頭炎の反復，声の酷使，喫煙など，慢性的な刺激が要因になることが多い。声帯結節は声帯を酷使する人（歌手，教師など）に多い。ポリープ様声帯は声帯の浮腫状の腫脹が声帯の全長に及び，喫煙者に多い。反回神経麻痺は胸部の疾患の術後に起こることが多い。治療はいずれも喉頭マイクロ手術が行われる。

1. 必要な情報とアセスメントの視点

1 自覚症状と日常生活への支障

①嗄声の有無・程度

②喉頭異物感の有無・程度

③誤嚥の有無・程度

④喀痰の有無・性状

⑤日常生活への支障：コミュニケーションの障害はないか，誤嚥による食事摂取への支障はないか，呼吸困難感はないか。

2 医師からの説明と本人・家族の受け止め

①医師は疾患・治療についてどのように説明したか。

②患者や家族はどのように説明され，どのように受け止めたと表現しているか。

3 手術への期待と不安

①手術を受けることで，どのように症状が改善することを期待しているか。

②手術を受けることに対してどのような心境でいるか，手術に対する不安はあるか。

2. 生じやすい看護上の問題

①術後の生活についての知識不足。

3. 看護の目標と実践

1 看護目標

①不安を言葉で表現し，不安を軽減することができる。

②手術後のイメージができる。

③創部の安静のため沈黙療法を遵守できる。

2 看護の実際

喉頭鏡下手術により，声帯ポリープ，声帯結節は切除を，ポリープ様声帯は切開吸引を，反回神経麻痺では声帯内シリコン注入術を行う。経過に問題なければ翌日には退院できる。

❶術前の看護

一般的な術前オリエンテーションに加え，1週間は沈黙療法が必要なことを説明する。そのため，コミュニケーションは筆談となる。

❷術後の看護

(1) 観察

①バイタルサイン

②呼吸困難感の有無

③疼痛(とうつう)の有無

(2) 創部の安静

①会話は禁止し，咳(せき)払いなど声帯に負担がかかることも避けるように指導する。

②食事：通常は手術当日夜から経口摂取が始まる。流動食から始め，翌日には一般の食事でよい。

❸退院指導

沈黙を守るよう指導する。ささやき声でも声帯に負荷がかかるため，禁止する。食事は固形物でかまわないが，刺激物やアルコールは控え，喫煙は禁止する。術中の体位（頸部(けいぶ)の伸展）により，頸部や肩の筋肉痛がある場合があるが，湿布や温罨法(おんあんぽう)で軽減する。沈黙の期間が終わっても，過度に大声を出さない，長時間の会話は避けるなど日常生活の調整が必要なことを説明する。家族にも沈黙の必要性を説明する。

D 喉頭がん患者の看護

喉頭がんの原因として，喫煙，飲酒，声帯酷使，口腔(こうくう)内の不衛生，逆流性食道炎などがあげられるが，主な原因は喫煙である。

喉頭がんは，声門(せいもん)がん，声門上がん，声門下がんに分類され，それぞれの症状や予後は異なる。

早期がんでは，放射線療法，レーザー手術，喉頭部分切除術などが行われ，進行がんでは，喉頭全摘出(てきしゅつ)術，放射線療法，化学療法の併用となる。喉頭全摘出術の場合，発声機能を喪失するためコミュニケーション手段が大きく変化する。発声機能の喪失は患者にとって大きな不安であり，悲観的な出来事である。そのような精神的苦痛も念頭に置いて看護援助を行う。

1. 必要な情報とアセスメントの視点

1　自覚症状と日常生活への支障

①嚥下(えんげ)の状態：嚥下障害の有無，食事摂取の状況（固形物が食べられるか，飲水はできるかなど）。
②呼吸：呼吸困難はないか。
③疼痛(とうつう)：常に痛みがあるか，嚥下時に痛みがあるか。
④嗄声(させい)の有無・程度。
⑤日常生活への支障：嚥下障害による体重減少，呼吸困難による活動への影響はないかなど。

2　医師からの説明と本人・家族の受け止め

①医師は疾患・治療についてどのように説明したか。
②患者や家族はどのように説明され，どのように受け止めたと表現しているか。

3　手術への期待と不安

①手術を受けることでどのように症状が改善することを期待しているか。
②手術を受けることに対してどのような心境でいるか，手術に対する不安はあるか。
③手術後の状態についてのイメージはできているか，そのイメージはどのようなものか，手術後の生活に不安はあるか。

4　家族のサポート体制

家族のサポート体制はどのようになっているか。

2. 生じやすい看護上の問題

①発声機能喪失への不安。
②術後肺合併症のリスク。
③発声機能喪失によるコミュニケーション障害，それに伴うストレス。

3. 看護の目標と実践

1　看護目標

①不安を言葉で表現し，不安を軽減することができる。
②手術後のイメージができる。
③合併症を起こさない。

④コミュニケーション手段を獲得し，社会生活に復帰することができる。

2 看護の実際

❶術前の看護

(1) 対症看護

①呼吸困難：安静にして，医師の指示があれば酸素吸入を行う。腫瘍（しゅよう）による気道狭窄（きょうさく）が高度な場合，手術前に気管切開を行うことがある。

②嚥下障害：腫瘍による圧迫や疼痛により嚥下障害がある場合には，軟らかい食事や刺激を避けた食事にするなど食品や調理形態の変更をする。

(2) 精神面への看護

手術については医師から伝えられ，決定は患者自身が行う。手術を受ける決心をしても，発声機能を失うことへの心構えや受容が十分できているとは限らない。看護師は患者の不安や術後の様々な心配を受け止めながら治療に専念できるように働きかけ，少しでも不安が軽減するように援助を行う必要がある。

❷術前オリエンテーション

(1) 手術に対する理解の確認

①看護師は医師の説明時には同席する。医師が患者や家族にどのように説明したか，内容を確認する。また，患者や家族の反応を観察することが望ましい。

②患者や家族は医師の説明をどう理解したか，発声機能を失うことについてどうとらえているかを把握する。

③この時点での不明な点・不安を確認する。

④医師の説明を聞いた後の患者の治療への意欲，家族の支援に対する意欲を把握する。

(2) オリエンテーション内容

手術日時，必要物品，前投薬などの一般的な手術前オリエンテーションに加え，以下の内容の説明を行う。

①観察：術後の異常の早期発見のため，定期的に血圧，呼吸，脈拍，体温などの観察を行う。

②安静：手術当日はベッド上安静となる。手術後興奮して危険なこともあるので，必要に応じて抑制チョッキなどを使用することもある（事前に患者や家族に説明し理解を得る）。翌日より安静解除となる歩行状態を確認し適宜介助を行う。

③清潔：手術当日，術後は口内細菌による創の汚染を防ぐため，丁寧に歯磨きをする。抜糸が済むまでは清拭（せいしき）となる。創が落ち着いたらシャワーや入浴が可能になるが，気管孔に水が入らないようにする必要がある。

④排泄（はいせつ）：手術当日はベッド上安静のため尿道カテーテルが留置されている。

⑤食事：経鼻胃チューブが挿入されている。医師より食事の許可が出るまで，経管栄養となる。経鼻胃チューブが挿入されている場合，一度抜去すると再挿入はできないた

め絶対抜去しないように説明する。許可が出たら，まずは飲水から始め，徐々に固形物にしていく。

⑥呼吸：長時間の麻酔や永久気管孔造設術を行っていることによる呼吸経路の変化により，喀痰の増加がある。痰を出しやすくするために去痰薬の吸入や体位変換，痰の吸引を行う。肺合併症の予防のために深呼吸の練習を行う。気管孔の抜糸が済めば自分で痰をティッシュペーパーで拭き取るようにする。

⑦コミュニケーション：喉頭を摘出しているために発声ができなくなる。そのため筆談やジェスチャーでコミュニケーションをとる必要がある。自分の意思を伝えるのに時間がかかるためいらいらすることもあるが，根気よくコミュニケーションをとり，周囲がそのことを理解して接するようにする。創が安定すれば人工喉頭や食道発声法も使用できるが，訓練が必要となる。

⑧そのほか：創部の汚染防止のため，唾液の嚥下を禁止する。ティッシュペーパーに吐き出すか持続的に口腔内の吸引を行う。創部にはドレーンが挿入されており，創の治癒に重要な管であるため抜かないように指導する。

❸術後の看護

(1)観察

長時間の手術，永久気管孔造設を行っていることを念頭に置いて観察する。

①意識レベル：麻酔から覚醒しているか，意識レベルの変化がないか経時的に観察する。半覚醒やせん妄，不穏状態などの場合，安静が守れず，ベッドからの転落やチューブ類の自己抜去などの事故につながる可能性があるため，危険防止の援助が必要である。

②バイタルサイン

③呼吸状態：痰の量・性状，呼吸音。

④創の状態：創部，気管孔からの出血の有無，腫脹はないか，創痛の有無。

⑤ドレーン：排液の量・性状，抜けていないか。

⑥感染による症状：高体温，創の発赤・腫脹，疼痛など。

(2)清潔

術後抜糸が済むまでは，清潔の援助が必要である。疼痛などの自覚症状を確認し患者に苦痛を与えないよう，また，創に負担がかからないようにケアを行う。創の抜糸が済み入浴可能になっても，気管孔造設により入浴の工夫が必要となる。十分に指導をしたうえで，最初は見守りながら入浴をするなどの援助を行う。

(3)食事

術後2週間程度は禁飲食となるため経管栄養となる。経鼻胃チューブは抜去すると再挿入はできないため絶対に抜かないように指導する。術後10～14日程度で嚥下造影にて飲み込みのテストを行い，医師の許可が出たら経口摂取を開始する。誤嚥しやすくなることはないが，鼻へ逆流することがあるので，一口ずつゆっくりと摂取するように指導する。

(4) 活動

手術翌日から歩行が可能になる。ドレーンが挿入されている間は体動により抜けないよう固定・保持をしっかり行う。頸部郭清を行っている場合は頸部の安静のために，後頭部を片手で支えながらベッド柵や力ひもにつかまって起き上がるようにする。

❹退院オリエンテーション

喉頭全摘出術の場合，永久気管孔造設による発声機能の喪失，呼吸経路の変化を受け入れ，日常生活の調整を行う必要がある。それには家族の理解や協力が必要なこともあるため，家族も一緒にオリエンテーションを行うことが望ましい。

(1) 呼吸

気管孔を造設しているため，健常人とは呼吸経路が変化している。通常は鼻や口から呼吸するが，気管孔から呼吸するために吸気は乾燥しており異物も侵入しやすい。そのため気管孔にエプロンのように加工したものを装着する（図4-1）。また，気管孔は汚染しやすいので，痰が出たらすぐに拭き取り，気管孔の周囲に油性の軟膏を塗布して痰がこびりつくのを予防するように指導する。

(2) 活動

日常生活では入浴に工夫が必要になるが，基本的には大きな制限はない。頸部郭清を行っている場合は上肢の挙上制限があるため，積極的にリハビリテーションを行う（第3章-IV-D-3「頸部リンパ節郭清術と術後リハビリテーション」参照）。

(3) 清潔

気管孔に水が入らないように注意する。入浴するとき湯は胸の高さにし，肩や首はタオルをかけて温まるようにする。洗髪は頭をしっかり下げ，首にタオルやビニールケープなどを巻いておくと気管孔に湯が侵入するのを防ぐことができる。

(4) 栄養

基本的に制限はない。一口の量が多いと鼻腔へ逆流しやすいので，少量ずつゆっくり摂取するように指導する。お茶や麺をすすることや息を吹きかけて冷ます動作はできなくな

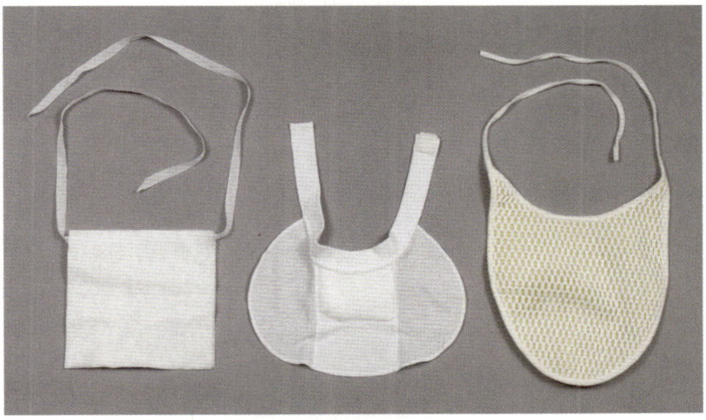

図4-1 気管孔エプロン

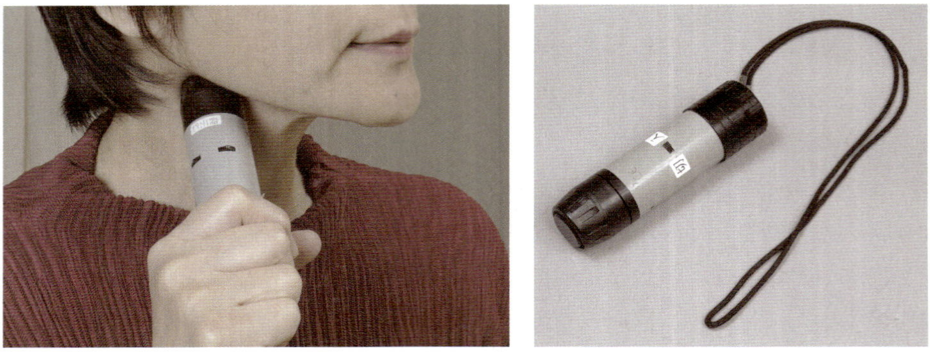

図4-2　人工喉頭器

る。

(5) コミュニケーション

喉頭を摘出しているために通常の発声はできなくなる。しかし，人工喉頭器（エレクトロラリンクス，図4-2）を用いたり，食道発声を訓練することにより会話が可能となる。自分の意思が通じにくいためにいらいらすることもあるが，根気よくコミュニケーションをとるように伝える。また，周囲の理解や協力が得られるように調整が必要である。喉頭摘出者の患者会や発声訓練の教室があり，社会復帰している患者との交流や発声法の訓練に大きな役目を果たしているので紹介する。

①人工喉頭：顎や頸部に人工喉頭を当て，振動を電気的に音に変換する。声の抑揚が表現できないため声による感情表現はできないが，食道発声が困難な場合や食道発声を習得するまでの期間に使用する。

②食道発声：空気を食道にため，この空気を吐き出しながら食道入口部を振動させて音声を出す方法である。習得するまでには訓練が必要だが，上達すれば電話でも十分会話できるまでになることもある。

演習課題

1 耳疾患患者の看護について，そのポイントを整理してみよう。
2 鼻疾患患者の看護の特徴をまとめてみよう。
3 咽頭・喉頭疾患患者の看護について整理してみよう。
4 耳鼻咽喉疾患の看護で主に使われる器具を，その用途と関連づけて表にまとめてみよう。

第5章

事例による看護過程の展開

この章では

- 事例をもとに耳鼻咽喉疾患患者の看護を学ぶ。

I 喉頭がんに対し喉頭全摘出術を行った患者の看護

早期の喉頭（こうとう）がんに対してはレーザー治療，進行がんに対しては喉頭全摘出術（ぜんてきしゅつじゅつ）や，喉頭を温存する方法として化学療法，放射線療法が選択される。ここでは，喉頭全摘出術を選択した患者の事例を取り上げ，意思決定から退院までの支援について述べていく。

A 患者の情報

1. 患者のプロフィール

患者：Cさん，58歳，男性
病名：喉頭がん　T4N0M0
既往歴：高血圧
家族構成：独居。母（要介護）と姉の家族は同居しており，遠方に在住。援助は得られない。会社の同僚のDさんが入院の保証人となっているが，病状については詳しく説明していない。
喫煙歴：25本/日×35年（喉頭がんと診断されてから禁煙）
肺機能 VC86.8%，FEV80.2%
強み：真面目な性格。意思決定はすべて自分で行ってきた。社会復帰への意思が強く，治療に対し意欲的に取り組むことができる。

2. 入院までの経過

半年前より嗄声を自覚，2か月前から嚥下時痛が出現したため受診。精査にて喉頭がんと診断された。

3. 医師からの病状説明

「病理検査の結果，喉頭がんと診断がつきました。Cさんの場合，他臓器への転移は認めませんでした。しかし進行性のがんのため，治療をしなければ予後が大きく変わってきます。治療としては，大きく分けて2つ，喉頭を残すか残さないかの選択になります。喉頭を残す方法としては，化学療法と放射線療法があります。喉頭を温存するので，声を失うことはありませんが，根治療法ではないため，治療を終えても再発の可能性を残します。もう一つは，喉頭全摘出術という方法があります。こちらは，Cさんの場合，がんの転移もないため限りなく根治できる治療法ではあります。これは，喉頭をすべて摘出して，永久気管孔という新しい呼吸の経路をつくります。喉に常に穴が開いた状態になり，声を出すことができなくなります。リハビリを行うことで代替発声が可能にはなりますが，ほかの症状としては，においがわからなくなったり，息が吹けなかったりします。日常生活で注意していかなければならないこともあり，大きく生活スタイルが変わることになるでしょう」。

4. Cさんの思い

「がんとは思っていたけれど，やっぱりショックですね。これまで特に大きな病気もしたこともなかったので。これまで仕事一筋でやってきました。まだ仕事をしたいので，悪性でも完治が望めるのであれば，手術を希望したいです。でも，手術も長時間になるみたいだし，声が出なくなるっていうイメージがつかないから，手術が終わった後の生活が心配ですね。独り身だし，家族も遠いので，全部これまでどおり一人でやっていかなくてはいけないですからね」。

B 手術を受けるまでの支援

1. アセスメント

進行がんで喉頭全摘出術を余儀なくされるケースでは，患者は，がんに罹患(りかん)したことに対する恐怖のみならず，発声機能の喪失やボディイメージの変化に対する不安を抱く。そのため，患者が周手術期を乗り越えQOLを維持していくためには，十分なオリエンテーションが必要である。また，術後の社会復帰や家庭生活への不安も強いため，患者や家族が，手術に対する受け入れが十分できていることが重要となる。手術に対する本人の理解や受け入れが不十分な場合，術後の機能や形態の変化を受容できず，後悔の念を抱くこともある。そのため，看護師はインフォームドコンセントの内容をしっかり把握し，本人，家族が医師からどのような説明を受け，どのような生活を望んでいるかなどを確認していく必要がある。そして，その決定を支持し，実現できるよう患者や家族と目標を共有していく。

Cさんは，手術への意思を示しているものの，がんという診断からのショックや，手術後の生活への不安を抱いている。そのため，Cさんの受容の程度や心理状況を十分に把握し，その後の人生を前向きに考えられるよう，家族やキーパーソンを含めた指導および支援が重要となる。しかし，Cさんは身近に援助者がいないため，生活の援助や精神的なサポートが不十分となることが予測される。サポート体制の欠如は，治療経過に影響が及んだり，社会復帰が困難となる可能性がある。遠方ではあるものの，家族の意向も十分に確認する必要があり，Cさんと家族が十分な理解のもとで意思決定ができるように支援をしていく。また，Cさんを取り巻く環境を把握したうえで，キーパーソンを特定し，早期から療養環境の調整を行っていく必要がある。

2. 看護上の問題

①喉頭全摘出術に関連する身体機能の変調により，社会生活へ不安がある。

②サポート体制が不十分である。

3. 看護目標

①手術後のイメージ形成ができ，不安が軽減する。

②支援体制を整え，周手術期の準備が整う。

4. 看護の実際

1 手術前オリエンテーション

手術日まで，Cさんの理解度を確認しながら数回に分けて手術のオリエンテーションを実施した。医師と協同し，手術に伴う合併症や，喉頭全摘出術に関連する身体機能の変調（無喉頭者(むこうとうしゃ)症候群，表5-1）について，パンフレットを用いて説明を行った。当初，Cさんからは「喉に穴が開くんですね。なんか怖いなぁ」と，ボディイメージの変化に対する不安が聞かれた。また，「なんだか大変ですね。手術してみないとわからないことがたくさんありますね」と，自身の疑問点を明確化することができていなかった。そこで，パンフレットだけでなく，実際に気管カニューレや電気式人工喉頭などに触れてもらい，手術後のイメージ形成を図った。熱心にパンフレットを読んだり，電気式人工喉頭に触れたりする姿が見られ，オリエンテーションを進めていくうちに，「手術後は喉と鼻に管が入ってくるんだね。お風呂はどうやって入るの？　人工喉頭での発声練習はいつからできるの？」と手術後の状態や退院後の生活に関して，疑問点を明確にすることができた。

また，Cさんは喫煙の影響もあり，手術前の呼吸機能は正常値の範囲内ではあるもののやや低値であった。術後の肺合併症予防のため，呼吸訓練として腹式呼吸，口すぼめ呼吸の指導を行い，手術日まで毎日実践してもらった。さらに，手術後，意思伝達が円滑にいくように，事前に筆談の練習や合図を決めた。

手術前日，「一つひとつ覚えていけば，仕事にも復帰できそうだね。気になることは全部聞けたので，あとは明日の手術をがんばるだけです」との発言が聞かれ，Cさんは不安を解消して手術へ臨むことができた。

2 支援体制の調整

Cさんは，生活は自立していることや，遠方に住む家族に対して心配をかけたくないという理由から，今回の病気について母と姉には報告していなかった。手術後も同居の予定はなく，家族から直接的な援助は得られない。しかし，QOLを左右し侵襲の大きい手術であるため，家族の意向も確認する必要がある。家族の理解も重要であることを説明すると，Cさんは納得され，家族へ連絡を取ることとなった。

Cさんの家族は最初は動揺していたようであるが，手術内容やCさんの意思に理解を示し，手術当日は姉が上京し立ち会うこととなった。母親の介護のため，Cさんの姉は手術後2日目には帰省する予定である。姉が帰省した後や退院後の身の回りの援助に関しては，Cさんから長年の付き合いである会社の同僚Dさんへ病状を説明し，身の回りの援助をお願いした。Dさんは快諾し，医師からCさんへの手術内容の説明の際は同席を希望した。すべてのことを一人で行わなければいけないと感じていたCさんは，「何かと一人じゃ大変なので，Dさんがいてくれて安心です。本当に感謝しています」と話しており，

表5-1 喉頭全摘出術に関連する身体機能の変調（無喉頭者症候群）

- 音声によるコミュニケーションができない
- 鼻腔内で加湿されず，乾燥した空気や粉塵（ふんじん）が直接気道へ入ってしまう
- 気流が起こらないため鼻がすすれず，鼻かみは困難になる
- 汁物や麺類がすすり込めない
- においがわかりにくくなる
- 熱い食べ物を吹いて冷ますことができない
- 気道内圧の上昇ができないため，努責（どせき）が困難であり便秘になりやすい

援助者の存在はCさんに精神的な安定を与えた。

また，Cさんへは喉頭摘出者の患者会の情報を提供した。Cさんからは，「自分よりも年配の方も大勢いて，みなさん見事に社会復帰をされていますね。退院後は，こういう場に参加するのもいいですね」と反応があり，自ら患者会の情報収集を行っていた。

さらに，喉頭全摘出術患者は「音声・言語」機能障害の3級に該当する。身体障害者手帳の申請から交付までには一般的に1～3か月程度を要するため，手術を行うことが決定した段階で申請を行うよう案内した。これにより，退院後，スムーズに公的な助成や援助が受けられることとなった。

C 手術後の援助

●手術後の経過

手術当日

翌日まで臥床（がしょう）安静の指示であり，創部の安静のため禁飲食となる。末梢点滴，摘出部へのドレーン，尿道カテーテル，経鼻チューブ，気管カニューレが留置され，トラキ（オ）マスクにて指示量の酸素投与が行われた。術直後は呼吸苦や咳嗽（がいそう）の困難の訴えがあり，痰（たん）の量も多く，頻回に気管内吸引を行った。筆談でコミュニケーションを図ることができ，せん妄（もう）症状もみられないため，身体抑制は施行せずに経過をみた。

手術翌日

酸素投与は終了し，気管カニューレが抜去された。安静制限は解除され，段階的に離床を図り，看護師の付き添いにて歩行が可能となった。歩行が安定してきた時点で，尿道カテーテルを抜去した。昼食より経鼻チューブから白湯の注入が開始となり，悪心（おしん）の出現もなかったため，夕食からは栄養剤が開始となった。口腔（こうくう）ケアは特別な制限がないため，Cさんの自立度に合わせて口腔ケアを施行した。

手術7日目

留置されたドレーンが抜去され，入浴の許可が下りた。看護師指導のもと入浴の練習を行った。

手術 10 日目

嚥下造影を施行し，創部のリークがないことが確認された。流動食が開始となり，むせ込みなく摂取可能であった。段階的に食事のレベルを上げ，ミキサー食が摂取可能となった時点で経鼻チューブは抜去された。ST が介入し，電気式人工喉頭による発声練習を開始した。

手術 14 日目

術後の経過は良好であり，退院に向けての排痰方法，入浴方法などの手技も獲得できてきた。C さんの電気式人工喉頭での発声は，日々上達してきており，医師より「来週にでも退院は可能である」と C さんに説明があった。しかし C さんは，「まだ上手く話せないし，退院は無理だ」と述べ，「家に帰っても一人で生活できるか不安です」と筆談された。

1. アセスメント

喉頭がんは疫学的に喫煙が密接な関連を示している。永久気管孔造設を含む，全身麻酔下での気道の外科的操作や，喫煙による気管繊毛運動の低下によって，痰の喀出が増加する。C さんも喫煙者であったため，痰の量が多く頻回な吸引を要した。また，永久気管孔造設による呼吸経路の変化のため，呼吸困難感が生じ効果的な咳嗽が困難となることがある。気道内分泌の喀出障害による術後無気肺は，肺炎に進行するリスクがあるため，急性期は気道浄化への介入が重要となってくる。一方で，長時間の手術や呼吸経路の変化は，術後せん妄やパニックを起こす要因でもある。気道浄化を図りつつ，患者の安全の確保や精神的な支援も同時に行っていく必要がある。

嚥下機能に関し，喉頭全摘出術後は気道と食道を完全に分離するため誤嚥は起こらない。しかし，手術の際に食道周辺の筋が損傷されて，食物を胃に送り込む力が弱まっていたり，食べ物がのど元でつかえ鼻に逆流したりすることがある。また，長期間の禁飲食は嚥下機能を低下させるリスクとなるため，経口摂取が再開した際には，嚥下の状態や食事摂取状況を確認し，嚥下機能を評価していく必要がある。

慢性期においては，早期から退院を見すえ，永久気管孔管理や生活指導を行っていく必要がある。永久気管孔に伴う身体機能の変調により，排痰方法や入浴方法などの手技の獲得を必要としたり，日常生活で注意していかなければならない点も多い。手術前のオリエンテーションでの理解をもとに，患者の反応をみながら指導を進めていく必要がある。また，患者は，入院の長期化によるストレス，手技が獲得できないことへの苛立ち，発声できないことへの葛藤など，様々な精神的苦痛を感じていることが多いため，精神面のケアも必須となる。

C さんは入院生活中は順調な経過をたどっていたが，退院を目前にした段階で退院への不安を訴えた。また，発声訓練も順調ではあったが，Cさんは自分の到達度に満足していない様子もみられている。入院環境と退院後の自宅環境は大きく異なるため，Cさんの思いや目標とすることを確認し，より日常生活に即した指導が必要となってくる。

2. 看護上の問題

①手術侵襲や疫学的要因により，術後肺合併症のリスクが高い。
②禁飲食や手術後の嚥下障害により，低栄養状態のリスクがある。
③永久気管孔の管理が複雑であり，技術の取得が困難である。
④永久気管孔造設に関連した，社会生活への不安がある。
⑤発声訓練が必要であり，コミュニケーション障害に伴うストレスがある。

3. 看護目標

①気道浄化を図り，術後肺合併症が予防できる。
②低栄養状態を予防し，経口摂取ができる。
③退院に向けた不安が軽減し，セルフケア能力が獲得できる。

4. 看護の実際

1 効果的な気道浄化による呼吸器合併症の予防

手術当日，看護師は気管カニューレの管理や呼吸状態の観察を行った。痰の量が多く，頻回に吸引を施行し気道浄化に努めた。酸素飽和度の低下もなく経過したが，呼吸困難の訴えがあった。痰の貯留もなかったが，肺のエア入りが不十分であったため，Cさんに術前に練習した呼吸法を実践させ，呼吸困難が改善し，肺のエア入りが良好となった。Cさんは創部の疼痛（とうつう）があり，咳嗽により疼痛の増強を認め，十分な咳嗽ができていなかった。鎮痛薬を使用して疼痛コントロールを行い，呼吸法と合わせてタイミングよく咳嗽を促し，効果的に痰を喀出することができた。また，Cさんとは事前に痰が貯留したときの合図を決めていたため，スムーズにコミュニケーションを図ることができた。

手術翌日，気管カニューレは抜去され安静拡大となった。永久気管孔が露出しないようエプロンガーゼで保護した。痰の粘稠度（ねんちゅう）は喀出しやすい性状であったため，痰が硬くなるようであれば人工鼻の使用や蒸留水吸入にて保湿を行うことを検討した。疼痛緩和が図れていたため，術後の回復促進のため早期離床を行った。歩行時も呼吸困難の出現はなかったが，運動量の増加により痰の量は増えてきた。早期回復を意識づけるため，Cさんに鏡を用いて気管孔を実際に見てもらった。初めて見る自身の気管孔に，Cさんは顔をしかめる表情を見せたが，徐々に鏡に近づき，気管孔を覗（のぞ）き込むようによく観察する様子がみられた。「話には聞いていたけど，実際に見てびっくりしました。でも，これからはここで呼吸していくんだね」と，穏やかな表情で筆談され，徐々に自身の身体の変化を受け入れていった。

これまで，発熱や肺炎症状を起こすことなく経過していき，Cさんは徐々に身の回りのことを自立して行えるようになった。排痰方法についても，段階的に痰の自己喀出の方法を指導し，気管孔にティッシュペーパーを当て，腹筋を使い咳嗽し，自身で排痰を行うことができるようになった。Cさんの努力を労い，術後の経過が良好であることをフィードバックすると，「呼吸はもう苦しくないし，痰を出すときの痛みもないです。自分でできることはしようと思います」と，自己の状況を看護師に伝え，早期回復に向けて意欲的に取り組むCさんの意思が確認できた。

2 栄養状態の改善

手術後は禁飲食となり，経管での栄養管理を行った。経管栄養に伴う悪心や下痢の出現はなく，指示量を全量注入することができ，点滴での補液は終了となった。術後10日目，嚥下造影の結果，創部にリークがないことが確認され，飲水が開始となった。Cさんは，逆流やむせ込むことなく飲み込むことができ，同日夕方からは流動食が開始となった。段階的に食事レベルを上げ，術後12日目よりミキサー食へと移行し，経鼻チューブは抜去した。

Cさんは一口量が多く，食べるスピードも速かったため，急がずゆっくり時間をかけて摂取することを指導し，スプーンは小さいものを使用することとした。喉頭全摘出後は，麺類など汁を吸うことが困難であったり，息をかけて冷ましたりすることができないため，食事内容へ配慮が必要である。入院中からCさんに指導を行いながら，食事はミキサー食，軟食へと段階的に進めることができ，退院までには常食を摂取することができるようになった。Cさんは退院後の食事について，「においがわからないけど，見た目でも十分楽しむことはできますね。ある程度のものは食べられるけど，外食だと全部食べられるか心配なので，少し自炊もしてみます」と話しており，食生活への理解が得られた。

3 退院指導，リハビリテーションの継続（本編-第4章III-D-3-2-4「退院オリエンテーション」参照）

手術後7日目，摘出部のドレーンが抜去され入浴の許可がおり，永久気管孔の観察方法や入浴指導を開始した。「穴にお湯が入ったら大変ですね，ちょっと怖いな」との発言があったが，看護師が介助し実際に入浴をすると，「コツがわかりました。あと1，2回手伝ってもらえれば自分でできそうです」と，手技に自信をもち，前向きな発言が聞かれた。成功体験をフィードバックし，入浴は看護師が2回見守り介助を行うことで自立して行うことができた。永久気管孔から排痰が可能であり，吸引や吸入の必要はなかったが，Cさんからは「念のため家にあったほうが安心です」との声があり，吸引・吸入器のレンタルを手配した。実際に家で使用する吸引・吸入器を用いて，使用方法を説明し，手技を獲得していった。

手術後の経過は良好であり，必要な手技も習得できたため，医師から退院の時期についてCさんに相談があった。するとCさんは,「退院は無理だ」と消極的な反応を示し,退院後の不安を述べた。Cさんの気持ちを否定せず,思いを聴いていくと,Cさんは電気式人工喉頭でうまく話せていないと感じていることがわかった。Cさんの電気式人工喉頭での声は,医療者には十分に聞き取れるものであり,入院中は問題なくコミュニケーションを図ることができていた。しかし,Cさん自身は満足できていなかった。実は,Sさんや面会に来た友人に,自分の声をなかなか聞き取ってもらうことができず,ショックを感じていたことが原因であった。入院生活では不便を感じなくても,実際に社会生活を送っていくなかでは問題が生じてくることもある。Cさんの気持ちに寄り添い,Cさんの生活レベルで目標を再度設定していくと,「退院のことを考えてつい焦(あせ)ってしまいました」と話した。不安や疑問を一つひとつ書き出してもらい,より具体的にCさんの生活に沿った生活指導を行っていった。また,Cさんは発声訓練ができる環境を希望し,退院後は,患者会に参加しリハビリテーションを継続していくこととなった。

退院に向け,Dさんの協力も得て試験外泊を計画した。1泊2日の試験外泊で,Cさんは「気持ちに余裕ができました。食べ物だけじゃなくていろいろなもののにおいがわからなかったり,インターフォンに出られないこともありました。でも,人工喉頭を使って何とかコミュニケーションをとることができて,友人とも話をすることもできました」と,退院後の生活に自信を得ることができた。試験外泊から3日後,Cさんは退院となり,外来での継続看護に移行した。Cさんは患者会にて発声訓練を継続し,その後,社会復帰を果たすことができた。

D まとめ

発生機能の喪失は,患者にとって大きな不安となり,患者のQOLにも大きく影響する。喉頭全摘出術を受ける患者の看護では,周手術期の管理だけでなく,患者の精神面での支援が重要である。また,患者が社会復帰できるよう,患者の生活に合わせた退院指導や,社会資源を活用していく必要がある。

当患者は,再発の可能性も念頭に置かなければならず,退院後も定期的な通院が必要となる。長期的な身体的・精神的サポートが求められるため,外来での継続した看護支援を行っていく必要がある。

II 下咽頭がん患者の化学放射線療法における看護

下咽頭がんの主な治療として外科的手術・化学放射線療法があり,それらを併用して行われる。ここでは,下咽頭がんで化学療法(シスプラチン投与)+放射線療法を受ける患者の看護について述べていく。

シスプラチン投与による主な有害事象（副作用）として，悪心・嘔吐や食欲低下といった消化器症状，腎機能障害，骨髄抑制がある。放射線療法では，照射野の皮膚・粘膜障害やそれに伴う疼痛が出現する。これらの有害事象はそれぞれ発現時期が異なる。治療は，7週間にも及ぶ長期的なものであり，様々な有害事象を併発することから，患者の精神的苦痛は大きい。看護師は患者が安心して治療に取り組み，完遂できるよう支援する必要がある。発現時期や症状への対処方法を十分理解し支援していくことが重要である。

A 患者の情報

1. 患者のプロフィール

患者：Eさん，60歳，男性
病名：下咽頭がん，T2M0N0
既往歴：なし
職業：会社員
家族構成：妻，息子，娘
嗜好：飲酒
強み：理解力良好であり，治療に対し意欲的である。

2. 治療の経過

嚥下時の違和感を自覚し受診。検査にて上記診断となり，化学放射線療法施行目的にて入院。シスプラチン投与1日目より放射線療法開始。シスプラチン3クール（1日目，22日目，43日目に投与）＋放射線33回/66Gy施行。

3. 医師からの説明

「下咽頭がんの治療法には主に外科的手術・化学療法・放射線療法があります。Eさんの場合，化学放射線療法にて効果が望める可能性が高いと思われます。治療は7週間程度かかります。化学療法ではシスプラチンという抗がん剤を使います。21日周期で3回投与する予定です。この薬の主な有害事象は腎機能障害と悪心・嘔吐，骨髄抑制です。採血結果や症状に応じて適宜薬剤を使います。

放射線療法は1回2Gyの照射を33回予定しています。回数が増加するにつれて有害事象が強く出ることがあります。おそらく皮膚障害と粘膜障害が出現します。場合によってはそれらの疼痛によって経口摂取が困難になることがあるので，鎮痛薬を使用したり胃管チューブを挿入して栄養摂取を行います。つらいこともあると思いますが，全力でサポートします」。

4. Eさんの受け止め

「手術をしないで済むならそれにこしたことはない。手術は怖いからね。でも，いろいろ大変そうだね。7週間もかかるみたいだし。でも，がんばって何とか乗り切ってがんをやっつけたい」。

B 治療に向けた看護

1. アセスメント

この時期は，放射線療法による有害事象の症状の程度は低い。そのため，今後症状が悪化することを予測し，症状や症状出現時の対処方法についての理解を深め，手技獲得に向け指導していく必要がある。

シスプラチン投与による有害事象は，悪心・嘔吐や食欲低下などの消化器症状は投与後から，腎障害は投与後〜数週間，骨髄抑制は投与後 7 〜 14 日で出現することが多い。そのため食事摂取状況や水分出納バランスの確認，感染予防行動の手技獲得への指導が必要である。

また，腎機能障害予防のためにシスプラチン 1 〜 4 日目は 1 日 1500 〜 2000mL のハイドレーション（静脈内持続点滴流入）が行われる。併せて経口からも積極的に飲水するよう指導する。そのため，尿意切迫や排尿回数の増加による睡眠障害が起こる。尿意切迫による慌てた行動や睡眠障害によるふらつきの出現が予測され，歩行時の転倒のリスクが高まることが考えられる。

E さんは今回が初めての入院・治療であり，不安や知識不足が考えられた。「何もかもが初めてなので，これから自分がどうなっていくのか不安です。でもできることは自分でやれるようにがんばりたいので，いろいろ教えてください」と話しており，意欲的であった。そのため，E さんが自己管理できるよう指導し支援していくことが必要であると考える。

2. 看護上の問題

①治療の経過に伴う自身の身体的変化への不安がある。
②有害事象についての知識不足がある。

3. 看護目標

①治療に伴う有害反応について理解でき不安が軽減する。
②有害事象につき理解し，予防方法について行動化できる。

4. 看護の実際

治療開始前日，化学放射線療法についてオリエンテーションを行った。シスプラチン投与と放射線療法に伴う有害事象と出現時期，それらの予防・対処行動について，点滴管理について説明した。E さんはやや緊張した表情で，メモを取りながら聞いていた。説明後に不安や疑問がないか確認すると，「先生からも聞いていたけど，大変そうだね。こんなにいろいろなことが起こるんだね。大丈夫かな」との発言が聞かれた。看護師が連日きちんと観察し，体調に応じて適宜介助することを伝えると，「看護師さんたちがついてくれているから安心ですね」と笑顔がみられた。

同日夜よりハイドレーションが開始された。点滴刺入部の観察と，点摘架台操作の注意事項について再度確認した。翌日，シスプラチン投与が行われた。投与中，急性反応は認めず終了した。その後レジメンどおり 4 日目まで 1 日 1500mL のハイドレーションが行われた。3 日目より軽度の悪心が出現したが，家族からの差し入れや，自身でコンビニエンスストアに行き食べられそうなものを購入し食事摂取は継続でき，点滴に加え飲水も 1 日 1500mL 以上の摂取を心がけ実施できていた。尿量も保たれており腎(じん)機能障害が出現

1 構造と機能
2 症状と病態生理
3 診察・検査・治療
4 疾患と診療
1 看護の基本
2 症状に対する看護
3 検査と治療に伴う看護
4 疾患をもつ患者の看護
5 事例による看護過程の展開

することなく経過した。

シスプラチン投与日より放射線療法も開始された。初期反応として照射野（しょうしゃや）の乾燥が出現する。そのため，保湿剤（ヒルドイドソフト®，ヒルドイドローション®など）の使用につき指導した。皮膚の清潔を保ち保湿することは，皮膚の保護機能の維持・強化につながる。照射野の皮膚は脆弱化するため，タオルや手で強くこすることは避ける。泡で包み込んで優しく洗浄し，保湿剤を塗布し皮膚を保護するよう指導し実施することができていた。また，衣類との接触・摩擦により皮膚障害が悪化することも考えられるため，なるべく襟元が広く開いているものを着用すること，ウール素材などは皮膚刺激になりかゆみが増すことが考えられるため，柔らかく吸湿性・保湿性に優れた綿素材を選択するよう指導し，実践することができていた。

点滴中は排尿回数の増加に伴い夜間の中途覚醒が増え睡眠障害が生じた。E さんは，睡眠薬の内服による中途覚醒時のふらつきが出現することを懸念し内服は希望されなかった。そのため，日中に適宜身体を休めるよう伝えた。また，良眠が得られていないことによる疲労感を考慮し，車椅子や尿器使用などを体調に合わせて選択できることを伝えた。E さんは排尿回数の増加や良眠が得られていないことによる疲労感は認めたが，歩行状態は安定しており，点滴架台の操作も問題なく行えていた。点滴終了に伴い夜間の排尿回数は減少し，良眠が得られるようになった。

シスプラチン 14 日目の採血にて白血球の減少を認めたが，炎症反応の上昇はなく感染徴候は認めなかった。「今が一番危ない時期ですよね。きちんと手洗いとうがいをして，病室を出るときはマスクもしています」と，感染予防についても理解し，実践できていた。

治療開始から 2 週間経過した時点では，化学放射線療法に伴う有害事象は認めなかった。E さんは，「これからが大変ですよね。首は泡で優しく洗っています。服もこすれないように襟元が広いものを選んでいます。感染予防も続けます」と話していた。

C 治療の持続に向けた看護

1. アセスメント

この時期は，徐々に放射線療法に伴う有害事象が出現し始める。そのため，症状の早期発見・早期対応が重要になる。また，症状の程度に応じて，看護師介助の必要性を判断する必要がある。

E さんは放射線 24Gy/12 回より放射線性皮膚炎のグレード分類でグレード 1（表 5-2）であった。回数が増すごとに熱感とヒリヒリ感も出現し，徐々に症状は強くなり，40Gy/20 回を終えた時点で照射野の強い発赤（ほっせき）と疼痛（とうつう），嚥下時痛（えんげじつう）を認めグレード 2 であった。疼痛は食事摂取量の低下や睡眠障害，意欲減退など，身体的，精神的にも影響を及ぼす。そのため，疼痛コントロールは重要になる。また，照射範囲に唾液腺が含まれることから唾液腺

表5-2 放射線性皮膚炎のグレード分類

CTCAE v4.0 Term 日本語	Grade 1	Grade 2	Grade 3	Grade 4	Grade 5
放射線性皮膚炎	わずかな紅斑や乾性落屑	中等度から高度の紅斑；まだらな湿性落屑。ただしほとんどが皺や襞に限局している；中等度の浮腫	皺や襞以外の部位の湿性落屑；軽度の外傷や摩擦により出血する	生命を脅かす；皮膚全層の壊死や潰瘍；病変部より自然に出血する；皮膚移植を要する	死亡

注釈：生物学的な効果を生じるレベルに達した電離放射線の暴露の結果生じる皮膚の炎症反応。
出典／日本臨床腫瘍研究グループ：有害事象共通用語規準 v4.0 日本語訳 JCOG 版（JCOG ホームページ http://www.jcog.jp）.

もダメージを受け，唾液分泌量の低下に伴う口内乾燥・疼痛を認めた。口腔内が乾燥することで潤滑作用が低下し，会話や水分の少ない食事の摂取が困難になることが考えられ，食事形態の調整が必要であると考える。また，唾液分泌量が低下することで口腔内の自浄作用の低下が起こり，口腔粘膜炎出現時の2次感染のリスクがある。口腔内を清潔に保つことにより常在菌数を減少させ2次感染を予防し，口腔内の不快症状を緩和することが可能である。

シスプラチン22日目より2クール目投与開始となった。1クール目よりも消化器症状が強く，悪心の出現により食事摂取量が低下した。口腔内の乾燥もあり水分はこまめに摂取できていた。しかし，食事摂取ができないときもあり，その際には口腔ケアを省略することもあった。また，倦怠感も強く，シャワー浴を実施できないときもあった。食事摂取量の低下により体力が低下しADLの低下をきたし，皮膚や口腔内の保清行動の維持困難が考えられる。

2. 看護上の問題

①有害事象の出現とそれに伴う疼痛
②セルフケア能力の低下

3. 看護目標

①有害事象の症状コントロールを行い，苦痛を最小限に抑えることができる。
② ADLに応じた援助を行い，皮膚・粘膜の清潔を保つことができる。

4. 看護の実際

24Gyで照射部位に発赤が出現したことから，副腎皮質ステロイド含有の軟膏の使用を開始した。副腎皮質ステロイド軟膏を塗布することで，一時的に皮膚表面の疼痛は軽減した。しかし，軟膏が乾燥すると疼痛が強くなるため，乾燥を予防するために保湿剤も塗布継続するよう指導した。また，熱感やヒリヒリ感軽減のため，クーリングを提案しアイスノン®を使用した。「冷たいと気持ちいい」と効果の実感があり，クーリングにより熱感・

ヒリヒリ感は軽減することができた。

口内乾燥により食事摂取がしづらくなり，自身でこまめに水分を摂取しながら食事摂取していた。口内乾燥のグレード分類（表 5-3）ではグレード 2。水分含有量の少ない食べ物は摂取しづらいため，水分含有量の多い全粥軟菜食に変更した。その後食事摂取は継続できていた。

しかし，シスプラチン 2 クール目投与開始後より悪心が強く，食事摂取量が低下した。食事摂取が困難なときは口腔ケアを実施していなかった。唾液分泌量が低下し自浄作用が低下しているため，食事摂取が困難であっても口腔ケアは実施するよう指導した。照射野の皮膚と同様に粘膜の脆弱化も認めるため，歯ブラシの接触により口腔粘膜や歯肉の損傷をきたすことが考えられた。そのため，スポンジブラシを使用することを指導した。抗炎症作用と爽快感を得るため含嗽薬（含嗽用ハチアズレ® 顆粒）を使用し，乾燥予防のためにこまめな水分摂取や含嗽，口腔内保湿薬（ジェルスプレー，オーラルバランス® など）の使用について指導した。また，悪心や倦怠感により洗面台での実施が困難であればベッドサイドで施行できることを説明し，物品をベッドサイドに設置した。同時に，悪心出現時に制吐薬を使用し，食事摂取できるようになった。効果が得られている間に自身でスープやゼリー，プリンなどを購入し摂取することができていた。そのため，毎食前に制吐薬を使用するようプランし実施した。制吐薬を使用することで，食事摂取を継続することができた。食事摂取ができるようになると，口腔ケアも実施することができていた。口腔粘膜炎のグレード分類ではグレード 1（表 5-4）であった。

40Gy が終了し嚥下時痛が出現した。悪心は軽減し毎食前の制吐薬使用は終了していたが，嚥下時痛により全粥軟菜食も摂取しづらくなった。医師に鎮痛薬について検討を依頼した。その結果，毎食前に鎮痛薬（アセトアミノフェン）の内服が開始になった。鎮痛薬の内服で疼痛が軽減し，経口摂取を継続することができた。

経口摂取を継続することはできていたが，病院食の摂取は半量程度であり，ほかに適宜自身で購入したものや家族からの差し入れを摂取していた。疼痛や食事摂取量の低下によ

表 5-3 口内乾燥のグレード分類

CTCAE v4.0 Term 日本語	Grade 1	Grade 2	Grade 3	Grade 4	Grade 5
口内乾燥	症状があるが，顕著な摂食習慣の変化がない（例：口内乾燥や唾液の濃縮）；刺激のない状態での唾液分泌量が >0.2mL/ 分	中等度の症状がある；経口摂取に影響がある（例：多量の水，潤滑剤，ピューレ状かつ/または軟らかく水分の多い食物に限られる）；刺激のない状態での唾液分泌量が 0.1～ 0.2mL/ 分	十分な経口摂取が不可能；経管栄養または TPN を要する；刺激のない状態での唾液分泌量が <0.1mL/ 分	－	－

出典／日本臨床腫瘍研究グループ：有害事象共通用語規準 v4.0 日本語訳 JCOG 版（JCOG ホームページ http://www.jcog.jp）.

表5-4 口腔粘膜炎のグレード分類

CTCAE v4.0 Term 日本語	Grade 1	Grade 2	Grade 3	Grade 4	Grade 5
口腔粘膜炎	症状がない，または軽度の症状がある；治療を要さない	中等度の疼痛；経口摂取に支障がない；食事の変更を要する	高度の疼痛；経口摂取に支障がある	生命を脅かす；緊急処置を要する	死亡

出典／日本臨床腫瘍研究グループ：有害事象共通用語規準 v4.0 日本語訳 JCOG 版（JCOG ホームページ http://www.jcog.jp）.

り倦怠感が増強し，連日施行できていたシャワー浴が困難になっていた。皮膚の保清は重要であるが，シャワー浴は体力を必要とするため，無理に施行する必要はないことを伝え，シャワー浴が困難な日は温タオルでの清拭（せいしき）を実施するよう指導した。その際，照射野はこすらず，押し当てるようにして清拭するよう指導した。Cさんはもともと治療に対して意欲的で自立心も高かったため，自身から援助を求めることがあまりなかった。そのため，症状を観察し適宜指導するとともに，看護師サイドから積極的に介助を申し出るようにした。そうすることで，Eさんは「今日は自分でできそう」「じゃあお願いしようかな」と自身の体調に合わせて援助を求めることができた。

D 治療の終了に向けた看護

1. アセスメント

この時期は放射線療法による有害事象の症状が最も強く，とても苦痛な時期である。そのため，治療の完遂に向けてより身体的・精神的サポートが必要になる。

40Gy/20回以降，照射の皮膚障害は徐々に悪化し，48Gy/24回でグレード3となり，一部びらんを認めた。このとき，シスプラチン34日目であり，採血結果にて骨髄抑制を認めていた。そのため，より感染のリスクが高まっていた。びらん部からの細菌の侵入による感染のリスクが高く，感染予防の対策強化が必要である。また，びらん形成により照射野の疼痛は増強し，嚥下時痛も増強を認めた。そのため，疼痛コントロールの強化も必要である。

2. 看護上の問題

①治療の有害事象による強い苦痛がある。

②皮膚障害，骨髄抑制による感染のリスクがある。

3. 看護目標

①苦痛を軽減し治療を完遂できる。

②感染を起こさない。

4. 看護の実際

照射野のびらんを認めたため，びらん部からの細菌の侵入のリスクが高まった。そのため皮膚の保清はさらに重要である。しかし，疼痛が強く，びらんの処置や清潔ケアは困難が予測された。Eさんは「感染したら困るからがんばってシャワーを浴びて洗ってくるよ」と体調をみながら積極的にシャワー浴を施行し，洗浄することができていた。びらんを認めたため抗菌薬含有の軟膏の使用を開始した。また，びらん部が空気に触れることで疼痛が増強することや，衣類との接触や手で触れてしまうことによりびらん拡大の可能性があることから，ガーゼで保護を開始した。ガーゼがびらん部と接触し乾燥してしまうと，ガーゼを剝がす際にびらん拡大のリスクがあるため，接触面がポリフィルムのメロリンガーゼ®を使用した。ガーゼを固定する際に照射野にテープを使用することは，テープの刺激によりびらん拡大のリスクがあるため，頸部を1周するようにメロリンガーゼ®を当て，ネットで固定した。放射線治療前にガーゼを除去し，放射線治療後にシャワー浴または清拭をして軟膏処置を行った。最初は軟膏処置を看護師介助で行っていたが，2，3回指導し手技を習得することができた。そのため，軟膏処置の手技は自立とし，看護師は実施できているかの確認を行った。体調が優れないときや，ガーゼの当て方が心配なときなど，自ら看護師に援助を求めることができていた。びらん部を保護することで，びらん部の疼痛を軽減させることができていた。

また，嚥下時痛の増強に対し，医師よりオピオイド導入が提案されたが，Eさんは「できることなら麻薬には頼りたくない。今まだ何とか食べられているから，このままがんばりたい。限界になったらそのときはお願いします」と話しており，オピオイドの導入を希望しなかった。アセトアミノフェンの内服量を毎食前＋就寝前に増量し，また，食事形態をより水分が多く嚥下しやすい3分粥3分菜食へ変更した。3分食では摂取カロリーが減ってしまうため，栄養士と相談し栄養補助食品を1日3本提供することとなった。嚥下時痛は持続していたが，何とか経口摂取を継続したまま放射線66Gy/33回を終了することができた。照射野のびらん部も拡大や感染することなく経過した。

シスプラチン投与による骨髄抑制を認め，感染のリスクが考えられたが，感染予防行動を実施することができており，感染徴候は認めなかった。その後43日目に3クール目の投与が行われ，2クール目の経験を生かし，あらかじめ毎食前に制吐薬を使用し，悪心が増強することなく食事摂取が継続できていた。積極的に飲水することができており，腎機能障害が出現することはなかった。

口腔粘膜炎はグレード2となり軟口蓋に発赤と偽膜形成を認めたが，口腔ケアを継続することができていた。

Eさんは「かなりきつい治療だったけど，あらかじめいろいろ教えてもらったし，何かあればすぐに工夫して対処してくれたから，どうにか無事に終えることができたよ」と話していた。

E まとめ

化学放射線療法による有害事象は，症状の程度や出現時期に個人差はあるものの必発する。そのため，症状や出現時期に応じた援助が必要である。患者の状態に合わせた援助ができるよう日々の観察とアセスメントが重要である。また，必要があれば担当医だけでなく皮膚科医師や歯科医師，薬剤師など，それぞれの専門分野の人たちとも情報を共有し連携していくことが大切である。

文献

1) JOCG（日本臨床腫瘍研究グループ）ホームページ：有害事象共通用語規準 v4.0 日本語訳 JOCG 版，http://www.jcog.jp/doctor/tool/ctcaev4.html（最終アクセス日：2018/7/27）.

参考文献

· 喜多村健，森山寛：NEW 耳鼻咽喉科・頭頸部外科学，改訂第 2 版，南江堂，2007，p.223-228.
· 森山寛編：耳鼻咽喉科エキスパートナーシング，南江堂，2002.
· 森山寛監：耳鼻咽喉科看護の知識と実際〈臨床ナースのための Basic & Standard〉，第 2 版，メディカ出版，2009.
· 大西和子：悪性腫瘍のアセスメントと看護，中央法規出版，2003，p.84-96.
· 野村和弘，平出朝子監：頭頸部がん・眼科領域のがん〈がん看護 実践シリーズ 2〉，メヂカルフレンド社，2007.
· 山口瑞穂子，関口恵子監：疾患別看護過程の展開，第 3 版，学習研究社，2008，p.1050-1066.
· 羽飼富士男：がん看護のリハビリテーション 喉頭摘出術後の代用音声訓練，看護技術，2006，p.41-45.
· 老月雅彦：発声リハビリテーションを始める喉頭摘出者のガイドブック－オリエンテーション用－，第 4 版，社団法人銀鈴会，2002.
· 丹生健一，佐々木良平，他編：カラーアトラス目で見て学ぶ！　他職種チームで実践する頭頸部がんの化学放射線療法，日本看護協会出版会，2015.
· 丹生健一，佐々木良平，他編：カラーアトラス目で見て学ぶ！　放射線療法の有害反応，日本看護協会出版会，2011.
· 内藤亜由美，安部正敏編：スキントラブルケアパーフェクトガイド；病態・予防・対応がすべてわかる！，学研メディカル秀潤社，2013.
· 小野寺綾子編：がん看護・緩和ケア〈新看護観察のキーポイントシリーズ〉，中央法規出版，2010.
· 中尾一成編：耳鼻咽喉科疾患ビジュアルブック，学研メディカル秀潤社，2011.
· よくわかる！　部位別がん放射線治療の実際と看護，月刊ナーシング，28（13）：8-71，2008.

歯・口腔

序章

歯・口腔疾患をもつ成人を理解するために

歯・口腔疾患は，新生児から高齢者まで幅広い年齢の患者が対象となる。

歯・口腔疾患のなかでは，生活習慣や後期高齢者の増加との関連でう歯や歯周病の増加が懸念されるが，80歳以上でも20本以上の歯を有する人の数が増えるなど，長い期間にわたって続けられてきた歯科保健対策が効果をあげていると考えられる。しかし，歯肉に所見のある人の割合が高年齢層で増加しているという現状もあり，対象に応じた，よりきめの細かい歯科保健対策が求められているといえよう。

一方，近年は，医科と同様に悪性疾患が増加傾向にある。歯・口腔疾患は，日常生活を送るうえにおいて大切な音声・言語などといったコミュニケーション機能や，生命維持に不可欠な摂食嚥下機能などが障害されたり，なかには呼吸器系にまで影響を及ぼす場合もある。したがって，疾患や障害の治療に対する知識や技術だけでなく，生活の質（QOL）に視点をもったかかわりを念頭に置く必要がある。

ここでは，このような歯・口腔疾患をもつ患者の診療と看護について学習していく。序章では，歯・口腔疾患をもつ患者の心理，機能障害，社会的負担について理解し，各個人の状況に対応できる看護について解説していく。

まず，歯・口腔疾患の近年の傾向についてみてみよう。

A 歯・口腔疾患の近年の動向

1 口腔がん

がんはわが国の死亡原因の1位を占める疾患で，全がん中の2～3%が顎口腔領域に発生する。原因は明らかではないが喫煙と飲酒の両者が重なると，さらに口腔がんの発生リスクは高まるとされている。口腔領域の悪性腫瘍のなかで最も頻度の高いものは舌がんで，下顎歯肉がんがそれに次ぐ。そのほか，頻度は低くなるが，頬粘膜がん，口底がん，口唇がんなどもある。手術後，嚥下困難，言語障害，顔面形態の変調などをきたすことがある。そのため，日常生活動作（ADL）の援助に加え，精神面に対する援助も必要である。

2 唇顎口蓋裂

口腔領域の先天異常のなかで口唇裂，口蓋裂は最も発生頻度が高く，かつ治療に長期間を要する疾患である。唇顎口蓋裂は，唇裂，唇顎裂，口蓋裂および唇顎口蓋裂に分けられる。発生頻度は約0.2%（400～500人に1人）である。

唇裂の形成手術は生後3～6か月頃に行われ，小学校入学前，成人後も修正手術が必要なケースが多い。口蓋裂の形成手術は言語発達を考慮し1～2歳の間に行われる。軟口蓋短縮や鼻咽頭閉塞機能不全のため構音障害，開鼻声などの言語障害が後遺した場合には，咽頭弁移植，スピーチエイドによる鼻咽腔機能訓練が行われる。

口腔外科では歯列不正の骨移植も行われている。数回にわたり手術を受けなければならないため，患者・家族が疾患を理解し協力を得る必要がある。

B 歯・口腔疾患をもつ患者の特徴

1 口腔疾患のもたらす苦痛と患者

口腔は，呼吸や食物摂取など人が生きていくうえで重要な役割を担っている。口腔機能に障害が起これば，直接生命を脅かされたり，味覚障害や言語障害，顔の変形による審美(しんび)障害をきたすなど，日常生活，社会生活にも影響を及ぼす。

口腔領域の手術のなかでも口腔がんなど，舌や口腔底の切除手術後には発音が不明瞭になる場合があり，患者は意志を十分に伝えることができずにいらいらしたりするケースもある。言語障害は退院後にも残りやすく，職業によっては職場復帰が困難になることもある。

口腔疾患はその症状や治療によって，日常生活・社会生活において苦痛を与えることがあるため，看護に当たる者は，専門知識と技術を身につけ，良好な人間関係を保つよう日頃から心がけ，患者の身体的・精神的苦痛を和らげ，一日も早く健康を回復し，退院できるように援助することが大切である。

生活習慣病の低年齢化そして平均寿命の高齢化が進んでいる現代において，快適な生活を送るために，口腔外科の役割は今後さらに広がると思われる。

2 必要な看護

歯・口腔疾患をもつ患者に対する看護は，口腔内の手術にかかわるものが主である。手術によって完治するものばかりとは限らず，手術をしても繰り返し発症する場合，放射線療法・化学療法などのように長期にわたって治療が行われる場合も多い。したがって，身体的援助だけでなく，精神面に対するケアも重要である。

C 歯・口腔疾患をもつ成人と医療のかかわり

口腔外科疾患で入院する患者の年齢層は 2 ～ 100 歳以上と幅広い。ほとんどの疾患は手術をすれば治癒するが，口腔がんは若年層から高齢者までと広い範囲で発症し，手術をしても再発する患者も少なくない。口腔がんの患者の事例から支援の概要を述べる。

1. 入退院を繰り返したFさんへの援助

1　Fさんの経過と入院時の状況

35歳，女性。夫と息子（1歳半）の3人暮らし。

Fさんは口内炎がなかなか治らないため病院を受診した。舌がん（悪性）の診断を受け入院し，その後，舌切除の手術，頸部（けいぶ）リンパ節転移による頸部郭清の手術，化学療法目的での入退院を繰り返していた。

子どものためにと，つらい治療も受け入れてきたが，最終的に治療効果が得られず，本人の希望により自宅退院となる。

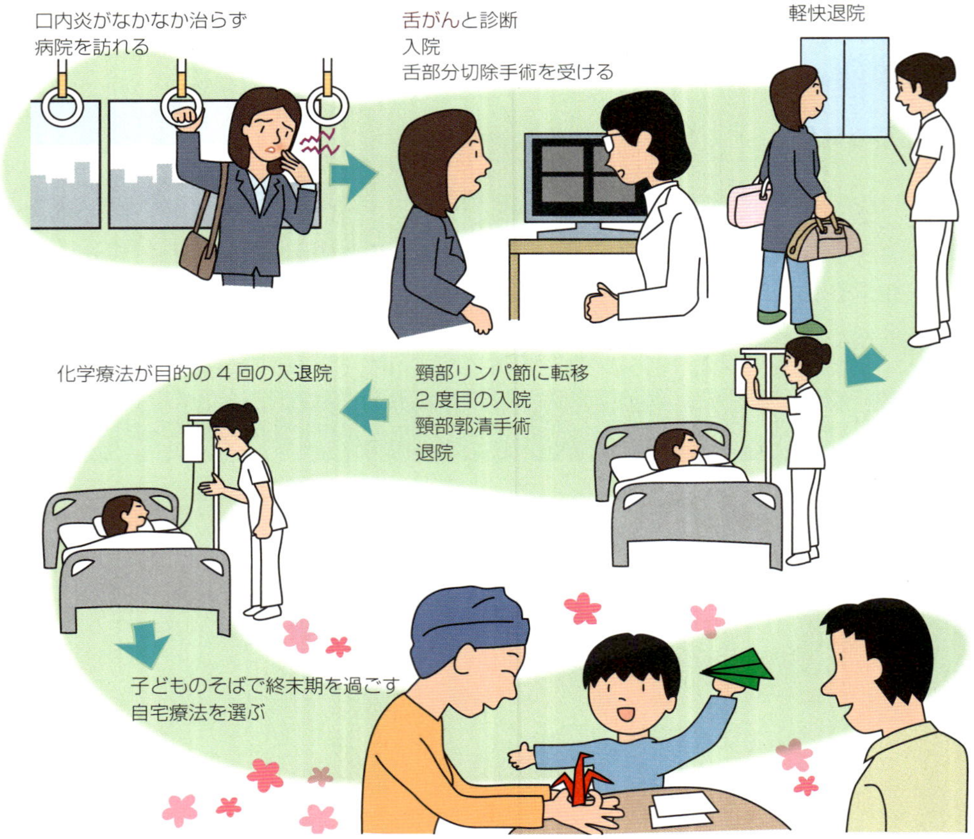

2 治療およびケア

①最初の手術の際には不安も訴えたが，思いを傾聴したことで，「悪いところは早く取って帰りたい」と受け入れられるようになり，舌部分切除術が行われた。特に嚥下（えんげ）・言語障害もなく，軽快退院となった。

②２回目の入院では，頸部リンパ節転移のため頸部郭清（かくせい）の手術を行った。「もう来ないですむと思っていたのに」と残念そうな表情であったが，「子どもさん大きくなったでしょう」と話しかけると，表情が変わり，とても嬉しそうに話をしていた。Ｆさんにとって，何よりも子どもとできるだけ長くいられることが励みとなり，それを目標としたらよいのではないかと考えた。

③その後は化学療法を目的に４回ほどの入院による治療が行われたが，最後の入院の際は痛みも強く，「家にいても痛みがひどくて子どもと一緒に遊んであげられなかった」と，とてもつらそうな表情であった。痛みのコントロールのために緩和ケアの医師や薬剤師とも連携を図り，麻薬（内服）の使用を開始した。最初のうちは効果もあり，食欲も戻ったが，徐々に麻薬の量は増えていった。最終的には化学療法の効果が得られず，今後について相談すると，「自宅に戻って少しでも子どものそばにいたい」というＦさんの希望により退院となった。

3 ケアの視点

口腔（こうくう）外科疾患では，ほとんどの疾患は手術をすれば治癒するが，口腔がんなどの場合，Ｆさんのように手術をしても再発する例も少なくない。また，手術の内容によっては，障害が残り，社会生活に影響を及ぼす場合もある。そのため，患者自身が自分の疾患を理解し病気とともに生活していくことを受け入れることができるよう，援助することが大切である。患者および家族に対し，わかりやすく，病状に沿って説明し，今後のことを含めて話し合っていくことが重要である。そのなかで，患者自身が自分の病気をどうとらえ，どのような生活を望んでいるかを把握することが大切である。

Ｆさんは子どもも小さいために，少しでも長く子どものそばにいられることを目標として手術や化学療法を受け入れてきたが，効果が得られず，子どもの待つ自宅に帰るという経過に至った。

看護師は個々の患者が前向きに疾患と向き合えるように患者の状態および精神面に対してケアを行うが，これはなかなか難しく大きな問題である。患者が目標・希望をもち続けられるように，また，その人らしい生き方を全うできるよう，医師だけでなく，他職種のスタッフとも密に連携を図り患者と接していくことが重要である。

第1章

歯・口腔の構造と機能

この章では

- 歯と歯周組織の形態と構造について理解する。
- 口腔の形態と構造について理解する。
- 歯・口腔の機能について理解する。

歯科医療の特徴は，その治療対象と治療方法にある。

治療対象である歯・口腔は，からだのなかでも解剖学的に最も複雑な，しかもからだの他部位にはみられない特異な構造をしている。

I 歯・歯周組織の構造

A 歯

歯は顎骨の歯槽突起（歯槽骨）に植立している**石灰化***した硬組織であり，咀嚼や発音に関係する重要な機能をもち，審美性にも大きく関与している。

1 乳歯と永久歯

人の歯には**乳歯**と**永久歯**があり，歯槽歯肉部から萌出した歯の歯冠部が歯列を構成する。まず，乳歯が萌えそろって乳歯列を形成し（乳歯列期），歯の交換期（萌え替わりの時期）には乳歯と永久歯が混在する混合歯列を経て（混合歯列期），永久歯列に至る（永久歯列期）。乳歯の合計は20歯であり，**乳中切歯**，**乳側切歯**，**乳犬歯**，**第1乳臼歯**，**第2乳臼歯**に分けられる（図1-1）。

永久歯は合計32歯で，**中切歯**，**側切歯**，**犬歯**，**第1小臼歯**，**第2小臼歯**，**第1大臼歯**，**第2大臼歯**，**第3大臼歯**に分けられる（図1-2）。一般に切歯と犬歯を前歯とよび，小臼歯と大臼歯を臼歯とよぶ。このうち第3大臼歯（智歯）は親知らずともよばれ，人によっては萌出せず**埋伏歯**となる場合や，歯胚が存在しない場合がある。

2 歯冠の各部の名称

歯は，エナメル質で覆われ口腔内に露出している**歯冠**（**部**）と，**セメント質**で覆われ歯周組織内に入っている**歯根**（**部**）からなり，両者の境界を**歯頸**（**部**）という。図1-3に歯の各部の名称を示す。歯冠の先端（歯頂部）は切歯では**切縁**，犬歯では**尖頭**，臼歯では**咬頭**（**頂**）といい，2個以上の咬頭のある歯では咬合面を形成している。歯根は切歯，犬歯，小臼歯が単根（上顎小臼歯は単根または2根），大臼歯は上顎では3根，下顎では2根が多数だが，後方大臼歯では融合する傾向がある。また，歯根の先端には**歯髄腔**に分布する血管や神経の通路である**根尖孔**がある。

歯はエナメル質，象牙質，セメント質の3つの硬組織と**歯髄**により構成されている（図1-3）。

＊ **石灰化**：組織にカルシウムが沈着すること。病的な場合には石灰変性あるいは石灰沈着ともいう。

乳歯記号（ジグモンディの歯式表示）

右	E D C B A	A B C D E	左
	E D C B A	A B C D E	

A：乳中切歯，B：乳側切歯，C：乳犬歯，D：第1乳臼歯，E：第2乳臼歯

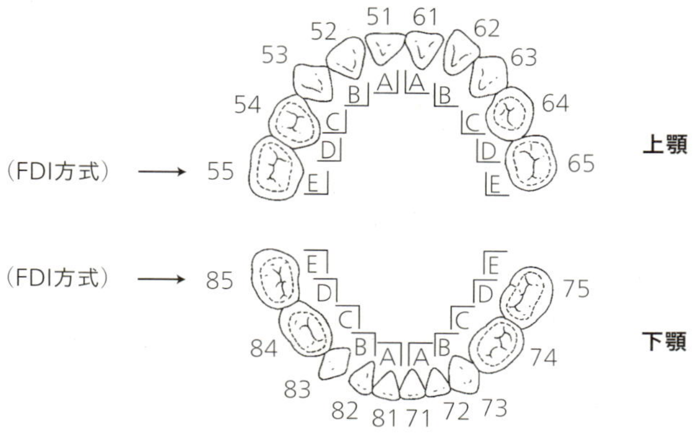

ジグモンディの歯式表示：第３章 - Ⅰ -A「歯の所見の記載法」参照

図 1-1 乳歯列（乳歯記号）

永久歯記号（ジグモンディの歯式表示）

右	8 7 6 5 4 3 2 1	1 2 3 4 5 6 7 8	左
	8 7 6 5 4 3 2 1	1 2 3 4 5 6 7 8	

1：中切歯，2：側切歯，3：犬歯，4：第1小臼歯，5：第2小臼歯，
6：第1大臼歯，7：第2大臼歯，8：第3大臼歯

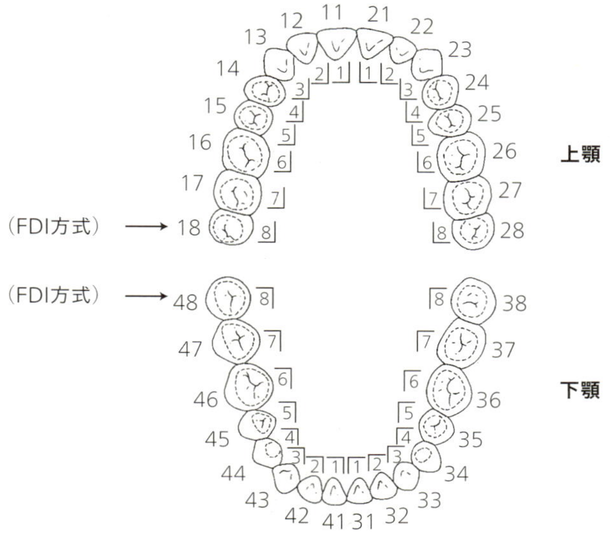

ジグモンディの歯式表示：第３章 - Ⅰ -A「歯の所見の記載法」参照

図 1-2 永久歯列（永久歯記号）

❶エナメル質

エナメル質は人体のなかで最も硬い組織であり，モース硬度*で6～7（正長石や水晶と同等），比重は2.89～3.00である。エナメル質は**エナメル小柱**と**小柱間質**で構成されており，小柱は象牙質の表面から垂直に歯の表面まで続いている。

❷象牙質

象牙質は象牙細管，管周象牙質，管間象牙質からなる。直径約3μmの**象牙細管**は歯髄（しずい）腔（くう）を中心に歯の表面の方向へ走っている。この細管の中には**歯液**と**象牙芽細胞**の突起（**トームス突起**）である**象牙線維**が入っており，これにより歯髄に存在する神経末端まで知覚を伝達する役割をもつ。象牙質のモース硬度は5で，エナメル質より軟らかく，骨よりやや硬い。比重は2.05～2.35である。

❸セメント質

セメント質は歯の硬組織の一部としても，また歯周組織の一部としても分類されている（本節-B「歯周組織」参照）。

❹歯髄

歯髄は歯髄腔の中を満たし，神経，血管を含む軟組織である。歯に栄養供給を行い，歯の形成，発育に関与している。歯髄への栄養供給は主として根尖孔（こんせんこう）を通る血管のみにより行われているため，様々な刺激により循環障害が起こると治癒（ちゆ）しにくく，**壊死**（えし）に陥りやすい。歯髄の外表層には象牙芽細胞が配列しており，歯根完成後も歯髄腔内に象牙質の形成を続けている。そのため加齢に伴う歯髄腔の狭窄（きょうさく）や，外来刺激に対する**防御反応**としての第2象牙質の形成が認められる。

B 歯周組織

歯周組織は歯のまわりに存在し，歯を支持している組織であり，**セメント質**，**歯根膜**，**歯槽骨**（しそう），**歯肉**がある（図1-3）。

❶セメント質

セメント質は歯根膜の**コラーゲン線維**を歯根に結合させている硬組織で，歯根膜内の血管により栄養供給を受けている。歯周病によって歯周ポケットが形成された場合には，病変の進行や治癒に重要な役割を果たす。セメント質はモース硬度も4～5と，骨とほぼ同等で，骨には血管があるがセメント質にはない。

❷歯根膜

歯根膜はセメント質と歯槽骨をつなぐ線維性の結合組織である。歯根膜の機能としては，歯を歯槽骨内に支持し，圧受容器を有して咀嚼（そしゃく）力やそのほかの外力に対して**触覚**，**圧覚**，

---

* **モース硬度**：10種類の標準物質を用いて引っかき試験を行い，試料の硬さを調べる方法。10段階の硬度に分類されている。硬度1は滑石，硬度10はダイヤモンド。

痛覚を自覚させるだけでなく，血管によりセメント質に栄養供給を行う。また，コラーゲンの代謝や骨，セメント質などの硬組織の代謝（吸収や新生）を活発に行い恒常性の維持に役立っている。

❸歯槽骨

歯槽骨は顎骨のうち歯を植立させている部分で，歯槽突起ともいう。歯槽骨は慢性の辺縁性，あるいは根尖性の**歯周組織炎**により吸収される。また，歯の抜去に伴い，その周囲の歯槽骨はしだいに吸収されていく。

❹歯肉

歯肉は歯槽骨を覆っている**口腔粘膜**であり，外来刺激から歯周組織を保護している。

歯肉溝は歯肉とエナメル質の間に形成された溝であり，溝の最深部を**歯肉溝底**といい，歯肉縁から歯肉溝底までの歯肉を**遊離歯肉**という。正常歯肉では歯肉溝底はエナメル質と上皮付着している。歯肉炎に罹患すると辺縁歯肉は発赤，腫脹して遊離歯肉は拡大し，**歯肉ポケット**を形成するが，歯肉溝底はエナメルセメント境より歯肉縁側に存在する。歯肉炎が歯周炎に増悪すると，歯肉溝底はエナメルセメント境より根尖部側に移動して**歯周ポケット**を形成する（図1-3）。歯槽粘膜は可動性のある口腔粘膜であり，可動性のない歯肉と粘膜の境から歯肉溝底までを**付着歯肉**という。

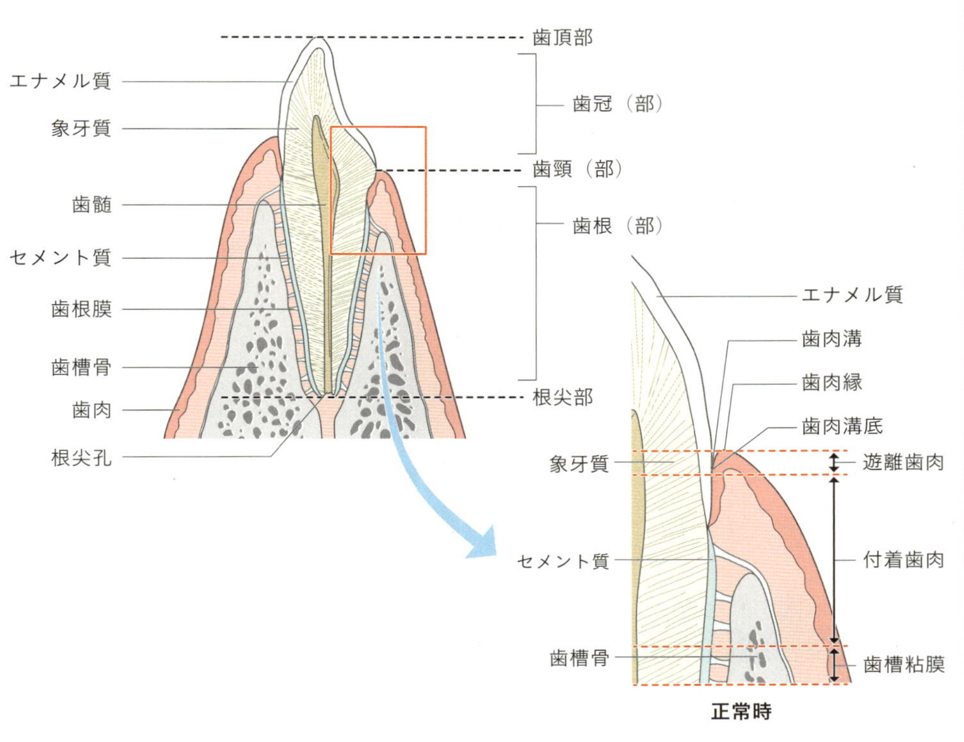

図1-3 歯と歯周組織の各部の名称

C 歯の成分

歯と骨の化学成分の比較を表 1-1 に示した。エナメル質はほとんどが無機質であるのに対し，象牙質は有機質の割合がエナメル質に比べて多く，骨に類似している。

歯の硬組織に含まれる主要な無機質は，**カルシウム**（Ca）と**リン**（P）であり（すべての無機質の 1/2 以上を占めている），$Ca_{10}(PO_4)_6(OH)_2$ で表されるヒドロキシアパタイトとして存在している（表 1-2）。

歯の硬組織が含有しているコラーゲンなどのたんぱく質は，ヒドロキシアパタイト結晶を互いに結合させる役目を果たしている。

D 歯の発生・萌出

胎生 6 週頃から間葉組織中に弓状の**歯堤**が形成される。次いで歯堤縁に上皮性のこぶである**歯蕾**（しらい）ができ，これがしだいにつり鐘状の**エナメル器**となる。

また，エナメル器により囲まれた間葉組織は**歯乳頭**と名づけられる。象牙質は歯乳頭からつくられるが，歯乳頭自体は歯髄に分化する。エナメル器と歯乳頭は**歯嚢**（しのう）とよばれる結合組織の袋に包まれており，この歯嚢からセメント質と骨組織がつくられ，歯嚢自体は歯根膜となる。歯嚢と歯乳頭を総称して**歯胚**（しはい）とよんでいる。やがて基質が石灰化してエナメル質や象牙質が形成される（図 1-4，5）。

通常，乳歯の歯胚発生は胎生 1 か月半，石灰化は胎生 4 か月で開始し，永久歯の場合は，歯胚発生が胎生 4 か月，石灰化は出生時に開始する（表 1-3）。

歯の萌出（ほうしゅつ）の状況により，5 つの時期に分けられる。

①**無歯期**：出生から生後 6 か月まで

②**乳歯萌出期**：生後 6 か月～ 2 歳 4 か月

③**乳歯列期**：2 歳 4 か月～ 6 歳

④**混合歯列期**：6 ～ 12 歳

⑤**永久歯列期**：12 歳以降

乳歯，永久歯の萌出時期は，非常に個体差が大きいが，一般的には表 1-4，図 1-6 に示すとおりである。

表 1-1 歯の硬組織の化学的組成（生の重量%）

	エナメル質	象牙質	骨
水分	2	11	12
無機質	97	69	66
有機質	1	20	22

表 1-2 歯の硬組織の無機質成分（乾燥重量%）

	エナメル質	象牙質	骨
Ca	36.1	26.2	25.6
P	18.1	13.0	12.3
Mg	0.4	0.8	0.4
CO_2	2.5	3.5	2.9

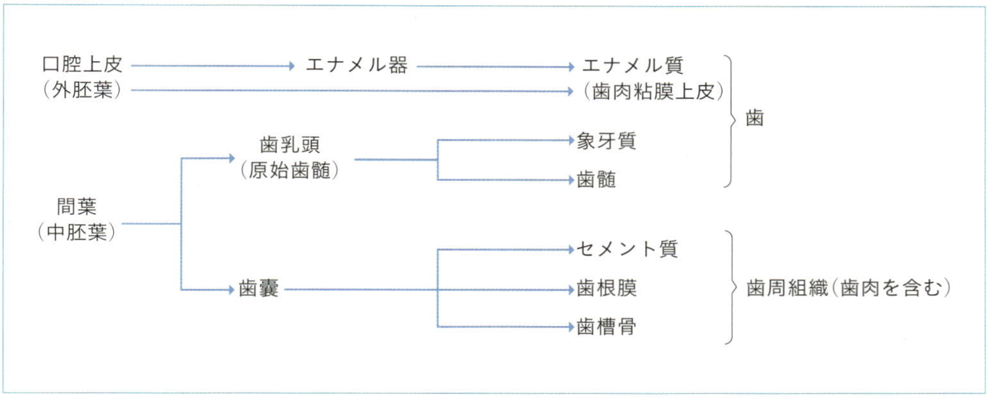

図 1-4 歯の発生

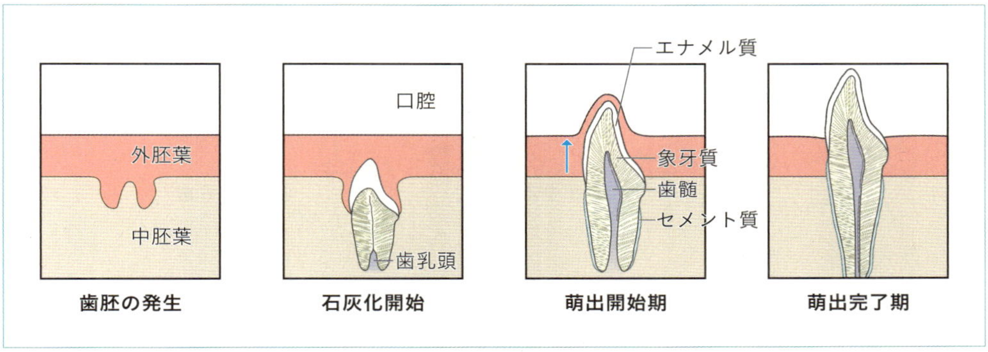

図 1-5 歯の形成と萌出

表 1-3 乳歯と永久歯における成長・発育の各時期

(1) 乳　歯	歯胚の発生	石灰化開始
乳中切歯	胎生 5 週	胎生 18 週
乳側切歯	〃 6 週	〃 19 週
乳犬歯	〃 7 週	〃 20 週
第 1 乳臼歯	〃 8 週	〃 21 週
第 2 乳臼歯	〃 9 週	〃 23 週

(2) 永久歯	歯胚の発生	石灰化開始	根尖完成
中切歯	胎生 5 か月	生後 4 か月	12 歳
側切歯	〃 5 か月	〃 4 か月	12 歳
犬歯	〃 6 か月	〃 4 か月	13〜15 歳
第 1 小臼歯	出生後	〃 20 か月	14〜15 歳
第 2 小臼歯	生後 8 か月	〃 28 か月	14〜15 歳
第 1 大臼歯	胎生 4 か月	出生時	9〜13 歳
第 2 大臼歯	生後 8 か月	生後 35 か月	15〜16 歳
第 3 大臼歯	生後 4 年	7〜10 歳	18〜25 歳

表 1-4 乳歯および永久歯の萌出時期

(1) 乳　歯	上	下
乳中切歯	生後 8～12 か月	生後 5～10 か月
乳側切歯	9～14 か月	10～15 か月
乳犬歯	13～19 か月	15～20 か月
第 1 乳臼歯	14～19 か月	15～19 か月
第 2 乳臼歯	22～31 か月	21～38 か月

(2) 永久歯	上	下
中切歯	生後 6 年 5 か月～ 7 年 2 か月	生後 6 年～ 6 年 4 か月
側切歯	7 年 5 か月～ 8 年 5 か月	6 年 5 か月～ 7 年 3 か月
犬歯	10 年～10 年 8 か月	8 年 8 か月～10 年 8 か月
第 1 小臼歯	9 年 5 か月～10 年	9 年 5 か月～10 年 3 か月
第 2 小臼歯	10 年 2 か月～11 年 5 か月	10 年 5 か月～11 年 5 か月
第 1 大臼歯	6 年～ 6 年 5 か月	5 年 8 か月～ 6 年 2 か月
第 2 大臼歯	11 年 8 か月～12 年 4 か月	11 年 1 か月～12 年 5 か月

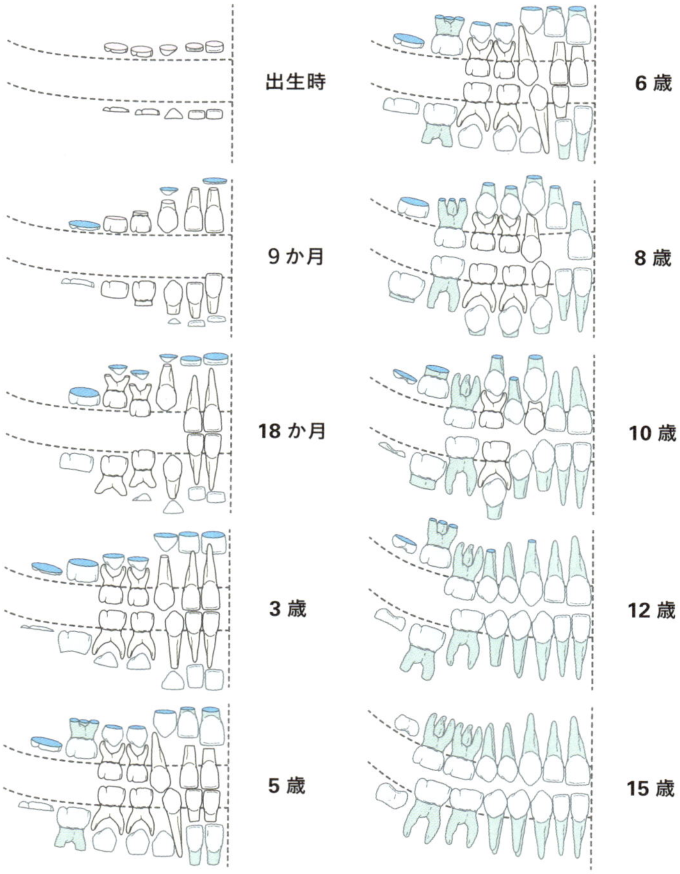

出典／日本小児歯科学会：日本人小児における乳歯・永久歯の萌出時期に関する調査研究，小児歯科雑誌 26（1）：1-18，1988 年より引用改変．

図 1-6 歯の萌出図表

Ⅱ 口腔の構造

口腔は消化管の入り口であり，前方の**口裂**から後方の**口峡**に至るまでの内腔である。その内腔は口裂により外界に開き，口峡を経て咽頭に連なる。口裂の後方には上下の歯列弓があり，**歯列**と**歯槽弓**とによって**口腔前庭**と**固有口腔**とに分けられる。口腔前庭の外方は口唇と頬である，固有口腔の上方は口蓋（**硬口蓋**，**軟口蓋**），下方（口腔底）は**舌**と**舌下部**（口底）で構成されている（図1-7）。

口腔の表面は**口腔粘膜**によって覆われている。そのうち，顎骨の歯槽突起を覆っている部分を**歯肉**という。口腔粘膜は**被覆粘膜**，**咀嚼粘膜**，**特殊粘膜**に覆われている。その大部分は被覆粘膜であり，**重層扁平上皮**，**粘膜固有層**および**粘膜下層**からなり，**小唾液腺**がある。咀嚼粘膜は歯肉，硬口蓋を覆う部分であり，粘膜下層および唾液腺がなく，骨膜（骨を覆う線維性結合組織の膜）と直接，結合している。特殊粘膜は舌背表面を覆う部分であり，味覚の受容器が存在する。

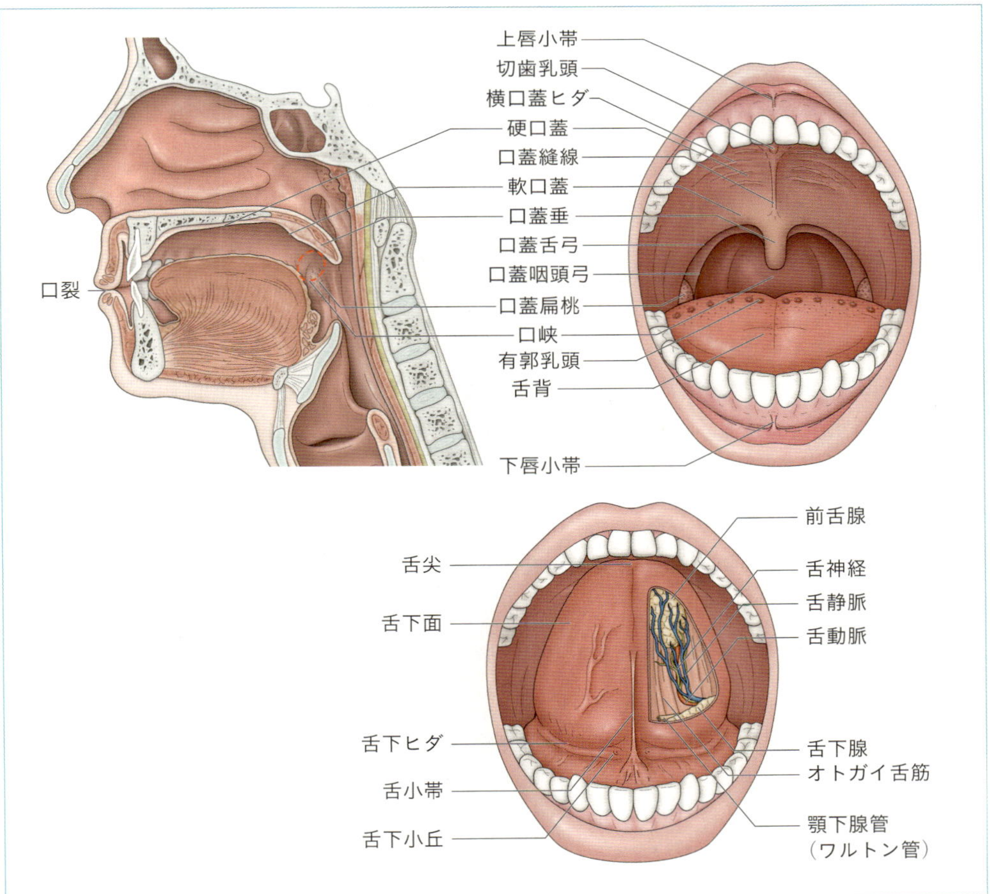

図1-7 口腔内各部位の名称

A 口唇, 頬

口唇は**上唇**・**下唇**からなる。両者は左右の**口角**で連合する。

頬は口角より後方の口腔の側壁である。口唇・頬の外側は皮膚に覆われ，内側は粘膜により覆われている。その移行部を**赤唇**という。上唇外面の中央には浅い溝があり**人中**とよばれる。溝の周囲の隆起は**人中稜**，赤唇中央部の高まりは**上唇結節**とよばれる。上唇と下唇が合するところを**唇交連**といい，口角を形成している。頬粘膜のほぼ中央に耳下腺乳頭があり，耳下腺の導管（ステノン管）が開口する。**上・下唇粘膜**と歯肉の移行部には上・下唇小帯がある。また，頬粘膜と歯肉との移行部には**頬小帯**がある。

口唇は哺乳動物の特徴であり，赤唇は人類に特有のものである。

口唇を取り囲む筋は口筋といい，顔面表情筋に属する。**口筋**は口裂を外側に牽引する**開口筋**と収縮させる**閉口筋**に分けられる。開口筋は口角より上方にある大・小頬骨筋，上唇挙筋，上唇鼻翼挙筋，口角挙筋，口角の側方にある頬筋，笑筋，口角より下方にある口角下制筋，下唇下制筋，オトガイ筋からなる。閉口筋は口裂の周囲を輪状に囲む口輪筋である。

B 舌, 口底

解剖学的には固有口腔の底部を**口腔底**といい，口腔底は**舌**と**舌下部**とからなる。ただし，臨床的には舌下部を**口底**という。

1. 舌

舌は前方 2/3 を**舌体**，後方 1/3 を**舌根**という。その境界に**分界溝**があり，分界溝の中央部に**舌盲孔**がある。舌体の表面を**舌背**，側縁を**舌縁**，先端を**舌尖**，下面を**舌下面**という。舌下面の正中には**舌小帯**がある。舌背は**糸状乳頭**，**茸状乳頭**，**葉状乳頭**，**有郭乳頭**という多数の舌乳頭に覆われる。茸状乳頭，葉状乳頭，有郭乳頭には**味蕾**があり，味覚を受容している。舌根には**舌扁桃**がみられる。舌体と舌根とで神経支配が異なる。舌体の知覚は三叉神経の**舌神経**，味覚は顔面神経の**鼓索神経**によって支配される。舌根の知覚，味覚は大部分が**舌咽神経**によって，一部が迷走神経によって支配されている。

舌は，**外舌筋**（**オトガイ舌筋**，**舌骨舌筋**，**茎突舌筋**，**口蓋舌筋**）と**内舌筋**（**上縦舌筋**，**下縦舌筋**，**横舌筋**，**垂直舌筋**）からなる。外舌筋は起始が舌の外にあり，内舌筋は舌の中にある。これらの筋の運動は，口蓋舌筋を除いてすべて**舌下神経**の支配を受けている。

2. 口底

臨床的には舌と歯肉との間を**口底**とよぶ。正中には舌下面と歯肉との間を連絡する**舌小帯**がある。その左右にある小隆起を**舌下小丘**という。舌下小丘に**顎下腺**，舌下腺の導管が開口する。その後方にある**舌下ヒダ**の下に舌下腺がある。

口底の基盤は**舌骨上筋群**によって形成されている。舌骨上筋群は下顎骨と舌骨の間に位置する筋肉で，舌骨より上方にある。前後的には舌骨より前方には**オトガイ舌骨筋**（舌下神経支配），**顎舌骨筋**（三叉神経支配），**顎二腹筋前腹**（三叉神経支配）があり，この順序で口腔の内側から外側に向かって配列している。舌骨より後方には**茎突舌骨筋**（顔面神経支配），**顎二腹筋後腹**（顔面神経支配）があり，舌骨の挙上運動を司る。

3. 顎下部，オトガイ下部

口腔の体表部で下顎の側方下方が**顎下部**，正中下部が**オトガイ下部**である。

顎下部の内部は口腔底を形成する筋，すなわち顎舌骨筋の下方の外表部で，皮下の浅頸筋膜との間である。その主体部である**顎下三角部**は顎骨下縁と顎二腹筋前腹，後腹で囲まれた部位であり，顎下リンパ節，顎下腺がある。オトガイ下部の内部は正中の口底を形成する筋群（顎二腹筋前腹，オトガイ舌骨筋）の下方の外表部で，皮下の浅頸筋膜との間である。その主体をなす**オトガイ下三角部**は口腔底筋群の顎二腹筋前腹，舌骨と顎骨正中部で囲まれた部位であり，オトガイ下リンパ節がある（本節-E「唾液腺」・F「顔面，頸部」参照）。

C 上顎，硬・軟口蓋

1. 上顎

硬口蓋，上顎歯槽部を含めて口腔の上面を構成する骨性の部分を**上顎**（部）とよぶ。上顎は**上顎骨**を主体とした多数の骨（上顎骨，口蓋骨，頬骨，鋤骨，篩骨，涙骨）によって構成されている。上顎骨は**上顎体**と4つの突起（**前頭突起**，**頬骨突起**，**口蓋突起**，**歯槽突起**）からなっている。上顎の上方は眼窩，後方は咽頭，内方は鼻腔であり，内部に**上顎洞**がある。

2. 口蓋

固有口腔の上壁が**口蓋**である。口蓋の前方2/3の骨性口蓋に一致した部位を**硬口蓋**，それより後方を**軟口蓋**とよぶ。硬口蓋の骨は上顎骨の口蓋突起と口蓋骨水平板とからなる。

軟口蓋は筋肉（**口蓋帆張筋**，**口蓋帆挙筋**，**口蓋舌筋**，**口蓋咽頭筋**，**口蓋垂筋**）によって構成されている。口蓋帆挙筋と口蓋咽頭筋が，咽頭後壁，側壁と協調して鼻咽腔閉鎖機能に関与する。口蓋帆張筋は耳管開口部の括約筋を支配している。口蓋舌筋は口腔と咽頭の遮断に関与している。軟口蓋の後端は遊離して口峡の上縁をなし，正中に下垂した**口蓋垂**がある。側方は中咽頭側壁と連続して，口蓋舌弓と口蓋咽頭弓を成し，その間に**口蓋扁桃**がある。支配神経は口蓋帆張筋が三叉神経，そのほかは咽頭神経叢であり，主として迷走神経の支配を受けている。口蓋帆挙筋は一部，顔面神経の支配も受けている。

軟口蓋の粘膜下には多数の小唾液腺が分布する。

D 下顎，顎関節

1. 下顎

顔面の下部，すなわち，口腔の下半分を構成する骨が**下顎骨**である。下顎骨と下顎の歯，歯槽堤で構成される部位を**下顎**(部)という。下顎骨は上から見ると放物線状を成している。側方から見ると水平位にある**下顎体**とその後方で垂直位にある**下顎枝**からなり，**下顎角**を形成する。下顎骨の前方はオトガイ部であり，正中の**オトガイ隆起**とその側方両側にある**オトガイ結節**によって三角に隆起しオトガイ三角を形成している。下顎体の**歯槽部**には歯が植立している。下顎枝の上方は**関節突起**と**筋突起**とに分かれる。関節突起の上端を**下顎頭**，その下部を**下顎頸**とよぶ。下顎骨の内部には下顎管が貫通し，その入り口は下顎枝内側の下顎孔であり，出口が下顎体外側前方の**オトガイ孔**である。その中を下顎神経の分枝である**下歯槽神経**が通過する。

下顎骨に付着して顎を動かし，咀嚼運動に関与する筋肉群を**広義の咀嚼筋**という（図 1-8）。これらは口を開くための**開口筋**（**外側翼突筋，顎二腹筋前腹，顎舌骨筋，オトガイ舌骨筋**）と，口を閉じるための**閉口筋**（**咬筋，内側翼突筋，側頭筋**）に大別される。解剖学的には，顎骨の運動にのみ関与する筋（**咬筋，内側翼突筋，外側翼突筋，側頭筋**）を**狭義の咀嚼筋**という。これらは三叉神経の支配を受けている。それ以外の舌骨と連結している筋（顎二腹筋前腹，顎舌骨筋，オトガイ舌骨筋）は顎骨の運動と舌骨の運動に関与し，前述の口底を構成する舌骨上筋群に含められる。

2. 顎関節

頭蓋の側頭骨にある下顎窩と下顎骨の左右の関節突起にある下顎頭の間で**顎関節**が形成されている（図 1-8）。下顎窩と下顎頭は**関節包**に包まれて**関節腔**となっている。関節腔には線維性の**関節円板**が介在し，その上下に上下関節腔がある。

3. 下顎運動

下顎は広義の咀嚼筋によって運動する。下顎頭は下顎窩に対して回転する**蝶番運動**（**回転運動**）と前後に移動する**滑走運動**との合成された運動をする。下顎運動の上下的な運動は**開閉運動**ともよばれ，主として蝶番運動によって行われるが，滑走運動も関与している。水平的な運動は方向によって**前方運動，側方運動，後方運動**とよばれ，主として滑走運動が関与している。

上下の歯がかみ合った状態のときの下顎の位置を**咬頭嵌合位**という。下顎を最大限動かせる範囲を**運動限界**，最大限の運動を**下顎限界運動**という。健常者における咬頭嵌合位を中心とした下顎限界運動の軌跡（下顎運動路）は図 1-9 に示すような形をしている。

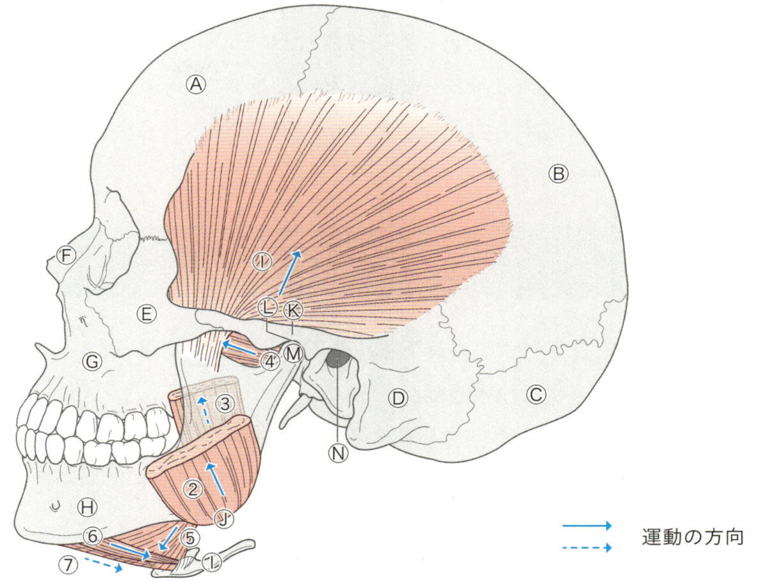

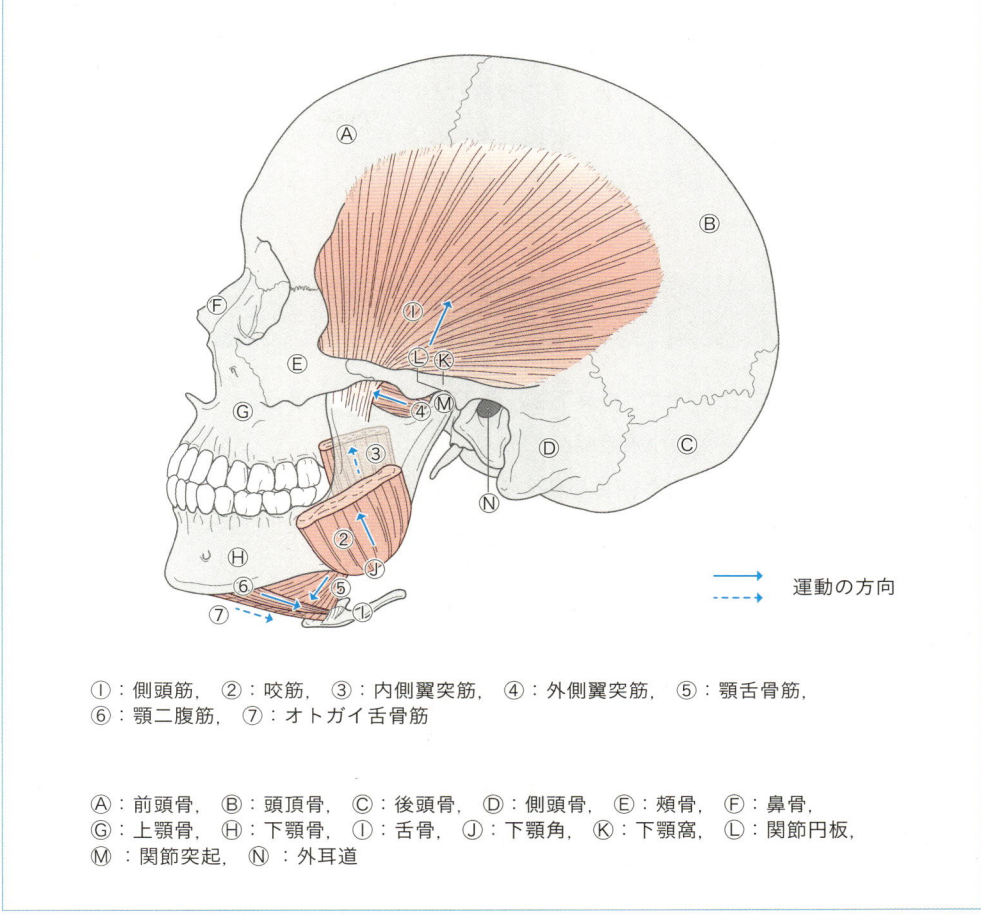

①：側頭筋，②：咬筋，③：内側翼突筋，④：外側翼突筋，⑤：顎舌骨筋，
⑥：顎二腹筋，⑦：オトガイ舌骨筋

Ⓐ：前頭骨，Ⓑ：頭頂骨，Ⓒ：後頭骨，Ⓓ：側頭骨，Ⓔ：頰骨，Ⓕ：鼻骨，
Ⓖ：上顎骨，Ⓗ：下顎骨，Ⓘ：舌骨，Ⓙ：下顎角，Ⓚ：下顎窩，Ⓛ：関節円板，
Ⓜ：関節突起，Ⓝ：外耳道

図1-8 頭蓋骨と咀嚼筋

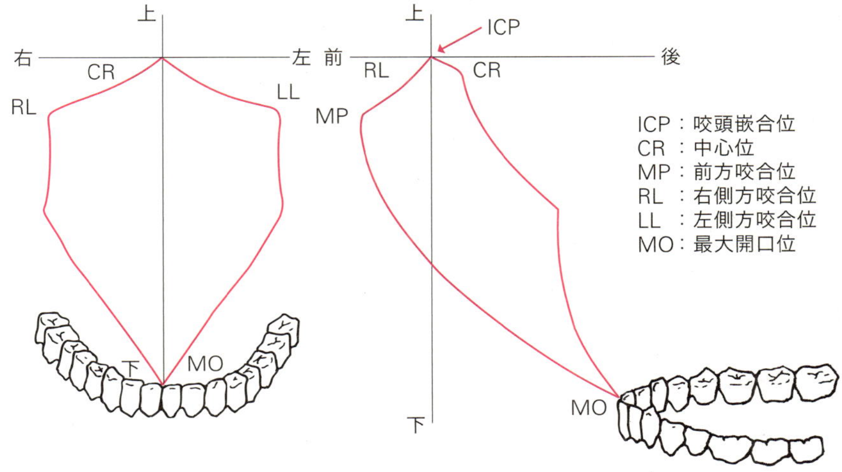

図1-9 切歯点部の下顎限界運動路（座標原点は咬頭嵌合位）

最大開口域は，前歯の切縁間の距離を手指の幅または mm で測って表す。成人では約 3 横指で，男性 45 ～ 54mm，女性 40 ～ 49mm の範囲とされている。

上下の歯をかみしめたときに生じる力を**咬合力**という。中切歯が最も弱く，大臼歯が最も強い。最大咬合力は男性では 50 ～ 60kg，女性はそれより 10 ～ 20％弱い。また，各種の食品を咀嚼するときに要する力を**咀嚼力**（または**咀嚼圧**）という。通常の咀嚼力は，10 ～ 15kg とされている。

E 唾液腺

大唾液腺としては左右 1 対ずつの**耳下腺**，**顎下腺**および**舌下腺**（図 1-10）がある。そのほかに口腔粘膜の下には多数の**小唾液腺**がある。

耳下腺は耳前から耳下部にかけて存在する最大の唾液腺である。この分泌管の**耳下腺管**（ステンセンまたはステノン管）は，上顎第 2 大臼歯の歯冠に接する頬粘膜にある耳下腺乳頭に開口している。

顎下腺は顎下部にある。分泌管の**顎下腺管**（ワルトン管）は口底の舌下小丘に開口している。

舌下腺は口底舌下部の舌下ヒダの下にある。その分泌管（**大舌下腺管**；**バルトリン管**，**小舌下腺管**；**リビヌス管**）は，舌下小丘および舌下ヒダに開口している。

小唾液腺は下唇，舌下面，舌根部，頬粘膜部，軟口蓋，臼後部などに多く分布し，それぞれ**口唇腺**，**前舌腺**，**後舌腺**，**頬腺**，**口蓋腺**，**臼後腺**などとよぶ。

耳下腺は**漿液腺**，顎下腺・舌下腺は漿液腺と粘液腺をもつ**混合腺**であり，小唾液腺は**粘液腺**である。

F 顔面，頸部

口腔の体表部は中顔面，下顔面および顎下部，オトガイ下部により構成されている。

顔面皮下には多数の**表情筋**があり（図 1-11），**顔面神経**の支配を受けている。

知覚は，**三叉神経**（第Ⅰ枝：**眼神経**，第Ⅱ枝：**上顎神経**，第Ⅲ枝：**下顎神経**）の支配を受けている。

口腔領域のリンパ管は**顎下リンパ節**と**オトガイ下リンパ節**に流れ，**深頸リンパ節**に合流する。顎下リンパ節は顎下部の顎下三角中にあり，オトガイ下リンパ節はオトガイ下部のオトガイ下三角中にある。深頸リンパ節は胸鎖乳突筋の後方にある側頸三角中にある。

顔面・口腔の血行は総頸動脈から分かれた外頸動脈の分枝が分布している。下から順に**上甲状腺動脈**，**上行咽頭動脈**，**舌動脈**，**顔面動脈**，**後耳介動脈**，**後頭動脈**，**顎動脈**，**浅側頭動脈**に分かれる。

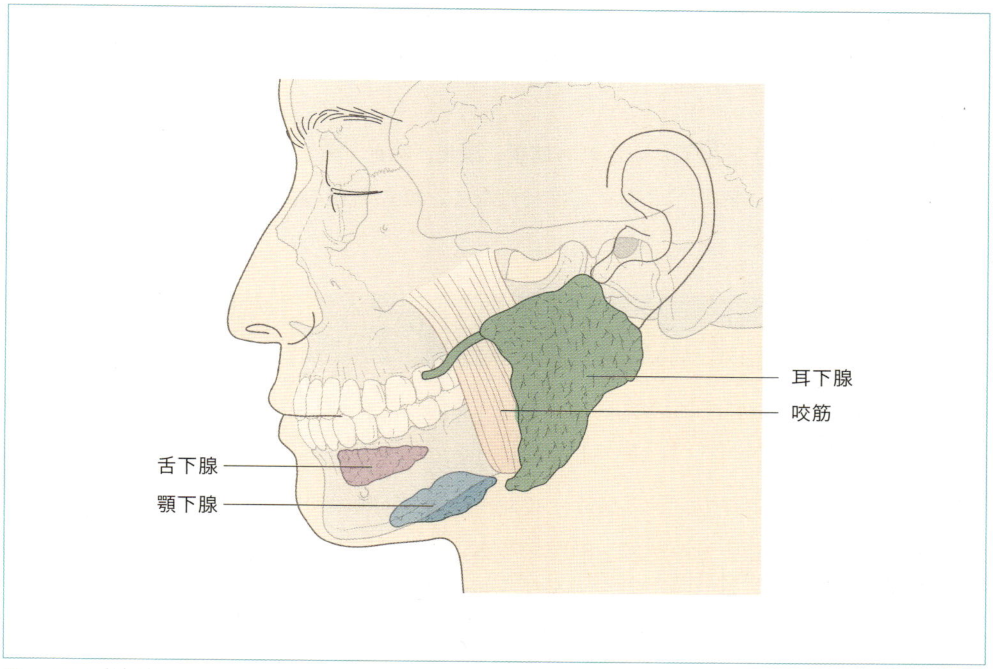

図1-10 唾液腺

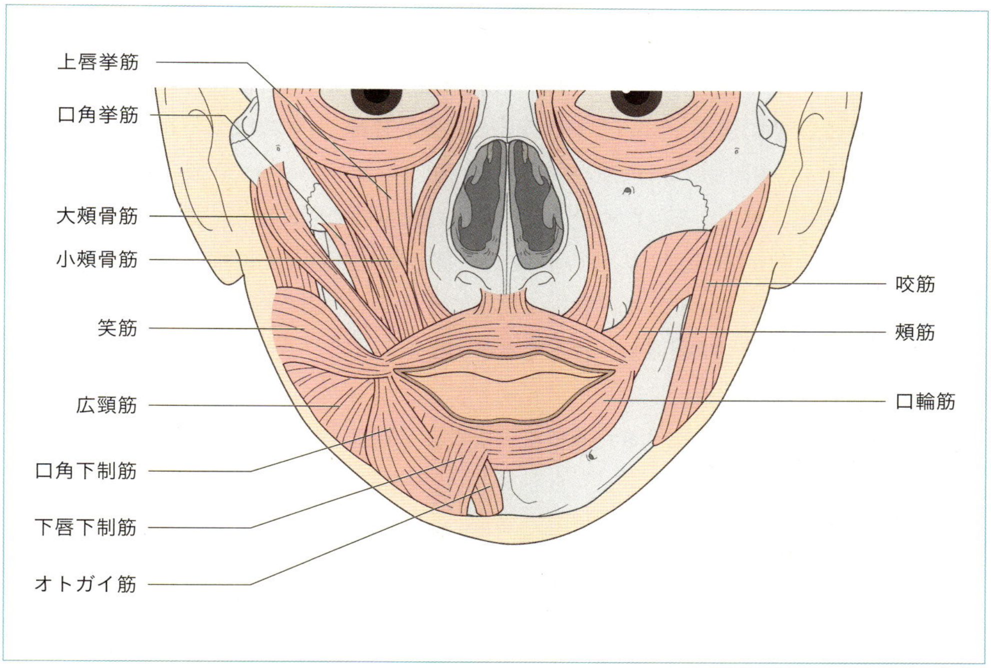

図1-11 口腔周囲の表情筋

Ⅲ 歯・口腔の機能

歯および口腔は，食物摂取，すなわち**咀嚼**，**消化**，**味覚**，**嚥下**，さらに**発音**など，消化器管および構音器官の一部として働くだけではなく，顔の**外観の審美性**を保つためにも重要な役割をもっている。

A 咀嚼機能

1. 咀嚼のメカニズム

咀嚼とは，食物を口腔内に取り込み，咬断・磨砕し，唾液と混和し，飲み込みやすい食塊をつくり，嚥下するまでの一連の動作である。

これには歯，舌，口唇，頬，軟口蓋などの器官が協調して活動する必要がある。

たとえば，食物を直接かみ切り，すりつぶすのは，主として歯の咬合面だが，咀嚼時に咬合面に食物を載せ，前庭部に迷入しないように口唇，頬と舌が協調して働かなければならない。

❶感覚受容器による食物の感知

歯冠表面のエナメル質自体には感覚はないが，歯に物が触れれば，直ちに感知できる。これは，歯根を歯槽に連結している歯根膜内の**感覚受容器**（**レセプター**）の作用によるものである。すなわち，歯根膜内には極めて敏感な感圧センサーがあって，歯に加わる力の方向や大きさを感知できる。そのため，上下顎の歯の咬合面の間に存在する食物の硬さや大きさなどの微細な性状を識別し，その情報を下顎を動かす筋肉（**咀嚼筋**）に伝え，その働きをコントロールできる。そして，食物の性状に合わせて，無意識に下顎の位置やかむ力を調整しながら，円滑に咀嚼運動を行うことができる。

❷嚥下反射の発生

舌や口蓋の触覚で嚥下に適する食塊になったことを判別すると，無意識のうちに**嚥下反射**が起こり，嚥下する。

2. 咀嚼の効能

咀嚼には生理的のみならず，精神的・心理的な効能がある。

1 生理的な効能

①食物の**消化吸収**を促す。食物は口腔内で咀嚼によって粉砕されるが，その間に唾液の分泌による消化作用を受ける。

②食物を**嚥下**しやすくする。

③食物内の**異物**を発見できる。

④口腔の**自浄作用**を助ける。

⑤顎，顔面の正常な発育に必要な**刺激**を与える。

2 精神的・心理的な効能

口腔内での咀嚼ができなくても，食品の調理法などを工夫すれば栄養の補給は可能なので，人間では，咀嚼機能は生命維持の必須条件ではない。むしろ多種類の食品の咀嚼がスムーズにできることは，精神的・心理的な充実感，あるいは満足感を得るために重要である。

B 摂食嚥下機能

1. 摂食嚥下のメカニズム

摂食嚥下とは食欲が形成され，食物が認知されてから口に取り込まれ，咽頭（いんとう），食道を経て胃に入るまでのすべての過程をいう。摂食嚥下機能は次の５つの期に分類される（図1-12）。

1 先行期（認知期）

食欲の形成，食物の認識，取り込み行為の実行：空腹感・食欲を形成し，食物を視覚，嗅覚（きゅうかく）などを介して認識した瞬間に，味，硬さなど食物の性状を連想するとともに，過去の経験をもとに瞬時に摂食行為のプログラミング（例：バナナは皮をむいて食べる など）を行う。次いで姿勢と上肢を制御し，取り込み行為を実行する。先行期（認知期）が正常に営まれるためには覚醒（かくせい）と注意の持続が必要条件となる。先行期（認知期）が正常に営まれるため

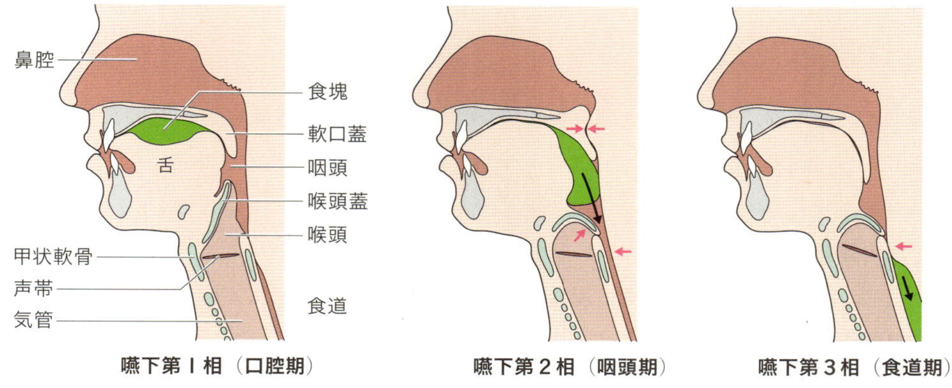

図1-12 嚥下運動

には，意識レベルとしてはJSC（Japan Coma Scale；ジャパン・コーマ・スケール）10以上が求められる。

2　準備期

捕食，咀嚼，食塊形成：開口し，口唇，歯を使って食物（固形物）を口腔内に取り込んだ後（捕食），剪断，粉砕，臼磨，圧縮，唾液混合という処理操作（咀嚼）を行い，飲み込みやすい適当な大きさの塊である食塊を形成する。すなわち，固形物では飲み込める形態になって初めて食塊となり，液体は捕食する前から食塊ということになる。なお，咀嚼の際に固形物を歯列上に送る動きをステージⅠ移送（stage Ⅰ transport）といい，固形物の咀嚼中に形成された食塊の一部を咽頭（中咽頭，下咽頭）まで能動的に送り込む動きをステージⅡ移送（stage Ⅱ transport）という。ステージⅠ移送およびステージⅡ移送として固形物の咀嚼嚥下動態をとらえるモデルをプロセスモデルという。

3　口腔期

咽頭への送り込み：舌の搾り出し様運動（搾送運動）によって食塊を口腔から咽頭腔に送り込む過程（図1-12）をいう。摂食嚥下のここまでの動作は，随意的にコントロールし得る。

4　咽頭期

食道への送り込み：食塊が咽頭腔から食道入口部を通過するまでの不随意運動（嚥下反射）の過程をいう。①鼻咽腔閉鎖，②舌骨と喉頭の前上方への挙上，③喉頭（気道）の閉鎖，④舌根部の後方運動，⑤咽頭側壁と後壁の蠕動様収縮運動，⑥食道入口部の開大（輪状咽頭筋の弛緩）という動作が1秒以内の短時間に行われる（図1-12）。

5　食道期

胃への搬送：重力と蠕動運動により食塊が食道から胃内に搬送される過程をいう（図1-12）。

2. 唾液の分泌

耳下腺，**顎下腺**，**舌下腺**を**大唾液腺**といい，このほかに**口唇腺**など，粘膜に無数の**小唾液腺**がある。両者を合わせて1日1.0～1.5Lの唾液が分泌されるという。

唾液の主な役割は，次のとおりである。

①**消化酵素**（唾液アミラーゼ）による**消化促進**

②咀嚼，発音などの**口腔組織の運動の際の潤滑剤**（ムチンというたんぱく質）

③**抗菌作用**

④口腔内に酸やアルカリが入ったとき，それらを中和し生体を防御する**緩衝作用**

⑤歯の萌出後の**再石灰化作用**

3. 味覚

味は舌にある**味蕾**で知覚される。5基本味として，**甘味**，**苦味**，**酸味**，**塩味**，**うま味**がある。食物の**味**は，これら5つの味覚のほかに脂肪や辛味物質，アルコール，炭酸飲料などの化学的刺激や温度，舌触りなどの物理的刺激も関係する。

C 発音機能

1. 発音の生成過程

発音の生成過程を分解してみると，①呼気，②発声，③共鳴，④構音，⑤制御・統合の5段階になる。すなわち，呼気運動による気流がエネルギー源になり，有声音の場合には声帯の振動を起こして**喉頭原音**が作られる。これを**発声**とよぶ。

次に喉頭原音が口腔や鼻腔などで**共鳴**して増幅され，人の耳に聞こえる音になる。

このときに，下顎，舌，口唇，軟口蓋などを活動させて声道の形を変えると，**共鳴腔**の形が変化して異なった音色の音が産出され（本編 - 第2章 - Ⅱ -J「言語障害」参照），**母音**［a, i, u, e, o］が作られる。また，声道の一部を狭窄させ，空気を振動させて音（**摩擦音**）を作る場合や声道の一部を閉鎖して急に開放させて音（**破裂音**）を作る場合，あるいは破裂と摩擦の両方の操作で音（破擦音）を作る場合など気流を操作することによって主な子音が作られる。これら母音，子音を産生する操作を**構音**という。このようにして作られた個々の音が連続して意味のある言葉となるためには，聴覚による**フィードバック**と大脳の言語中枢（運動性言語中枢と感覚性言語中枢）の正常な働きが前提となる。

2. 言語音の分類

構音器官は，歯，硬口蓋などの不動的な器官と口唇，舌，軟口蓋などの可動的なものに分けられ，これらの器官を用いて個々の音に応じて構音点（構音位置）と構音方法を選択し，言語音を産出させる。標準日本語の言語音を構音方法と構音位置の組み合わせで分類すると表1-5のようになる。

3. 構音機能における口腔と鼻咽腔の役割

正しい音を産生するためには以下の機能が重要である。

①**鼻咽腔閉鎖機能**：軟口蓋が後上方に挙上，咽頭側壁が内方に運動し，咽頭後壁が前方に運動することで鼻咽腔が閉鎖され，構音時に呼気が鼻腔に流出しないようにする。

②**構音機能**：舌，口唇，軟口蓋，下顎を動かして，硬口蓋，歯などに接触させて，声道の一部に狭い部位や閉鎖をつくり，音を産生させる（表1-5）。

表 1-5 標準日本語の分類表（国際音声記号による）

構音方法＼構音点	両唇音	歯茎音	歯茎硬口蓋音	硬口蓋音	両唇·軟口蓋音	声門音
破裂音	[p] パ行 [b] バ行	[t] タ行 [d] ダ行			[k] カ行 [g] ガ行	
摩擦音	[Φ] フ行	[s] サ行	[ɕ] シャ行	[ç] ヒャ行		[h] ハ行
破擦音		[ts] ツ行 [dz] ザ行	[tɕ] チャ行 [dz] ジャ行			
弾き音		[ɾ] ラ行				
鼻　音	[m] マ行	[n] ナ行				
接近音				[j] ヤ行	[w] ワ行	

D 審美性

口腔（こうくう）周囲組織や歯列の形態や機能が正常であるか否かは，顔貌（がんぼう）に大きな影響がある。

特に，歯列が不正であったり歯が抜けていたりしていると，口を閉じ，歯そのものが人目に触れない状態であっても，顔貌や表情は想像以上に不自然になる。たとえば，口唇（こうしん）は歯列によって裏打ちされ，支えられている。したがって，前歯が抜けると，口唇は支えがなくなり，陥凹し，しわができて赤唇（せきしん）部が口腔方向へ内転して見えなくなる。

また，多くの顔面表情筋の筋束は口角の外側の結節部（modiolus）に集まり，そこを支点として筋肉が収縮し，豊かな表情がつくられているが（図 1-11），その結節は歯列で支えられて正常な位置を保っている。そのため，歯列による支えがなくなると，表情筋の支点の位置が変化し，不自然な表情（いわゆる老人性顔貌など）になる。

国家試験問題

1 乳歯について正しいのはどれか。 （107回 PM53）

1. 6～8か月ころから生え始める。
2. 5～7歳ころに生えそろう。
3. 全部で28本である。
4. う蝕になりにくい。

2 咀嚼で正しいのはどれか。 （97回 PM12）

1. 唾液にはムチンが含まれている。
2. 咀嚼筋の不随意的収縮で行われる。
3. 舌の運動は三叉神経によって支配される。
4. 顎関節を形成するのは下顎骨と頬骨である。

3 嚥下で正しいのはどれか。 （95回 PM11）

1. 嚥下運動は不随意運動である。
2. 食塊は口腔→喉頭→咽頭と移動する。
3. 軟口蓋は気管と食道との交通を遮断する。
4. 食塊は蠕動運動によって食道内を移送される。

▶答えは巻末

第2章

歯・口腔の症状と病態生理

この章では

- 歯・歯周組織の疾患の様々な症状について理解する。
- 口腔の症状の特徴について理解する。

I 歯・歯周組織の症状

A 歯痛

歯痛は歯科患者に最も多い主訴の一つである。歯自体や歯髄の病変・歯周組織の病変によって起こる。当該歯だけでなく，それ以外の部位に関連痛が起こる場合もある。

❶自発痛

自発痛は，外来の刺激なしに感じる痛みである。歯髄に起因するものとしては急性歯髄炎があげられ，歯周組織に起因するものとしては急性根尖(こんせんせい)性歯周炎，辺縁性歯周炎の急性発作などがあげられる。

❷誘発痛

誘発痛は，外来刺激によって起こる痛みである。歯髄の誘発痛としては冷刺激による**冷水痛**や温熱刺激による**温水痛**があげられる。象牙質う蝕(しょく)，摩耗による象牙質楔状欠損(くさびじょうけっそん)，象牙質知覚過敏症などでは冷温刺激による誘発痛が発現する。一方，歯の破折あるいはう蝕による歯髄露出（露髄）部や，慢性歯周炎（歯根膜炎）などでは**咀嚼(そしゃく)痛**や打診による誘発痛が起こる。

B 歯肉の出血，排膿，変色

1. 歯肉出血（口腔内出血）

口腔(こうくう)内出血には抜歯などの外科的処置後の出血，外傷による出血，炎症あるいは潰瘍(かいよう)面からの出血などの局所的原因による出血と，血液疾患などの全身的疾患による出血がある。

1 炎症性疾患に伴う出血

歯肉炎や慢性辺縁性歯周炎などの歯周疾患における出血は歯周ポケット内から起こる。一般に少量であり自然に止血することが多い。

2 外傷性の出血

外傷性の出血は軟組織の裂傷や挫傷(ざしょう)，歯の破折，脱臼(だっきゅう)，顎骨(がっこつ)骨折などに伴う。しかし，太い血管の損傷がない限り，持続性の出血はなく，比較的容易に止血できる。

3 腫瘍によって起こる出血

良性の口腔腫瘍では，初期のうちから自然出血をすることはまれだが，エプーリス（歯肉腫）からの弛緩性出血や，血管腫からの**静脈性出血**が起こることがある。悪性腫瘍では，潰瘍面から出血がみられることがある。

4 血液疾患に伴う出血

血液疾患は，その部分現象として歯肉に症状が現れることが多い。特に**急性白血病**では約50％が歯肉出血を初期症状とする。また，ビタミンC欠乏症，血小板減少症，血管壁の障害などにより歯肉出血がみられることがある。

2. 排膿

外科処置後の**術後感染症**，慢性の辺縁性あるいは根尖性の**歯周組織炎**などの炎症性疾患において，**瘻孔***あるいは歯周ポケットからの排膿がみられることがある。

3. 歯肉の変色

健康な歯肉は淡いピンク色をしているが，局所の炎症性疾患や全身疾患により色調が変化する。歯肉炎や慢性辺縁性歯周炎では，炎症部位の毛細血管が拡張し，充血することにより，歯肉の色は赤味を帯びるが，貧血では逆に蒼白となる。異常な色素沈着により特有な色調に変化する例として，外因性の色素（重金属類）による**黒色沈着**，血液ヘモグロビン由来の色素による**黄色沈着**（溶血性貧血），メラニン色素による**褐色沈着**（生理的なもの，アジソン病など）があげられる。

C 歯の弛緩，動揺

歯は歯根膜のコラーゲン線維により歯槽骨に固定されている。歯根膜はコラーゲン線維，毛細血管網，水分などの細胞外基質により，咬合力などの外力に対してクッションのような役割を果たし，歯周組織にかかる力を緩衝している。

しかし，歯周炎や根尖病巣などの炎症性疾患，外傷，嚢胞，腫瘍などにより歯周組織が破壊されると，**生理的動揺**の範囲を越えて動揺するようになる。動揺には**1次性咬合性外傷***の際にみられるような一過性のもの（過度の咬合接触部を咬合調整することによって動揺を少なくできるもの）と，高度で広範な歯周炎（**2次性咬合性外傷***）でみられるように支持骨の喪失が大きく歯周組織が通常の咬合力も受け止めることができずに動揺が起こってしまうものとがある。**歯の動揺度**は，主に歯周疾患の進行度を示すものとして活用され，診断，治療計画の立案，治療効果の判定の基準となる（第3章-I-C「歯の動揺度検査」参照）。

＊ **瘻孔**：深部器官が皮膚や粘膜またはほかの器官と交通した状態。体表面と交通したものを外瘻，内器官相互または腔相互の交通を内瘻という（本章-II-D「瘻」参照）。
＊ **1次性咬合性外傷**：健康な歯に異常な咬合力などが加わり咬合性外傷を起こしたもの。
＊ **2次性咬合性外傷**：歯周疾患などで歯の支持力が低下し，正常な咬合力などでも咬合性外傷を起こしたもの。

D 歯の欠損

歯の欠損の原因としては，**う蝕症**，**外傷**，**歯周疾患**などがあげられる。このうち，う蝕症によるものは約30％，歯周疾患によるものは約40％と，全体の70％以上がこの2大疾患により喪失している。しかし，年齢別に欠損の原因を調べてみると，若年者においては欠損の原因は主として外傷やう蝕症であるのに対して，年齢が進むにつれ，歯周疾患により歯を喪失する割合が増えていく。

歯の欠損は，隣在歯や対合歯の移動，歯槽骨の吸収を起こし，多数歯の欠損の場合は咬合高径の減少，水平的ならびに垂直的顎位の変化を引き起こし，**咀嚼や発音の障害**，**審美障害**，**顎関節障害**の原因となるため，欠損部位における適切な補綴処置が必要である。

E 咬合異常，歯列異常

❶咬合の正常と異常

上下の歯が接触している状態を**咬合**という。歯の接触関係は歯周組織，顎関節および口腔周囲の神経，筋などの相互関係に基づいている。したがって，上下顎の歯の接触状態が正常に保たれている**正常咬合**には，顎骨の正常な発育ならびに形態，筋の正常な発育および機能，健康な歯周組織，歯の正常な咬頭嵌合および隣接面の正常な接触関係，上下の歯の形態および大きさの調和が必要である。これらの機能や形態に異常をきたしたとき，**咬合異常**が発生する。

❷咬合異常の種類

咬合異常には，個々の歯の位置異常，歯列弓形態の異常，下顎前突，交叉咬合，上顎前突，開咬がある。このような咬合異常により，咀嚼機能の低下，審美障害，顎関節障害を起こす。また，炎症を伴う場合は，歯槽骨の喪失をきたす。

❸歯列不正

先天的な歯の萌出異常や歯の形態異常，歯と顎堤の相対的な大きさのバランスの異常，歯の喪失に伴う歯の移動，咬合関係の異常による歯の移動により，**歯列不正**が生じる。これらによって，咀嚼能率の低下，審美障害，清掃性が悪いことによるう蝕や歯周疾患などが引き起こされる。

❹治療の方法

このような咬合異常や歯列異常を改善するためには，**咬合調整**，**矯正治療**，**補綴処置**などの治療が必要になる。

Ⅱ 口腔の症状

口腔は，栄養摂取および呼吸という生命の維持に不可欠な機能と，言語・審美性というヒト特有の機能を併せ持っている。その機能や特異な構造により，からだのほかの部位とは異なった症状を示す。また，全身に共通した皮膚，粘膜，骨などの組織も存在するため，系統的に現れる疾患が口腔・顔面の症状として発見されることも少なくない。さらに口腔には常在菌が存在するため，それに起因する症状が多く現れるほか，抜歯などの手術が多く行われるため，出血性素因などの症状も現れやすい。このほか，人工物を使った処置が多く行われるので，それによる刺激や反応による症状が現れるのも特徴だ。

A 疼痛

疼痛(とうつう)は，最も多い主訴で，また，最も患者を苦しめる自覚症状の一つである。

1. 分類

機序，原因，臨床症状などによって分類される。

1 疼痛発現の機序による分類

①**神経障害性疼痛**：末梢あるいは中枢神経系の神経そのものの病的な変化によって生じるもの。

②**侵害受容器性疼痛**：外来刺激によって組織が損傷を受けたときに炎症反応によって生じるものと，組織が損傷される可能性のある侵害刺激が加わったときに侵害受容器が興奮して痛みの情報を伝達するために生じる痛みとがある。

③**非器質的疼痛**：上記①②が器質的な要因によって生じる**器質的疼痛**であるのに対して，器質的な要因がないのに生じる疼痛を**非器質的疼痛**という。心因性疼痛のほかに機能性疼痛症候群，中枢機能障害性疼痛がある。

2 疼痛発現の部位による分類

①**体性痛**：皮膚，筋肉，関節に加えられた刺激によって生じるもの
- **表在痛**：皮膚，粘膜表層の刺激によるもの
- **深部痛**：骨，骨膜，関節，筋，腱(けん)などへの刺激によるもの

②**内臓痛**：内臓に由来するもの

③**関連痛**：刺激部位とは異なった部位に現れるもの

④**神経痛**：神経の走行に沿って現れるもの

3 発症の様式による分類

自発痛，圧痛，運動痛，接触痛，誘発痛（刺激痛），打診痛など

4 時間的経過による分類

持続性，発作性，断続性など

5 性質による分類

拍動性，疝痛性（せんつうせい），熱性，神経痛様，電撃様，放散性，鈍痛など

6 強さによる分類

激痛，中等度痛，軽度痛，微痛など

2. 特徴

疼痛（とうつう）は自覚症状であり，その程度を客観的に判定することは難しい。しかし，**骨格筋反射**（表情の変化，叫声，四肢の運動など），**交感神経反射**（発汗，血圧上昇，頻脈，外分泌の減少など）によってうかがい知ることはできる。

1 疼痛感覚の強さ

疼痛感覚の強さは，原因となる刺激の強さと**疼痛反応閾値**（いきち）によって変わる。刺激によってある反応が起こるとき，その刺激はある一定以上でなければ反応が起こらない。この値を**閾値**（**しきい値**）という。**反応閾値**は個人差が大きく，また，同一の個人であっても環境や状況によって著しく変化する。そのため疼痛を訴える患者の処置にあたっては反応閾値を下げないような配慮が必要である。

2 除痛

疼痛は生体防御反応の一つである。刺激から逃れるための反射であり，からだの異常を知らせる警鐘である。そのため，疼痛症状のみを軽減させることは必ずしも適切な処置とはいえない。しかし，極端に症状が強く，苦痛が大きい場合，あるいは，**がん性疼痛**のように原因がわかっていても除去できない場合には鎮痛薬の投与，神経ブロックなどの除痛法を行わざるを得ない。

3 原因

歯科疾患によって生じる疼痛は，三叉（さんさ）神経の第Ⅱ枝および第Ⅲ枝の領域に生じることが多い。末梢部位の疾患による場合（侵害受容器性疼痛）と，三叉神経などの障害（神経障害性疼痛）による場合がある。一般に診断は容易であるが真性三叉神経痛，慢性顎骨骨髄炎，

顎骨内の悪性腫瘍，抜歯創の**ドライソケット**（抜歯窩内に血餅および肉芽の形成がなく，抜歯窩の歯槽骨が露出するような，抜歯創の治癒不全状態），う蝕以外の疾患による歯髄炎，舌痛症などは疼痛が著しいが診断の難しいことがある。

B 腫脹

腫脹は「はれ」，**腫瘤**は「こぶ」，**硬結**は「しこり」に相当する語である。

1 腫脹の診断

腫脹の診断にあたっては腫脹の部位，範囲，大きさ，形態，色調，表面の性質などの視診所見，疼痛の有無，硬さ，触感，周囲との関係などの観察を行う。

- 硬さ：柔軟，弾力性軟，泥様軟，弾力性硬，軟骨様硬，板状硬，骨様硬，歯牙様硬
- 触感：波動，圧縮性，羊皮紙様感，拍動性，熱感

2 腫脹の種類

腫脹の種類には，反応性，実質性，内容物・分泌物の貯留によるものなどがある。

腫脹の原因疾患は炎症，腫瘍，肥大，増殖，埋伏歯，囊胞などである。

炎症の場合の腫脹は反応性であり，一般に可逆性である。急性炎症では炎症反応によって急激に疼痛を伴って腫脹してくる。慢性炎症では炎症反応は軽度であり疼痛が少なく比較的緩やかに腫脹する。

腫瘍，肥大，増殖，埋伏歯による腫脹は実質性であり，組織そのものが大きくなり，非可逆性である。

囊胞は内溶液の貯留によるもので，内容液の増減によって大きさが変化する。
変化の速さは良性腫瘍，囊胞，肥大，増殖などでは月あるいは年単位の緩やかな発育，悪性腫瘍は週単位の比較的速い発育，急性炎症は日単位の速い変化を示す。

C 口腔粘膜の変化

口腔粘膜の表層に疾患があると，色調の変化，粘膜の発疹（粘膜疹）が発現する。

1. 色調の変化

①白色，②赤色，③青紫色，④黄色，⑤褐色などの病変がある。

①**白色病変**：角化性病変と非角化性病変に分けられる。角化性病変には白板症，扁平苔癬，乳頭腫，地図状舌がある。非角化性病変にはカンジダ症，舌苔などがある。

②**赤色病変**：び漫性病変と限局性病変がある。

- **び漫性病変**：血管透過性の増強，毛細血管の拡張によるもので，赤い平らな舌，各

1 構造と機能
2 症状と病態生理
3 診察・検査・治療
4 疾患と診療
1 看護の基本
2 症状に対する看護
3 検査と治療に伴う看護
4 疾患をもつ患者の看護
5 事例による看護過程の展開

種の粘膜炎などでみられる。

- **限局性病変**：表皮の剝離，破損，粘膜下の血液の貯留によるものである。紅板症，出血斑，正中菱形舌炎などでみられる。

③**青紫色病変**：粘膜下の血液，あるいは粘液の貯留によるものである。血管腫，粘液嚢胞などの際にみられる。

④**黄色病変**：粘膜下のリンパ液，脂肪の貯留によるものである。リンパ管腫，脂肪腫，フォーダイス斑などでみられる。

⑤**褐色を主体とした各種の色素沈着を示す病変**：色素の由来によって分類される。

- **内因性色素沈着**：メラニン，胆汁色素，血鉄素など。メラニン色素沈着を示す疾患には，単純なメラニン色素沈着症と，色素性母斑，悪性黒色腫，各種の症候群などによるものとがある。
- **外因性色素沈着**：重金属，アマルガム，異物，細菌などによるものがある。

2. 粘膜疹

①**斑**：限局性の粘膜の色調の変化。**紅斑**，**白斑**，**紫斑**，**色素斑**などに分けられる。また，上記の色調の変化のうち，限局性のものもこれに含まれる。

②**小水疱**，**水疱**：粘膜組織内あるいは粘膜下に液体がたまった状態。大豆大くらいまでを**小水疱**という。粘膜の水疱は破壊されやすく，破壊すると浅い場合はびらん，深い場合は潰瘍になる。

③**びらん**：皮膚または粘膜の一部が表層のみ欠損した状態である。紅斑から変化することが多い。**多形滲出性紅斑**，**扁平苔癬**などでみられる。

④**潰瘍**：病的状態にあった皮膚または粘膜の一部が表皮層あるいは上皮層より深くまで欠損した状態。**外傷性潰瘍**（褥瘡性潰瘍），**がん性潰瘍**，**特異性炎**による潰瘍（結核性，梅毒性），細菌感染による潰瘍，アフタ性潰瘍*などがある。

⑤**萎縮**：臓器や組織の容積が減少することである。単純萎縮（体積の減少）と数的萎縮（構成細胞の減少）に分けられる。粘膜が萎縮するとび漫性に発赤し，上記のび漫性の赤色病変となることが多い。赤い平らな舌が代表的な病変で，**口腔乾燥症**，**鉄欠乏性貧血**，**悪性貧血**，**シェーグレン病**などでみられる。

D 瘻

組織内部の病巣，あるいは空隙から粘膜または皮膚面へ連絡している一定の長さをもっ

* **アフタ性潰瘍**：紅暈に囲まれた境界明瞭な浅い小円形潰瘍と定義され，口腔粘膜に特徴的で，しかも発生頻度が高い。大アフタ（10～20mm），小アフタ（10mm以下），疱疹状潰瘍型（1～2mm）がある。慢性再発性アフタ，ベーチェット病が代表的である。小水疱が破壊してアフタ性潰瘍に変化した病変は，単純疱疹，帯状疱疹，ヘルパンギーナ，手足口病などのウイルス性口内炎のときにみられる。

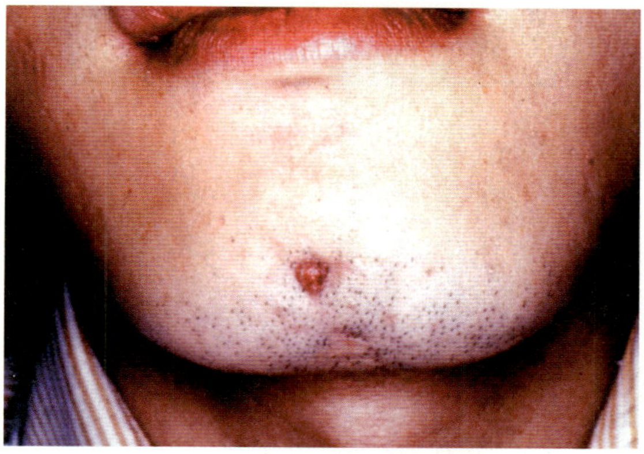

下顎前歯部の化膿性炎症に由来するもので，オトガイ部に瘻を形成して排膿している

図2-1 外歯瘻

た組織欠損を**瘻**という。その開口部を**瘻孔**，連絡している管状の部分を**瘻管**という。

化膿性炎症による瘻が最も多い。そのうち，歯の疾患に由来するものを**歯瘻**という。さらに，歯瘻は口腔内に開口する**内歯瘻**と，口腔外に開口する**外歯瘻**（図2-1）とに分類される。

そのほかに先天性下唇瘻，唾液が異所性流出する唾液瘻，口蓋裂にみられる**口腔・鼻腔瘻**，上顎大臼歯抜歯後の偶発症としてみられる**口腔・上顎洞瘻**などがある。

E 流涎症，口腔乾燥症（ドライマウス）

唾液は通常1日に1.0～1.5L分泌され，口腔粘膜や歯の保護，口腔環境の保全に加え，味覚，咀嚼，嚥下などの口腔機能が円滑にできるような重要な役目を担っている。唾液を作る唾液腺には耳下腺，顎下腺，舌下腺の大唾液腺と口腔の各粘膜に分布する小唾液腺がある。

流涎症や**口腔乾燥症**（**ドライマウス**）では唾液の分泌量が問題となることが多く，診断のために唾液量の検査が必要となる（本編-第4章-Ⅱ-H「大唾液腺疾患」参照）。

唾液量の主な検査法

❶安静時唾液

- 吐唾法：紙コップに10分間，口腔内の唾液を吐き出す。1mL以下が唾液量減少

❷刺激時唾液

- ガムテスト：検査用ガム（無味）を10分間かみ，途中唾液をメスシリンダーなどに吐き出し，総量を計測する。10mL以下が唾液量減少
- サクソン法：あらかじめ重量を計測した乾燥ガーゼを2分間咀嚼し重量を量り，ガーゼに吸着した唾液量を算出する。2g以下が唾液量減少

F 口臭

1 定義

口臭とは「口あるいは鼻をとおして出てくる気体のうち，社会的容認限度を超える悪臭」と定義され，この状態は**口臭症**とよばれる。

2 検査

口臭の診断は以前は検査を行う人の臭覚による検査（官能検査）が主体であったが，最近は悪臭の原因物質である揮発性硫化化合物（硫化水素など）のガスを計測する機器が導入され，客観的な評価が行われるようになった。

3 分類・原因・治療

口臭症は①**真性口臭症**（**生理的口臭**，**病的口臭**），②**仮性口臭症**，③**口臭恐怖症**に分類される。

①**真性口臭症：生理的口臭**は起床時や空腹時，あるいはニンニクなどを食べた後に生じるもので，健康な人にでも起こり治療対象にはならない。**病的口臭**は口，鼻や消化管など局所に生じた病変や糖尿病，尿毒症などの全身疾患が原因で起こる。局所的な病的口臭の中で最も多いのは歯周病と舌苔（ぜったい）である。口臭は口腔（こうくう）の嫌気性菌が唾液，血液，剝離上皮細胞，食物残渣（ざんさ）中の含硫アミノ酸を分解し腐敗することで発生する。治療は歯周病に対する治療や舌苔除去などを目的とした口腔ケアが主体となる。このほかの疾患では，まず原疾患の治療が優先される。

②**仮性口臭症**：患者本人から口臭の訴えがあるが，客観的検査である揮発性硫化化合物の測定値が低く，かつ臭覚による検査でも口臭は認められないものである。適切なカウンセリングにより改善を示す。

③**口臭恐怖症**：仮性口臭症と同様に他覚的な口臭はないが，精神的な背景が強く，病的口臭や仮性口臭症の治療を行っても効果はないものをいう。しばしば心療内科や精神科などとの併診が必要となる。

G 開口障害，閉口障害

顎を開けたり閉じたりする運動は顎の関節（顎関節（がくかんせつ））や咀嚼筋（そしゃくきん）によって行われている。このため，顎関節や咀嚼筋に障害が生じると，口が開きにくい状態（開口障害）や口が閉じにくい状態（閉口障害）が出現する。

1 分類

❶開口障害を起こす疾患

①顎関節症

②外傷—関節突起骨折，顎骨骨折など

③感染症—歯性感染症，化膿性顎関節炎，破傷風など

④腫瘍・腫瘍性病変—骨軟骨腫，悪性腫瘍など

⑤そのほか—顎関節強直症，痛風，リウマチなど

❷閉口障害を起こす疾患

①顎関節脱臼

②腫瘍—骨軟骨腫症など

2 原因・診断・治療

❶開口障害を起こす疾患

顎関節症は食いしばりや歯ぎしり，硬い食品の常用など顎関節に過剰な負担がかかり起こる疾患で，開口障害，運動時痛，関節雑音が主な症状である。X線検査で関節周辺に器質的な変化を認めることは少ない。治療は，過重な咬合圧を軽減し顎関節を安静にする目的で，マウスピースが適応されることが多い。

顎骨骨折では顎骨の連続性の破綻や周囲組織（特に顎二腹筋や顎舌骨筋などの開口筋）へ炎症反応が波及し，開口障害を呈する。検査はパノラマX線やCTなどの画像診断が必須となる。顎骨骨折の治療は咬合の回復を第一に考えた整復が行われる。しかし，顎関節突起骨折では手術によって逆に開口障害を招くこともあるので，非観血的整復術（顎間固定など）が行われることが多い。

歯性感染症が顎骨周辺の筋組織，特に開口筋に影響を及ぼすと開口障害が出現する。化膿性顎関節炎は血行感染などによって発症するが極めてまれである。破傷風も極めてまれであるが重症化するので，早期発見の観点から開口障害は重要な臨床所見となる。一般に顎骨の化膿性疾患では臨床所見や画像診断から原因歯を特定し，抗菌薬投与し消炎処置を行った後，原因歯の抜歯や根管治療を行う。

顎関節強直症は幼少時の顎関節部の感染や外傷などの原因によって顎関節が周囲組織と骨性癒着などが生じた状態で，高度な開口障害を呈する。治療は画像検査で癒着の部位と状態を確認後，顎関節の運動性を回復させる顎関節受動術が適応される。

❷閉口障害を起こす疾患

閉口障害を起こす代表的な疾患は顎関節脱臼で，過大な開口運動などによって顎が外れ，閉口不能な状態を呈する。診断は臨床所見からも容易で，通常徒手によって整復されるが，繰り返し起こす人も多い。自覚症状の乏しい高齢者などで脱臼後，長期間整復処置が行われず時間がたってしまった症例では，脱臼部が瘢痕化し徒手整復が困難となって手術的に

関節突起部を切離して閉口障害を改善させることもある。

このほか，関節頭に腫瘍（骨軟骨腫など）が生じると関節頭が肥大し，運動障害を起こすため閉口運動が制限されることがある。

H 咀嚼障害

咀嚼機能は，口腔に摂取した食物をかみ切り，かみ砕き，すりつぶし，さらには唾液と混合して食塊を形成するまでの一連の過程をいう。なお，この機能は摂食嚥下の5期モデルの準備期に相当する。咀嚼機能は歯，歯根膜，顎骨，顎関節，咀嚼筋，唾液腺などの諸器官とこれらを統合する神経機構によって営まれている。したがって，これらのいずれかに異常があると咀嚼障害が生じる。

1 原因

原因として以下のものがあげられる。

❶器質的障害

①歯と歯周疾患によるもの：歯の欠損，う蝕，歯周疾患など

②不正咬合によるもの：歯列不正，顎変形症，唇顎口蓋裂，顎関節肥大など

③咀嚼関与筋群の異常によるもの：外傷，炎症，腫瘍，術後欠損，術後瘢痕など

④口腔の形態異常や実質欠損によるもの：先天性の形態異常（奇形），外傷，炎症，腫瘍，術後欠損，術後瘢痕など

⑤唾液腺の異常によるもの：分泌支配神経の異常，萎縮，炎症，腫瘍など

⑥神経系の異常によるもの：中枢性神経疾患，末梢性神経疾患など

❷機能的障害

①中枢神経系の異常によるもの：脳血管疾患，脳腫瘍，脳性麻痺など

②顎関節の機能異常によるもの：顎関節症など

③末梢神経系の異常によるもの：三叉神経麻痺，三叉神経痙攣，顔面神経麻痺など

④唾液腺の異常によるもの：唾液分泌低下症など

⑤そのほか：心因性の障害など

2 診断・治療

咀嚼障害を効率的に治療するためには，適切な検査法を用いて，その原因および障害の程度を正確に把握する必要がある。

咀嚼機能の検査法としては，被検者本人の自己評価あるいは問診，アンケートなどの調査による主観的評価法と様々な試料，検査機器を用いて行う客観的評価法とがある。

治療は義歯などによる補綴的治療とインプラント，再建手術などの外科的治療とがある（本編 - 第3章 - Ⅲ-K-1「咀嚼機能の回復」参照）。

I 摂食嚥下障害

摂食嚥下とは食物が認知されてから口に取り込まれ，咽頭（いんとう），食道を経て胃に入るまでのすべての過程をいい，これらの過程のいずれかに障害があると摂食嚥下障害が生じる。

1 分類

❶摂食嚥下の過程による分類

認知期（先行期），準備期，口腔期，咽頭期，食道期の５期に分けて障害を分類すると診断と対応が明確になる。

❷障害の発症する時期による分類

機能の発達途上で発症する発達障害と，機能が獲得されてから発症する中途障害に大別される。

❸障害の機序による分類

食塊（しょっかい）の通路の器質的病変による静的障害，嚥下に関与する神経・筋の病変による動的障害および知覚の異常による知覚障害の３つのカテゴリーに分類する。

2 原因

嚥下障害の原因となり得る病変は多岐にわたるが，口腔外科的疾患を表 2-1 に示す。

3 診断と治療

本編 - 第３章 - Ⅲ「治療法」参照。

4 看護師の役割

厚生労働省老健局老人保健課ならびに厚生労働省保険局医療課は，2007（平成 19）年７月３日付の通告において，医療保険と介護保険における「摂食機能療法」は「1. 医師または歯科医師が直接行う場合，2. 医師または歯科医師の指示の下に言語聴覚士，看護師，准看護師，歯科衛生士，理学療法士または作業療法士が行う場合に算定できる。」と回答した。さらに摂食機能療法に含まれる嚥下（えんげ）訓練については，「1. 医師または歯科医師　2.

表 2-1　嚥下障害の原因となる口腔外科的疾患

静的障害	動的障害	知覚障害
炎症（舌炎・口底炎・扁桃炎・咽頭炎など）	外傷（手術を含む）	三叉神経痛
口腔・咽頭部異物	炎症（咀嚼筋炎など）	三叉神経麻痺
外傷	顎関節疾患（顎関節脱臼など）	舌咽神経痛
腫瘍および腫瘍性病変	神経麻痺（顔面神経麻痺，三叉神経咀嚼筋枝麻痺など）	
術後欠損，瘢痕収縮など		
そのほか（口腔乾燥症など）		

医師または歯科医師の指示の下に言語聴覚士，看護師，准看護師または歯科衛生士に限り行うことが可能である」と回答した。すなわち摂食嚥下障害の医療，介護における看護師の役割は大きく，本通告をさかのぼる 2005（平成 17）年 10 月には上記の医療職種の先陣を切って日本看護協会が摂食嚥下障害看護認定看護師制度をスタートさせている。摂食嚥下障害の医療，介護において看護師の活動は年々広がっている。

J 言語障害

構音とは，話す意図をもって，喉頭（こうとう）で作られた声または呼気流を操作して語音としての特性を与える過程をいう。声は喉頭から咽頭（いんとう）を経て，口または鼻から空気中へ放出される。この声の通り道を**声道**という。声道は咽頭腔（くう），口腔（こうくう），鼻腔からなり，共鳴腔の働きをする。構音のしくみの主なものは，**共鳴**と**呼気流操作**である。

共鳴：声道の形を変えることで共鳴腔の特性が変わり，母音「あ」「い」「う」「え」「お」が特徴づけられる。声が鼻腔で共鳴されるとマ行，ナ行の鼻音になる。

呼気流操作：声道の一部を閉鎖して呼気をせきとめ急激に破裂するとパ行，タ行などの破裂音が作られる。声道の一部に狭い隙間を作り呼気を流出させるとサ行などの摩擦音が作られる（本編 - 第 1 章 -Ⅲ-C-1「発音の生成過程」参照）。

1 分類

❶構音の機序による分類

①鼻腔への呼気流の異常な漏れ（**鼻咽腔（びいんくう）閉鎖機能不全**）（表 2-2 ①）

②口腔・鼻腔の共鳴腔の形態異常（表 2-2 ②）

③口腔に流出した呼気操作の異常（表 2-2 ③）

④①と③，②と③が合併したもの（表 2-2 ④）

❷原因疾患による分類

①**器質性構音障害**：構音器官の形態の異常による構音障害

②**運動障害性構音障害**：発声発語運動に関与する神経筋系などの病変による構音障害

③**聴覚障害性構音障害**：聴覚に障害があるために生じる構音障害

④**機能性構音障害**：①～③に該当しない構音障害で，明らかな器質的な原因が認められない構音障害。幼少期に誤った構音操作を習得し，習慣化した場合などが多い。

2 治療

口唇（こうしん），舌などの形成手術，再建手術，補綴（ほてつ）的発音補助装置などによる原因疾患の処置と，**言語聴覚士***（スピーチセラピスト：ST）による言語治療が行われる（本編 - 第 3 章 -Ⅲ-K-3「言語機能の回復」参照）。

表2-2 構音障害の種類

障害の機序	障害の種類	主な原因疾患	主な言語症状
①口腔と鼻咽腔への呼気調節の異常 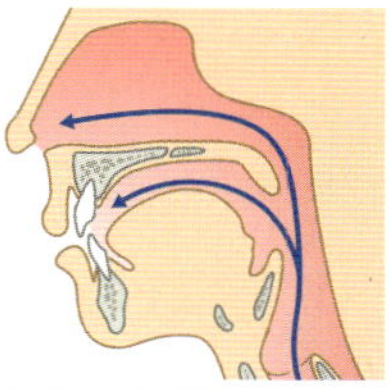	● 鼻咽腔閉鎖機能不全	● 脳血管疾患 ● 神経変性疾患 ● 口唇・口蓋裂の術後 ● 先天性鼻咽腔閉鎖不全症 ● 軟口蓋瘢痕収縮 ● 軟口蓋・咽頭部運動神経麻痺（腫瘍術後など）	● 開鼻声 ● 呼気鼻漏出による子音のひずみ
②口腔・鼻腔の共鳴腔の形態の異常 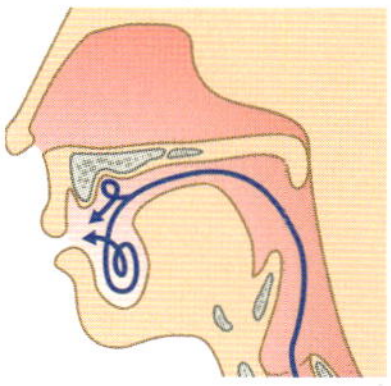	● 口腔共鳴の異常	● 顎骨の嚢胞や腫瘍に対する手術の後遺症 ● 下顎欠損	● 母音の共鳴の異常 ● 子音のひずみ
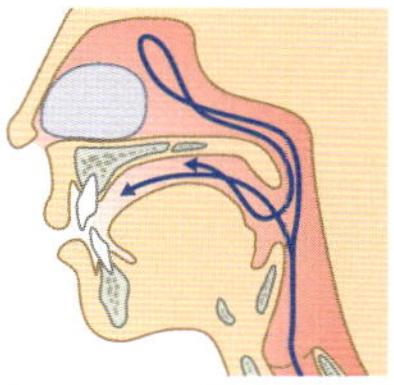	● 鼻腔共鳴の異常	● 鼻閉塞をきたす疾患	● 閉鼻声
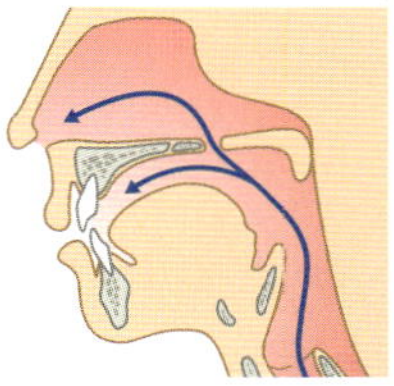	● 口腔・鼻腔瘻	● 口唇・口蓋裂 ● 腫瘍摘出手術などによる硬口蓋，軟口蓋の実質欠損 ● 口腔・上顎洞瘻	● 開鼻声 ● 呼気鼻漏出による子音のひずみ
③口腔に流出した呼気操作の異常 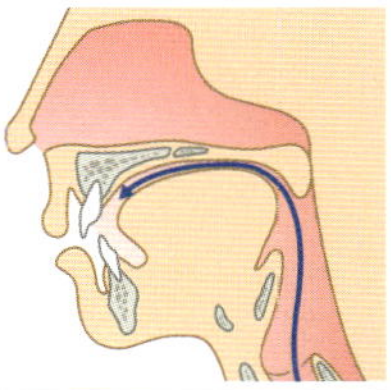	● 構音障害（ひずみ・省略・置換）	● 脳血管疾患 ● 神経変性疾患 ● 口唇・口蓋裂 ● 舌小帯短縮症 ● 舌・口底腫瘍の術後後遺症 ● 歯・咬合の異常	● 障害に応じた音の異常 ● 歯茎音（サ行，タ行）の異常 ● 弾き音の異常（ラ行）
④複数の異常によるもの 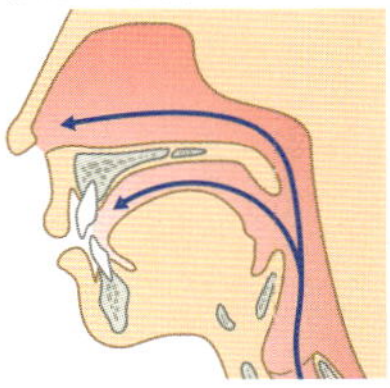	● 運動障害性構音障害 ● 合併障害	● 脳血管疾患 ● 神経変性疾患 ● 口唇・口蓋裂 ● 上顎・中咽頭欠損	● 開鼻声 ● 呼気鼻漏出による子音のひずみ ● ひずみ・省略・置換

＊ **言語聴覚士**：言語障害の治療，訓練に携わり，言語障害者の社会復帰を助ける。1997 年に国家資格として制度化された。

K 呼吸障害

ここでは，呼吸障害のうち歯科で治療することの多い**閉塞性睡眠時無呼吸低呼吸症候群**（obstructive sleep apnea hypopnea syndrome；OSA）について述べる。

閉塞性睡眠時無呼吸低呼吸症候群とは，日中過度の眠気があり，睡眠中 1 時間当たり 10 秒以上の呼吸停止あるいは低呼吸（換気量 50% 以上低下かつ動脈血酸素飽和度が 3% 以上低下した状態）が 5 回以上ある場合をいう。

1 頻度

30 歳以上の成人男性の 4%，女性の 2% 程度といわれる。

2 検査

①**終夜睡眠ポリソムノグラフ検査：**睡眠深度の判定（脳波，眼電図，オトガイ下筋電図の測定による）および無呼吸低呼吸の判定のほか，多数の生理現象を同時・連続的に測定することが可能。検査には入院が必要。

②**簡易携帯型ポリソムノグラフ装置による検査：**睡眠深度の判定は不可能だが，スクリーニング法としては有効で自宅で検査が行える。

③**エプワース眠気尺度：**日中の眠気の強さを主観的に評価する方法。

3 原因

肥満のほか舌根沈下（舌の肥大・位置異常），顎形態異常（小下顎症，下顎後退症など），咽頭形態異常（アデノイド，扁桃肥大，軟口蓋肥大など）などが上気道閉塞の原因となることが多い。

4 治療

上気道へ空気を送り込むことを目的とした経鼻的持続陽圧呼吸療法（nasal-CPAP 療法），

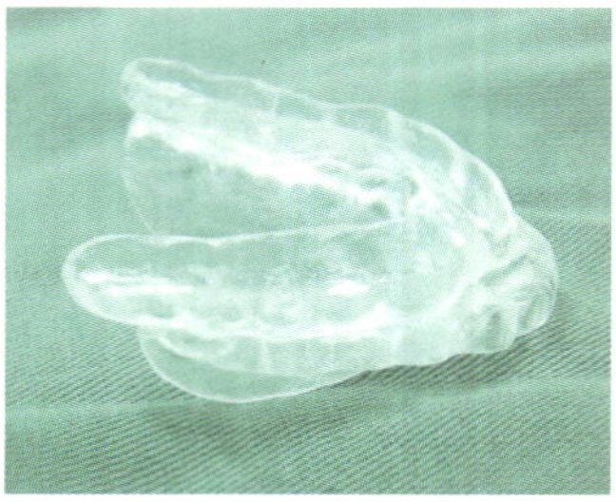

口腔内装置

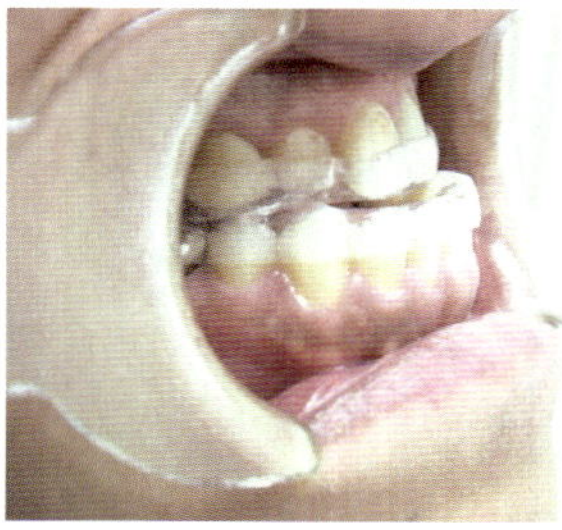

口腔内装置の装着

図 2-2 口腔内装置

舌根沈下防止を目的とした口腔内装置（図 2-2）による治療，軟口蓋肥大，扁桃肥大，顎形態異常や舌の形態・位置異常に対する外科的治療などが行われる。

L 味覚障害

1 味覚障害とは

4 基本味である甘味，酸味，塩味，苦味にうま味を加えた 5 基本味のほかに，一般に辛味や渋味などの広義の味を感じとることができて人間の味覚は正常と判断される。味覚を感知する受容器が味蕾であるが，辛味は温痛覚受容体で感知され，渋味は収斂作用により感覚が生じる。味蕾は舌表面には約 5000 個，口腔・中咽頭全体では約 9000 個ある。味蕾の内側に味細胞があり，その先端の微小毛に味の化学物質が触れると電気反応を起こし（味覚刺激情報の変換），その情報が味覚を伝達する神経（顔面神経，舌咽神経，迷走神経）を介して大脳の味覚野へ伝わり，味が認識される。味蕾，神経，脳のいずれかに障害が起きると味覚に異常が生じ，いわゆる味覚障害を呈する。味覚障害患者数は日本口腔・咽頭科学会の調査によれば 1990（平成 2）年 14 万人，2003（平成 15）年 24 万人と近年増加している（これ以後，学会主導の全国調査は行われていないが，高齢社会の進行に伴い味覚障害患者数はかなり増加しているものと推定されている）。

2 症状

味覚障害の症状としては次のものがある。

①**味覚減退症**：味の感受性が全般的に低下

②**味覚脱失症**：味の感受性が消失（無味症；味をまったく感じない，孤立性無味症〔解離性味覚障害〕；特定の味を感じない）

③**自発性異常味覚**：何もないのに特定の味が持続

④**味覚過敏**：味の感受性が亢進

⑤**異味症**（**錯味症**）：本来の味と異なった味に感じられる

これらのうち①～③の頻度が高い。

3 原因

頻度の高い順に薬剤性（薬剤による亜鉛キレート作用が主），亜鉛欠乏性，特発性，心因性，風味障害（嗅覚障害），全身疾患性（神経疾患，腎臓障害，肝臓障害，糖尿病など），口腔疾患性（舌炎，口腔乾燥症など），内分泌性などがある。

4 治療

亜鉛投与（味細胞の新陳代謝を活性化：有効率 60 ～ 80％）が最も有効である。薬剤性の場合は薬剤の変更や減量，原因疾患がある場合は原因疾患の治療を行う。

国家試験問題

1 味覚について正しいのはどれか。 （107 回 PM26）

1. 基本味は 5 つである。
2. 外転神経が支配する。
3. 冷たい物ほど味が濃いと感じる。
4. 1 つの味蕾は 1 種類の基本味を知覚する。

▶答えは巻末

第3章

歯・口腔疾患にかかわる診察・検査・治療

この章では

- 歯と歯肉の診察・検査について理解する。
- 口腔の診察・検査について理解する。
- 歯・口腔疾患の主な治療法について理解する。

歯科医療の特徴は，その治療対象と治療方法にある。

治療方法としては総合的な機能回復と生体材料による処置が大きな位置を占める。

診療科名は従来から「歯科」が一般的に使われていたが，これは歯科医療全般を表す科名である。現在は歯科，小児歯科，歯科矯正科，歯科口腔外科の 4 科が医療法で標榜科名として認められている。しかし，大学病院など，歯科の総合病院の場合，この 4 つの標榜科名では不十分であり，各種の院内標榜が用いられている。各病院とも患者に理解されやすい科名を用いているが，基本となっているのは長い間使われていた歯学教授要項のなかの臨床系教科の名称であり，その内容は表 3-1 のとおりである。

表 3-1　診療科名とその内容

診療科名	内容
歯科保存科	う蝕などの歯の疾患と，いわゆる歯周病などの歯周組織の疾患の治療を行う。抜歯せずに歯を保存して治療するという意味からつけられた。
歯科補綴科	種々の原因によって生じた歯およびその周囲組織の崩壊あるいは欠損を人工材料によって補填し，形態，機能を回復させるための処置を行う。
口腔外科	口腔を構成する，または，これに関連する組織，器官の各種疾患のうち，主として観血療法の対象となるものの診断と治療を行う。外科的処置だけではなく，薬物療法などの口腔の内科的処置も含めて行う。
歯科矯正科	歯列や咬合の異常を非観血的に矯正し，口腔の機能を改善するための治療を行う。
小児歯科	小児の口腔領域諸器官の健全な発育を図り，併せて小児の全身的発育と保健に寄与するために，これに関連する疾病の予防と治療を行う。
歯科放射線科	歯科領域の X 線写真を主とした画像診断と，放射線療法などの理学的治療を行う。
予防歯科	歯と口腔の健康と機能を保持・増進するために，う蝕，歯周病などの歯科疾患の予防処置と患者の指導を行う。
歯科麻酔科	歯と口腔疾患の治療のための麻酔と，同部の疾患による疼痛に対する処置を行う。

- 動揺度：m_0〜m_3
- う蝕症：C_0〜C_4
- 2 次カリエス：C″
- 摩耗症：Abr
- 咬耗症：Att
- くさび状欠損：WSD
- インレー：MI
- アマルガム充填：AF
- 複合レジン：CR
- ジャケット冠：JK
- 金属冠：CK
- 継続歯：SK
- 架橋義歯：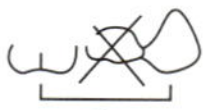 Br
- 治療中：tr
- クラスプ：Cl
- 歯石沈着：ZS
- 捻転： ROT
- 傾斜：↘ ↙
- 転位：↑↓
- 過剰歯：Sup
- 埋伏歯：RT 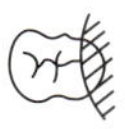

図 3-1　カルテ記載のための略号

I 歯と歯肉の診察・検査

A 歯の所見の記載法

乳歯および永久歯の歯種ごとに，診察録の模型図ないし模式図に所定の記号（図3-1）で歯の所見を記載する。

個々の歯について記載する場合には，歯の名称を記号で表す。最近は一般的には**ジグモンディ**（Zsigmondy）**の歯式表示**（本編-図1-1，2参照）が使われ，これに左右，上下を示すためのかぎ括弧（┌，└，┐，┘）をつけて歯種を表すが，この際にかぎ括弧の位置は術者が患者に対面して見たままで正中および咬合平面に相当する位置につけられるので注意を要する。すなわち，1|，4|のように歯種の右に縦の線が書かれた場合は，術者から見て左側，患者の右側の歯を意味し，歯種の下に横線がある場合は上顎の歯を意味する（図3-2）。

このほかの歯式表示法として，コンピューター・システムを取り入れている施設では，**FDI**（Federation Dentaire Internationale；国際歯科連盟）**方式**（Two-Digit system）を採用していることもある。

B 歯の打診

打診は，歯根膜などの歯周組織に異常が発現する歯科的疾患に対する一般的な診察法の一つである。これは鑷子の後端，もしくはデンタルミラーの柄の後端など硬い物を用い，歯の咬合面もしくは切縁において歯の根尖方向に（**垂直打診**），あるいは歯の頬側面において水平方向に（**水平打診**）適当な力で槌打し，このときの手に伝わる感覚，音，疼痛の有無や程度により，病態や病状の程度を判断する方法である（図3-3）。一般的に歯髄疾患，歯周疾患，外傷性咬合，歯の破折などがある場合，健康な部位と比べて異なる所見を呈する。

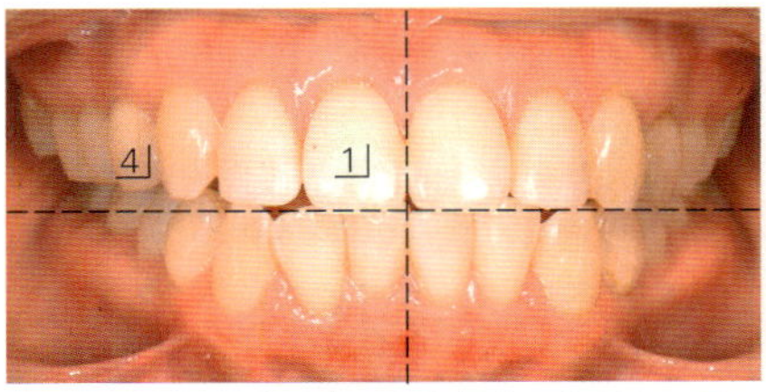

歯種の右に縦の線が書かれた場合，術者から見て左側の歯を意味する。

図3-2 歯の名称の示し方

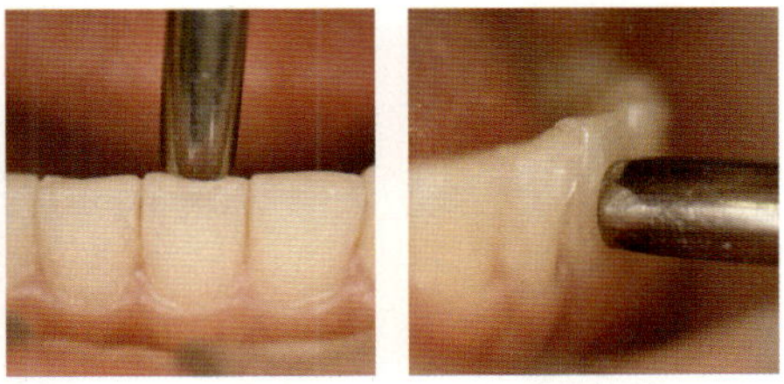

図3-3 打診の方法

C 歯の動揺度検査

歯の動揺は，疾患の程度を表す重要な臨床的所見で，特に歯周疾患では診断や治療効果の判定の基準ともなる。鑷子を用いて動揺度の検査を行う。前歯部は鑷子ではさんで，臼歯部は鑷子の先を閉じて咬合面にあてがって行う（図 3-4）。

動揺度の判定基準は 4 段階に分かれている。

D プラーク（歯垢）の検査

う蝕や歯周疾患の発症と進行には，プラーク中の細菌が大きく関与している。プラークの検査には，大きく分けて，探針を用いて**歯の表面を擦過する方法**と，**プラーク染色剤を用いる方法**とがある。歯に付着しているプラークは歯の色と類似しており判別しにくいため，染め出すことによりその付着状態を顕在化することができる。また，患者自身も自分の歯の汚れ具合を明確に認識できるので，患者教育にも有効である（図 3-5）。

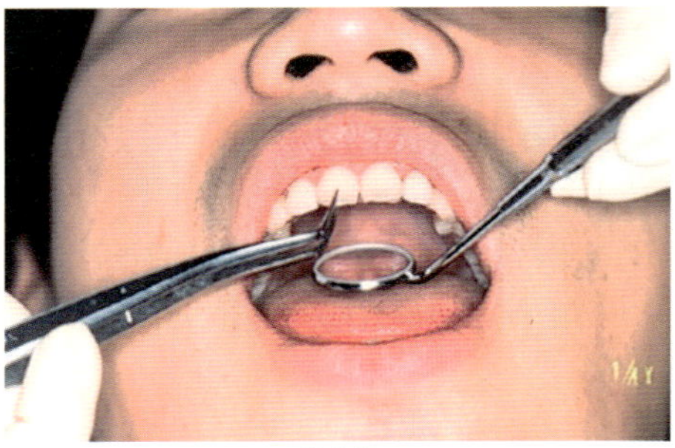

前歯部

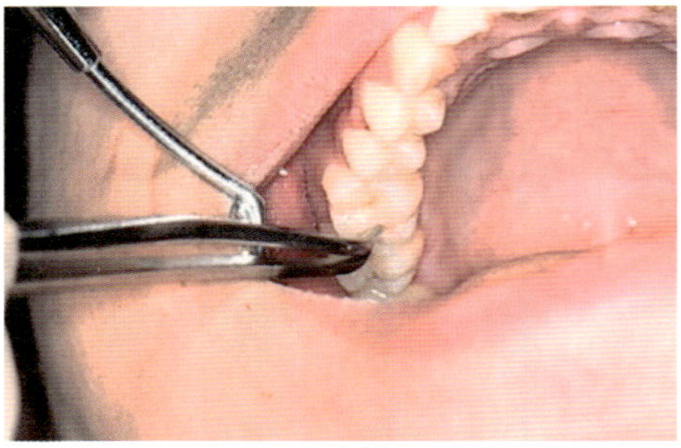

臼歯部

- 0 度（m_0）：生理的動揺の範囲（0.2mm 以内）。
- 1 度（m_1）：軽度の動揺。頬舌方向にわずかに動揺する（0.2 ～ 1.0mm）。
- 2 度（m_2）：中等度の動揺。頬舌方向には中等度（1.0 ～ 2.0mm）。近遠心方向にもわずかに動揺する。
- 3 度（m_3）：高度な動揺。頬舌，近遠心方向（2.0mm 以上）だけでなく，歯軸方向にも動揺する。

図 3-4 鑷子を用いた動揺度検査の判定基準

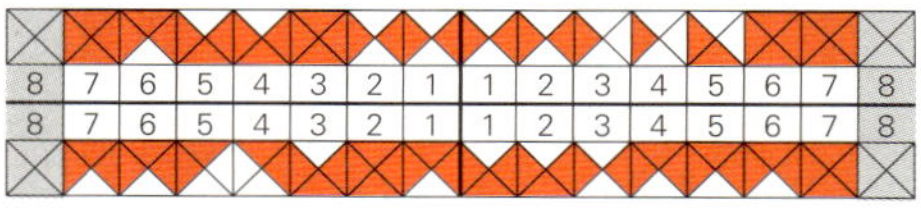

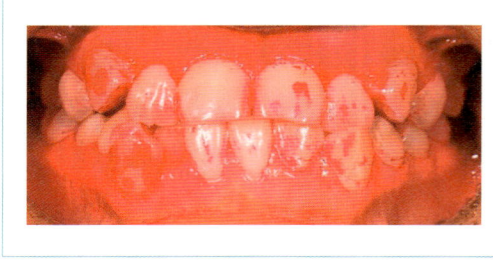

図 3-5 プラーク染色剤を用いた歯垢検査

プラークの付着状態を評価する指数には，**OHI**（Oral Hygiene Index；口腔清掃指数），**PI**（Silness と Löe の Plaque Index；歯垢指数），**PCR**（O'Leary の Plaque Control Record；プラークコントロールレコード）などがある。

E 歯石の検査

歯石は歯面に付着したプラークが石灰化したものであり，付着している部位により**歯肉縁上歯石**と**歯肉縁下歯石**に分けられる。

歯肉縁上歯石は，歯ブラシの毛先が届きにくく，なおかつ唾液腺（だえきせん）の開口部に近い上顎臼歯側面（じょうがくきゅうしそくめん）と下顎（かがく）前歯舌側面に沈着しやすく乳白色をしている（図 3-6）。

歯肉縁下歯石は暗褐色ないし緑黒色で，歯根面に強固に付着している。検査法としては，エアを歯肉溝部に吹きつけて直視する方法，X線写真により確認する方法，強い光を当てて歯肉を透かして発見する方法，**プローブ**や**ペリオドンタルエキスプローラー**を根面に沿わせながら静かに挿入し，触診で探知する方法（図 3-7）などがある。

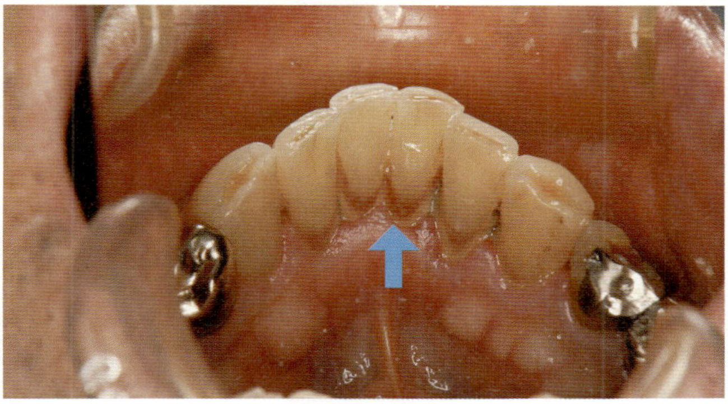

図 3-6 下顎前歯舌側にみられる歯肉縁上歯石

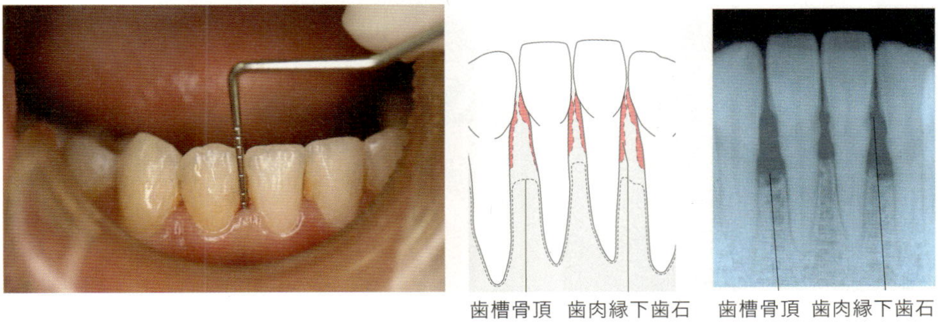

図 3-7 プローブを用いた歯肉縁下歯石の触知

F 歯の知覚検査

歯の知覚検査は，個々の歯に与えた冷刺激，温刺激，電気刺激に対する反応を調べることで歯髄（しずい）の健康状態や生活力を知ったり，歯髄炎の発見や，刺激によって誘発された疼痛（とうつう）などの回復性，非回復性を鑑別したりするのに有効な手段である。

判定は，正常か，過敏反応か，または反応なしかといった患者の反応を記録する。

1. 温度診

一般的に正常な歯髄組織は，冷・温両刺激に中等度に反応し，刺激を取り除くと，ほとんどの場合は直ちに不快感が消失する。これに対し，過敏反応が長く持続する場合は不可逆性の歯髄炎（炎症の広範な拡大や細菌感染など）を意味する。

2. 歯髄電気診

歯髄電気診断器（図3-8）は，歯髄反応の有無を電気刺激により判定する装置であり，対照として用いた健康な歯との値の比較により，歯髄の生活反応や歯髄炎の有無，可逆性，不可逆性の鑑別を行うことができる。

G X線検査

X線写真は，う蝕（しょく）の発見やその進行程度を知るのに有用である。なかでも，口腔（こうくう）内診査では直接見ることのできない**隣接面う蝕の検査**や修復物下の**2次う蝕**を発見することができる（図3-9）。なお，X線写真においては，う蝕の深さや広がりを必ずしも正確に知ることはできないので注意を要する。

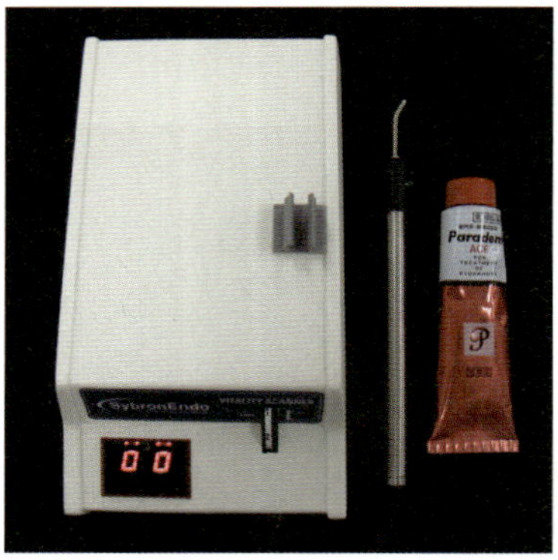

図3-8 歯髄電気診断器

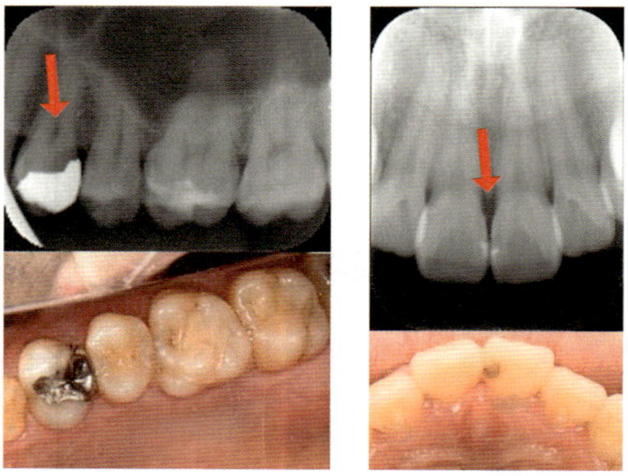

メタルインレー　　う蝕

図3-9 X線写真と口腔内の比較

Ⅱ 口腔の診察・検査

A ゾンデ（消息子）診

歯周組織の慢性化膿巣が周囲の歯肉や皮膚などに進展して瘻孔を形成することがあるが，しばしば原因歯を特定できないことがある。このようなときに瘻孔からゾンデを挿入することでゾンデの先端が病巣に達し，原因歯が明らかになる。このほか，鼻腔や上顎洞との瘻孔での開存状況や唾液腺開口部の位置を確認するためにゾンデ診を行う。ゾンデの種類には外科用ゾンデ，歯科用ゾンデ，唾液腺ゾンデなどがある。

B 穿刺，吸引検査

化膿性炎症や嚢胞性疾患などで腫脹した患部に注射器に付けた太めの針（18Gなど）を穿刺し内部に貯留する液体を吸引採取する検査で，試験穿刺ともよばれる。化膿性炎症では採取した膿汁の一部を細菌検査の検体とする。嚢胞性疾患では採取された内容液の色や性状所見から診断名を推測する。

使用器具には通常，ディスポーザブル注射筒，注射針，時計皿，検査用試験管などを用いる。穿刺部位には粘膜表面麻酔や局所浸潤麻酔を行う。

C 病理学的検査（組織診，細胞診）

疾患の診断名を確定するために行う重要な検査で，疾患の一部を試験切除して検査する組織診と擦過や穿刺などで採取した細胞を検査する細胞診がある。

試験切除では得られた組織片は通常10％ホルマリン液に入れ，切除の年月日と部位，病状経過や臨床診断などを記した依頼書とともに病理検査に提出する。病理標本の染色はH-E（ヘマトキシリン－エオジン）が一般的であるが，特殊な免疫染色などではホルマリンで固定しないで，生理食塩水に浸したまま病理検査に提出することがある。

細胞診は病巣表面の細胞を**小鋭匙**で擦過し採取する**擦過細胞診**と深部にある病変から注射器による強陰圧で細胞を吸引する**穿刺吸引細胞診**がある。採取した細胞はスライドグラスに塗布後，ポリエチレングリコールなどが入った固定剤で固定し病理検査部に送る。細胞診の標本は通常**パパニコロウ染色**などが行われる。

D 細菌学的検査

化膿性炎症における細菌学的検査の目的は原因菌の同定と薬剤感受性検査で，歯内療法や歯周病では細菌の有無の判定が目的となる。口腔領域では嫌気性感染症が多いので閉鎖膿瘍から採取された検体に空気が混入しないように速やかに嫌気性培養用の容器に移す。歯内療法や歯周病の検査では市販のキットが用いられることが多い。

E 画像検査

1 X線検査

❶単純X線検査

歯科口腔外科では次のようなX線（写真）撮影を用いて，歯や歯周組織，顎骨領域の疾患の診断を行っている。

(1) 歯科用X線撮影（デンタルフィルム）

歯科用フィルム（3 × 4cm）。歯や歯周組織の撮影に用いる。装置は一般に小型で，管球が可動で撮影位置と方向が自由に選べるという特徴がある。

(2) 咬合法撮影（オクルーザルフィルム）

咬合型フィルム（5 × 7cm）。上顎前歯部の疾患や口底の唾石症の撮影に用いる。

(3) 顎骨X線撮影：正面，側面，側斜位など

顎骨の各種疾患の撮影に用いられるが，顎骨骨折でほかの単純X線検査に比べ骨折線の明示が優れている。

(4) パノラマX線撮影

上下顎全体を展開した像として断層撮影する方法で，歯科口腔外科では最も一般的なX線検査法である。このX線写真は顎関節部や上顎洞など口腔周囲の全体像が把握できるので，歯や顎骨の観察には適しているが，しばしば正中部の像が不鮮明になることがある。

(5) 頭部X線規格撮影

頭の位置を一定にして，頭部全体の正面または側方観を撮影する方法。顔面の骨格や歯列の不正などの診断に適していることから，歯科矯正治療前には必須の検査法である。

(6) 顎関節X線撮影（シューラー法など）

顎関節部の撮影で，開・閉口時の関節頭の動きや周辺組織の観察に適している。

❷CT（Computed Tomography：コンピューター断層撮影）

X線は一般にからだの内部を通過する際，臓器によって通過の速さが異なる。CTはこの通過の差をコンピューター処理することによってからだ内部の断面を画像化したものである。CTでは軸位（横断）や矢状，冠状（前額）断面の画像が得られるので，疾患の多方面から観察が可能となり，診断に重要な検査となっている。CT検査には造影剤を用いない単純CTと造影剤を用いる造影CT検査がある。造影剤を併用すると病変がより明瞭に描出されるが，造影剤によるアレルギーなどが問題となることがある。歯科口腔外科では通常の医科領域で使われるCTのほかに，歯や顎骨の鮮明な断層写真を描出するため歯科用に開発された**歯科用コーンビームCT**（歯科用CT）が用いられる。

❸シンチグラフィー

放射性同位体を注射して，その集積状況から疾患の有無（骨腫瘍や転移など）や臓器の機能検査（唾液腺シンチグラフィー）などに用いる。唾液分泌能の診断が可能な唾液腺シンチグラフィーは唾液分泌不全疾患であるシェーグレン症候群や口腔乾燥症などの疾患の診断に有用である。

2 MRI（magnetic resonance imaging；磁気共鳴画像）

磁気と電波を利用して生体内を様々な断面で画像を作る検査で，特に軟部組織の病変の描出に優れている。放射線の影響はないが，強力な磁力を使うため心臓ペースメーカー使用患者は検査不可で，手術によって体内に埋め込まれた金属（人工骨頭，歯科用インプラントなど）も検査上問題となる。

3 超音波検査（超音波断層撮影法）

口底，頰，頸部，顎下部など軟組織の疾患の検査に適している。

4 内視鏡検査

口腔咽頭部のように直視が難しい箇所の疾患や鼻咽腔閉鎖部などの運動機能検査に用いる。

F 味覚検査

味覚検査法には**濾紙ディスク検査法，電気味覚検査法，簡易味覚検査法**（食塩味覚閾値判定濾紙による味覚検査）などがある。味覚検査を行う部位は通常，支配神経別に行われ，舌前方2/3の鼓索神経領域（舌尖部中央から2cm以上後方の舌側縁部），舌後方1/3の舌咽神経領域（葉状乳頭に近い有郭乳頭直上）と軟口蓋の大錐体神経領域（軟口蓋正中線および前口蓋弓の上縁から，それぞれ1cm離れた部位）の片側3か所になるが，必要によっては検査部位を減らしたり，逆に両側で行って増やしたりする場合もある。味覚検査法の結果から支配神経障害が特定され，原因疾患の鑑別に使われる。

1 濾紙ディスク検査法

甘い，塩からい，酸っぱい，苦い，無味などの検査用濾紙ディスク（直径5mm，濃度0.3%，

2.5%，10%，20%，80%）を味覚支配神経別の検査部位に順に置き，2～3秒後，被験者が口を開けたまま，感じた味覚を検査キットに備えられている味質指示表の項目（甘い，塩からい，酸っぱい，苦い）から指さしで選択させる。

2 電気味覚検査法

電気味覚計を用いた検査法で，直径5mmのステンレススチール製の電極を味覚検査部位に当て電流を流す。検査は3神経領域の左右6か所の部位で行う。被験者は応答ボタンを持ち，刺激感を感じたときに応答ボタンを押す。電気味覚計にはあらかじめ電流量とデシベル単位の対比表（21段階）が設定されているので，被験者が刺激を感じた電流のデシベル単位から閾値（いきち）を求め，判定基準（閾値の左右差が6dB以上の場合を有意の閾値上昇とする，など）と比較して評価する。

G そのほかの検査

唾液（だえき）分泌量測定検査，顎運動機能検査，唾液腺（せん）造影検査，口臭測定検査などがある。

III 治療法

A 歯科治療の担い手，歯科治療の対象

歯科治療は，歯科医院または総合病院歯科で，歯および口腔（こうくう）の諸疾患に対して，**歯科医師**，**看護師**，または**歯科衛生士**によって，あるいは**歯科助手**の補助のもとに，主に外来治療として行われる。補綴（ほてつ）物の製作には**歯科技工士**があたる。入院治療を要する患者は，主に総合病院歯科，医学または歯学の教育機関付属病院で治療される。近年は，医科疾患で手術入院中の患者の口腔衛生状態を改善することによって，誤嚥（ごえん）性肺炎をはじめとする術後感染の減少や，投薬量の減少，平均在院日数の短縮などにも寄与している。さらに，超高齢社会を迎え，通院不能な在宅患者に対して，地域医師との緊密な連携（医業連携）や地方公共団体との連携（医公連携），あるいは地域住民への地域包括ケアを担う重要な役割として在宅歯科治療も積極的に行われている。

緊急入院を要する疾患には顎・顔面の新鮮外傷，進行した急性炎症，歯肉辺縁部からの止血困難な自然出血（血液疾患の疑い），抜歯などの外来手術後の出血，悪性腫瘍（しゅよう）などがある。予約入院の可能な疾患には口唇裂口蓋裂（こうしんれつこうがいれつ），顎変形症，顎関節強直症，嚢胞（のうほう），良性腫瘍などがある。

B 基本的な歯科診療器械・器具

1 口腔診査用器械・器具

❶歯科用ミラー（歯鏡，デンタルミラー）

直視できない部位の観察のほかに，口唇，頰（きょう），舌などを圧排したり，ライトの光を反射させたりして暗い部位を観察するのに役立つ（図3-10a）。

❷歯科用鑷子（歯科用ピンセット）

小綿球，小器具を口腔内に運ぶほか，歯の弛緩（しかん），動揺度の検査や，柄の部分は歯の打診に用いる（図3-10b）。

❸探針（エキスプローラー）

歯質欠損部，根管孔，歯石などの探査に用いる（図3-10c）。

❹歯髄電気診断器

歯冠（しかん）に流す電流を変化させて，電気刺激の大小に対する歯の反応によって，歯髄（しずい）の生死などを判定する（図3-8）。

❺開口域測定器

最大開口時の上下中切歯切縁間距離をmmで表示する装置。ノギスまたは開口度測定器を用いる。

2 歯科用治療椅子（チェア）

患者用の治療椅子（いす）は，座席（座板：図3-11w）の昇降，後方への傾斜（チルト），背板（バックレスト：図3-11u）の傾斜，後頭部を支える**按頭台**（あんとうだい）（**ヘッドレスト**：図3-11t）を調節できる。患者の治療部位および処置内容に最も適した位置，角度に頭位を保持する。

治療椅子は一番低い位置で患者を着席させ，体位と椅子の**背板**の傾斜，按頭台（ヘッドレ

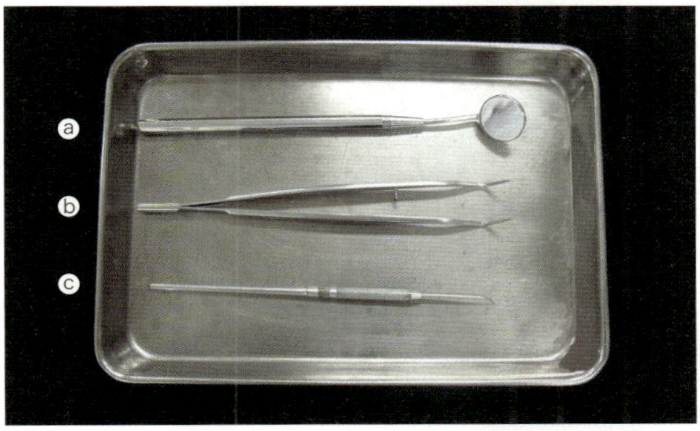

a. 歯科用ミラー（歯鏡，デンタルミラー）
b. 歯科用鑷子（歯科用ピンセット）
c. 探針（エキスプローラー）

図3-10 口腔診査用器具

スト）の位置を合わせる。椅子の位置は術者の治療体位によって異なり，一般歯科治療では**患者水平位，術者椅座位**が多いが，抜歯上下顎の咬合関係の確認には**患者椅座位，術者立位**で行われることが多い。どちらの場合でも，上顎の治療では背板と按頭台をより後方に傾斜させて寝かせるようにし，逆に下顎の治療では椅子を低めに背板と按頭台の傾斜を少なめにする。

3 歯科用ユニット

治療に用いる種々の装置を組み込み，一体としたものである。独立し，床に固定されているものと，治療椅子と一体となったワークテーブル（図3-11）（**チェアマウントタイプ**），および一部の装置を組み込んで独立して移動できるもの（**モービルタイプ**）などがある。

これに組み込まれているのは，術野（患者口腔内）の照明である照明灯（ライト；図3-11a），術者の施術に関与する**回転切削器具**（マイクロモーター；図3-11o，エア・タービン；図3-11n），**術者用スリーウェイシリンジ**（圧搾空気の気銃，水銃およびスプレーに使い分ける；図3-11m），**超音波スケーラー**（歯石除去器〔超音波の振動を利用して歯石を除去する装置；図3-11p〕），施術の介助に関与する**排唾管**（図3-11h），**吸引用バキューム**（図3-11j），**介助者用スリーウェイシリンジ**（図3-11i），さらには，患者の洗口に関与する給水装置（図3-11b），スピットン（うがい鉢；図3-11d）とスピットンの自動洗浄装置（図3-11c）などである。これら基本的な装置に加えて，近年のユニットは，ガスバーナーやX線フィルムビュアー，口腔外バキューム装置（図3-11g），さらには患者説明に有効な装置として口腔内カメラと制御装置（図3-11q～s）および液晶モニター（図3-11l）などを装備するものも市販に至っている。これらを作動させるために歯科用ユニットには電気，ガス，給排水，エア（圧搾空気），バキューム吸引用陰圧が供給される。

C 歯科における消毒・滅菌法と院内感染予防

1. 手指の消毒

手指の消毒は以下のような厚生労働省「医療機関などにおける院内感染について」（2011〔平成23〕年）の通知をもとに行われている。

- 手洗いおよび手指消毒のための設備・備品などを整備するとともに，患者処置の前後には必ず手指衛生を行うこと。
- 速乾性擦式消毒薬（アルコール製剤など）による手指消毒を実施しても，アルコールに抵抗性のある微生物も存在するため，必要に応じて水道水と石けんによる手洗いを実施すること。
- 手術時手洗いの方法としては，持続殺菌効果のある速乾性擦式消毒薬（アルコール製剤など）による消毒または手術時手洗い用の外用消毒薬（クロルヘキシジン・スクラブ製剤，ポビドンヨード・スクラブ剤など）などと水道水による手洗いを基本とし，水道水を使用した手術時手洗いにおいても，最後にアルコール製剤などによる擦式消毒を併用することが望ましい。

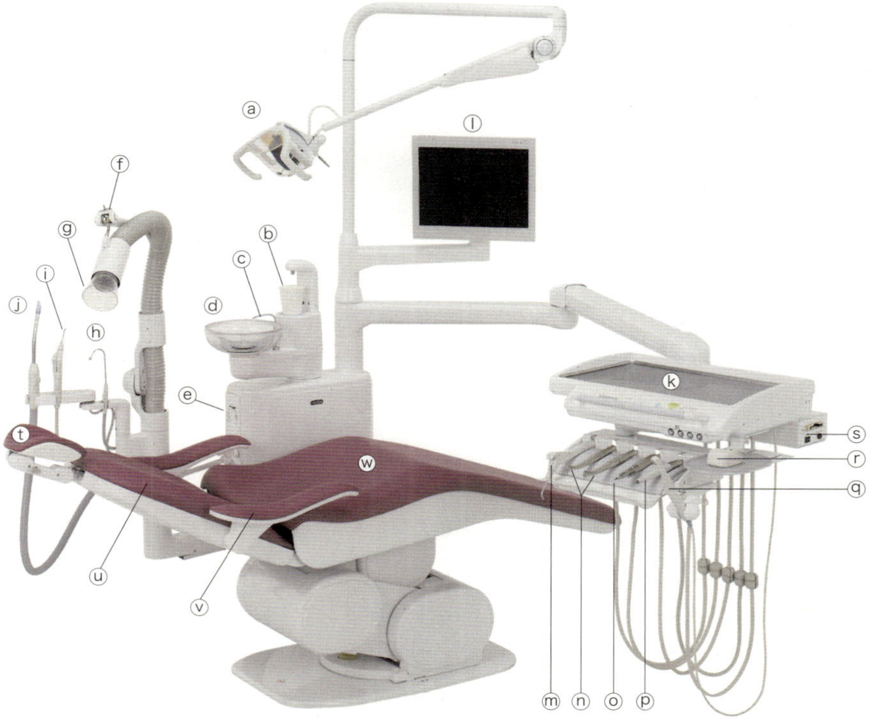

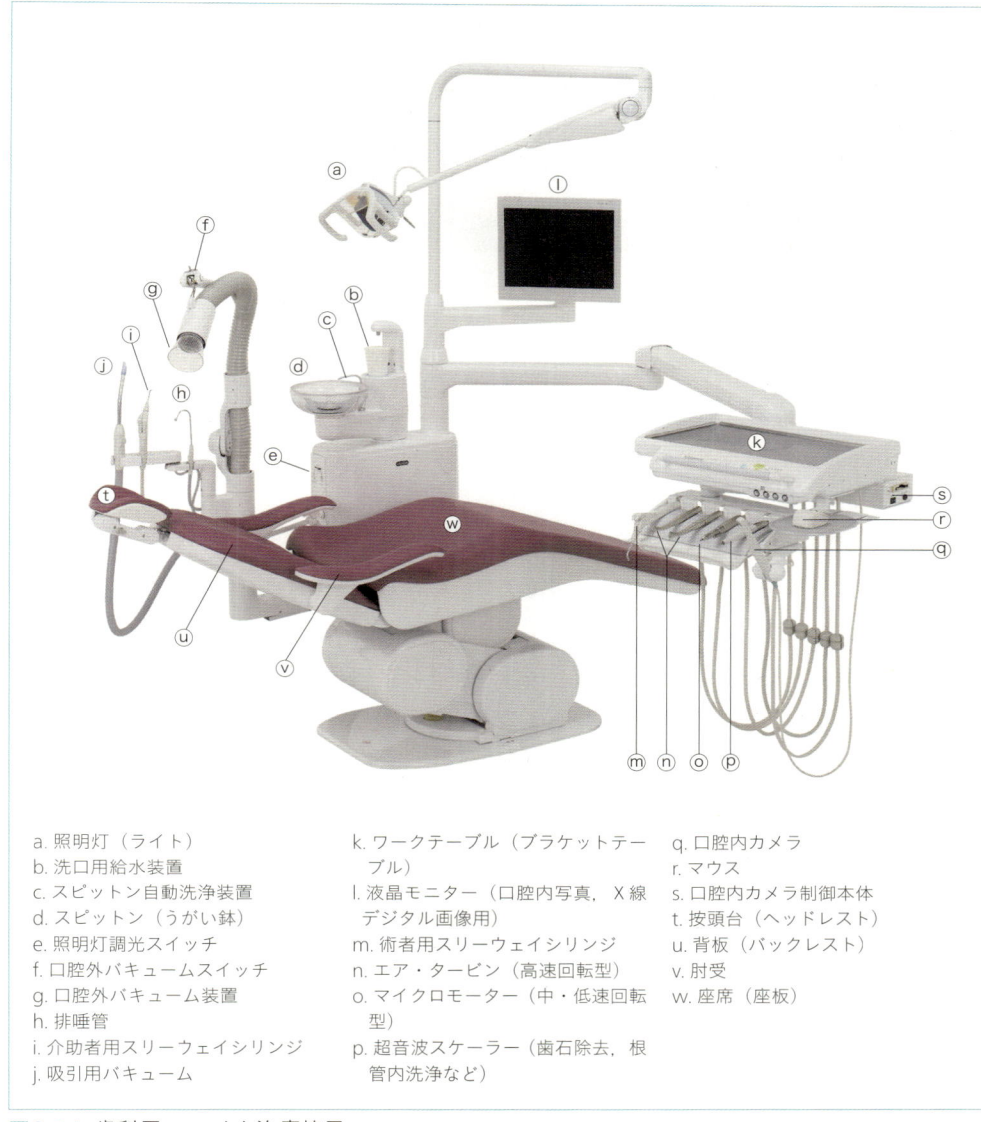

a. 照明灯（ライト）
b. 洗口用給水装置
c. スピットン自動洗浄装置
d. スピットン（うがい鉢）
e. 照明灯調光スイッチ
f. 口腔外バキュームスイッチ
g. 口腔外バキューム装置
h. 排唾管
i. 介助者用スリーウェイシリンジ
j. 吸引用バキューム
k. ワークテーブル（ブラケットテーブル）
l. 液晶モニター（口腔内写真，X線デジタル画像用）
m. 術者用スリーウェイシリンジ
n. エア・タービン（高速回転型）
o. マイクロモーター（中・低速回転型）
p. 超音波スケーラー（歯石除去，根管内洗浄など）
q. 口腔内カメラ
r. マウス
s. 口腔内カメラ制御本体
t. 按頭台（ヘッドレスト）
u. 背板（バックレスト）
v. 肘受
w. 座席（座板）

図3-11 歯科用ユニットと治療椅子

2. 術野の消毒

❶口腔内の消毒

外来治療では10倍希釈のオキシドール水洗浄液，0.03％塩化ベンザルコニウム液または塩化ベンゼトニウム液で口腔粘膜ならびに歯の表面を消毒する。

手術時には，まず歯間に残存している食片を除去したのち，2倍希釈オキシドール水を含んだ綿球で歯および舌表面を摩擦清拭（まさつせいしき）し，10倍希釈のオキシドール水による洗浄を行い，0.03％塩化ベンザルコニウム液または塩化ベンゼトニウム液で2回，口腔粘膜ならびび

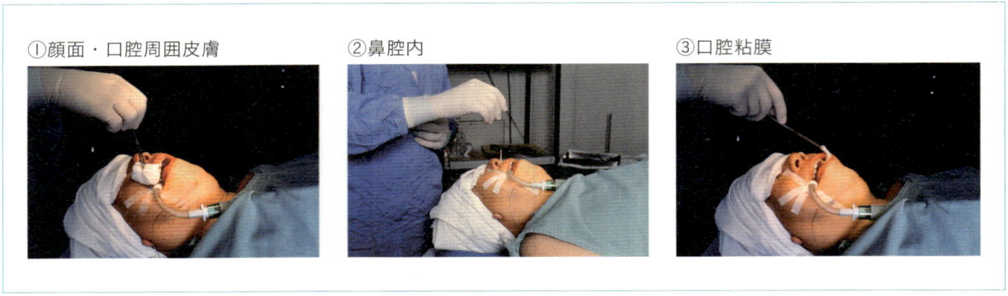

図 3-12 顔面消毒法

に歯の表面を洗浄する。口腔内では特に細菌が付着している歯間部，歯肉嚢や舌根部の消毒を十分に行う必要がある。

❷顔面皮膚の消毒

顔面皮膚の消毒では皮膚表面の消毒を確実に行うことに加え，口唇や口腔粘膜，鼻粘膜，眼球，眼瞼粘膜への刺激性を考慮した消毒法が行われる（図 3-12）。

一般的には次のような方法が行われる。

①顔面・口腔周囲皮膚の洗浄・消毒：10％ポビドンヨードを綿球に浸し，手術野の中心部から同心円を描くように外側に広げて十分な範囲を清拭する。ヨードアレルギーや刺激が強い場合は 0.03％塩化ベンザルコニウム液または塩化ベンゼトニウム液を用いる。乳幼児では生理食塩水を使用することもある。

②鼻腔内の洗浄・消毒：綿棒に 0.03％塩化ベンザルコニウム液または塩化ベンゼトニウム液を浸して清拭する。

③口腔粘膜の洗浄・消毒：小綿球に 0.03％塩化ベンザルコニウム液または塩化ベンゼトニウム液を浸して清拭する。なお，クロルヘキシジンはアレルギーの危険があるため，粘膜には使用できない。

3. 器械・器具の消毒

❶加熱滅菌

歯鏡（デンタルミラー），歯科用鑷子などの治療診断器具，抜歯鉗子などの手術器具や歯の切削器具（タービンヘッド，ハンドピースやバーなど）はオートクレーブあるいは乾熱滅菌を行う。医療器具の消毒は加熱滅菌が基本となっている。しかし，高温の熱を与えると変形などを起こす器具は材質の性状などを考慮し，ほかの方法を選択する。

❷エチレンオキサイド（EOG）滅菌

材質上，加熱できない器具（リーマー，ファイル，プラスチック製口角鉤など）を滅菌する。

❸薬液消毒

(1) 口腔内で使用する器具

①開口測定器，X 線撮影補助器具など：1％次亜塩素酸ナトリウム液に 10 分間浸漬後，

水洗する（長く浸漬すると白濁することがある）。

②X線フィルム（デンタル，オクルーザル）：フィルムカバーを1%次亜塩素酸ナトリウム液で清拭後，水洗する。なお，HBV，HCVなどの保有者では1%次亜塩素酸ナトリウム液の浸漬時間を延長する。

（2）そのほか

①歯科用ユニット，器械戸棚，ブラケットテーブル：0.1%逆性石けん液で清拭する。血液が付着したときには消毒用アルコールまたは1%次亜塩素酸ナトリウム液で清拭する。

②印象剤（アルジネート，シリコンラバー，チオコールラバーなど）：水洗後，1%次亜塩素酸ナトリウム液に10分間浸漬し，水洗する。

4. 院内感染予防

歯科は外来で観血的処置を最も多く行う診療科である。歯科処置における抜歯やインプラント埋入などの手術は明らかに観血処置であるが，スケーリング（歯石を除去する処置），印象採得（義歯などで型を取る処置），抜髄（歯髄を除去する処置）などでも出血が生じ，ほとんどが観血処置となる。歯科の院内感染では血液のほかに唾液が問題となる。唾液自体にはウイルスなどは含まれていないとされているが，唾液の中には歯周病などによって微量な血液が混じっていることが多いため，臨床的には血液と同じように取り扱う。

患者間あるいは患者－医療者間の，血液や唾液からの細菌やウイルスの伝播を防ぐため，歯科外来処置ではゴム手袋（未滅菌，単回使用）を着用する。外来手術やインプラント埋入手術では通常の外科手術と同じ滅菌手袋を使用する。

このほか，歯科特有の問題として歯や技工物（義歯など）切削時の粉塵があり，飛散を防止するため強力な吸引装置を設置する。さらに術者はこれら粉塵からの感染を防ぐため，防御用マスクや眼鏡，さらに手術時に使用するディスポーザブルの帽子などを着用する。インプラント埋入術など無菌手術に近い清潔度を求められている手術では手術室と同様に滅菌された器具，覆い布，術衣などを使用する。

D 歯科における麻酔法

1. 局所麻酔法

局所麻酔薬の作用部位により，表面麻酔，浸潤麻酔，伝達麻酔に分けられる。

1 粘膜表面麻酔法

局所麻酔薬を粘膜表面に塗布し，一時的に表在性の知覚麻痺を起こさせる方法で，浸潤麻酔刺入部の麻酔，粘膜下膿瘍切開時，嘔吐反射予防，気管挿管時などに使われる。麻酔薬の種類は液状やゼリー状の塗布麻酔，噴霧して使用する噴霧麻酔などがある。

2 浸潤麻酔法

麻酔薬を局所の組織内に注入し，浸潤させて，麻酔効果を得る方法で，歯科，口腔外科領域では抜髄，抜歯，小手術などに最も多く利用されている。

❶局所麻酔

口腔内の局所麻酔は歯肉骨膜下に注射し，緻密な骨皮質をとおして歯根膜まで浸潤させるので，麻酔薬の濃度は一般医科で使用されている麻酔薬よりも高い。最も多く使われている局所麻酔薬は2%リドカイン（キシロカイン®など）であり，これにエピネフリンが1/8万～1/10万の割合で添加されている。エピネフリンを加える目的は，エピネフリンには血管の収縮作用があるため，局所麻酔薬を注射部位に長くとどめ，麻酔時間の延長や麻酔効果を高めるためである。しかし，エピネフリン過敏症，心疾患患者，気管支喘息患者（β2刺激薬服用）などへの投与は，ショックや原疾患の悪化などが生じる可能性があるので，エピネフリンを含有していない麻酔薬を選択する。この場合の浸潤麻酔薬にはフェリプレシン（オクタプレシン®）含有のプリロカイン（シタネスト®）や塩酸メピバカイン（カルボカイン®）などがある。

❷歯科用局所麻酔注射器

歯肉骨膜下の浸潤麻酔では麻酔薬の注入に強い手圧による注入圧がかかるため，注射針は外れにくいねじ込み構造になっている。注射針は一般医科で使用している注射針よりかなり細く，太さは27G（0.4mm），30G（0.3mm），33G（0.26mm）で，一般に針が細いほど痛みは感じないとされている。注射液はカートリッジタイプで，内部にはゴムの可動栓が付いている。

歯科の医療事故は浸潤麻酔に関連したものが多いとされているので，過敏症に対する救急処置など迅速な対応が必要である。

❸伝達麻酔

麻酔を必要とする部位よりも中枢側に麻酔薬を注入して知覚神経の伝導路を遮断する方法で，広範な手術や手術部位に浸潤麻酔が行えないとき，浸潤麻酔では効果が不十分なときに応用される。下顎埋伏智歯（親知らず）の抜歯などの際に下顎孔（下歯槽神経）に対する伝達麻酔が最も頻度が高い。しかし，頻度は少ないが，この麻酔で注射針などが直接神経を障害し，神経麻痺などを招くこともある。

2. 全身麻酔法

❶全身麻酔時の注意点

手術室で入院患者の全身麻酔は基本的には一般外科と同様である。しかし，口腔領域の手術は手術野と気管内チューブが同一あるいは近接しているため，手術操作によってチューブが逸脱する可能性があること，気管内チューブ抜管後に血液が気管内に流れ込む

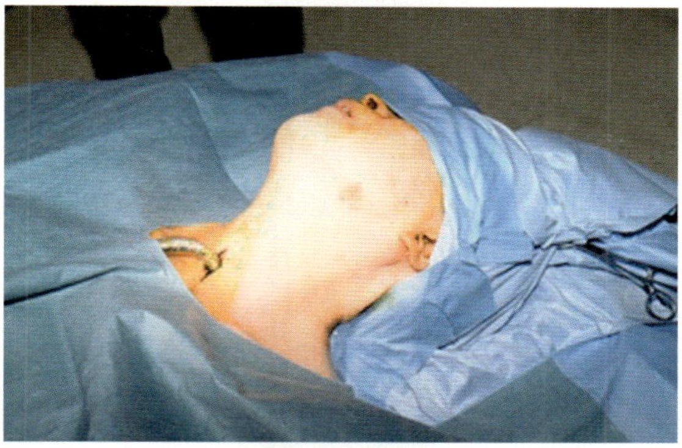

図3-13 全身麻酔（気管切開の例）

可能性があることなど注意すべき点がある。気管内チューブは口腔内が手術野のときには経鼻から挿管されることが多い。開口障害のある患者では口腔内からの操作が困難なため，経鼻から内視鏡を用いて挿管が行われることもある。

病変の切除範囲が広い症例や術後気道閉塞（へいそく）などが予想される症例では気管切開が適応される。いずれの方法でも気管内チューブの位置や固定法などに特に配慮が必要となるため，麻酔科医との連携が欠かせない（図3-13）。

❷全身麻酔までの流れ

緊急患者以外では，通常，外来担当医のもとで全身麻酔下での手術適応となったときに，手術内容とともに全身麻酔を選択する理由，入院日，手術日，おおよその入院期間などの説明が行われ，承諾書を記入する。全身麻酔前に必要な検査は，施設によってやや異なるが，①血液検査（[一般，生化学]，[ワッセルマン反応，B型肝炎ウイルス，C型肝炎ウイルス，エイズなど]），②尿検査，③胸部X線写真，④心電図などが行われる。高齢者や内科的疾患を有している患者は担当医への照会やさらに状態を確認する検査が追加される。その後，看護師から，改めて患者への説明や問診などが行われるが，これは医学的情報（日常生活における体力の程度，体重・身長，アレルギーの有無，既往疾患や常用薬，血圧・脈拍・熱，喫煙や嗜好（しこう）品など）を聴取するだけではなく，全身麻酔や手術への不安を軽減し，手術に向けて精神的な準備を援助するという重要な役割がある。さらに，手術間近な日に麻酔科医からの説明が行われる。麻酔科医からは，麻酔に関する説明のほか，既往歴・各種検査項目・常用薬のチェック，聴診，挿管のための口腔や鼻腔の診察が行われる。

3. 精神鎮静法

歯科治療に対する恐怖心や不安・緊張感を最小限に抑制し，安全な治療を施行するために薬物を使用する方法を**精神鎮静法**という。この精神鎮静法は薬剤の投与方法によって2種類あり，笑気ガスなどを用いる方法は**吸入鎮静法**，鎮静薬を経静脈的に投与する方法を**静脈内鎮静法**という。

全身麻酔では麻酔薬の強力な神経抑制作用により，意識消失，無痛，筋弛緩，呼吸・循環抑制などが発現するが，鎮静法では意識があり，生体の防御反応や反射が維持されているので，安全性は高いとされている。静脈内鎮静法は目標とする鎮静レベルによって，意識下鎮静と深鎮静に分けられる。

静脈内鎮静法は効果の発現が速やかで，確実に安定した鎮静効果が得られ，健忘効果も期待できることなどから，埋伏智歯抜歯などの口腔外科手術，インプラント手術，障害者歯科治療などに施行されている。

E 保存歯科治療

保存歯科治療は，抜歯を行わずに患歯を治療し機能回復を行うことを目的とする。**保存修復**，**歯内治療**，**歯周治療**の３つの治療からなり，歯科治療中で占める割合が最も高い。

1. 保存修復

保存修復とは，う蝕，酸蝕症，摩耗症，エナメル質形成不全などにより歯の硬組織に生じた欠損，破折などに対し，人工修復物を用いて歯の欠損部位を修復し，失われた機能や審美性を回復する処置をいう。

1 保存修復の手順

修復の手順は，歯の欠損状態や修復方法により多少異なるが，医療面接や診療をとおして診断，治療法が決定した後の一般的手順は以下のとおりである。

❶う窩の開拡

う蝕に罹患した歯質を除去するための器具到達を可能にするための最小限の範囲で，残存歯質を除去する。

❷罹患歯質の除去

う蝕罹患歯質を手用または回転切削器具で除去する。徹底した除去がなされないとう蝕の再発が起こる。通常，染色液によって染め出されたう蝕罹患歯質を選択的に除去する。

❸歯髄保護

歯質の切削被害を予防するためには，低速回転の回転切削器具の使用や注水冷却，切削圧の軽減などが推奨される。一方，切削範囲が広範になり，切削面と歯髄腔との間に介在する象牙質の厚みが十分でない場合には術後不快症状が発現する可能性が危惧される。この原因は修復材の温熱の良導性や材料自体の刺激性に起因する歯髄刺激であるので，温熱の不良導体でかつ，歯髄刺激の少ないセメントなどの材料で裏層を行うことでこれらを回避することができる。また，歯髄の生活反応を保護，賦活するための薬効を有する材料を使用して覆髄を行うことも有効である。

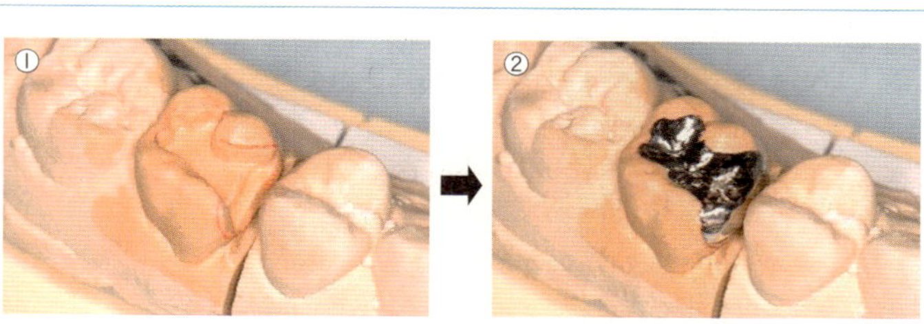

①技工用模型
②仕上げ研磨されたインレー

図3-14 間接法充填物の製作

❹窩洞形成

窩洞とは，歯の硬組織欠損を削除修正し，修復のために適した形態にした窩室をいい，この操作を窩洞形成という。窩洞の修復法には直接法と間接法があり，それぞれに適した窩洞形態に仕上げる。

❺修復

(1) 直接法による修復

直接法は成形可能な修復材料を緊密かつ過不足なく窩洞内に填塞し，硬化させる。窩洞との接着性を有さず，硬化時に収縮する充填材料（可視光線重合型レジンが代表的）は接着材を介在させて歯質と充填材の適合性を確保する。

(2) 直接法充填物の仕上げ研磨

硬化後，修復物の対合歯や隣在歯との接触状態を調整してから，充填物辺縁と残存歯面とを等高平坦に移行するようすり合わせ，かつ修復物表面を滑沢にして汚物の沈着を防止するようにする。

(3) 間接法による修復

間接法は窩洞の形態を口腔外で再現した技工用模型上で製作した修復物を，接着材料を介在させて窩洞内に装着する。一般に技工用模型は，窩洞の印象を採得した印象材に模型材（多くは歯科用石膏）を注入して作製する。近年，間接法修復物は金属だけでなく，レジンやセラミックなども増加している（図3-14）。技工操作で作られた修復物（インレー*など）は口腔内で試適した後，口腔外で修復物の対合歯や隣在歯との接触状態を調整し，仕上げ研磨してからセメントで窩洞に合着する。

2 窩洞形成用器具

う窩の開拡や窩洞形成は，歯の硬組織を削り，修復に適した窩洞形態を形成するため，特殊な切削器具を必要とする。またその器具は常に清潔で鋭利な状態でなければならない。

---

* **インレー**：技工室で作製された窩洞模型に適合する固形修復物。これを口腔内の窩洞にセメントで合着して形態と機能を回復させる。歯の咬頭と咬頭の内側に入る形態のものをインレー（Inlay）といい，いくつかの咬頭を被覆して歯の上に載せる形態のものをアンレー（Onlay）という。さらに，すべての咬頭と歯冠全体に被せる形態のものをクラウン（Crown）という。

(1) 手用切削器具

回転切削器具の発達に伴い，臨床の場での使用頻度は減少している。

(2) 回転切削器械と器具

回転切削器具は近年急速に発展を遂げ，特に高速回転切削器具の開発により歯科治療の疼痛（とうつう）の減少や能率化が可能となり，歯科治療が一段と向上した。

3 修復材

修復材はその技術的特性により，成形修復（アマルガム，レジン），インレー修復（金属，レジン，セラミック）に分けられ，それぞれのもつ特徴を生かして行われる。

4 歯科用セメント

歯科用セメントは合着（ごうちゃく）用，仮封（かふう）用，充塡用と多種類のセメント類が開発されている。

2. 歯内療法

う蝕（しょく）の深部への進行により，歯髄（しずい）が露出したり，歯髄組織に炎症が生じたりした場合の歯髄の処置や，歯髄死を起こした感染根管などの歯髄関連病変の治療を歯内療法という。

1 歯髄鎮静療法

歯髄充血や歯髄炎などの歯髄病変で歯髄組織の鎮静を要するときに，ラウンドバー，エキスカベーターなどでう蝕罹患（りかん）象牙質を可能な限り除去し，歯髄に近接する象牙質に鎮静作用のある薬（ユージノール，フェノールカンファーなど）を貼付（ちょうふ）し，ユージノールセメントにて仮封する（図 3-15a）。

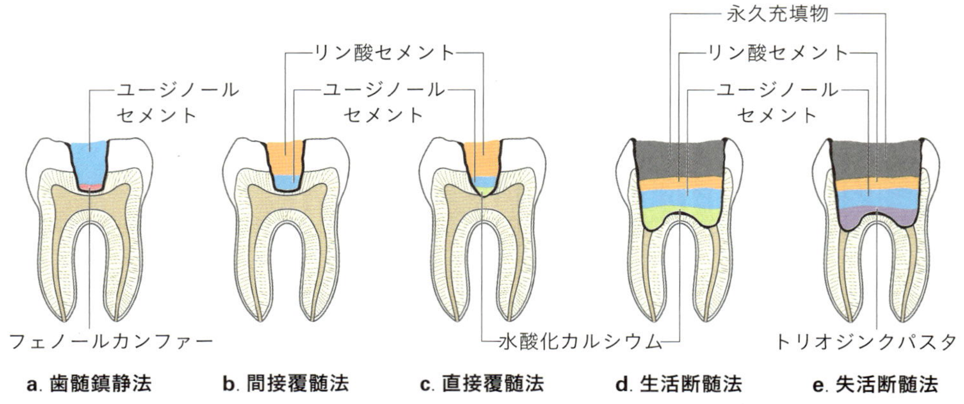

図 3-15 歯内療法の種類

2 覆髄法

う蝕罹患象牙質を除去した際に，歯髄を被覆する象牙質が非常に薄くなったり，または歯髄が一部露出したりした場合に，歯髄を保護するために行う処置で，前者に対しては**間接覆髄法**，後者に対しては**直接覆髄法**を行う（図3-15b・c）。

3 歯髄切断法（生活断髄法・失活断髄法）

歯冠部歯髄に炎症が限局しているとき，罹患した歯冠部歯髄を除去し，歯冠部歯髄と歯根部歯髄の境界で歯髄を切断する。**生活断髄法**は露出した歯根部歯髄切断面に水酸化カルシウム製剤を貼薬して歯根部歯髄を生活状態のまま保存する方法（図3-15d）。

失活断髄法は露出した歯根部歯髄切断面に乾屍剤（トリオジンクパスタ）を貼薬して歯根部歯髄を除活し，ミイラ化して保存する方法（図3-15e）。

4 抜髄法

歯髄の炎症が歯根に及んでいる場合の治療法で，歯髄を全摘した後，生じた空洞に**根管充塡**する方法である。

抜髄法には麻酔下で抜髄する直接抜髄法と，あらかじめ窩洞内に亜ヒ酸パスタを封入して歯髄を除活した後に抜髄する間接抜髄法がある。

5 感染根管治療

感染根管とは，歯髄が壊死，壊疽に陥り，根管内が汚染された状態をいい，このまま放置すると根尖に病巣が生じる。治療としては，根管内の壊死歯髄片や腐敗物を除去するために，根管内を機械的・化学的に拡大清掃，消毒する。このような，根管治療を数回繰り返して根管内の細菌数が十分に減少したことが確認された後に根管充塡を行う。

6 根管充塡

抜髄または感染根管治療の最終段階として，根管内の内容物を除去した空洞に**根管充塡材**（主として**ガッタパーチャポイント**や**キャナルシーラー**など）を充塡する。

7 ラバーダム防湿法

歯髄切断法，抜髄，感染根管治療の際に，唾液による髄腔内や根管内の汚染を防止するために**ラバーダム防湿法**（図3-16）が用いられる。本法は，口腔内細菌の感染防止だけでなく，根管治療用小器具の誤飲防止にも有効である。歯冠修復を行う際にも，修復材を塡塞するときに唾液の流入を防ぐとともに，呼気による湿気をも排除し，理想的な塡塞を行うのに有効である。

ロール綿を用いた簡易防湿法もあるが，ラバーダム防湿法に比べ防湿効果は劣る。

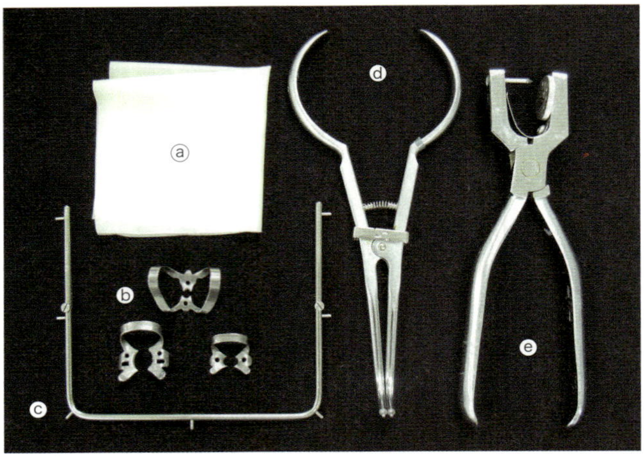

図3-16 ラバーダム防湿法で用いる器具(ラバーダムセット)

3. 歯周治療

歯周病(主として歯肉炎と歯周炎)は**プラーク**(歯垢(しこう))を主因とする炎症性疾患であるため,治療法としては,炎症の原因となる因子を除去し,組織の修復能力を促進させる**原因除去療法**が主体となる。これが徹底して行えないと症状が一時的に改善するだけで治癒(ちゆ)せず,または治癒したようにみえてもすぐに再発することを念頭に置くべきである。

1 患者の動機付け

歯周治療の基本は原因除去療法としての継続的なプラークコントロールであり,患者に歯周治療の重要性を説明し,理解を得るとともにモチベーションを上げ,コンプライアンスを獲得することが必要である。

2 診察・診断と治療計画立案

患者の理解を得るためには十分な診察を行い,的確な診断ができるだけでなく,患者の全身状態や希望を考慮して治療計画を立案することが重要である。

Column

再生療法

歯周病によって失われた歯周組織を取り戻すために,再生療法が用いられている。代表的な再生療法として,歯周組織再生誘導術(guided tissue regeneration;GTR)と骨再生誘導術(guided bone regeneration;GBR)があげられる。

3 歯周基本治療

歯周基本治療の目的はプラークの低減を図ることと炎症のコントロールであり，口腔(こうくう)清掃指導が主体であるが，プラークコントロールの障害となるプラーク増加因子（プラークリテンションファクター）を除去するために，PMTC（professional mechanical tooth cleaning；プロフェッショナルメカニカルトゥースクリーニング）*やスケーリング*，SRP（scaling root plaining；スケーリングとルートプレーニング）*，歯周ポケット掻爬(そうは)術（盲嚢掻爬術またはキュレッタージ）などに加えて不良補綴(ほてつ)物の改善や咬合性(こうごうせい)外傷に対する処置（咬合調整や暫間固定など）を行う。

4 再評価

歯周基本治療後には再評価を行って治療効果を確認し，治療計画を修正することが重要である。

5 修正治療

再評価の結果で，歯周基本治療では治癒しなかった部分に修正治療を行う。炎症が軽減しても深いポケットが残る部位には局所化学療法（local drug delivery system；LDDS）の応用や，新付着術（excisional new attachment procedure；ENAP），歯肉切除術，歯肉剥(はく)離掻爬術（フラップ手術）などの歯周外科手術や，動揺歯には永久固定などを行う。

F 歯科補綴治療

補綴装置とは，一般的に身体の欠損部を補う人工器官のことである。

歯科補綴は，主として歯および歯槽骨，口蓋(こうがい)の欠損を広義の**義歯**によって補い，歯の形態のみならず，咀嚼(そしゃく)，発音などの機能と顔面の外観を回復させる歯科独特の治療法の一つである。処置手順は，外来治療室で歯科医が行う処置と，技工室で装置をつくる**技工操作**に大別され，後者は主として専門の**歯科技工士**が担当する。

歯科補綴の外来処置の内容は補綴装置の種類により異なるが，次のものに大別される。

①補綴装置製作のための前準備（歯石除去，歯肉圧排(あっぱい)，歯間分離，支台歯(しだいし)形成，印象採得(いんしょうさいとく)，咬合採得など）

②中間製作物の試適あるいは調整

＊ **PMTC**：（有資格者による）歯の機械的清掃。

＊ **スケーリング**：プラークの石灰化物である歯石を歯表面から機械的に除去すること。手用スケーラー，超音波スケーラーなどで行う方法がある。

＊ **SRP**：スケーリングとルートプレーニングの略。ルートプレーニングは，スケーリング完了後に歯周病に罹患した歯根面（特に歯肉縁下）を手用スケーラーで滑沢に仕上げることで歯根面を生物学的に改善する処置である。

③完成補綴装置の試適，仮装着

④永久装着

⑤予後管理，メンテナンス

⑥補綴装置の破損の修理

1　補綴装置の種類

補綴装置は使う場面により図 3-17 に示すように分類される。

固定式は，歯に歯科用接着剤（セメント）で合着し固定するタイプである。可撤式は患者自身が口腔内で着脱し，清掃するタイプである。可撤式には通常，人工歯を支えるために歯の欠損部粘膜を覆う基盤（床）がついているので，**有床義歯**ともよばれる（図 3-18）。

最近，注目されているインプラント義歯は，欠損部の顎骨内に**人工歯根**（チタン，チタン・ヒドロキシアパタイト複合体など）を埋入し，骨に癒着させた後に，これを支えとして，冠や義歯を装着するものである。

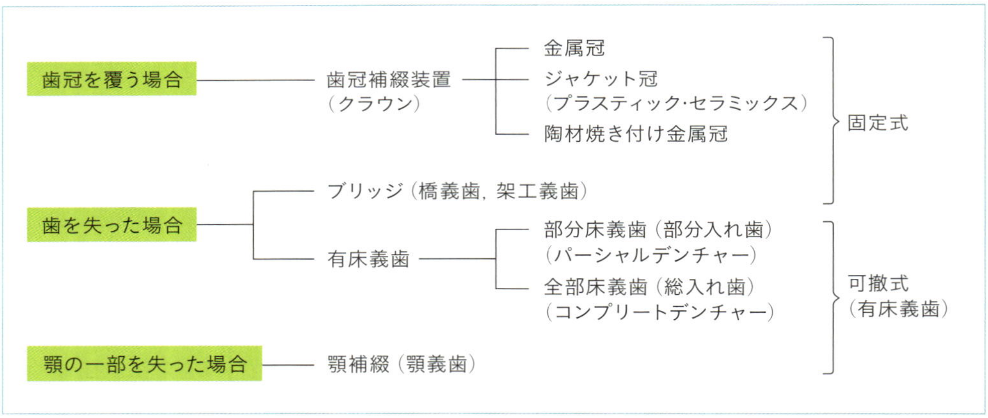

図 3-17　補綴装置の分類

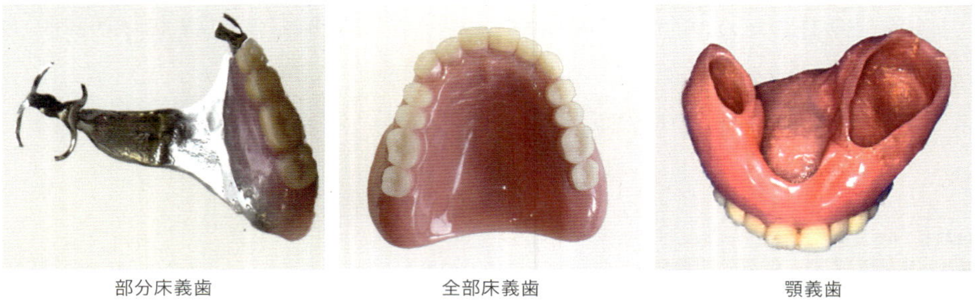

図 3-18　有床義歯

2 外来での補綴的処置

有床義歯の製作では，残存歯および欠損部歯槽堤の**印象採得**を行い，**石膏模型**を製作する。冠，橋義歯などの製作では，まず支台歯の切削形成を行う。次に，支台歯の印象を採得し，これに石膏を注入し，石膏模型をつくる。技工室で，これらの模型上で補綴装置を製作する。歯の切削に用いる器械・器具は，保存治療におけるものと同様である。

3 印象採得

歯や顎堤などの口腔内組織の“型を取る”ことを印象採得という。可塑性の状態の**印象材**を，型を取ろうとする対象に圧接して硬化させ，除去すると陰型が取れる。これに石膏を注入し，硬化後に取りはずすと石膏模型ができる。多くの補綴装置はこの模型上で製作する。

4 咬合採得

上下顎の歯列が咬合したときの位置関係を記録する操作を**咬合採得**という。

5 試適（中間製作物）

床義歯では，咬合採得に用いた咬合堤（ワックス）の中に既製の人工歯を並べ，歯肉部のワックスを彫刻して，義歯の概形（**蠟義歯**）をつくる。特に前歯部を含む義歯では，この蠟義歯を患者の口腔内に入れて，人工歯の位置や形，色などが患者の顔貌に調和するか，また患者の希望にかなうかを調べる。もし必要ならば，人工歯の位置を修正して，患者の満足を得るようにする。

6 装着

冠・橋義歯では，技工室で完成した補綴装置を口腔内に試適し，咬合や隣在歯との接触関係などを調整した後に，歯科用セメントなどの合着材で支台歯に合着する。

床義歯では，床と顎堤や周囲の粘膜との適合度を調整する。また，**咬合紙**（**カーボン紙**）を咬合面上に置いて咬合させ，接触状況を調べ，咬合調整する。

7 補綴装置完成時の患者指導

初めての義歯装着者には，その補綴装置の構造や機能の限界を説明し，着脱法，清掃法，保管法などを指導する。

8 義歯使用上の注意

義歯を使用する患者に対しては，以下の注意が必要である。

①初めて可撤式の有床義歯を装着した場合，異物感に慣れるよう努力が必要である。硬

いもの，大きな食片は避け，軟らかい食事から徐々に慣らしていく。

②総義歯では，前歯で食物をかじると義歯がはずれやすいので，大きい食物は細分し，奥歯に入れ，左右両側でかむ。

③口蓋を床で覆っている場合には，温度に対する感覚が鈍くなるので，咽頭をやけどしないように，熱い食物はよく冷ましてから食べる。

④義歯にも歯垢様沈着物（デンチャープラーク）が付着し，真菌類が繁殖して義歯性口内炎を起こすことがある。歯ブラシで軽く刷掃することと，夜間，義歯清掃剤へ浸漬することが望ましい。しかし，熱湯への浸漬は義歯を変形させるため禁忌である。

⑤夜間就寝時は，基本的には義歯をはずして，水を満たした容器に入れ，乾燥しないように保管する。これは就寝中に義歯床下の粘膜や骨を安静にし，健全にするためである。ただし，歯科医の指示で夜間もはずさない場合もある。

⑥バネ（鉤）が緩んではずれやすくなった義歯は，修理あるいは再製作する。はずれやすい小型の義歯は，誤嚥の危険がある。

⑦床縁が粘膜を刺激し，傷つける義歯は使用を中止し，歯科医の診察を受けさせる。褥瘡性潰瘍をつくり，さらに悪性化する危険もある。

G 口腔外科治療

口腔外科の外来治療は，抜歯などの小手術が多いことが特徴である。このように観血処置が多いなかで処置を安全に行うためには，基準に沿った消毒・滅菌を確実に施行することや，術者と介助する側が協調して対応することが求められる。

1. 外来での治療，手術

口腔外科外来では，抜歯，膿瘍切開，小さな良性腫瘍や囊胞の摘出手術，歯根尖（端）切除手術，インプラント（人工歯根）埋入手術，顎堤形成・骨移植手術，唾石摘出術，辺縁性歯周炎（歯槽膿漏症）の外科手術など多種な観血的処置のほかに，口内炎，顎関節症，神経系疾患などに対する非観血的な処置も行われる。

外来手術は歯科用治療椅子で行われ，手術の部位や内容に応じて椅子の高さ，背板の傾斜，按頭台の位置を調整する。

1 抜歯の処置

最も多い手術は抜歯である。抜歯は通常，まず部位を確認後，口腔内を消毒，浸潤麻酔を行う。麻酔効果が出てきた頃に，抜歯予定歯の部位や形態などからあらかじめ選んだ抜歯鉗子やヘーベル（抜歯用器具）を用いて施術を行う。抜歯後は歯根周囲の病巣を除去するため鋭匙で抜歯窩を掻爬し，骨の鋭縁が残ったときには骨鉗子，骨ヤスリで鋭縁部の整形を行う。その後，創を消毒，ガーゼ塊をかませて圧迫止血を図る。

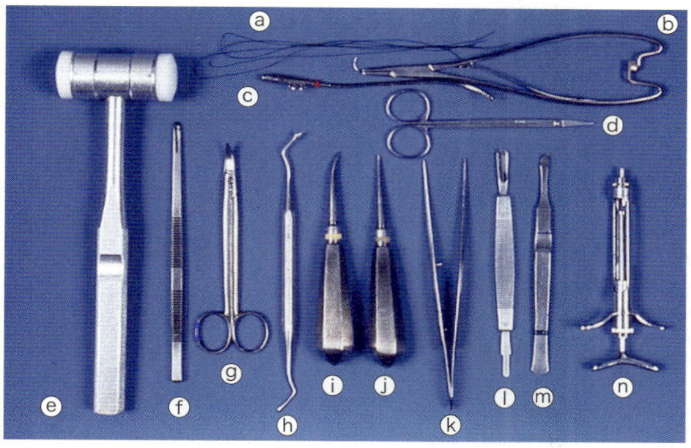

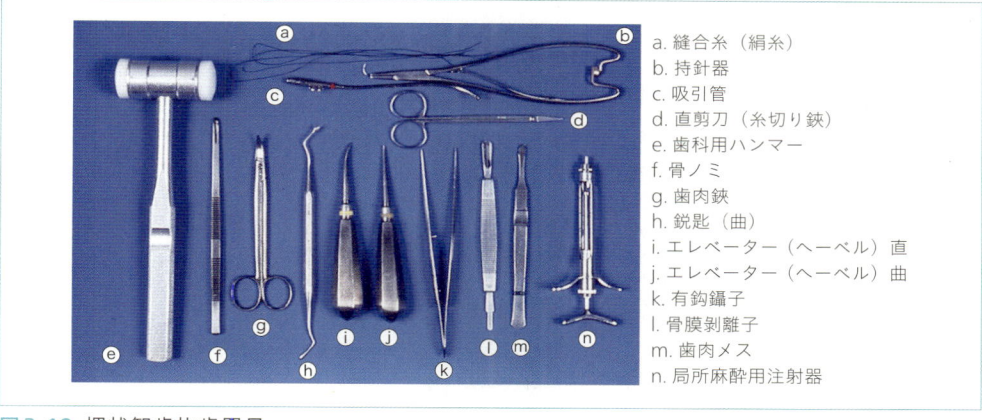

a. 縫合糸（絹糸）
b. 持針器
c. 吸引管
d. 直剪刀（糸切り鋏）
e. 歯科用ハンマー
f. 骨ノミ
g. 歯肉鋏
h. 鋭匙（曲）
i. エレベーター（へーベル）直
j. エレベーター（へーベル）曲
k. 有鉤鑷子
l. 骨膜剝離子
m. 歯肉メス
n. 局所麻酔用注射器

図3-19 埋状智歯抜歯器具

下顎智歯は埋伏していることが多く，通常の抜歯とは異なり，歯肉の切開，歯を被覆している骨の削去，歯の分割などの処置が加わる（図3-19）。このため埋伏智歯抜歯では手術侵襲も大きくなり，術後の疼痛，腫脹，開口障害などの炎症反応が強く出ることが多い。手術前にこれらの点を十分に説明する必要があり，このような処置では抗菌薬や消炎鎮痛剤の処方は必須となる。

2 抜歯終了後の対応

抜歯後は注意事項（図3-20）を説明する。まず，患者には抜歯後出血を起こさないように，圧迫止血のためのガーゼをしっかりかむように指示する。抜歯創を歯肉で閉創することが難しいことが多いので，このため完全に止血するまで唾液に血液が少量混じることがあるが，患者には心配ない旨を説明する。さらに，術後の抗菌薬や鎮痛剤を適切に服用するように指導する。

3 歯科インプラント（人工歯根）埋入術

インプラントとはからだの中に埋め込む医療機器や材料の総称で，たとえば心臓ペースメーカーや人工骨頭などがある。歯科では顎骨に人工の歯根を埋め込み，失った歯の機能を再生する歯科インプラント（人工歯根）の処置が広く行われている。歯科インプラントの材料は体内に埋め込まれても為害作用を起こさない金属のチタンが使われ，顎骨と接するインプラント体の表面は歯や骨などに含まれるハイドロキシアパタイトでコーティングされていることがある。これによって顎骨とインプラント体の結合が強まるとされる。歯科インプラントの構造は歯冠の土台（支台）と歯根部が一体化したものと，歯冠の土台と歯根部が分かれたものがあり，後者は内部が中空になっている。前者は歯科インプラントを埋入し生着後，歯冠補綴を行って歯としての機能が発揮でき，1回の手術で終了するので1回法といわれる。これに対し後者は，まず歯根部を埋入し生着後，さらに歯冠の土台を挿入し，その後，歯冠補綴を行い2度処置が行われることから2回法とされている。

抜歯された患者さんへ

1） 抜歯後，ガーゼは 20 分くらい強くかみ続けてください。それでも出血が続くようでしたら，さらに 20 分間ガーゼをかんでください。

2） 抜歯後２～３時間は，唾液にうすい血液がまざったり，痛みが続くことがあります。しばらくたっても激しい痛み，または出血が多いようでしたら，午後５時までにお電話ください。

3） 抜いた部分は，気になっても手を触れたりしないでください。また，出血を早く止めるには，当日はうがいはさけ，どうしても気持ちの悪いときは，かるくうがいするようにしてください。決して強くうがいをしないでください。

4） 当日は入浴・飲酒・激しい運動はさけてください。

5） 抜いた部分がはれることがあります。そのときは，水でぬらしたタオルで冷やす程度にして，氷は使用しないでください。

6） 当日は硬い食物はさけ，そのほかはいつものような食事をお摂りください。

○○歯科病院　口腔外科受付

電話（03）○○○○－△△△△　内線　○○○

図 3-20 抜歯患者への注意事項（パンフレット）

異物であるインプラント体が生体内で生着するためには，感染のない創傷治癒過程が重要であるが，2 回法ではインプラント体の歯根部が 2 次手術までの期間，外界から完全に遮断された状態であるため，生着条件には有利と考えられる。2 回法でインプラント体が埋入され 2 次手術が行われるのは，通常，上顎で 6 か月，下顎で 3 か月とされ，2 次手術から最終補綴までの時期は 1 か月以内である。上下顎骨での期間の違いは，下顎骨では上顎骨に比べ，骨皮質が厚いなどの解剖学的な差があることによる。

インプラント手術は異物の埋入術なので，確実な無菌手術が求められる。しかし，歯科インプラント埋入術は口腔内という細菌が多い所での手術なので，無菌手術はほとんど不可能である。このため一般手術室に準じた滅菌・消毒と清潔操作を徹底することで細菌の介入を阻止する。埋入術は，手術は可能な限り独立したスペースで行い，術者，助手，介助者は規定の手洗い後，滅菌した術衣，帽子を着用し，滅菌消毒した器械・器具を使用する。一般に消毒が困難な電気エンジンやエアタービンでは，術者が把持するハンドピース部やヘッド部分は高圧滅菌消毒を行い，それぞれのコードはコードカバーで被包する。

2. 入院での治療

口腔外科の入院手術は，①顎骨囊胞，顎骨腫瘍，顎骨変形症，顎骨骨折などに対する病巣摘出術顎骨切除，あるいは切離手術，②軟組織腫瘍，口腔軟組織の病巣摘出手術，③口蓋裂に対する形成手術，さらには④口腔悪性腫瘍切除術，頸部郭清術など顎下・頸部に対する手術などが行われるが，これらの手術に加えて遊離，あるいは有茎の筋·皮弁移植術，骨移植術などの再建手術も行われる。さらに，埋伏歯抜去術，インプラント埋入術，顎堤形成術などの歯科外科的な手術も，入院のうえ，全身麻酔あるいは精神鎮静法によって行われている。

口腔外科の手術は，次のような特徴に留意して手術法，麻酔法，介助あるいは看護の方法が決められている。

①単に病巣を除去するだけではなく，同時に形態，機能の回復を図るための再建を考えた手術が必要になる。

②手術野を無菌状態に保つことの難しい口腔を含むか，極めて接近している。これらは手術野によって3つに分類される。

- 手術野が口腔外に限定され，終始無菌状態を保つことのできる手術
- 手術野が口腔内にあり，無菌状態を保つことのできない手術
- 手術野が口腔内外の双方にわたっているが，口腔と交通している部分を閉鎖後，途中から無菌的な状態でできる手術

③口腔の部位的な特徴として，頭頸部の一部を成していること，呼吸器，栄養摂取路の一部を構成していること，歯，顎骨という特殊な臓器を含んでいることがあげられる。

口腔外科の手術では，覆い布のかけ方にも特徴がある。手術野が比較的狭いものでは，穴あき（図3-21）を使用する。ディスポーザブルの覆い布は小，中，大から選択する。手術野が顎下，頸部にわたる場合には，覆い布で頭部を包み，いわゆるU字型の覆い布を使用し，術野を確保する（図3-22）。

口腔内に終始する手術でも，最後は無菌的に縫合閉鎖する手術が少なくない。その場合，最終段階の無菌的な操作のときには，汚染された覆い布，器具などを新しい消毒済みのものに取り換える。

3. 薬物療法

口腔外科では，口内炎や顎関節症などの非観血的な処置，すなわち口腔内科的な治療も多く行われる。薬物療法で最も多いのは，歯性感染症や抜歯など外来手術後に投与される抗菌薬と消炎鎮痛薬である。これらの薬剤は経口投与が主体であるが，感染などが中等度以上になると静脈内投与が行われる。

内服以外の投与では，口腔疾患に特徴的な含嗽剤，口腔内軟膏，トローチなどがある。一般的には，これらの局所投与の薬物は，毎食後，食間，就寝前など食事の影響を受けな

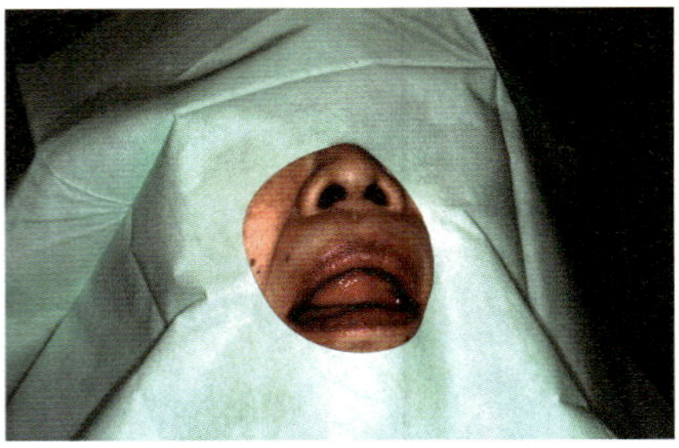

図 3-21 穴あきの覆い布

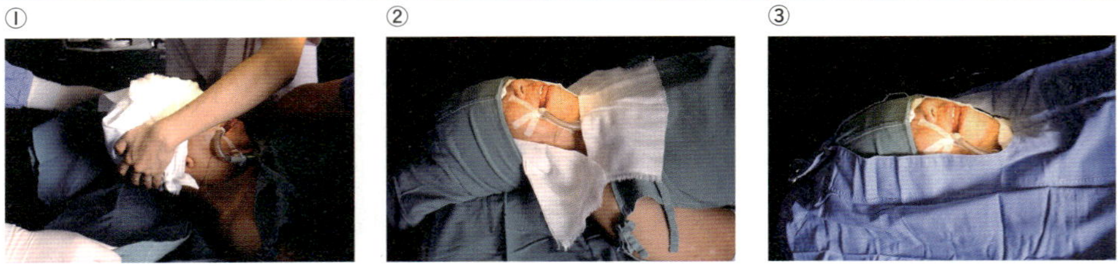

図 3-22 覆い布のかけ方（口腔外科手術患者）

い時間に使用するようになっている。口内炎のアフタに対する貼付剤など使用法がやや煩雑なものもある。

H 歯科矯正治療

1. 歯科矯正治療

歯科矯正治療は，いわゆる歯並びを直す治療で，歯科矯正の専門歯科医によって行われる。治療は，顎骨の発育時期に歯や歯列に装置をつけ，ワイヤーやバネあるいは合成樹脂の弱い持続的な力を利用して歯列を整え，咬合の改善を図ることである。これらの非観血的な処置によって，審美的な問題だけではなく，咀嚼や発音機能などの改善も可能となる。

2. 外科的矯正手術

下顎が上顎に比べて相対的に大きいいわゆる受け口（反対咬合）などの症例では，骨格の大きさが問題なため，通常の歯科矯正処置によって歯列を整えても咬合関係が改善できないことがある。このような，上下顎骨の骨格の相対的大きさの異常，顎骨の左右非対称などを呈する疾患は顎変形症とよばれ，このなかには下顎前突症，小下顎症，上顎前突症，開咬症，顔面非対称などの疾患が含まれ，外科的矯正手術の対象になることが多い。外科的矯正手術は顎骨を切離して上下関係を改善する手術であるが，個々の歯並びまで操作はできないため，多くの場合，手術の前後に歯科矯正治療を併用して，より確実な咬合関係をつくる。

I 歯科における救急治療

1. 全身偶発症・合併症

1 神経性ショック（いわゆる脳貧血）

神経性ショックは一過性の脳全体の血流低下が起こり，失神，めまい，ふらつきなどの症状が出現する。まれに歯科治療前に器械類を目にしただけで気分が悪くなり，失神する患者もいるが，多くは局所麻酔時や歯の切削中，あるいは処置が長時間におよび麻酔が醒めて疼痛（とうつう）が出てきたときなど不安感がピークに達したときに起きる。また，睡眠不足や空腹のときに起こりやすいともいわれている。前駆（ぜんく）症状は悪心（おしん），発汗，顔面蒼白（そうはく）などなので，これらの症状が出たときには直ちに治療を中断し，以下のような処置を講じる。

①口内の異物，治療器具を除去する。
②治療椅子（いす）全体を頭部が低くなるように傾斜させる。
③衣服を緩め，呼びかけで患者の反応を確認する。
④ゆっくり深呼吸をするよう指示し，脈拍，呼吸，血圧などのバイタルサインを観察する。

通常は不安感が取り除かれれば数分以内に回復するが，回復が遅い場合には酸素吸入を実施し，ほかの合併症を考えて処置を行う。

2 アナフィラキシーショック

アナフィラキシーショックは，原因抗原に感作（かんさ）されたヒトが，再度抗原に曝露（ばくろ）されたときに生じる即時型アレルギー反応で，歯科外来で可能性の高い原因物質には，抗菌薬，消炎鎮痛薬，局所麻酔薬，ラテックス（ゴム手袋）などがあげられる。アナフィラキシーショックは口内異常感，しびれ，冷汗，虚脱感，胸部不快感，動悸，喉頭狭窄感（こうとうきょうさく）などが短時間で起こる。前述の神経性ショックとは異なり呼吸器症状が出現し，重篤な状態へ進行するものも少なくない。

処置は早期診断のもと，患者を仰臥位（ぎょうがい）にし，足をやや高めにし，脳への血流確保に努める。気道の狭窄の程度をチェックして気道の確保を行い，さらに循環動態を把握して血管確保を行う。これらの処置では一刻を争う事態にもなり得るので専門性の高い医師との連携が必須である。

3 気道閉塞

口腔は鼻腔と共に呼吸路となっているため，術後の炎症，感染症，アレルギー，腫瘍，舌根沈下，分泌物，凝血塊など様々な原因によって気道閉塞が起こり呼吸障害を起こすことがある。

症状は努力呼吸やシーソー呼吸などの呼吸状態の変化，呼吸器の雑音，酸素不足によるチアノーゼなどがみられる。処置は口腔内の疾患が原因で生じた呼吸障害は，鼻腔からのエアウェイ（鼻咽腔チューブ）の挿入が有効である。しかし，腫脹が咽喉頭に及んでエアウェイに効果がないときには気管内挿管や緊急気管切開が必要となる。凝血塊や粘稠な分泌物で口腔，咽頭が閉塞して起こった呼吸障害では直ちに吸引器などで閉塞物を除去する。

4 過換気症候群

過換気症候群の患者では治療に対する不安や恐怖，疼痛刺激などが原因となって，過呼吸状態が起こり血液中の炭酸ガス濃度が低下し，このため呼吸中枢で呼吸が抑制され，呼吸困難，全身痙攣，胸痛，硬直症状などの症状を示す。他覚的所見として「助産婦の手」とよばれる手をすぼめたような形がみられることが特徴である。治療は意識的に呼吸を遅らせるあるいは一時呼吸を止めるなどをすると快方に向かう。神経質な人や精神が不安定な人に起こりやすく，ショックと間違えて酸素吸入すると逆効果となる。

5 局所麻酔中毒

局所麻酔中毒は局所麻酔薬を短時間に多量に使用したとき，あるいは過敏症のときに生じる。症状は不安感の訴え，血圧上昇，脈拍・呼吸数の増加などである。通常は自然に回復するが，重症になることもある。

6 合併疾患の急性増悪

高血圧症，心疾患，内分泌疾患，てんかんなど，いわゆる持病を有している患者では顎口腔疾患の進行や治療によるストレス，投与薬剤の影響などから原疾患が悪化することがある。既往歴などを十分に把握し，日常のきめ細かな診察が必要である。

2. 局所偶発症・合併症

1 抜歯に関連したもの

抜歯に関連した主な局所偶発症・合併症には以下のようなものがある。

❶隣在歯の損傷

抜歯鉗子やヘーベルなどを用いて抜去する歯の脱臼を図っているときに，誤って隣在歯に力がかかり，その歯に損傷を与えてしまう。

❷顎骨骨折

下顎埋伏智歯抜歯などで術中，骨ノミの粗暴な使用あるいは過大な力をかけたときなどに起きる。

❸神経・血管の損傷

下顎骨内には下顎管があり，内部に下歯槽神経と下歯槽動静脈が通っている。解剖学的に下顎の歯のなかで下歯槽管に最も近いのは智歯で，このため下顎埋伏智歯の抜歯の際，下顎管を損傷する可能性が高くなる。下顎管を損傷すると動脈性の出血やオトガイ神経麻痺がみられる。

❹上顎洞穿孔

上顎洞内に歯根が露出する頻度は上顎大臼歯が最も高い。このような歯の抜歯では上顎洞に穿孔する場合もある。

❺歯の迷入

抜歯の際，誤って上顎洞や周囲軟組織内に歯を迷入させることがある。上顎洞内への迷入は上顎大臼歯，周囲軟組織内への迷入は下顎智歯で多い。

2 歯科治療に関連したもの

歯科治療に関連した主な局所偶発症・合併症には以下のようなものがある。

❶治療中の異物の誤飲・誤嚥

リーマーなどの治療用小器具，充塡物，補綴物，抜去歯などを誤飲，誤嚥したときには，咽頭部にとどまっているか，あるいは食道や気管内に迷入したかを直ちに調べなければならない。異物が下咽頭にあるときには，咽頭部の刺激によって嘔吐反射を起こすことが多い。食道内にとどまっているときには嚥下痛を訴える。気管内にある場合には咳嗽反射*が強く，時に呼吸困難を訴える。

胃内に落下したものは，4日以内に排泄されることが多い。繊維性食品を十分に摂らせ，経時的にX線写真で異物移動を確認できれば，排便とともに排泄され大きな問題はない。一方，気管支内に落下したものは直ちに専門医へ依頼し，気管支ファイバーなどによって摘出する必要がある。

❷切削器具などによる組織損傷

歯科では高速の回転切削器具を多用するためこれらの器具によるによる舌，頰粘膜の損傷がみられることがある。傷が深くなると出血も多くなるので，縫合処置が必要となる。

❸そのほか

加熱した治療器具による熱傷，根管治療の薬液漏洩による化学的損傷，エア・シリンジによる気腫，大開口時の顎関節脱臼などの偶発症がある。それぞれに応じた応急処置を行う。

＊ **咳嗽反射**：いわゆる“せき”をいう。気道あるいは上部気道粘膜に，機械的刺激などを与えたときに起こる反射のこと。

J 歯・口腔疾患の予防

1. 歯と歯周組織疾患の予防

1 母体の健康

歯は乳歯胚（にゅうしはい）のみならず永久歯胚も胎児期に形成されるため，妊娠中の母体の健康はその子どもの乳歯・永久歯の形成に深く関与している。また，出産後も母乳などを通じて乳児の歯の成長・発育に大きな影響を与える。妊婦は母体自身の健康を保つだけでなく，母体の中で成長発育している胎児，あるいは哺乳中の乳児についても考慮しなければならない。日常の母体の全身的健康管理のほかに，胎児の歯の成長発育に必要な栄養素の摂取，特に良質なたんぱく質やカルシウム，リンなどの無機質，ビタミンA・Dなどの摂取に留意する必要がある。

妊婦においては，①口腔（こうくう）清掃度の低下，②内分泌機能の変化，③唾液（だえき）の酸性化，④食事回数の増加，⑤偏食，⑥情緒不安定，⑦歯科治療の敬遠，などの原因によって口腔内環境が悪化する。そのためにう蝕（しょく），歯周疾患，口腔粘膜（ねんまく）疾患が発生しやすくなる。これらの原因に留意し，母体の口腔内の健康を保つ必要がある。

2 口腔清掃

歯科2大疾患といわれる**う蝕**と**歯周疾患**は，歯面や歯周組織に付着する**プラーク**によって発症する疾病である。コレラ・赤痢（せきり）などの外来性の菌による感染症と異なり，口腔内に常在する細菌によって引き起こされる疾患である。疾患予防のためにはプラークの除去が必要であり，これを**口腔清掃**という。

❶プラークコントロール

口腔内を常時プラークのない状態にすることは不可能である。現実的には，歯肉に炎症を生じない程度にプラークの付着を抑えることが重要である。これを**プラークコントロール**という。プラークコントロールは物理的方法と化学的方法の2方法がある。

物理的プラークコントロールは歯ブラシと補助清掃用具（図3-23）を用いて，歯面から物理的にプラークを除去する方法であり，ブラシによる歯肉のマッサージ効果も期待できる。この口腔清掃法は，歯ブラシを用いた各種**ブラッシング**と**デンタルフロス**，**歯間ブラシ**を用いた**隣接面清掃法**に大別される。

化学的プラークコントロールは，薬物によってプラーク除去を図る方法である。

以前はクロルヘキシジンが広く利用されていたが，ショックの報告があったため粘膜に対して使用できなくなった。現在，臨床的有効性からポビドンヨード剤，塩化セチルピリジニウム（CPC），トリクロサンなどを配合した含嗽（がんそう）剤が用いられている。

❷口腔清掃指導の指針

口腔清掃指導では，主に物理的清掃法を指導する。口腔清掃指導で最も重要となるのは，患者に口腔内の健康およびそれに対する口腔清掃の重要性を認識させ，実際に実行しようという患者自身の意欲を喚起し，行動が伴うようにすることである。この患者に対する働きかけを，動機づけ（モチベーション）という。

動機づけを十分に行った後，各患者に適応する口腔清掃の具体的な方法を指導する。

3　う蝕予防の指針

❶う蝕の発生

①う蝕感受性のある宿主（特に歯と唾液の性質），②う蝕を起こす細菌，③細菌の成育に適した**基質**（糖質），**④時間**，の4つの要因のすべてが満たされたときに発生すると考えられている（図3-24）。

したがって，う蝕予防を考える場合は，これら4つの要因に対しての予防処置を考える必要があり，その対策が講じられれば，う蝕の発生は減少する。

❷う蝕原因菌

う蝕原因菌は，歯が萌出していて免疫系が未発達な乳幼児期（生後19～31か月）に，主に母親から唾液を介して感染する。したがって，この時期に母親の口腔内を清潔に保つとともに，スプーンなどでの食物を口移しをしないことが感染予防に重要である。

❸う蝕のリスク診断

う蝕のリスクファクターとして，唾液の分泌量，特性（pH，緩衝能，粘性），食事や間食の回数と種類，糖質の摂取，口腔内の衛生管理，フッ素の応用，う蝕の原因菌の種類・量・比率，さらには歯列，歯の形態，萌出状態の不正，歯冠修復物辺縁の不適合などがあげら

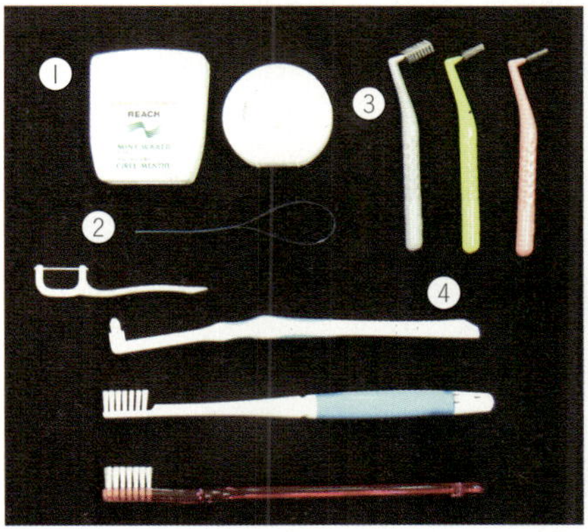

①デンタルフロス，②フロススレッダー，
③歯間ブラシ，④歯ブラシ

図3-23 口腔清掃器具

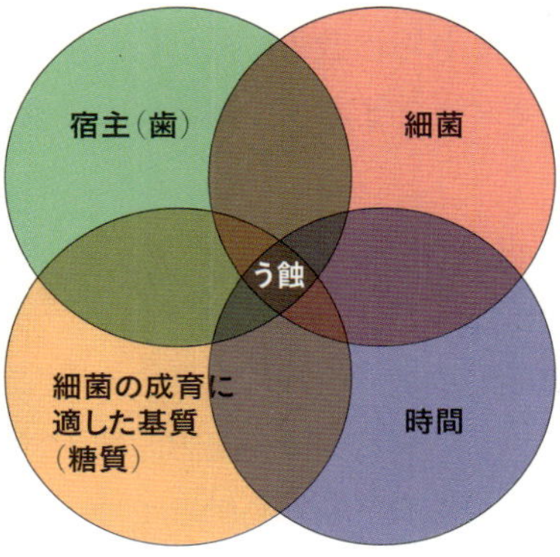

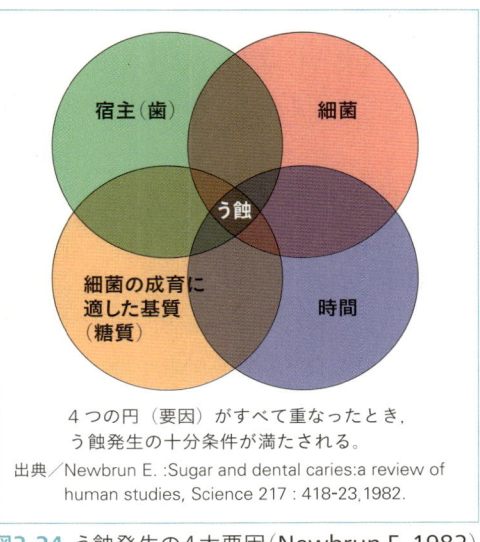

4つの円（要因）がすべて重なったとき，
う蝕発生の十分条件が満たされる。

出典／Newbrun E. :Sugar and dental caries:a review of human studies, Science 217 : 418-23,1982.

図3-24 う蝕発生の4大要因（Newbrun E, 1982）

れる。口腔の乾燥（唾液流出量の減少や口呼吸）もう蝕や口臭の原因となる。う蝕予防にはう蝕のリスク診断を行ったうえで，リスクの低減を図る必要がある。

❹う蝕の予防法

新しい予防法として，**3DS**（Dental Drug Delivery System：デンタル・ドラッグ・デリバリー・システム）が注目されている。この方法では，歯の表面のバイオフィルムを除去してからジェル状の消毒薬を入れたマウストレーを装着することを繰り返して，口腔内のう蝕の原因菌を完全に除菌する。

❺う蝕の治癒

従来う蝕は治癒しない疾患と考えられてきたが，近年，穴のあいていない白濁だけの初期う蝕は口腔内環境の改善と積極的な再石灰化促進（リカルデントやフッ化物の適用）により治癒しう得ることが明らかとなった。

4　口腔悪習癖の除去

小児の指しゃぶり（吸指癖），咬唇癖，弄舌癖（舌の突き出し癖），口呼吸，歯ぎしり，ゴム乳首常用などは，不正咬合の原因となる。成人では臼歯部の歯痛または歯の欠損を放置していると，咬合力の集中によって残存歯に2次性の咬合性外傷を招いたり，咬合高径の低下を引き起こしたりする。また，代償的に前歯咀嚼癖に陥り，外側翼突筋の過労・筋炎から顎関節症を起こすこともある。これらの改善には一口腔単位での診断が不可欠であり，個々の歯の治療にとどまらず，認知行動療法による悪習癖の認識と行動変容が必要となる。

5　不正な咬合の改善

歯列の異常，不良充填物，不適当な補綴物，歯の欠損などによる咬合の異常が長い間持続すると，個々の歯の咬合性外傷から歯周炎や咬合の低下を引き起こしたり，顎関節および咀嚼筋群の異常を引き起こし，やがては顎運動障害，顎関節症へと発展したりする場合もある。これらの改善には一口腔単位での診断が不可欠であり，個々の歯の咬合調整，再補綴などにとどまらず，補綴による咬合支持域の確保やかみ合わせの再構成などが必要となる。

2. 全身疾患とのかかわり

口腔領域には，う蝕に継発する慢性根尖性歯周炎，軽度の歯肉炎から慢性辺縁性歯周炎に至るまでの歯周組織の疾患，埋伏智歯周囲炎など慢性の感染病巣が多く存在する。

嚥下能力の低下した高齢者では，飲食時の「むせ」による誤嚥で口腔内の細菌が気道を介して肺に入って誤嚥性肺炎を起こすことが知られている。

また，歯周病が進んで歯周ポケットが形成されると，歯周ポケット内面の微小な潰瘍から細菌が血管に入り，体中に運ばれる。血管内のアテローム形成は動脈硬化の原因となり，最終的には心筋梗塞・狭心症や脳梗塞などの誘因になることが知られているが，アテロームから歯周病原細菌が見つかったことから歯周病原細菌のアテローム形成への影響が指摘されている。このほか，心臓の弁に細菌が感染して発症する感染性心内膜炎に歯周病原細菌が悪影響を及ぼしていることも報告されている。

これらの疾患の発現は歯周病が持続的な感染によるいわゆる病巣感染，菌血症（細菌が流血中に存在するが，敗血症と異なり，激しい中毒症状や臨床症状を伴わないもの）の原因となり，全身の難治性の疾患の原因になったり，全身疾患を増悪させる原因となったりすることを示唆している。不明熱などはその例として考えられる。

慢性の歯周病が臓器や全身状態に及ぼすそのほかの悪影響として，心臓病，骨粗鬆症，糖尿病，早産・低体重児，リウマチなどがあげられる。

これらのうち糖尿病と歯周病は，相互に影響しあう病気であることが明らかになっており，血糖コントロールが不良な糖尿病患者では，非糖尿病患者に比べて歯周病罹患率が3倍高いと考えられている。

K 歯・口腔疾患のリハビリテーション

1. 咀嚼機能の回復

1 歯の欠損に対する補綴

歯の欠損によって咀嚼能率は低下する。正常な健全歯列の場合を100％とすると，1歯欠損でも約70％になるといわれ，欠損歯数が多くなればなるほど咀嚼機能は低下する。

補綴処置によって歯列を補えば咀嚼機能は回復するが，その程度は補綴装置の種類や患者の残存組織（歯や顎堤）の条件によって大きく異なる。

一般に，冠橋義歯のような固定式義歯では，ほぼ健全歯列のときの状態に近くなるまで回復される。近年ではインプラントによる補綴的治療も積極的に行われている。一方，可撤式義歯，特に残存歯がまったくない全部床義歯では，健全歯列のときの25％程度しか咀嚼機能は回復されない。

2 顎補綴，顔面補綴

上顎または下顎欠損に対する顎補綴，術後欠損や顔面損傷に対する顔面補綴では，義歯を支える支持組織やその周囲組織が，歯の欠損のみの場合よりはるかに少なくなっているため，咀嚼圧に対して義歯を安定させることが困難な症例が多い。したがって，天然歯列のときのような咀嚼機能を回復させることは期待できないので，摂食にあたっては無理なく摂取できる食品を選択すべきである。

近年では顎補綴や顔面補綴においてもインプラント技術が応用され，咀嚼機能の回復が図られている。

3 軽度の咀嚼障害に対する食事療法

患者に食事の作り方を指導し，家庭で軟食・軟菜を摂らせる。

まず，主食は７分粥（がゆ）から全粥とし，食べにくい場合はミキサーにかけ，スプーンで摂れるようにする。患者の好みによっては，軟らかく煮込んだうどん，雑炊でもよい。

副食物は，魚類では骨や皮を取り除き，煮物，焼き物にした後，包丁で粗く刻んだもの，ゆでた野菜も細かく刻んだもの，あるいは舌でつぶせる程度まで煮込んだものがよい。肉類は野菜類と一緒にスープで煮込み，シチュー風にし，短時間ミキサーにかけたものが好まれる。また，ステンレス製の味噌こし器に軟菜を入れ，スプーンでかき混ぜながら裏ごしにすると，咀嚼（そしゃく）を必要としない食事を作ることができる。また，カッティング･ミキサーを使用すると副食物の刻み食を手早く作ることができる。

舌の欠損や運動障害，あるいは舌骨および喉頭（こうとう）の挙上不全などによる嚥下（えんげ）障害がある場合には個々の障害の程度に応じて食事を工夫する。一般に嚥下口腔（こうくう）相の障害のある場合は固形物が嚥下しにくく，嚥下咽頭（いんとう）相の障害がある場合には液体が嚥下しにくいとされるが，各症例の嚥下動態を確認し，誤嚥（ごえん）を起こしにくい性状の食物を選択する。最近は様々な増粘剤や嚥下調整食が市販されているので，個々の患者の障害に応じた食事を選択することが容易になった。

2. 摂食嚥下機能の回復

超高齢社会となり摂食嚥下障害の患者が急増している。最近では，摂食嚥下障害で苦しむ患者の要望に応えるための研究が盛んに行われるようになった。歯科領域においても，口唇や舌，顎運動に関する歯科医学的な知見や技術を応用して機能補助装置や機能訓練法を開発する努力がなされている。

1 嚥下障害の診断

❶機器を必要としない検査法

(1) 医療面接

医療面接は嚥下障害の発症時期や原因，部位およびその重症度を推定するために極めて重要である（表 3-2）。また，嚥下しにくい食物や嚥下時の姿勢などの情報を得ることにより，障害の部位や患者の代償能力を推定することができる。体重の増減も必ず聴取すべき事項で，体重が減少していれば，栄養摂取量を増やすことを考慮し，症例によっては栄養摂取方法を変更することがある。また，疲労を伴う積極的な嚥下訓練は控えることも考慮する場合がある。また，肺炎の既往がある場合は，いわゆる不顕性誤嚥や睡眠中の誤嚥についても考慮しなければならない。

(2) 視診および触診

視診および触診は嚥下に関与する各器官の形態や運動能，知覚を評価するために行う（表

表3-2 自覚症状と推定される障害との関係

自覚症状	推定される主な障害
唾液，食塊の口腔内残留	舌による送り込み運動の障害，頬部弛緩，口腔形態異常
嚥下動作開始前の咽頭部への流れ込み	舌による食塊保持動作の低下，嚥下反射惹起の遅延
咽頭部の停滞感	食道入口部の開大不全，喉頭挙上障害，咽頭収縮の減弱
鼻腔内逆流	鼻咽腔閉鎖不全，食道入口部の開大不全
流涎	口唇閉鎖不全，口唇感覚不全

表3-3 視診および触診による診断項目

- 嚥下関与器官の形態
- 口唇と頬部：柔軟性と閉鎖能および知覚異常と流涎の有無
- 舌：運動能および知覚異常と攣縮の有無
- 下顎運動の異常の有無
- 発声時の呼気鼻漏出の有無
- 軟口蓋の挙上量と知覚・反射
- 唾液分泌
- 咽頭部：知覚と咽頭反射，絞扼反射（悪心反射・催吐反射）の有無
- 下顎張反射の有無
- 口腔衛生状態
- 頸部の可動性
- 嚥下時の喉頭挙上量と喉頭挙上力

3-3)。

(3) 氷砕片飲み込み検査

氷砕片飲み込み検査（ice chip swallow test）は，誤嚥が強く疑われる患者の嚥下機能を評価するための検査法である。氷砕片を嚥下させて嚥下咽頭期の誘発，むせ，貯留の有無を評価する。この際，後述する頸部(けいぶ)聴診法を併用すると診断精度は高まる。氷砕片は冷刺激による嚥下咽頭期の誘発が期待でき，また患者は口腔や咽頭部での食塊の位置を認知しやすいため，機能評価に加え直接的嚥下訓練の導入食としても適する。

(4) 喉頭挙上検査

嚥下に関連した運動のなかでも極めて重要な運動の一つである，喉頭挙上(きょじょう)運動を判定するために空嚥下（唾液(だえき)を嚥下する）時の喉頭挙上量を評価する。喉頭挙上量は健常者では，1～2cm 程度で，1cm 未満は異常とみなす。

(5) 改訂水飲みテスト

改訂水飲みテスト（modified water swallow test；MWST）は，3mL の冷水を口腔底に入れて嚥下させ，嚥下反射誘発の有無，むせ，呼吸の変化を記録する（表3-4）。

(6) フードテスト

フードテスト（food test；FT）は，プリンまたは粥 4g を舌背(ぜっぱい)上に置き，改訂水飲みテストと同様に嚥下反射誘発の有無，むせ，呼吸の変化を記録する（表3-5）。

表 3-4 改訂水飲みテストの判定基準

評 点	症 状
1 点	嚥下なし，むせるまたは呼吸切迫を伴う
2 点	嚥下あり，呼吸切迫を伴う（むせのない誤嚥の疑い）
3 点	嚥下あり，呼吸良好，むせまたは湿性嗄声を伴う
4 点	嚥下あり，呼吸良好，むせない
5 点	4 点の症状に加え，追加嚥下運動（空嚥下）が 30 秒以内に 2 回可能

表 3-5 フードテストの判定基準

評 点	症 状
1 点	嚥下なし，むせるまたは呼吸切迫を伴う
2 点	嚥下あり，呼吸切迫を伴う（むせのない誤嚥の疑い）
3 点	嚥下あり，呼吸良好，むせるまたは湿性嗄声や中等度の口腔内残留を伴う
4 点	嚥下あり，呼吸良好，むせない，口腔内残留ほぼなし
5 点	4 点の症状に加え，追加嚥下運動（空嚥下）が 30 秒以内に 2 回可能

(7) 反復唾液嚥下テスト

反復唾液嚥下テスト（repetitive saliva swallowing test：RSST）は，患者に空嚥下を反復させ，嚥下反射の随意的な惹起能力を評価するスクリーニング法である。口腔乾燥のある場合は，水の含嗽などで口腔を湿潤させてから空嚥下を行わせる。高齢者では 30 秒間に 3 回以上の反復が正常の目安となる。

❷簡単な機器を用いて行う検査法：頸部聴診法

頸部聴診法は，食塊を嚥下する際に咽頭部で生じる嚥下音，ならびに嚥下前後の呼吸音を頸部より聴診し，嚥下音の性状や長さ，および呼吸音の性状や発生するタイミングを聴取して，主に咽頭相における嚥下障害を判定する方法である。本法は非侵襲的に誤嚥や下咽頭部の貯留を判定するスクリーニング法としてベッドサイドでも極めて簡便に行えるため，近年，嚥下障害を扱う医療現場で広く用いられている（図 3-25）。

❸特殊な機器を用いて行う検査法

(1) 嚥下造影検査

嚥下造影検査（videofluorographic examination：VF 検査）は，患者に造影検査食を嚥下させ，検査食の流れと嚥下関与器官の動きを X 線透視画像として観察する方法で，嚥下障害の検査法のなかで最も信頼性の高い検査法である。

嚥下造影検査では，嚥下に関連する器官の動態，ならびに造影剤を含んだ検査食の流れおよび貯留状態を観察し，障害の部位を判定し，貯留，喉頭侵入，誤嚥（気管内侵入）などの病態の定性的評価を行う。さらに，嚥下造影検査においては，嚥下障害の診断に加え，代償法（姿勢調節法，検査食の選択，一口量の変更など）や嚥下機能賦活法（嚥下法あるいは前口蓋弓の冷圧刺激法などの嚥下反射誘発手技）の効果の判定も行う（図 3-26）。

(2) 嚥下内視鏡検査

嚥下内視鏡検査（video endoscopic swallowing study：VE 検査）は，経鼻的に挿入した軟性

嚥下音

- 長い嚥下音や弱い嚥下音，繰り返しの嚥下音

↓

舌による送り込みの障害，咽頭収縮の減弱，
喉頭挙上障害，食道入口部の弛緩障害

- 泡立ち音（bubbling sound）・むせに伴う喀出音

↓

誤嚥

- 嚥下音の合間の呼吸音

↓

呼吸・嚥下パターンの失調，
誤嚥，喉頭侵入の可能性

呼吸音（呼気音）

- 湿性音（wet sound），
嗽音（gargling sound）あるいは液体の振動音

↓

咽頭部の貯留，喉頭侵入，あるいは誤嚥
・むせに伴う喀出音，喘鳴様呼吸音

↓

誤嚥

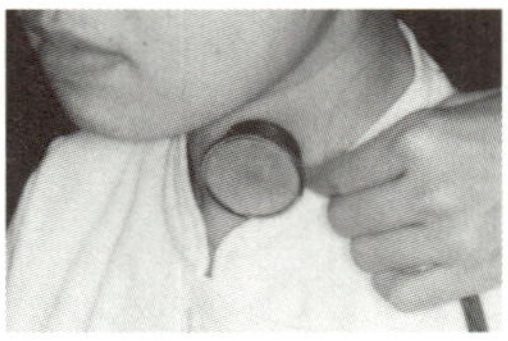

図3-25 頸部聴診の判定基準と頸部聴診の様子

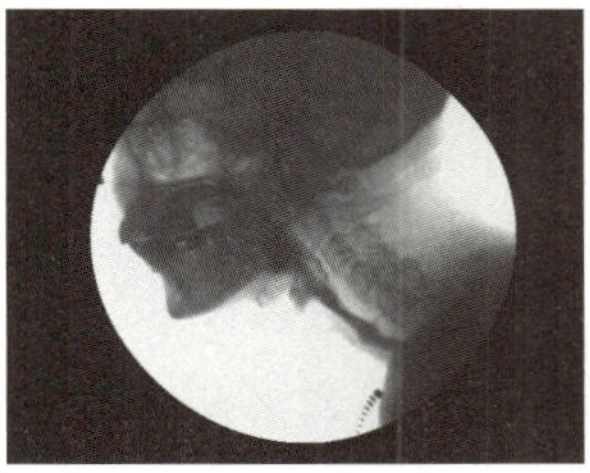

図3-26 嚥下造影画像

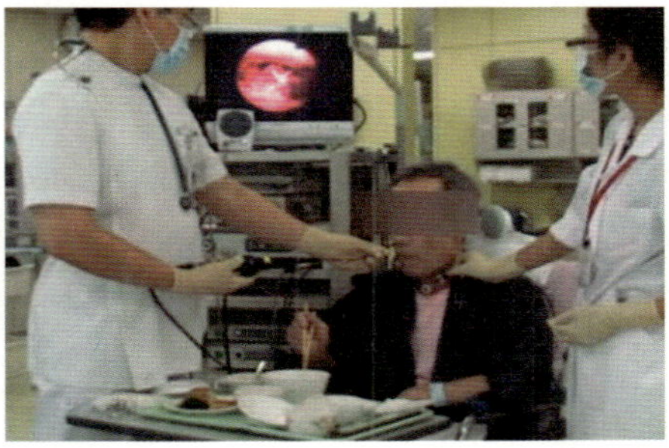

図3-27 嚥下内視鏡検査の実施（頸部聴診も同時に行っている）

内視鏡（ファイバースコープ）を用いて鼻咽腔，下咽頭，喉頭の形態や鼻咽腔の閉鎖機能，食塊・唾液の貯留や誤嚥の有無，声門閉鎖の状態を検査する方法である。嚥下造影検査と同様に診断に加え，代償法や嚥下機能賦活法の効果についても評価する（図3-27）。

(3) 超音波検査

超音波診断装置により，舌・舌骨・食塊の動態を非侵襲的に描出し，嚥下口腔期の異常の有無を判定する。Bモードにより矢状あるいは前額断像の動態を観察する。

2 嚥下障害の治療

治療目標は，健常な機能を確保すること，あるいは障害前の機能状態を取り戻すことであるが，進行性の疾患による嚥下障害では「悪化を遅らせる」あるいは「現状を維持する」ことを目標とする場合もある。治療の手法としては，嚥下機能そのものを改善させる目的で行う機能訓練法，食塊の流れを変えて現状の機能を利用しながら障害を改善させる代償的方法，および外科的方法とがある。

❶機能訓練法

機能訓練法は一般に，①口腔と咽頭の各器官の可動範囲の拡大と巧緻性の再獲得，②嚥下動作を誘発するための知覚の鋭敏化，③口腔および咽頭の協調運動の改善，の目的で行われ，これらを達成するための訓練法のうち，食べ物を嚥下しながら行う訓練法を直接的方法，食べ物を使わない訓練法を間接的方法という。主な機能訓練法を紹介する。

(1) 口唇，頬部の運動訓練

口唇閉鎖が得られない場合には口裂方向への口唇，頬部の伸展マッサージ運動を行う。ある程度口唇閉鎖が得られるようになったら，負荷をかけた閉鎖運動を行う。

(2) 舌の可動域拡大訓練

舌の可動域拡大訓練法は，挙上運動と側方運動の可動範囲を拡大し，舌による食塊の送り込みを改善する方法である。前方，側方，上方の各方向に舌をできるだけ伸展し，7～10秒間維持させる。

(3) 舌の負荷訓練

舌圧子あるいは指などで舌に負荷をかけ，7～10秒間抵抗させることにより舌の可動範囲と筋力を同時に改善する方法である。

(4) 食塊の操作訓練

食べ物を使わずに，食塊のコントロールを改善させる方法である。適度の大きさの材料（たとえばガーゼを巻いたものなど）を口に入れ，治療担当者がそれを把持しながら舌で操作させる。咀嚼時に，食塊を操作するときに行う一連の舌運動ができるようになるまで訓練を行う。

(5) 咽頭収縮訓練

上部咽頭収縮筋の訓練法としては，舌尖部を2cmほど口腔外に突出させ，前歯部で舌を押さえて嚥下する舌前突嚥下法がある。

(6) 喉頭閉鎖訓練（強い息こらえ法）

声帯・仮声帯部と喉頭前庭部の閉鎖機能を改善させるために行う方法。吸気を行った後，息こらえを強く行い，声帯を内転させると同時に，喉頭前庭部を閉鎖させる。

(7) 声帯の内転強化訓練（プッシングエクササイズ）

声帯の内転運動を強化するために行う。椅子や壁などを押しながら，力強く発声する。

(8) 前口蓋弓の冷圧刺激法

本法で刺激を与えることにより中枢神経系が覚醒され，結果として嚥下中枢の知覚閾値が下がるとされる。食物を口の中に入れる前に，冷却した喉頭鏡や水を含ませて凍らせた綿棒などを用いて前口蓋弓を数回しっかりと上下にこする。本法により嚥下口腔期に続いて嚥下咽頭期がより速やかに誘発され，刺激後の数回の嚥下において咽頭期の誘発遅延が改善する。

(9) 嚥下法

嚥下法は，嚥下咽頭期の動態を随意的にコントロールする目的で考案された手技である

表 3-6 嚥下法

嚥下法	詳細
メンデルソン法	喉頭の挙上量を増加させると同時に挙上時間を延長する目的で工夫された方法である。喉頭をできるだけ挙上しながら嚥下する。
息こらえ嚥下法（声門閉鎖嚥下法）	本法は嚥下動作前，嚥下中に声帯のレベルで気道を閉鎖するための手技である。吸気→息こらえ→嚥下→咳嗽の順で嚥下する。
強い息こらえ嚥下法（喉頭閉鎖嚥下法）	嚥下開始前から嚥下時をとおして喉頭前庭と声門を意識的に閉鎖するために考案された方法である。吸気をした後，強く息こらえをしたまま嚥下する。
舌根押し上げ嚥下法（努力嚥下法）	嚥下咽頭期の舌根部の後方運動を強化する目的で考案された手技である。舌根部から咽頭部にかけて絞るように力を入れながら嚥下する。
昭大式嚥下法	メンデルソン法，強い息こらえ嚥下法，舌根押し上げ嚥下法のコンビネーションに相当する嚥下法。食塊を保持した後，吸気を行い，強く息こらえをしながら舌背を可及的に広く口蓋に接触させて嚥下する。

（表 3-6）。導入時には空嚥下をさせながら，手技の各段階を練習させる。本法による嚥下口腔期および咽頭期の動態変化については，嚥下造影検査法で確認する。

(10) 胃管を利用した嚥下訓練

いわゆる“引き戻し具”の応用で，胃管を嚥下しては引き戻すことを繰り返し行わせ，実際の嚥下動作を習得させる。

(11) バルーン拡張法

食道入口部の弛緩（しかん）不全や狭窄（きょうさく）のある症例に対し，バルーンカテーテルを用いて機械的に拡張する訓練法。

(12) 頸部ストレッチ

頸部（けいぶ）に手術侵襲（しんしゅう）が及んだ患者などでは組織欠損や瘢痕（はんこん）組織のため頸部の運動範囲が制限されるため嚥下法や後述する姿勢調節法を十分行えない場合が多い。このような症例では頸部の可動性を改善させるため頸部のストレッチ運動を行う。

(13) 頭部挙上訓練（シャキヤーエクササイズ）

仰臥位（ぎょうがい）にて頸部を最大前方屈曲させて頭部のみを起こす。1分間その位置で静止，1分間安静を3回繰り返す。その後同様の屈曲運動を連続的に30回行う。以上を1セットとし，1日3セットを6週間継続する。本訓練により嚥下時の喉頭前上方移動量が増加し，食道入口部の開大量も増加する。

(14) 神経筋電気刺激療法

神経筋電気刺激装置（Intelect VitalStim®）を用いて，神経筋電気刺激単独あるいはほかの嚥下訓練と組み合わせて舌骨上筋群を賦活させる訓練法で，嚥下動態を改善する効果が報告されている。

❷代償的方法

本法は食塊の流れを調整し，誤嚥（ごえん）などの症状を改善させる手法である。

(1) 姿勢調節法

咽頭の角度や位置を調節して食塊の流れを変えることで嚥下障害を改善する方法であ

る。

- **頸部後傾姿勢**：重力を用いて食塊を口腔から咽頭へ流し込むために使われる姿勢である。この姿勢は舌運動障害の患者に有効である。頸部後傾時に気道の防御が不十分な場合は，前述した息こらえ嚥下法を指導し，嚥下開始前から嚥下時をとおして意識的に声帯を閉鎖させる。
- **顎（下顎）を引く姿勢**：この姿勢は嚥下咽頭期の開始が遅延する患者や舌根の後方移動が障害されている患者あるいは気道の閉鎖が不十分な患者に有効である。
- **頸部回旋法**：頸部を患側へ回転させて咽頭部をひねり，患側の咽頭腔を狭め，より多くの食塊を健側に通過させる方法である。
- **頸部健側傾斜法**：口腔と咽頭部の一側性の障害がある患者に適用され，頸部を健側に傾斜させて重力を利用して食塊を健側に流すための姿勢である。健側は患側と比べ知覚は鋭敏で，運動機能も高いため口腔および咽頭の嚥下協調運動が改善される。

(2) 食塊の量と与えるペースを調整する方法

嚥下する食塊の量と摂食のペースを調整することで障害の軽減を図る方法である。

(3) 食べ物の粘性を調整する方法

食品の粘性を調節して食塊の流れや凝集性を変えて嚥下を容易にする。汁物などの液体は増粘剤を用いると，むせにくくなる。現在様々な増粘剤（トロミ材）が市販されている。

(4) 嚥下補助装置

歯科的技術を用いて製作した補綴物により嚥下障害を改善する方法がある。代表的なものに舌接触補助床と嚥下補助床とがある。

- **舌接触補助床**：舌接触補助床（palatal augmentation prosthesis，図 3-28）は，舌・口底・舌骨上筋群への手術侵襲や瘢痕拘縮，舌下神経麻痺などが原因で嚥下時の舌口蓋接触が不十分な患者に適用される。本装置は口蓋を厚い形状にした口蓋床で，嚥下時に舌と口蓋床部を接触させ，食塊の保持と咽頭への送り込みを改善するために用いられる。
- **嚥下補助床**：嚥下補助床（swallowaid，図 3-29）は嚥下時の下顎の位置を固定し，舌尖

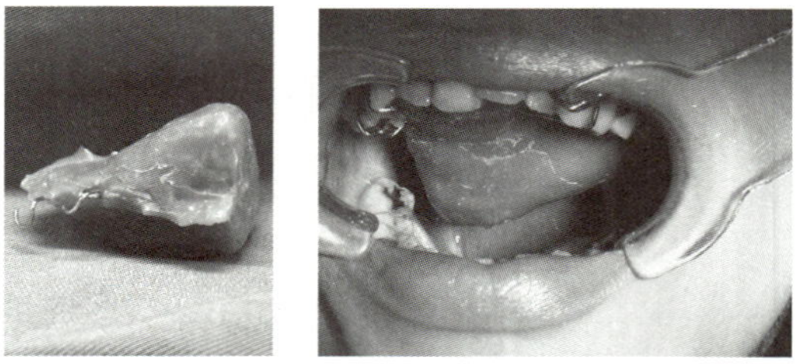

舌接触補助床　　舌がん術後患者に装着した舌接触補助床

図 3-28　舌接触補助床

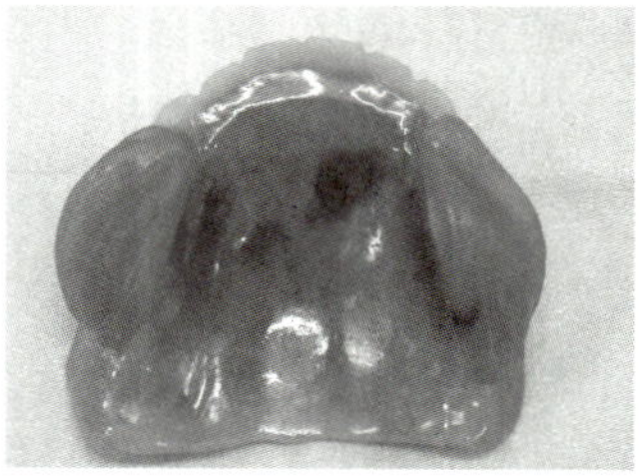

写真提供／弘中祥司博士

図 3-29　嚥下補助床

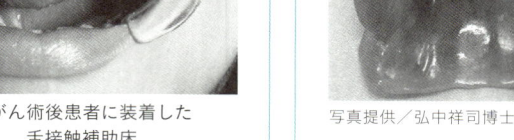

部の口蓋前方部への接触を改善する目的で上顎(じょうがく)に装着する装置。口腔ディスキネジア（下顎や舌の不随意運動）がある高齢者などに適用される。

❸外科的対応

手術療法の対象となるのは主に咽頭期の動的嚥下障害である。手術療法は代償的方法や機能訓練法によって治療を行っても嚥下障害が改善されない症例に対し適用される。舌骨喉頭挙上術(こうとうきょじょう)と輪状咽頭筋切断術が多く行われている。

3 高度の摂食嚥下障害に対する食事療法

❶経口栄養法

顎間固定を施された患者，顎の完全な安静を必要とする手術患者で経鼻の胃管挿入を好まないか，できない場合は，胃管からの投与の場合と同様の**ミキサー食**に味付けを行い，臼歯(きゅうし)の奥の隙間か欠損歯の隙間から流し込むようにして飲んでもらう。

❷胃管による経管栄養法（経鼻経管栄養法）

口腔内に大きな創がある患者では，創部の感染予防，創部の安静のために，経鼻経管栄養法を適用する。また，嚥下障害などで必要水分量の栄養量を摂取できない患者にも経鼻経管栄養法を適用する。胃管を挿入する際は患者が嘔吐(おうと)した場合の吐しゃ物の肺への誤嚥を避けるため，胃内容物のない空腹時に行い、体位はファーラー位あるいは座位で行うことを原則とする。胃管挿入時に咳嗽(がいそう)が生じた場合には喉頭あるいは気管に誤挿入されている可能性があるため，直ちに胃管を抜去し，呼吸が安定してから再挿入を試みる。発声可能な患者では喉頭を越える位置まで胃管を挿入したら発声を促し，清明な声を確認すると同時にのどに「管がとぐろを巻いたような感覚」がないことを確認する。

胃管が原因で咽頭痛や胃部不快感を強く訴えたり，不眠を訴えたりするような場合には，経管で水分栄養を補給させた後，胃管を抜去することもある。胃管挿入後は胸腹部X線写真を撮影し，胃管挿入位置を確認する。

食事にあたっては，配膳された食品を患者に見せたり，食品の内容を知らせてからミキサー処理を行ったりすると患者の食への関心度合いが高まる。ミキサーにかけて裏ごしにしたものを注射器で静かに胃に注入する（図3-30）。通例，主食と副食を加えると，1回の食事の全量は成人で800mLを超えるので，時間は約25～30分を要する。このミキサー食は水分で容量が増えるため，常食より材料の量は少なく，また，ミキサー処理と，裏ごし処理によって10％前後の栄養価の損失が見込まれる。そのため調理の手間を省き，効果的に水分栄養を与えるために現状では市販の経管栄養剤が使われることがほとんどである。市販の経管栄養剤を使用する場合は下痢を予防するため，栄養剤を体温程度に加温することと適切な注入速度を守ることが必要である。

❸経管栄養から経口栄養へと戻る場合の注意点

長期に経管栄養を行っていた場合には摂食嚥下機能が低下していることが予想される。そこで経口栄養に戻る前から舌の可動域拡大訓練や舌への負荷訓練などを行うことが望ま

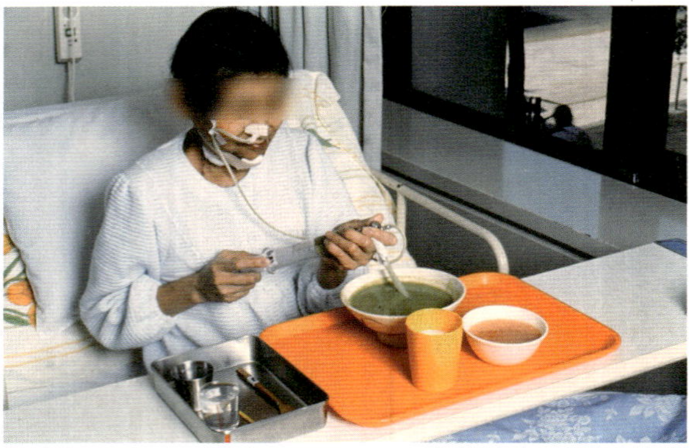

図3-30 胃管による経管栄養（ミキサー食）の様子

しい。また，経口摂取開始食としては，適度の粘性があり，まとまりのある（口の中でばらつかない）食材が適している。具体的にはプリン状，ゼリー状，ムース状の食品が経口開始食として使用される。

3. 言語機能の回復

1 口腔疾患による言語障害

言語障害は発生する時期によって，正常な構音操作を習得する以前に生じる先天性のものと，正常な構音操作を習得した後に生じる後天性のものに分類される。

言語障害の原因によって，①口腔・鼻咽腔への呼気調節の障害，②口腔・鼻腔の共鳴腔の異常，③口腔に流出した呼気操作の障害，および④これらの合併したもの，の4つに分けられる（本編 - 第2章 - Ⅱ -J「言語障害」参照）。

言語障害の主な症状は共鳴の異常と構音障害である。

❶共鳴の異常

鼻咽腔閉鎖機能不全，あるいは口腔鼻腔遮断不全により生じるものと，口腔・鼻腔の共鳴腔の異常により生じるものとがある。

前者は硬口蓋・軟口蓋の実質欠損により，口腔と鼻腔が交通したり，術後の瘢痕収縮・軟口蓋麻痺により鼻咽腔閉鎖不全が生じたりする場合，あるいは口蓋裂の患者などに起こるものである。このような場合には，肺からの呼気流のほとんどが鼻腔へ流出してしまうために，鼻音以外の音が開鼻声となったり，子音が弱音化したりして会話が著しく聞き取りにくくなる。

後者のうち口腔共鳴の異常では，たとえば口腔内の組織欠損による副腔形成などによって母音の響きが変化したり，摩擦音などに雑音が生じたりしてひずみ音となる。鼻腔共鳴の異常では閉鼻声となる。

❷構音障害

構音操作の障害であり，ひずみ，省略，置換の3つに分けられる。障害の種類や程度は構音器官の形態や動き，および欠損部位の形や大きさにより異なる。たとえば舌尖（ぜっせん）の運動性が障害された場合は，サ行，タ行が障害され，舌の後方部の運動性が障害されるとカ行，ガ行が障害される。

2 口腔疾患による言語障害の治療

言語障害の治療法としては，外科的治療や補綴（ほてつ）的治療などの原疾患の処置と**言語聴覚士**による機能訓練や構音治療などがある。

❶外科的治療

発音機能の改善を目的とした観血的処置として，口唇（こうしん）・口蓋形成術，咽頭弁移植術，顎骨形成術，腫瘍・嚢胞（のうほう）切除術後の即時あるいは2次再建手術などがある。

❷補綴的治療

義歯に類似した歯科補綴物を応用した治療である。いわゆるスピーチエイドであり，顎補綴（顎義歯），バルブ型スピーチエイド，軟口蓋挙上装置，栓塞子，義歯（床副子），舌接触補助床などがある。

そのうち主なものは次の3種類である。

(1) バルブ型スピーチエイド

鼻咽腔閉鎖時に残存した空隙を人工物によって補い，鼻咽腔を閉鎖させると同時に口蓋咽頭括約（かつやくきん）筋群の運動能力を賦活（ふかつ）し，鼻咽腔閉鎖機能の獲得を助けることを目的とした装置であり，同時に鼻咽腔閉鎖機能を賦活させる働きをもつ（図3-31a）。

(2) 軟口蓋挙上装置

挙上子によって軟口蓋を人為的に挙上させて鼻咽腔の空隙（くうげき）を狭くし，鼻咽腔閉鎖を，獲得させる装置であり，同時に鼻咽腔閉鎖機能を賦活させる働きをもつ（図3-31b・c）。

(3) 舌接触補助床

舌の運動障害あるいは欠損により舌と口蓋の接触が得られないときに舌の口蓋への接触を補助し，構音の改善を図ることを目的とした装置であり，上顎義歯床（じょうがくぎししょう）の口蓋部を肥厚させたものである。

❸言語治療

言語治療は，訓練の方法によって機能訓練と構音訓練とに分けられ，訓練の対象によって鼻咽腔閉鎖機能に関する訓練と構音に関する訓練に分けられる。

(1) 機能訓練

舌・口唇・軟口蓋などの発声発語器官の運動性を促進する訓練が行われる。

(2) 構音訓練

通常は言語聴覚士との1対1の個別訓練の形で週1回1時間程度行われる。訓練の目的は構音の悪習慣を除去し，正しい構音操作を習得させることであり，患者の年齢，障害

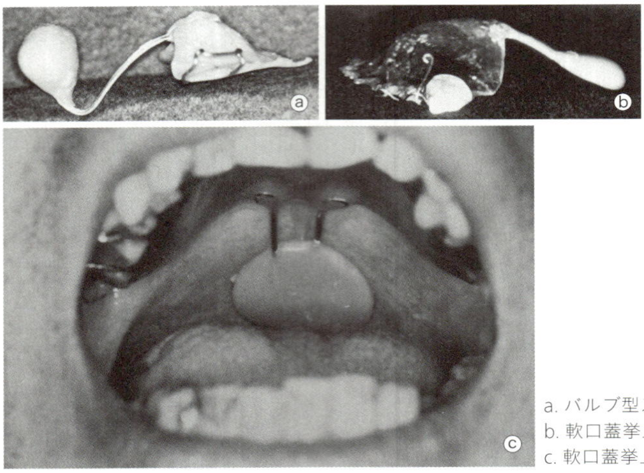

a. バルブ型スピーチエイド
b. 軟口蓋挙上装置
c. 軟口蓋挙上装置装着時

図3-31 各種補綴的発音補助装置

の種類や程度により多少異なるが，原則的には，①正しい構音操作の獲得，②無意味音節および単語での音の産生，③文・会話での音の産生，というように段階的に進められる。

幼児の場合には5歳半頃から開始することが望まれ，6か月から1年で正常構音が習得される。しかし，成人まで障害が残存している場合には誤った構音操作が習慣化しているため，長期間の訓練を要する。言語の改善に対する本人の意欲が高ければ正常構音が比較的習得されやすい。また，正常構音が習得された後に生じる**後天的言語障害**の場合には，基本的な構音操作を指示するだけで正常構音が容易に再学習されることもあるが，正常構音の獲得が困難な場合には残存機能を活用してできるだけ正常な音に近い代償構音を習得させる。

また，これまで構音訓練は言語聴覚士の聴覚的判定に基づいて行うことが多かったが，発音時の舌と口蓋の接触状態を視覚的に教示できる装置（**エレクトロパラトグラフィー**）が開発され，効率的な治療が行われるようになった。

4. 審美性の回復

従来から，歯，顎骨，口腔，あるいは顎関節などの異常によって顎・口腔系に何らかの障害が生じると，患者は主に咬合，咀嚼，嚥下，あるいは言語などの口腔機能の障害を訴えることが多いといわれている。その一方で，形態，審美性の障害については，それが他覚的に認められても障害として訴えることが比較的少なかった。しかし，近年では審美性の回復についての希望が高まりつつある。

1 デンタルインプラント

歯の欠損，**歯槽堤の吸収**については，従来の義歯で十分な機能の得られない症例や，義歯では不満足な症例などに，インプラントシステムを応用して安定性のよい義歯やブリッジを装着することによって，機能的にも審美的にも優れた成績が得られるようになってきている。

2 口唇裂口蓋裂

鼻咽腔閉鎖機能，顎発育などの問題が解決されるに従って，最近では硬口蓋，歯槽堤の形態異常，歯の欠損などによる障害の回復が求められるようになってきており，硬口蓋形態の修復，腸骨移植や顎骨からの骨移植による歯槽堤の形成，顎裂部位への矯正治療による歯の移動，デンタルインプラントによる前歯部補綴などにより審美性の回復が図られるようになってきた。

3 変形症

咬合の異常，言語障害などのほかに，オトガイ部の突出感，顔貌の異常，非対称などの審美的障害を主訴として来院する患者が多い。このような症例に対しては，**咬合の改善**とともに，**オトガイ形成術**，骨移植やヒドロキシアパタイトによる**顔面形成術**など，審美性の回復を含めた積極的な治療が行われている（図3-32）。

4 悪性腫瘍

治療成績の向上に伴い，早期の社会復帰，治療後の生活の質の向上に対する社会的要請が高まっていることから，顕微外科を応用した**遊離組織移植**により，従来よりも機能的にも審美的にも優れた**口腔再建**が広く行われている。また，腓骨皮弁や肩甲骨皮弁，チタンプレート，チタンメッシュ，ヒドロキシアパタイトや腸骨骨髄細片などを利用した**顎骨再建**，さらに再建顎へのデンタルインプラントの応用などにより，より高度な口腔機能の回復が可能になった。同時に口腔形態の回復，顔貌の整容などの審美性の回復についてもよい成績が得られるようになってきている（図3-33）。

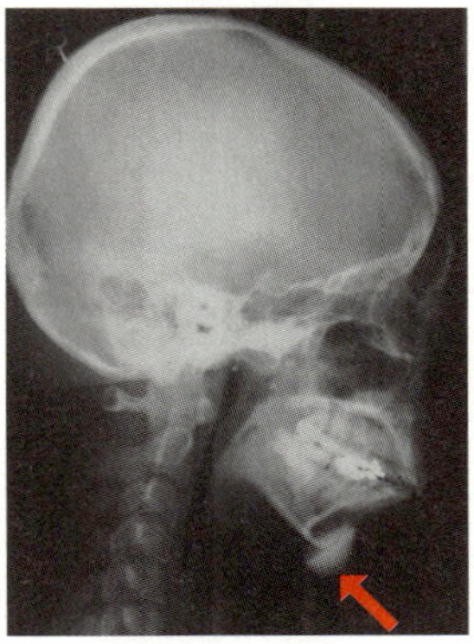

図3-32 ヒドロキシアパタイトによるオトガイ部の補塡

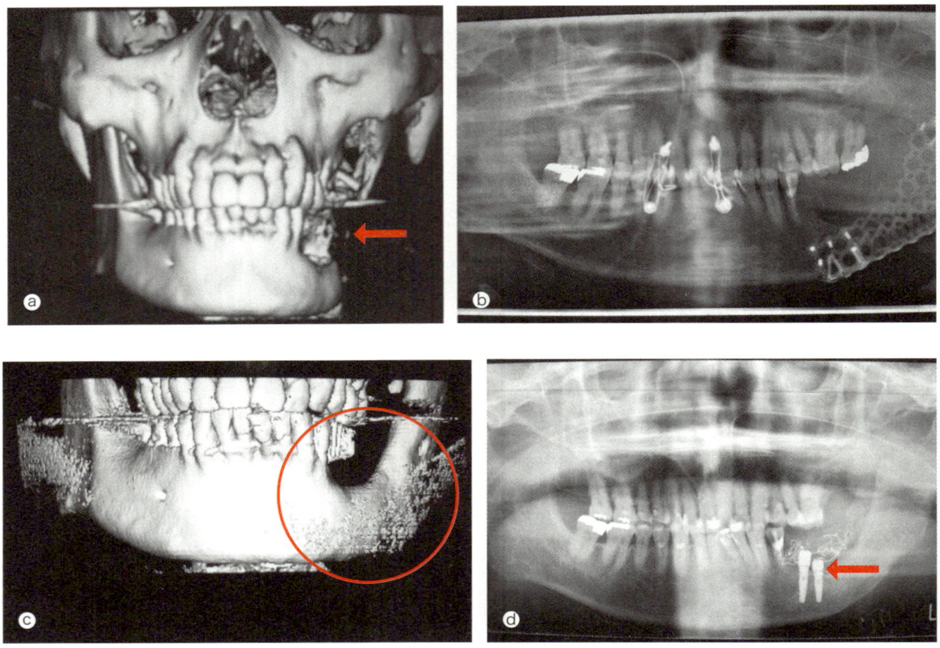

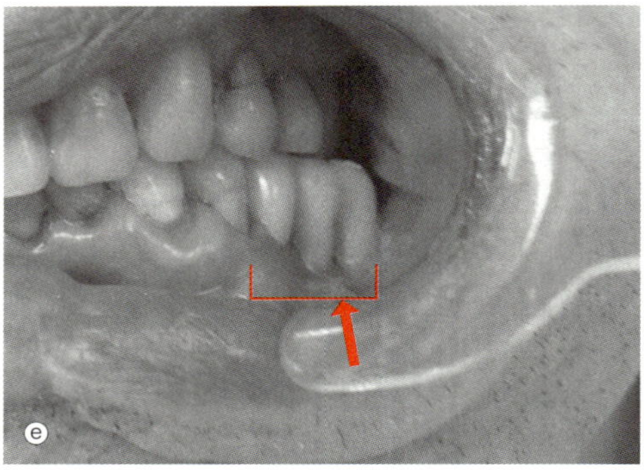

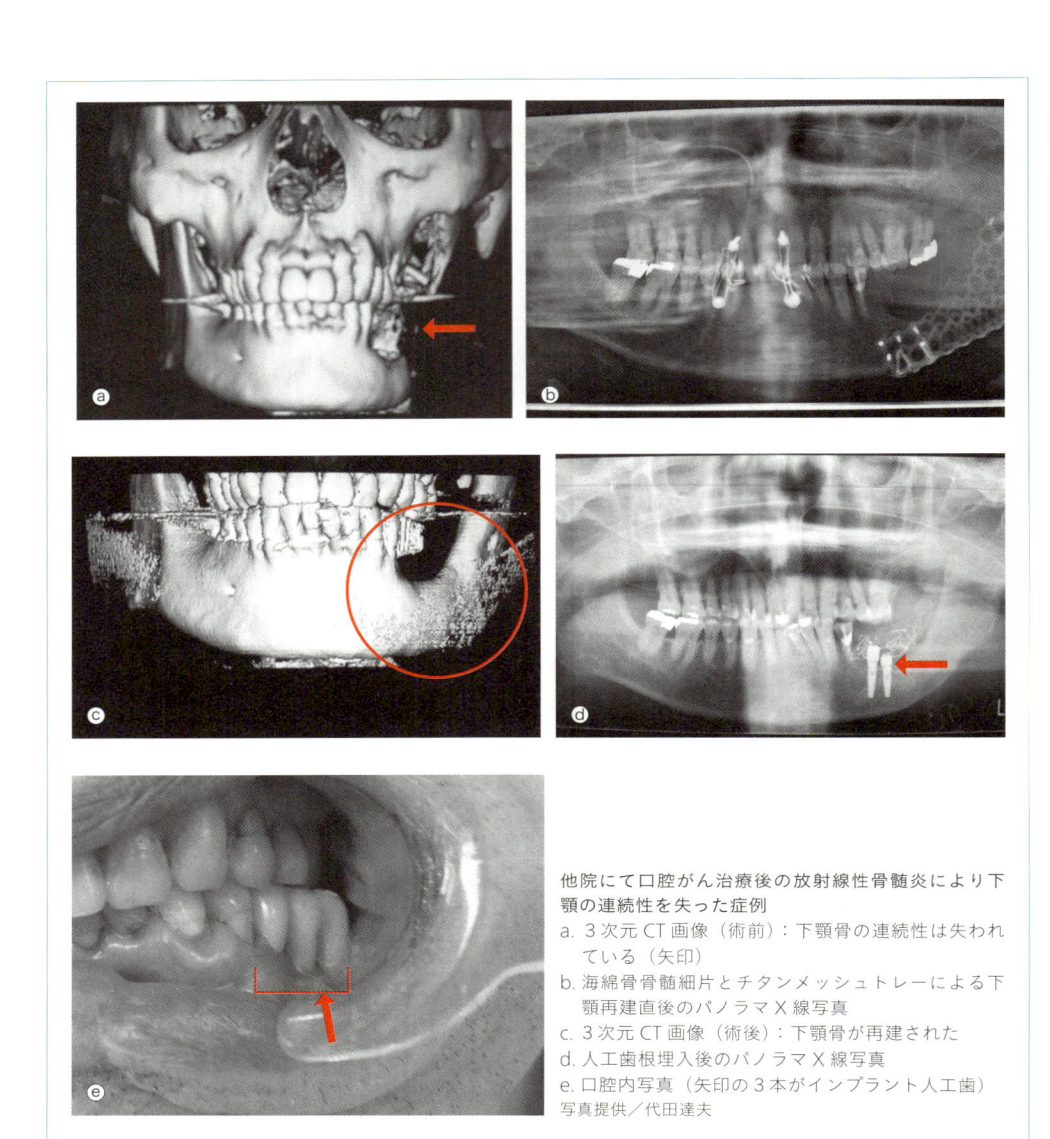

他院にて口腔がん治療後の放射線性骨髄炎により下顎の連続性を失った症例

a. 3次元CT画像（術前）：下顎骨の連続性は失われている（矢印）
b. 海綿骨骨髄細片とチタンメッシュトレーによる下顎再建直後のパノラマX線写真
c. 3次元CT画像（術後）：下顎骨が再建された
d. 人工歯根埋入後のパノラマX線写真
e. 口腔内写真（矢印の3本がインプラント人工歯）

写真提供／代田達夫

図3-33 口腔がんの再建手術例

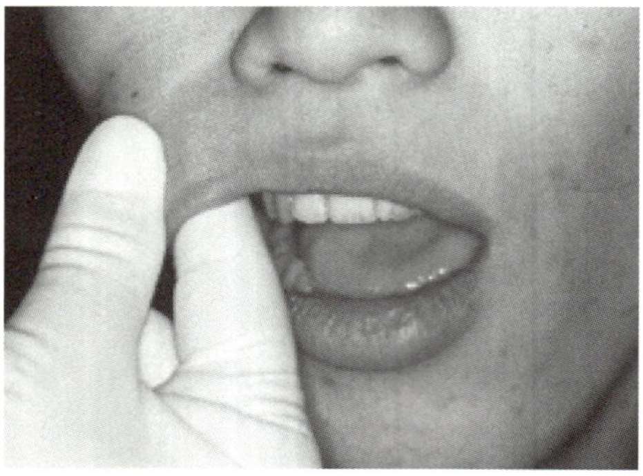

口輪筋を伸展させている。

図3-34 口腔筋機能療法（MFT）

5 口腔筋機能療法，表情筋訓練

疾患のみならず近年では健康的な口元と笑顔を求める審美面での社会的要請が高まり，口腔周囲筋に対する機能訓練である口腔筋機能療法（MFT）や表情筋訓練（フェイスニング）が歯科領域で積極的に行われるようになった（図3-34）。

このように，より高度の医療を求める社会的要請に応じるため，歯，口腔形態ならびに顔貌の審美性の回復を図る積極的な治療が展開されている。

L 高齢者に対する歯科治療

高齢者における歯科治療も基本的には同じであるが，口腔の老化を理解することが重要となる。

1. 老化による口腔の形態・機能変化

歯は咬耗・摩耗により平坦になり，高さが低くなる。また，歯が傾斜して，歯並びが悪化する。歯髄腔が狭窄し，歯髄が変性するため，疼痛閾値が上昇し，痛みを感じにくくなる。歯周病の進行に伴い，歯槽骨の高さが減少し，歯肉が退縮することにより歯根露出や根面う蝕を生じる。

口腔組織においては，咀嚼筋の筋力が低下し，顎骨も骨塩量の低下が生じ，強度が低下する。顎関節もその動きが悪くなる。口腔粘膜は菲薄化し，弾性が低下するため，義歯を支える場合に傷つきやすくなる。舌の運動も低下し，味覚が低下する。

これら様々な老化により，咀嚼能力が低下し，必要な咀嚼の時間は延長する。筋力・反射の低下や各種疾患による障害により嚥下機能も低下している。このような口腔機能の低下に対してのリハビリテーションも必要となる（column参照）。

2. 高齢者の歯科治療の指針

歯科治療には，局所麻酔，観血処置（抜歯など）のように全身に影響を与える処置が多い。さらに，疼痛や苦痛を伴う処置では，患者のストレスの上昇が，全身的なトラブルにつながる。したがって，全身的な既往歴の把握が重要になる。

一例として，脳血管疾患患者における抗凝固薬や，骨粗鬆症治療薬は抜歯などの際に問題となる。また，糖尿病や腎臓疾患などがあると感染しやすい。また，多くの薬で口腔乾燥を引き起こす副作用があり，う蝕や歯周病の進行を亢進し，義歯による粘膜の疼痛を生じやすい。

したがって，高齢者の歯科治療においては，多職種の緊密な連携が必要である。

3. 認知症，要介護状態

高齢者で認知症や要介護状態であると，歯科治療は困難になる。口腔（こうくう）ケア（口腔衛生管理）がきちんと行われていない場合も多く，う蝕の多発や歯周病の悪化が見られる。また，適切な義歯治療が行われにくく，歯を失ったままで放置されている場合もある。口腔清掃がきちんと行われていないと，誤嚥性（ごえんせい）肺炎を生じやすく，抵抗力の低下している高齢者にとっては，繰り返しの誤嚥により死に至ることも多い。施設での研究で，口腔ケアをきちんと行うことで，発熱や死亡率を大幅に低下できることが明らかになっている。施設入所高齢者や在宅高齢者に対しては，歯科訪問診療も行われているので，歯科医師・歯科衛生士との連携が重要である。

Column

オーラルフレイル（口腔の虚弱）

メタボリックシンドロームやロコモティブシンドロームと同じように，歯科では「オーラルフレイル（口腔の虚弱）」が問題視されている。これは，「滑舌低下」，「食べこぼし」，「わずかなむせ」，「かめない食品が増える」，「口が乾く」など，老化に伴い口の機能が低下した状態を指す。放置すると，低栄養をはじめとした全身のフレイル（虚弱）に陥りやすく，要介護へと突き進んでしまう。

これを防ぐためには，きちんと検査を行い，適切な治療や管理をすることが重要である。オーラルフレイルの進行度を把握するために，2018 年からオーラルフレイルの正式な診断名である「口腔機能低下症」の検査が健康保険に導入された。7 種類の検査結果（① 口腔衛生状態，② 口腔乾燥，③ 咬合力，④ 舌口唇運動（滑舌），⑤ 舌圧，⑥ 咀嚼能力，⑦ 嚥下能力）を総合して，「口腔機能低下症」の診断を行う。

口腔機能低下症と診断された場合は，それぞれの状況に応じて，歯科治療（う蝕，歯周病，入れ歯など），口腔清掃指導，入れ歯の手入れの指導，口のトレーニングの指導などを行い，半年に一回ぐらいチェックを行う。

国家試験問題

1 **誤嚥で発症するのはどれか。** (98回 AM120)

1. 肺炎
2. 胃炎
3. 肝炎
4. 膵炎

2 **嚥下障害のある患者の食事の工夫で適切なのはどれか。** (96回 AM51)

1. 固い食材は細かく刻む。
2. 汁物には増粘剤を加える。
3. 冷菜は人肌程度に温める。
4. 一口量はティースプーン半分を目安にする。

3 **成人に経鼻経管栄養法を行う際の胃管を挿入する方法で適切なのはどれか。** (107回 AM36)

1. 体位は仰臥位とする。
2. 管が咽頭に達したら頸部を後屈する。
3. 咳嗽が生じた場合は直ちに抜去する。
4. 嚥下運動よりも速い速度で挿入する。

4 **経鼻胃管栄養法とその目的との組み合わせで正しいのはどれか。** (94回 AM52)

1. 栄養物を体温程度に温める―下痢の予防
2. 注入前に空気を入れる―チューブ閉塞の予防
3. 注入後微温湯を入れる―腹部膨満の予防
4. チューブをクレンメで止める―抜管の予防

▶答えは巻末

第1編 歯・口腔疾患とその診療

第4章

歯・口腔の疾患と診療

この章では

- 歯・歯周組織の主な疾患とその診療について理解する。
- 顎・口腔の主な疾患とその診療について理解する。

国家試験出題基準掲載疾患

う蝕（う歯）｜歯周病｜舌がん

I 歯・歯周組織の疾患

A 歯の疾患

1. 歯の萌出異常

1 先天歯

出生時すでに萌出している歯をいい，下顎乳歯に多い。舌小帯潰瘍（リガ - フェーデ病）の原因となる。

2 早期萌出歯

その歯種の平均萌出時期より早く萌出する歯をいう。

3 晩期残存歯

乳歯が本来の交換時期を過ぎても脱落せず存在しているものをいう。その部位に萌出すべき永久歯の位置異常などの原因となる。

4 異所萌出歯

正常でない位置に萌出する歯をいう。上顎犬歯の唇側低位（いわゆる八重歯），下顎小臼歯の舌側転位などが多い。

2. 歯の形成異常

1 無歯症

一種の退化現象として起こるもの，局所疾患（顎骨の炎症，または外傷など）あるいは全身的疾患（全身的発育障害，栄養障害，先天性梅毒など）に継発して起こるもの，あるいは遺伝的に起こるものなどがある（図 4-1）。少数歯の先天的欠如は上下顎の乳側切歯，上下顎の智歯，第 2 小臼歯および側切歯などに多い。多数の永久歯が欠如して，乳歯がその脱落期を過ぎても残存している場合もある。

2 歯の形態の異常

❶大きさの異常

歯が正常の大きさより特に大きいものを**巨大歯**といい，上顎中切歯にみられる。特に小

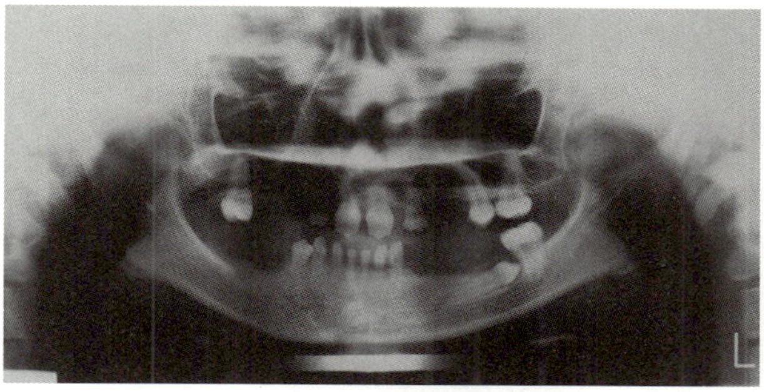

多数歯にわたる歯あるいは歯胚の欠如が認められる。

図4-1 無歯症のX線写真

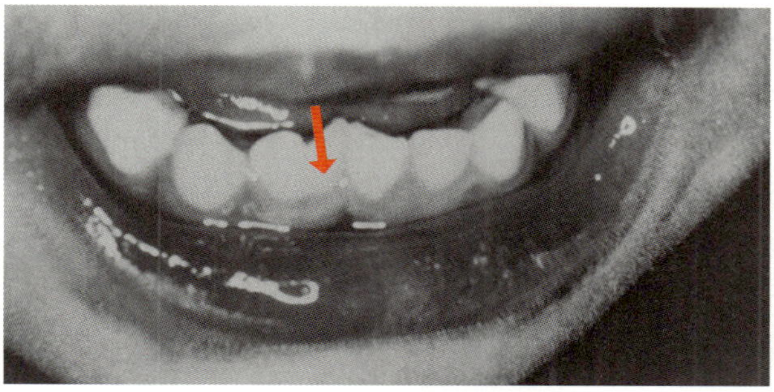

右側下顎乳側切歯と乳中切歯（BA|）に癒合がみられる。

図4-2 癒合歯

さいものを**矮小歯**といい，智歯，上顎側切歯および過剰歯などに多い。歯冠の形は円錐状（円錐歯），円柱状（栓状歯）などの変形を示すことが多い。

❷形の異常

歯冠に異常な結節がみられることがあり，臼旁結節，カラベリ結節などとよばれる。

❸そのほかの異常

歯根にも形と大きさの異常が現れることがあり，根管治療または抜歯の際に障害となる。歯の内部の髄腔にも，まれに**エナメル真珠***や**歯内歯**などの形成異常がみられる。そのほか，**癒着歯**，**癒合歯**（図4-2）および**双生歯**のような2歯，あるいはそれ以上の歯が結合した異常な歯が出現することがある。

3 過剰歯

歯が正常の歯数より多く生えることがあり，これを**過剰歯**という。上顎の切歯部，臼歯部に出現することがある。矮小歯のことが多い。

* **エナメル真珠**：歯根部にみられる真珠様のエナメル質塊で，形態は斑点状のものから結節状のものまである。また，エナメル質だけの構造から，象牙質，歯髄を有する構造のものまである。

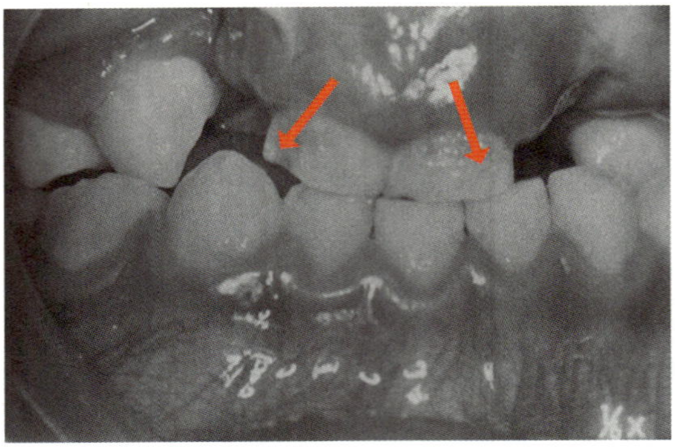

歯冠エナメル質に色調の変化と一部欠損がみられる。

図4-3　エナメル質形成不全

4　歯の硬組織の形成不全

歯の形成される時期に，栄養の不良や内分泌障害，あるいは先天性梅毒などの全身疾患を経過すると，その障害の程度および時期に応じて形成不全が起こる。軽度のものはエナメル質に白斑を生じ，重度のときは溝状または波状の変形を起こす（**エナメル質形成不全**，図4-3）。先天性梅毒では永久歯の上顎切歯，時には下顎切歯の切縁が半月形に陥没し（**ハッチンソンの歯**），あるいは歯冠が樽形を呈し，また時には大臼歯歯冠が蕾状に萎縮（**蕾状歯**）したり，桑の実様の顆粒状（**桑実歯**）を呈したりすることもある。

5　フッ素症歯（斑状歯）

飲料水に過剰に含まれるフッ素が原因で生じる。歯冠エナメル質表面の形成不全による白斑または着色した実質欠損を伴った歯をいう。地域的に限局して発生し，火山地帯に関連して全国的に分布している。

フッ素症歯は，その歯質の形成不全の程度により，1度（エナメル質表面の限局した白斑の程度のもの），2度（歯の表面全体の白濁を示すもの），3度（白斑のほかに歯質の欠損を伴うもの）に分類される。

フッ素症歯を起こすフッ素の飲料水中の最低濃度は0.9ppmといわれる（Smith, 1935）が，その発生には個人差があって，それ以下の濃度で生じる例もある。他方，フッ素症歯はう蝕に罹患しにくいとされ，この点から，う蝕予防の処置方法としてフッ素の利用が試みられている。

3. 歯の硬組織疾患

1　咬耗

咬耗とは歯の切縁あるいは咬合面が，対合歯との接触で摩耗した状態をいう。

2 摩耗症

歯ブラシなどの人工物で歯が長期間にわたって摩擦(まさつ)されると，歯質が摩耗し欠損を生じる。歯ブラシによるものは上下顎の犬歯から小臼歯(しょうきゅうし)のし歯頸部(しけいぶ)歯根に起きやすい。その場合の欠損は三日月形のことが多く，深く楔(くさび)形にえぐられる（**楔状欠損**(くさびじょうけっそん)）。

3 侵蝕症（酸蝕症）

強い酸を取り扱う職業の人や，酸味の強い飲食物（レモンなど）や酸性の薬品を持続して摂取する人では，唾液(だえき)の酸度が絶えず高まっており，このため歯質が徐々に**脱灰**(だっかい)*され，エナメル質の表面は混濁し，さらに進行するとエナメル質が溶解し，象牙質が露出するようになる。**酸蝕症**(さんしょくしょう)ともいう。象牙質知覚過敏発症の原因ともなる。

4. う蝕（う歯）

Digest

う蝕（う歯）

概要	定義	• 口腔内の常在細菌の産生する酸の作用により，歯の硬組織が表面から溶解・崩壊していく病変。
	原因	• ミュータンス連鎖球菌が粘着性のある不溶性グルカンを産生，歯の表面に固着してプラーク（歯垢）を形成することによる。
	病態生理	• エナメル質を侵し，進行するに従って深さを増す。 • 象牙質まで達すると，冷熱や接触などの刺激によって痛みを感じるようになる。 • 歯肉が退縮してセメント質が露出すると，セメント質もう蝕に侵され，下層の象牙質のう蝕へと移行する。
症状・臨床所見		• 初期のう蝕は，白い斑点として見える。 • 深さを増すと暗褐色となり食片が停留しやすくなる。 • 象牙質に達すると，冷熱や接触などの刺激によって痛みを感じるようになる。
分類（一例）		• う蝕の進行度を表す分類：う蝕症第1度（C1）～第4度（C4）までの4段階の分類を用いる。 • 歯の組織からの分類：①エナメル質う蝕，②象牙質う蝕，③セメント質う蝕。 • 部位別の分類：①小窩裂溝う蝕，②平滑面う蝕。
治療		• 保存修復：人工修復物を用いて歯の欠損部位を修復し，失われた機能や審美性を回復する処置。 • 歯内療法：う蝕が深部に進行することによる歯髄の露出や歯髄組織の炎症に対する処置。

▶ **原因** 歯の硬組織が，口腔(こうくう)に常在する細菌の産生する酸の作用によって，徐々にその表面から溶解して崩壊していく病変をいう（本編 - 第3章 - Ⅲ -J-1-3「う蝕予防の指針」参照）。う蝕原因菌は**ミュータンス連鎖球菌**（*Streptococcus mutans, Streptococcus sobrinus*）で，粘着性のある不溶

* **脱灰**：歯には多量のカルシウム化合物が含まれているが，これがなくなることをいう。脱灰すると軟らかくなるので，歯のような硬組織の標本を作るときには，各種薬品の混合された液，電気，陽イオン交換樹脂を使って人工的に脱灰を行う。

性グルカンを産生し，歯の表面に固着してプラーク（歯垢）を形成する。形成されたプラークはその生態系のなかで，共生や拮抗のバランスを保ちながら盛んに増殖し，バイオフィルム状の構造物を形成する。バイオフィルムは好中球やマクロファージをはじめ，免疫グロブリン，補体，さらには抗菌薬や殺菌剤などに抵抗性を示すようになる。したがって，プラークの除去にはブラッシングによる機械的清掃が必須であり，う蝕は清掃しにくい歯冠の小窩裂溝，隣接面および歯頸部に好発する。

▶ **経過①う蝕の進行（エナメル質う蝕，象牙質う蝕）** 初期のう蝕は，まずエナメル質を侵し（**エナメル質う蝕**），白い斑点（ホワイトスポット）として見え，表面は粗雑である。次に暗褐色となり，深さを増し，食片が停留しやすくなり，さらに進行して象牙質に達する（**象牙質う蝕**）と，冷熱あるいは接触などの刺激によって痛みを感じるようになる。乳歯では永久歯よりも象牙細管が太いため細菌が侵入しやすく，石灰化が弱く，2次象牙質の形成が少ないので，象牙質う蝕の進行は永久歯の場合より速い。

歯頸部では，歯肉が退縮してセメント質が露出すると，セメント質もう蝕に侵され，速やかに進行し，下層の象牙質のう蝕へと移行する経過をたどる。

▶ **経過②歯髄炎** 上記，象牙質う蝕を放置すると，細菌は象牙細管を経て歯髄に達し，**歯髄炎**を発症する。

▶ **経過③慢性う蝕，急性う蝕** う蝕の進行の速度には個人差があり，特に中年以降の人にみられる緩慢な経過をとるものを，**慢性う蝕**（slow caries）という。これに対し，急速に進行し，たちまち歯髄炎に移行するものを**急性う蝕**（rapid caries）という。

▶ **分類と処置** 臨床上，う蝕の進行の程度を表すには4段階の分類（図4-4）が使われているが，歯の組織から分類すると，エナメル質う蝕，象牙質う蝕およびセメント質う蝕に，また，部位別では，小窩裂溝う蝕，平滑面う蝕に分けられる。

要観察歯（questionable caries for observation）とは，探針でう蝕とは判定できないが，う蝕の初期症状（病変）を疑わしめる所見を有する歯をいう。1995（平成7）年から学校における健康診断（学校歯科保健）に取り入れられた。直ちに処置は行わないが，予防と経過観察を要するものとして，略記号のCO（シーオー）を用いる。

これには次の①～③が該当する。

①小窩裂溝において，エナメル質の軟化した実質欠損は認められないが，褐色窩溝がみられるもの。

②平滑面において，白濁や褐色斑が認められるが，エナメル質の軟化した実質欠損が明らかでないもの。

③精密検査を要するう蝕病変のあるもの。

C1

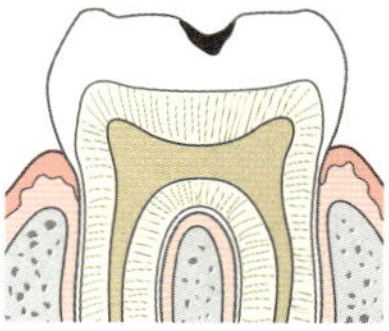

う蝕症第1度（C1）

エナメル質のみに存在するもので，自覚症状はない。う窩の歯質を除去し，充塡処置をする。

C2

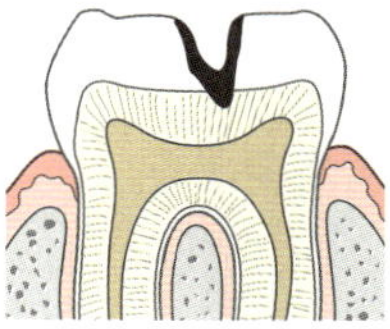

う蝕症第2度（C2）

象牙質まで達しているが，歯髄に病変が及んでいないもの。一過性に冷温刺激を感じる。処置はC1と同じであるが，う窩が深く歯髄に接近した場合は，セメント（裏装）や鎮静用の糊剤で歯髄を保護（覆髄）した後に修復処置（充塡）する。

C3

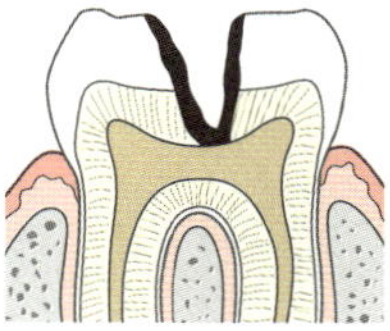

う蝕症第3度（C3）

象牙質まで達して，歯髄に病変（歯髄炎）を伴い温刺激に著明に反応し，夜間痛や自発持続痛を生じるもの。あるいは髄腔との間に交通路ができた状態。歯髄腔内へ穿孔して歯内治療（抜髄あるいは感染根管治療）を行い，根管充塡を行ってから，修復をする。

C4

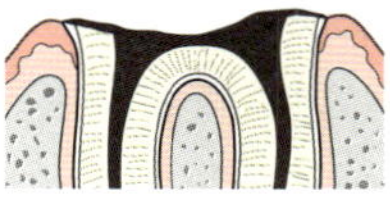

う蝕症第4度（C4）

歯冠の大部分が崩壊して歯根のみが残っている状態（残根）となっているもの。歯髄炎または根尖性歯周炎を伴っており，多くの場合は抜歯する。

図4-4 う蝕の進行度の分類

5. 歯の外傷

1 外傷性歯根膜炎

歯に強い外力が加わると，歯根膜が炎症を起こす（本節 -7「歯根尖の疾患」参照）。これを**外傷性歯根膜炎**という。安静を保てば数日で自然治癒する。

2 歯の振盪

歯に加わった外力によって，歯根膜の一部が挫滅，あるいは断裂して，同時に歯髄への血管が歯根尖部で断裂すると歯髄は壊死する。このような損傷を**歯の振盪**（**フレミタス**）という。

3 歯の破折

歯冠または歯根に亀裂を生じたり，歯冠の一部や歯根の一部を含めて欠損が生じたりする場合もある。主として打撲などの外傷によるが，大きな充塡物を施している場合，咀嚼の際に残存歯質の破折を起こすことがある。歯冠の一部のみが破折した歯は，保存処置が可能だが，歯根が破折した歯は抜歯することが多い。

4　歯の脱臼

急激な外力によって歯根膜が断裂し，歯が歯槽窩から逸脱した状態を歯の脱臼という。歯槽壁との連結が完全に絶たれて抜け出した場合を**完全脱臼**，一部の歯根膜がつながって，歯が歯槽窩内にとどまっている状態を**不完全脱臼**，あるいは**亜脱臼**という。外力を受けやすい前歯に多い。軽度の不完全脱臼の歯は整復し，固定して保存できる。完全脱臼の場合も，好条件のときには，脱臼した歯を歯槽窩に戻す再植術によって生着する。

5　歯の嵌入

歯は根尖に向けて押し込むような強い外力を受けると，歯槽骨の中にめり込んだ状態になる。これを嵌入という。

6. 歯髄の疾患

歯髄疾患で頻度の高いのは各種の歯髄炎で，その原因の大部分はう蝕を通じての細菌感染である。このほかに歯の外傷による歯髄壊死や老化などによる変性がある。歯髄炎になると，自然治癒の可能性は少なく**抜髄**（歯髄除去）が必要である。抜髄の後には**根管充填**の必要がある。

1　歯髄充血

象牙質を通じて冷水や温湯などの刺激が加わったとき，反応として起こる歯髄の動脈性充血あるいは静脈性うっ血*をいい，数秒間持続したり，一過性の鋭痛を生じたりする。これを放置すると**歯髄炎**に移行する。

2　急性歯髄炎

❶急性漿液性歯髄炎

急性漿液性歯髄炎では，冷水などの寒冷刺激，甘味や酸味の食品の刺激などで激しい自発痛が起こり，刺激を除去しても疼痛はしばらく持続する。疼痛は炎症の程度に応じて間歇的ないし持続的で，隣接歯や耳，こめかみなどに放散することがある。

❷急性化膿性歯髄炎

急性化膿性歯髄炎では，歯髄の内部に膿瘍を形成する。激しい穿通性，あるいは拍動性の歯痛が起こる。初期には間歇的だが進行すると持続する。温熱刺激によって激化し，冷やすと寛解*する。**抜髄**を行わないと歯髄は壊死し慢性根尖病巣を形成する。

* **静脈性うっ血**：局所の組織，または臓器内に通常より多い静脈血がたまる現象。
* **寛解**：一時的であれ永続的であれ，症状がある程度まで好転し，快方に向かう状態。

3 慢性歯髄炎

❶慢性潰瘍性歯髄炎

う蝕や外傷により歯質が欠けて歯髄が露出状態になり，細菌感染して潰瘍を形成した状態を**慢性潰瘍性歯髄炎**という。露出した歯髄に直接に刺激が加わったとき以外は，無痛あるいは鈍痛がある程度である。

❷慢性増殖性歯髄炎

露出した歯髄が増殖した場合を**慢性増殖性歯髄炎**という。このうち歯髄が息肉状，有茎状に増殖したものは**歯髄ポリープ**という。

4 歯髄壊疽

歯髄が炎症，外傷，または化学的刺激によって壊死し，さらに嫌気性腐敗菌が繁殖すると壊疽になる。この状態を**歯髄壊疽**という。壊疽になると，根尖孔を通じて歯根膜炎を併発し，さらに日がたつと歯根肉芽腫を形成する。歯髄壊疽の歯は冷熱刺激には無反応だが，打診あるいは咬合時には疼痛を示す。

5 上行性歯髄炎（上昇性歯髄炎）

歯周組織の疾患のうち，歯周炎が進行した場合に炎症が根尖から逆行的に波及し歯髄炎を発生するものがあり，これを**上行性歯髄炎**という。

7. 歯根尖の疾患

1 歯根膜炎

根尖孔を通じて歯髄からの細菌感染あるいは外傷によって起きる歯根膜の炎症には，急性・亜急性・慢性歯根膜炎がある。

外傷によるものは急性で，予後は良好である。

2 根尖性歯周炎

う蝕から歯髄炎，または歯髄壊死から歯髄壊疽に発展し，さらに根尖孔から根尖部の歯根膜に感染を起こしたものを**根尖性歯周炎**という。慢性に経過し，根尖部の骨が吸収され，その後は肉芽組織で満たされたものは**歯根肉芽腫**となる。自然治癒しないため，根管治療を行わないと急性化し，歯槽骨炎や顎骨骨髄炎に発展する。また，歯根肉芽腫が嚢胞化し，顎骨内に歯根嚢胞を形成することがある（図4-5，本章-Ⅱ-D-2「顎骨内に発生する嚢胞」参照）。

❶急性根尖性歯周炎

急性根尖性歯周炎は，自発痛のほかに，打診，咬合時に疼痛が激しい。しばしば歯肉や骨膜下に膿瘍ができる（**歯肉膿瘍**）。

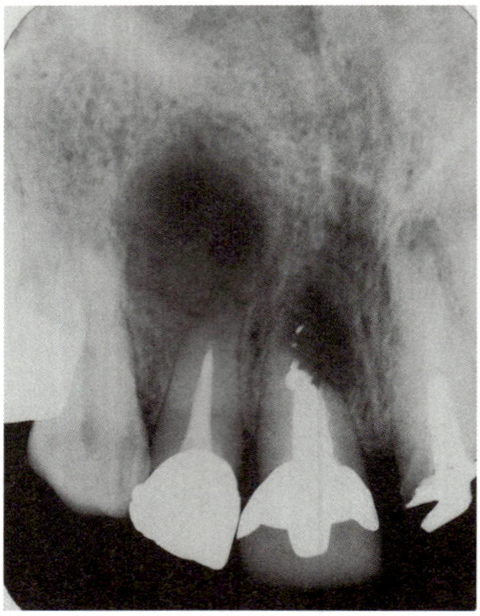

上顎両側中切歯根尖部に円形の透過像が認められる。左側中切歯根尖部の吸収もみられる。

図4-5 根尖病巣（嚢胞）のX線写真

❷慢性根尖性歯周炎

慢性根尖性歯周炎では，軽度の打診痛と歯の動揺だけで自発痛がないため放置されやすいが，急性化すると急性根尖性歯周炎の症状を呈し，歯肉膿瘍ができる。

慢性根尖性歯周炎のうち，大臼歯のう蝕が進行して歯根分岐部まで侵すようになると，歯根膜組織がポリープ状に増殖して，う窩を満たし，歯髄ポリープに類似した**歯根膜ポリープ**となる。

B 歯周組織の疾患

歯周組織の疾患とは，歯を取り巻く歯周組織（歯肉，歯根膜，セメント質，歯槽骨）に発生する病変で，歯周組織に発生する悪性新生物や代謝性疾患を除いたものをいう。

歯周疾患の大部分は炎症性疾患であり，**歯肉炎**と**歯周炎**に大別される。歯槽膿漏は重篤な歯周炎の症状を示しているが，現在はあまり使用されない単語である。また，過度の咬合力が歯に加わったときに歯周組織に外傷が生じる**咬合性外傷**や，炎症性疾患ではなく退行性に歯周組織が破壊される**歯周症**なども歯周疾患の一つである。

局所因子（炎症性因子と外傷性因子）と全身因子の2つに大別され，両因子がそれぞれ単独または相互に作用して歯周疾患を発症させていると考えられる。

1 炎症性因子

❶プラーク（歯垢）

プラーク（歯垢）（図4-6）は，口腔内細菌とその生産物からなり，歯面に強く付着し，う

染色前

染色後

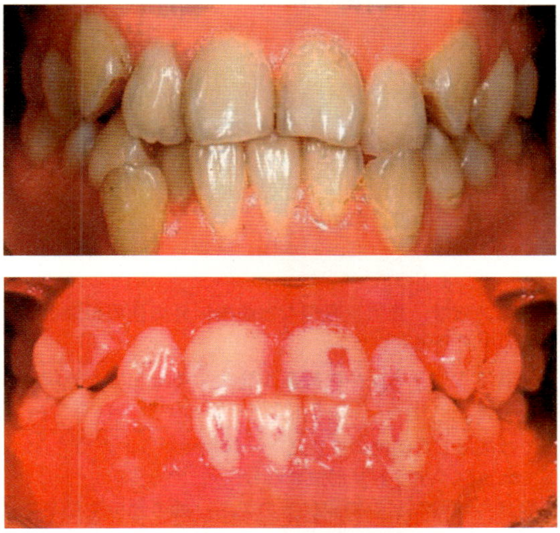

歯垢染色により歯面に付着するプラークがよくわかる。

図4-6 プラーク（歯垢）

がいで除去不可能な有機性沈着物である。

プラーク 1mg（湿重量）中に 10^8 個の細菌が存在し，それら細菌の産出する**たんぱく分解酵素**（コラゲナーゼ，プロテアーゼ），**菌体内毒素**による直接作用と，**抗原抗体反応**による間接作用により炎症を引き起こす。

また，プラークはアンモニア，硫化水素，メチルメルカプタンなどの代謝産物を生じ，これが口臭の原因ともなる。

❷プラーク増加因子

歯周疾患の主因であるプラークの付着を促進したり，プラーク除去を困難としたりする因子で，これらの因子が存在するときに歯周疾患は増悪する。因子として歯石（プラークの石灰化したもので，表面が粗糙(そぞう)であるためさらにプラークが付着しやすい），不良補綴(ほてつ)物，歯列不正，口呼吸，歯の形態不良，歯肉の形態不良，口腔前庭異常，小帯異常，食片圧入などがあげられる。

2 外傷性因子

外傷性因子とは，歯周組織に咬合性外傷を引き起こす因子をいい，早期接触，側方圧，ブラキシズムなどがあげられる。

3 全身因子

全身因子は局所因子の作用を修飾するが，全身因子の作用のみで歯周疾患を生じることはない。全身因子には，糖尿病，栄養状態，血液疾患，遺伝性疾患，薬物の服用（フェニトイン，ニフェジピン，シクロスポリンAなどの服用者の歯肉増殖）などがあげられる。

1. 感染性歯周疾患

Digest

歯周病（歯肉炎・歯周炎）		
概要	定義	●プラーク（歯垢）を主因とする炎症性疾患。 ●歯周病は歯肉炎と歯周炎の総称。 ●炎症炎歯周疾患のうち，炎症が歯肉に限局し，ほかの歯周組織に破壊が見られないものを歯肉炎という。 ●歯根膜線維の破壊，歯槽骨吸収など歯肉以外の歯周組織にまで炎症が波及・進行したものを歯周炎という。
	原因	●歯面に付着するプラーク中の細菌が産生するたんぱく分解酵素，菌体内毒素などの有害物質。
症状・臨床所見		●歯肉炎では限局した歯肉の炎症により仮性ポケットがつくられる。 ●歯周炎では真性ポケットが形成される。 ●歯肉の発赤，腫張などの初期症状ののち，歯の動揺や口臭，歯肉退縮といった自覚症状が現れる。 ●急性化すると歯周膿瘍を形成し，腫脹・疼痛・発熱などの重篤な症状を呈する。
検査		●エアを歯肉溝部に吹き付けて直視する。 ●X 線写真により確認する。 ●プローブやペリオドンタルエキスプローラーを根面に沿わせながら静かに挿入し，触診で探知する。
治療		●原因除去療法（炎症となる因子を除去し，組織の修復能力を促進させる） ●プラークコントロール　●スケーリング　●ルートプレーニング ●症状に応じた動揺歯の固定　●咬合調整　●歯周外科治療

1 歯肉炎

炎症性歯周疾患のうちで，炎症が歯肉に限局し，ほかの歯周組織に破壊がみられないものである。**歯肉炎**の特徴は，限局した歯肉の炎症によりつくられる**仮性ポケット***である（図4-7）。本症の原因は歯面に付着するプラーク中の細菌の産生するたんぱく分解酵素，菌体

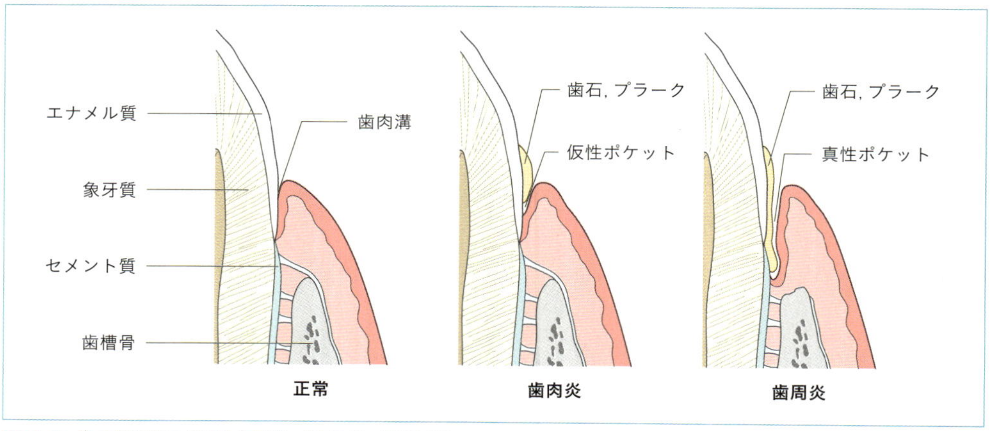

図4-7 歯周組織の状態（正常，歯肉炎，歯周炎）

内毒素などの有害物質の作用である。歯肉の発赤・腫脹（しゅちょう），易出血性（わずかな刺激により出血する）などがみられる。

原因や症状により以下のように分類される。

❶単純性歯肉炎

プラーク中の細菌の働きのみによって歯肉に炎症が起こった状態をいい，ほかに全身的な影響のないものをいう（図4-8）。

❷複雑性歯肉炎

歯肉炎の初発因子はプラークだが，その症状をほかの因子が修飾することにより増悪したものをいい，**妊娠性歯肉炎**，**糖尿病性歯肉炎**，**白血病性歯肉炎**，**フェニトイン性歯肉増殖症**（図4-9），**ニフェジピン歯肉増殖症**，**シクロスポリンA歯肉増殖症**，**口呼吸性歯肉炎**などがある。

治療は，原因であるプラークの除去（プラークコントロール）が基本である。また，プラーク増加因子である歯石などの除去（スケーリング，ルートプレーニング）を必要に応じて行う。

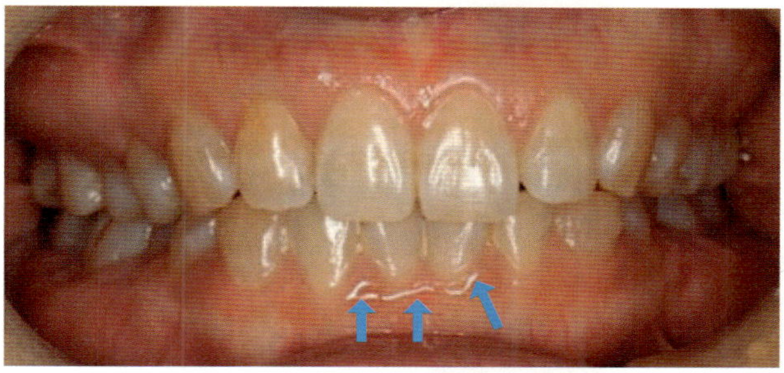

歯肉に限局した発赤，腫脹が認められる。

図4-8 単純性歯肉炎

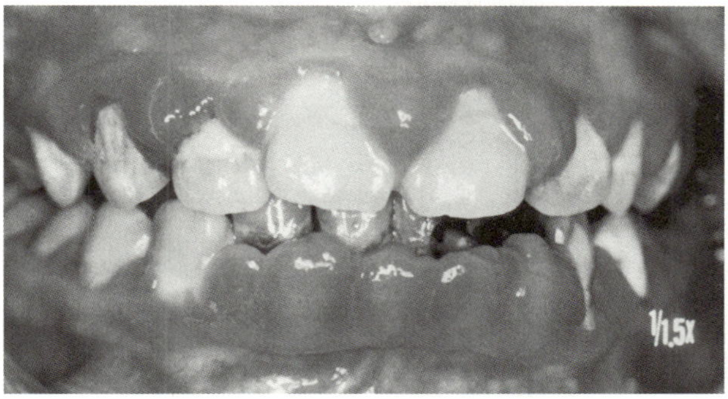

フェニトインの服用によりプラークの影響が増加し，歯肉の腫脹がみられる。

図4-9 フェニトイン性歯肉増殖症

＊ **仮性（歯肉）ポケット**：歯周疾患の初期にみられ，歯肉辺縁の遊離歯肉の肥厚や増殖によって歯肉溝が仮性に深くなったようにみえる状態。上皮付着部の位置はほぼ正常で，歯槽骨縁の破壊もみられない。

これらの治療は単純・複雑性歯肉炎とも同様である。ただし複雑性歯肉炎の場合，ほかの修飾因子に対する処置や対応が必要となることもある。

2 特殊な歯肉炎

❶急性壊死性潰瘍性歯肉炎

▶ **症状** 辺縁部歯肉や歯間乳頭部に壊死（えし）と潰瘍（かいよう）が急激に発生する急性歯肉炎で，偽膜形成，激痛，口臭などの局所症状と，倦怠（けんたい）感，食欲不振，発熱などの全身症状を伴う。

▶ **原因** 全身の抵抗力が低下した場合などに，スピロヘータ，紡錘（ぼうすい）菌の混合感染（ワンサン感染症）により起こるといわれている。

▶ **治療** 本症の治療は対症療法が主体となり，局所の清掃や刺激因子の除去と全身症状に対しての投薬，安静が必要である。

❷慢性剝離性歯肉炎

▶ **症状** 歯肉上皮の剝離（はくり），びらんおよび浮腫性紅斑（ふしゅせいこうはん）を特徴とする歯肉炎で，歯肉の灼熱（しゃくねつ）感や接触痛があり，通常は30歳以上の女性によくみられる慢性歯肉炎で，寛解（かんかい）期と急性期を繰り返す長期経過疾患である。

▶ **原因** 原因は不明であるが，精神的ストレスやホルモン変調との関連が示唆されている。歯肉に生じた扁平苔癬（へんぺいたいせん）と考えられている。

▶ **治療** 治療は対症療法が主体となり，局所刺激因子の除去や薬物療法が行われる（副腎皮質ステロイドの局所および全身投与）。

3 智歯周囲炎

本章-Ⅱ-C-1-2「智歯（ちし）周囲炎，歯冠（しかん）周囲炎」参照。

4 歯周炎（慢性辺縁性歯周炎）

▶ **原因** **歯周炎**は，歯根膜線維の破壊，歯槽骨（しそうこつ）吸収，セメント質の変性など，歯肉だけでなくほかの歯周組織に炎症が波及，進行したもので，主原因は歯肉炎と同様にプラークだが，歯肉炎と異なり**真性ポケット**が形成される（図4-7）。また，このプラークの沈着は不十分な口腔（こうくう）清掃や食習慣などに起因することが多く，生活習慣病としての側面をもつ。喫煙は最大のリスクファクターである。また糖尿病との関連が注目されている。

▶ **症状** 初期症状は非常に穏やかであり，自覚症状が少なく，慢性に経過する。初期症状としては，歯肉の発赤（ほっせき），腫脹（しゅちょう）を呈し，真性ポケットが形成され，後に進行して歯槽骨の吸収が起こる。歯の動揺，口臭，歯肉出血，歯肉退縮，咀嚼（そしゃく）機能低下，歯間離開などにより自覚するまで長期間を要する**沈黙性疾患**（silent disease）である。X線所見としては歯根膜腔の拡大，歯槽硬線の消失，歯槽骨吸収が認められる（図4-10，11）。急性化すると歯周膿瘍（のうよう）を形成し，腫脹，疼痛（とうつう），発熱などの重篤な症状を呈する。

▶ **罹患率** 罹患（りかん）率は非常に高く，歯の喪失原因のうち本症によるものは約40〜50％とも

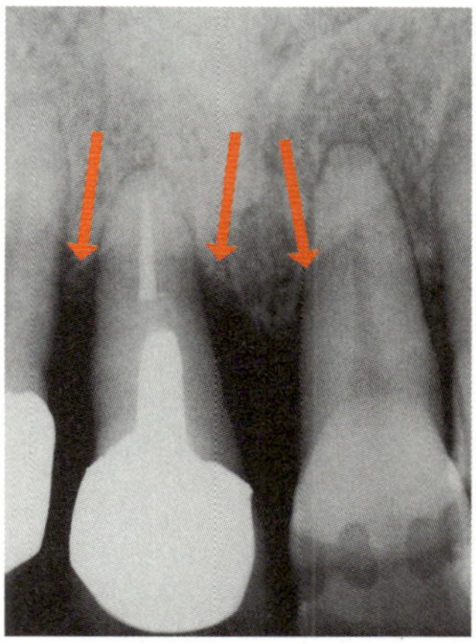

歯槽骨の吸収が認められる。

図4-10 歯周炎のX線写真

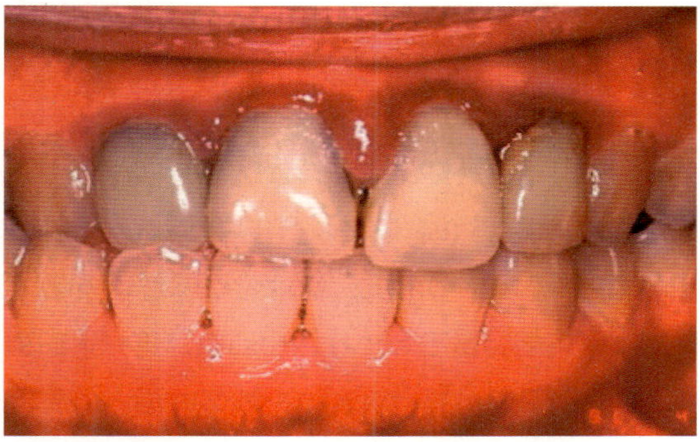

歯肉の発赤腫脹が著明であるが，歯肉辺縁の退縮は認められない。

図4-11 歯周炎

いわれ，う蝕（しょく）と並び**歯科2大疾患**といわれている。

▶ **治療** 歯肉炎の治療と同様にプラークコントロール，スケーリング，ルートプレーニングが基本的な治療となる。このほかに症状に応じて固定（動揺歯の安静を図る）や咬合（こうごう）調整，歯周外科治療を行う。

5 咬合性外傷

▶ **原因** 歯に過度な咬合圧が加わった際に起こる歯周組織の外傷をいう。歯周組織の障害は歯根膜，歯槽骨に出現し，歯肉は影響を受けない。原因としては早期接触，ブラキシズム（歯ぎしり），側方圧などがあげられる（図4-12）。感染性疾患でないため，本症により歯肉炎，歯周炎を起こすことはない。

▶ **影響** 歯肉炎や歯周炎に併発すると高度な歯周疾患を起こし（**共同破壊**），**骨縁下ポケット**の形成，動揺の増加が認められる。

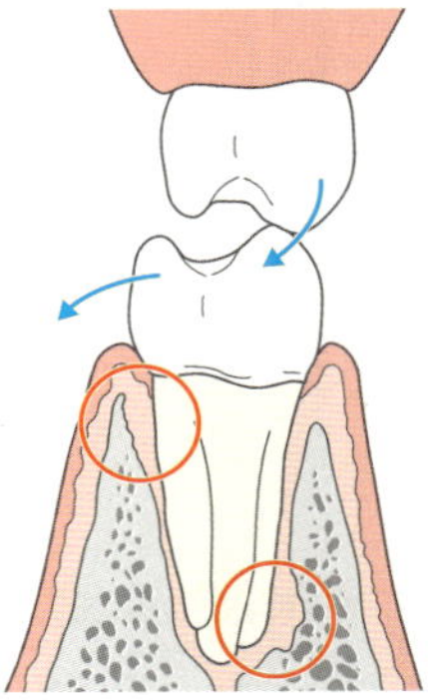

○印の部分に骨吸収，歯根膜腔の拡大がみられる。

図4-12 咬合性外傷の生じた歯周組織

▶ **治療**　歯に加わる異常な咬合圧，側方圧を除去するための咬合調整や歯の安静を保つための固定を行う。

6　侵襲性歯周炎

▶ **概要**　**侵襲性歯周炎**は，歯肉に炎症がみられずに歯根膜や歯槽骨の著しく破壊された歯周疾患である。20 歳以下の若年者にみられ，病変部の炎症症状はほとんど認められず，深い**歯周ポケット**の形成，歯槽骨の著しい吸収，歯の著しい動揺をきたす。

▶ **特徴**　臨床的特徴としては，中切歯，第一大臼歯，またはその両者に左右対称的に著しい**垂直性骨吸収**が認められ，その部に深い歯周ポケットが形成される。歯周ポケット内ではアグリゲイティバクター・アクチノミセテムコミタンス（*Aggregatibacter actinomycetemcomitans*），カプノサイトファーガ（*Capnocytophaga*）が優勢であり，本疾患との関連が示唆されている。宿主側の要因としては，白血球機能異常との関連がクローズアップされている。

▶ **治療**　歯周炎の治療と同様であるが，本症に対しては抗菌薬の局所・全身投与の併用が有効である。

2. 歯肉の腫瘍状病変

1　エプーリス（歯肉腫）

歯肉，歯槽骨骨膜，歯根膜などの歯周組織の結合組織から発生し，歯肉部に現れる良性の限局性腫瘤を**エプーリス**という（図 4-13）。病理組織学的に肉芽腫性，線維性，血管腫性，線維腫性，骨形成性，巨細胞性に分類し，大きく炎症性と腫瘍性に分類することもある。これらのうちで，妊娠中期頃に現れるものを特に**妊娠性エプーリス**，また新生児にみられるものを**先天性エプーリス**とよぶ。診断は比較的容易である。単純な摘出術が行われるが，原因となる歯を抜歯しないと再発することがある。

2　義歯性線維腫，こんにゃく状顎堤（フラビーガム）

適合の良くない義歯による刺激によって粘膜に生じる線維性の反応性増殖物を義歯性線維腫という。上・下顎の前歯部の歯肉・唇移行部に弁状，あるいは分葉状をなしていることが多い。こんにゃく状顎堤は上顎前歯部の歯槽堤に柔軟な腫脹としてみられることが多い。診断は比較的容易である。自覚症状はほとんどない。義歯の調整で軽減することもあるが，障害があれば切除する（図 4-14）。

3　歯肉線維腫症

全歯にわたり歯肉が増殖し，高度の場合には歯冠を被覆し，埋没させる。まれな疾患だが家族的に発現し，遺伝関係がみられることもある。**歯肉象皮病**ともよばれる。審美障害があり，歯周疾患の原因ともなるので歯肉切除を行うことが多い。

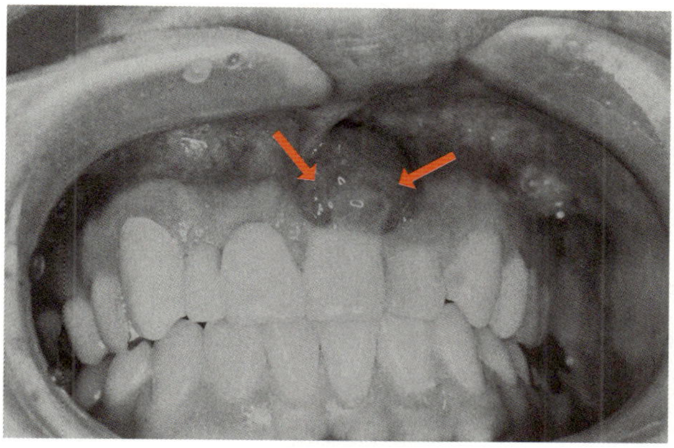

図4-13 エプーリス（歯肉腫）

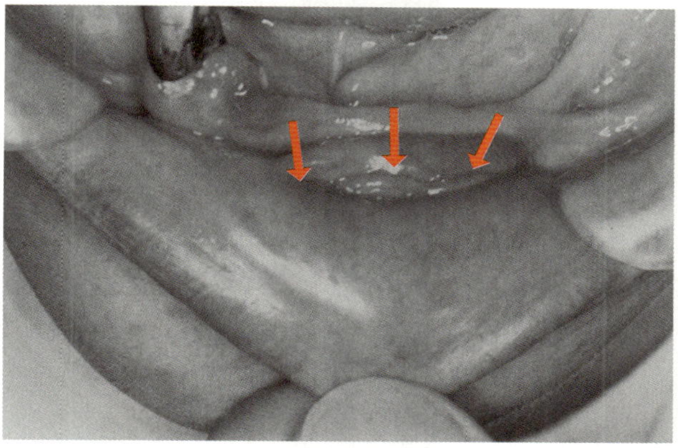

義歯床下の粘膜，特に床縁相当部に軟組織の腫瘤が認められる。

図4-14 義歯性線維腫

Ⅱ 顎・口腔の疾患

A 先天異常，発育異常

▶ 概念

- 先天異常：胎生期に発現し，生下時に発症しているか潜在している異常。機能的異常と器質的異常がある。先天性の器質的異常を奇形という。
- 発育異常：からだの発育に伴って発現する異常。
- 変形症：組織または器官の永続的な変形で，障害の認められるもの。先天異常，発育異常によるもののほかに続発性の変形症がある。

▶ 原因

- 遺伝的要因：①単一遺伝子異常，②多因子遺伝，③染色体異常。
- 環境的要因：①物理的要因，②化学的要因，③生物学的要因。
- 遺伝要因と環境要因の相互作用。

1. 裂奇形

口腔(こうくう)周囲の臓器は胎生 4 ～ 12 週に各種の突起が癒合(ゆごう)して形成される。その突起は左右の内側鼻突起（または左右が癒合した球状突起），外側鼻突起，上顎(じょうがく)突起（またはその一部である口蓋(こうがい)突起），下顎(かがく)突起である。発生過程でこれらの突起の癒合が障害されると破裂が生じる（表 4-1，図 4-15）。

1 口唇裂口蓋裂

▶ **裂型別分類**　図 4-16 に示したとおり破裂の部位と破裂の程度によって分類される。

▶ **発生頻度**　約 0.2%（500 人に 1 人）。唇顎口蓋裂(しんがくこうがいれつ)＞唇裂＞口蓋裂。唇裂を伴うものは男＞女，口蓋裂単独のものは男＜女。片側性＞両側性。唇裂は左側＞右側。

❶口唇裂（図 4-17）

▶ **発生機序**　顔面の発生過程における内側鼻突起（球状突起）と上顎突起の癒合不全。

▶ **障害**　①審美障害，②哺乳(ほにゅう)障害，③歯の障害，④合併奇形の可能性（心奇形，四肢(しし)の奇形など）。

▶ **治療の概要**

- 出生直後：家族への疾患の概要と治療計画の説明。哺乳指導。合併疾患の診断（小児科との併診）。
- 生後 3 ～ 4 か月（体重 5 ～ 6kg）：口唇(こうしん)形成手術。両側性では 1 回法と 2 回法がある。
- 5，6 歳～成人：口唇修正手術（2 次手術），唇裂鼻(しんれつび)修正手術。
- 手術法：片側性では三角弁法（クローニン法）と回転伸展弁法（ミラード法）が多く行われている。両側性では 1 回法と 2 回法がある。

❷口蓋裂

▶ **発生機序**

- 前方の 1 次口蓋：球状突起と上顎突起の癒合(ゆごう)不全。

表 4-1 突起の癒合不全と裂奇形

- 球状突起と上顎突起の癒合不全→側方唇裂，唇顎裂（片側性，両側性）
- 両側口蓋突起の癒合不全→口蓋裂
- 両側内側鼻突起の癒合不全→正中上唇裂
- 両側下顎突起の癒合不全→正中下唇裂
- 外側鼻突起と上顎突起との癒合不全→斜顔裂
- 上顎突起と下顎突起の癒合不全→横顔裂

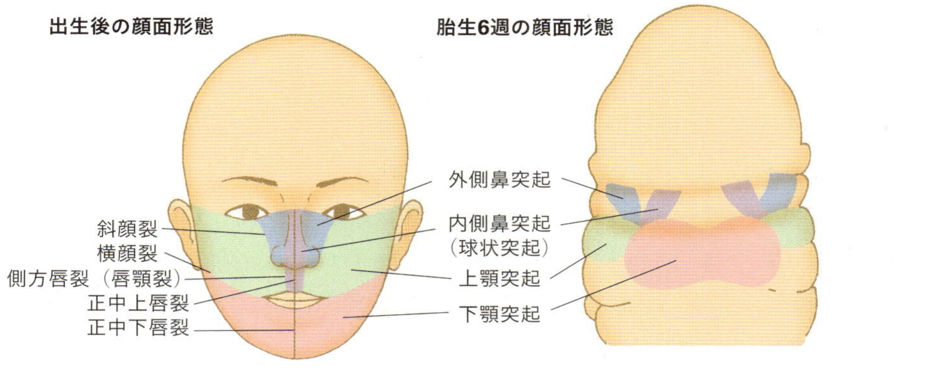

図4-15 顔面の発生と裂奇形

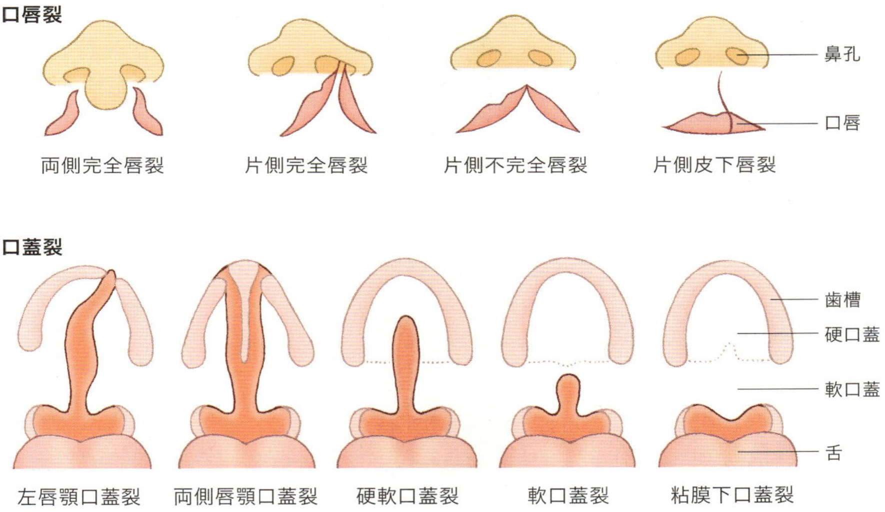

図4-16 口唇裂口蓋裂の破裂タイプ

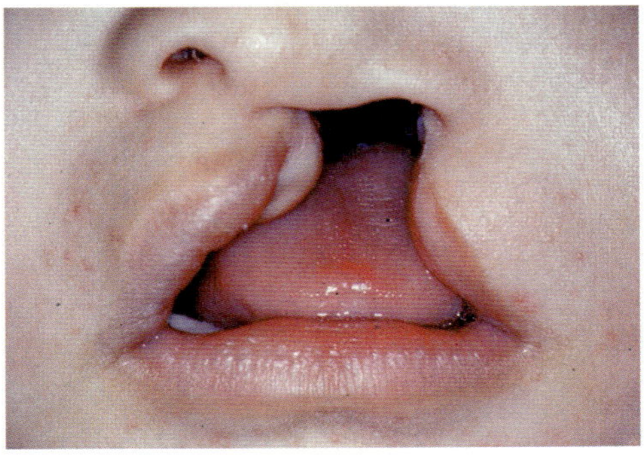

図4-17 左側唇顎口蓋裂

- 後方の２次口蓋：両側口蓋突起の癒合不全。

▶ **障害とその治療**　破裂そのものによる１次障害と手術侵襲を加えたために起きる２次障害とがある。障害が多様であり，多数科による総合治療が必要である（図4-18）。

①言語障害：鼻咽腔閉鎖機能不全が主因となるもの（開鼻声，声門破裂音など）と舌の異常な運動習癖が主因となるもの（口蓋化構音，側音化構音など）がある。

- 予防：早期（1～2歳，体重10kg）に鼻咽腔閉鎖機能獲得を目的とした口蓋形成手術（プッシュバック法，ウォーディル法，ファーロー法など）を行い，術後機能訓練を行う。
- 治療：構音障害に対しては言語治療を行う。鼻咽腔閉鎖機能不全に対してはスピーチエイド装着，咽頭弁移植（形成）手術などを行う。

②顎発育障害：口蓋形成手術による口蓋骨の侵襲が原因となる。上顎後退による反対咬合，歯列弓狭窄，歯列不正を示す。

- 予防：口蓋形成手術の時期を遅らせる。出生後１か月までにホッツ床を装着する。粘膜弁法，二段階法（ペルコ法）などによる手術を選択する。

	手術	歯科	言語	そのほか
誕生	口唇形成術	ホッツ床印象採得・装着		両親の指導 哺乳指導
1歳	口蓋形成術 2段階口蓋形成術（1回目）		言語発達検査	聴力検査，知能検査 耳鼻科的診断治療
2歳		小児歯科治療	言語機能検査（鼻咽腔閉鎖機能検査 構音検査）	
3歳		補綴処置（発音補助装置 口蓋閉鎖床）	言語治療（筋機能訓練） 構音治療	
4歳		第Ⅰ期矯正治療（顎矯正）		
5歳	2段階口蓋形成術（2回目） 口唇2次修正術			
6歳		第Ⅱ期矯正治療（上顎拡大）		
10歳	口唇・鼻修正術 顎裂部骨移植術 口蓋2次修正術（咽頭弁移植術）	第Ⅲ期矯正治療（歯列矯正）		
15歳	顎骨形成手術	顎骨形成術 術前矯正		社会的心理的問題
20歳		補綴処置（欠損補綴）		

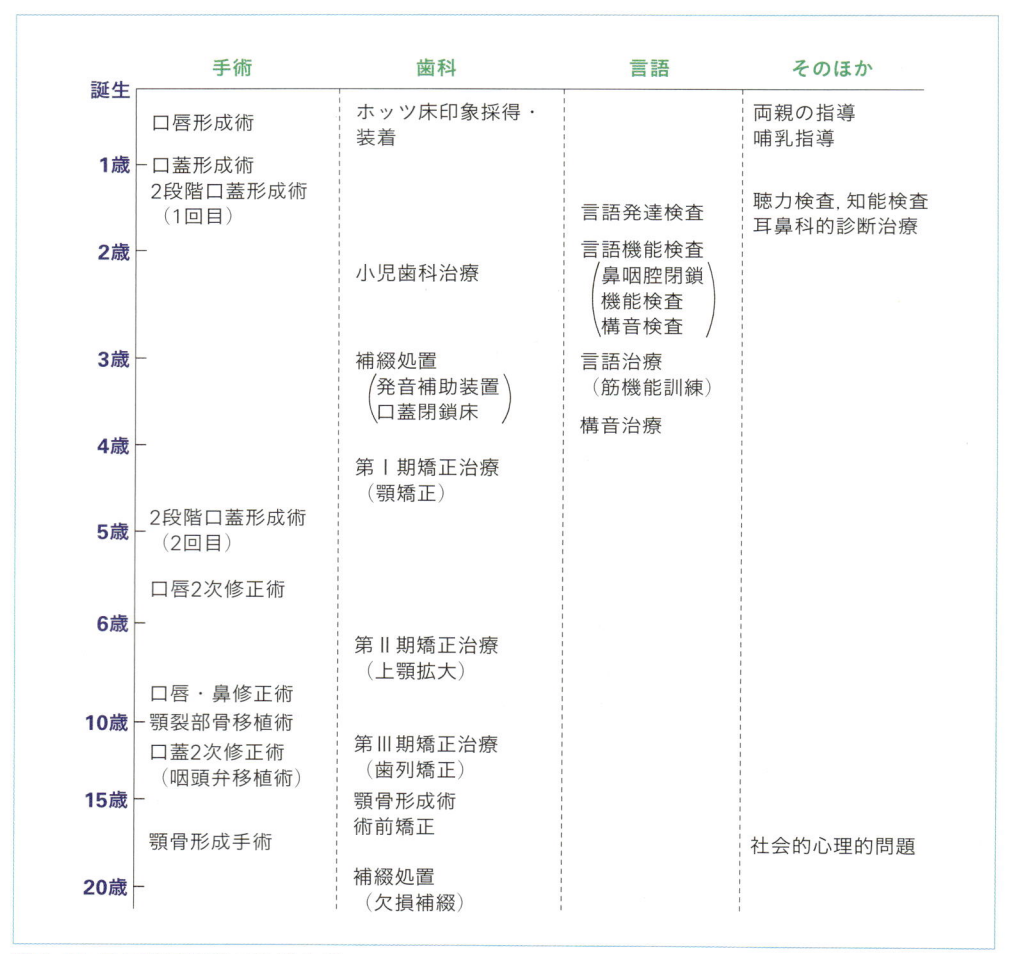

図4-18　口唇裂口蓋裂の治療体系

- 治療：顎矯正治療，顎骨形成手術（ル・フォー骨切り術，下顎枝矢状分割法など）を行う。

③歯の異常：顎発育障害，歯槽突起部の骨欠損，歯の発育異常によって発生する。

- 予防：手術時に顎裂部の骨と歯胚を保護する。
- 治療：歯槽突起部の骨欠損に対しては顎裂部骨移植手術（8～10歳）を行って歯列矯正を行う。そのほかの歯に対しては一般的な歯列矯正を行う。歯が不足していればデンタルインプラントも行う。

④そのほかの障害とその治療

- 審美障害：口蓋・顎裂部の形成手術，矯正治療，補綴治療を行う。
- 哺乳・摂食障害：哺乳指導，ホッツ床，口蓋閉鎖床，口蓋形成手術などを行う。
- 滲出性中耳炎とそれに継発する聴覚障害：口蓋帆張筋の機能障害が原因となる。適切な口蓋形成手術と中耳炎の早期発見が必要である。
- 心理的障害：カウンセリング，適切な口唇・口蓋裂治療が必要である。

2 そのほかの顔面裂

いずれもまれなものである。

❶斜顔裂

下眼瞼から口唇にかけての破裂。顔面の発生過程における外側鼻突起と上顎突起の癒合不全（上方部）。

❷横顔裂

口角から耳介部にかけての破裂。顔面の発生過程における上顎突起と下顎突起の癒合不全。

❸正中上唇裂

上唇正中の破裂。顔面の発生過程における左右内側鼻突起の癒合不全。

❹正中下唇裂

下唇正中の破裂。顔面の発生過程における左右の下顎突起の癒合不全。

❺偽正中上唇裂

上唇正中の欠損または発育抑制。全前脳胞症（前脳から発生する終脳と間脳の形成不全）の一症状として発現する。

3 口蓋裂類似疾患

❶ピエール・ロバン症候群

先天性小下顎症，舌下垂症と口蓋裂を伴った症候群。

▶ **障害**　呼吸困難。そのほかは口蓋裂と同じ。

▶ **治療**　舌前方牽引。軽度の呼吸障害では体位の工夫だけでも改善する。呼吸障害が著しい場合は舌を前方に牽引して固定する手術を行うこともある。そのほかは口蓋裂と同じ。

❷先天性鼻咽腔閉鎖不全症

明らかな口蓋裂が認められないが，鼻咽腔閉鎖機能不全を示す症例。

①粘膜下口蓋裂：軟口蓋に筋層の断裂が認められるもの。

②口蓋短小症，咽頭腔拡大症（深咽頭腔症）：咽頭腔の深さに対する軟口蓋の長さの比が小さいもの。

③軟口蓋麻痺：軟口蓋の運動障害が認められるもの。

④口蓋帆挙筋位置異常：鼻咽腔閉鎖時に軟口蓋の前方が挙上するもの。

▶ **障害とその予防・治療**　口蓋裂の術後鼻咽腔閉鎖不全に準じる。

2. 口唇・頬部の異常

口唇・頬部の異常の主なものは次のとおりである。治療方針は，原因の除去と形成手術となる。なお，フォーダイス斑は通常は処置の必要はない。

1　巨大唇

先天性または後天性の大きな口唇。吸唇癖，肉芽腫性口唇炎，腫瘍などによるもの。

2　先天性口唇瘻

先天的な口唇の瘻。時に唾液分泌がある。下唇瘻が両側性唇顎口蓋裂に伴う場合はファン・デル・ウーデ症候群。

3　先天性口角瘻（口角小窩）

口角部の小さな瘻または窪み。上顎突起と下顎突起の癒合不全による先天異常。時々見られるが処置の必要がない場合が多い。

4　フォーダイス斑

口唇・頬粘膜部の多数の黄色の斑。粘膜下に生じる異所性皮脂腺。

5　二重唇

口唇が二重に見える状態。弄唇癖，義歯性線維腫などの症候性が多い。

6　小口症

口裂が小さい状態。先天異常と後天性（外傷性瘢痕）がある。

7　咬筋肥大症

咬筋が片側または両側性に肥大した状態。咀嚼癖との関連が疑われる。青年期以降にみられ，審美障害を訴えることがある。

3. 舌・口底の異常

1 巨大舌

▶ **原因** 舌が大きい状態。先天性（筋線維肥大，クレチン病，ダウン症など）と後天性（血管腫，リンパ管腫，神経線維腫，先端巨大症など）がある。

▶ **症状** 歯列弓の異常，不正咬合，著しい場合は閉口不能，流涎，呼吸困難を示す。言語障害，摂食障害を起こすことがある。

▶ **治療** 原因除去，形成手術。

2 舌扁桃肥大

▶ **病態** 舌根部の不規則な形の腫脹。肥大したリンパ組織である。

▶ **治療** 肥大があれば消炎処置，原因の除去。通常は処置の必要がない。

4. 小帯の異常

1 上唇小帯異常

上唇小帯の過短，短縮。上顎中切歯の位置異常をきたすことがある。

▶ **治療** 障害があれば伸展手術。

2 頬小帯異常

頬小帯の肥大，過短，過剰形成。義歯の安定に影響する。歯周病の原因になることがある。

▶ **治療** 障害があれば伸展手術。

3 舌小帯短縮症（舌強直症）

舌小帯の過短，短縮（図4-19）。舌の運動障害によってラ行音，歯音・歯茎音に影響を与えるが，重度のことはない。

▶ **治療** 障害があれば通常は4～5歳で伸展手術と術後の筋機能訓練を行う。

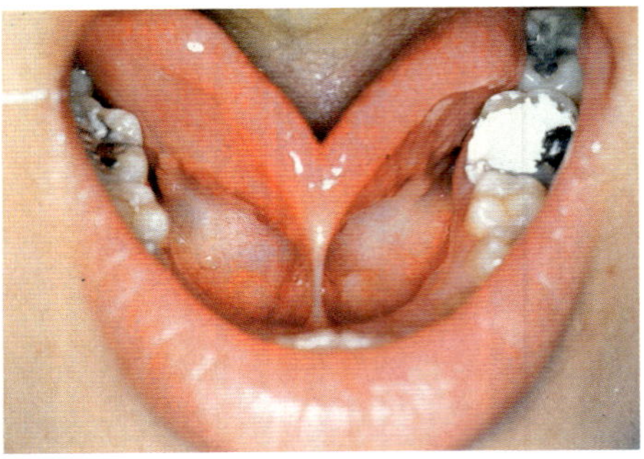
中等度の強直があり，舌尖を十分に挙上できない。

図4-19 舌小帯短縮症（舌強直症）

5. 顎骨の異常

1 顎変形症

▶ 概要　上下顎骨（じょうかがくこつ）のいずれかが巨大に発育するか，あるいは逆に発育が抑制された状態。上下歯列の対合関係が失われて不正咬合（こうごう）を招く。著しい場合には咀嚼（そしゃく）障害のほかに審美障害，言語障害を起こす。①生下時に顕在する先天異常，②生下時には潜在していた先天異常，③後天性の発育異常がある。①を狭義の奇形，②，③を顎変形症とよんでいる。

▶ 分類

- 部位による分類：上顎，下顎，上下顎
- 原因による分類：原発性，続発性
- 本態による分類：骨性，歯性，両者の合併

(1) 上顎前突症

下顎前歯に対する上顎前歯の水平的被蓋（ひがい）距離が著しく大きい状態。巨（大）上顎症では上顎の歯が前方突出して上顎前突症となる。小下顎症，下顎後退症では下顎が著しく後方位にあるかオトガイが著しく後退して，みかけ上の上顎前突症を呈する。

(2) 下顎前突症

下顎前歯が上顎前歯より前方位にあるかオトガイが著しく前方にある状態。巨下顎症または大下顎症では下顎の歯が前方突出し下顎前突症となる。小上顎症，上顎後退症では上顎が著しく後方位にあり，みかけ上の下顎前突を呈する。

(3) 開咬症

中心咬合位で上下顎の歯の間に間隙（かんげき）がみられる状態（図4-20）。上下方向の顎の発育の不調和があると上下の歯で咬合できなくなり，開咬症を呈する。

(4) 顎顔面非対称症

上下顎の一方あるいは両方の左右非対称を示すもの。左右方向の顎の発育の不調和が生じると顎顔面は左右非対称となり交叉（こうさ）咬合を示す。

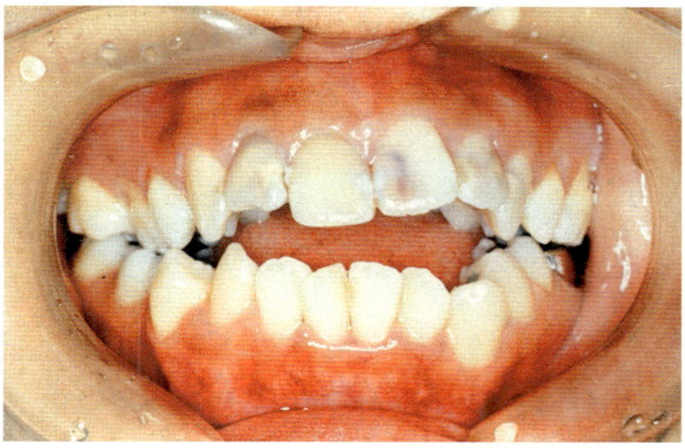

臼歯部は接触しているが
前歯部は開いている。

図4-20 開咬症

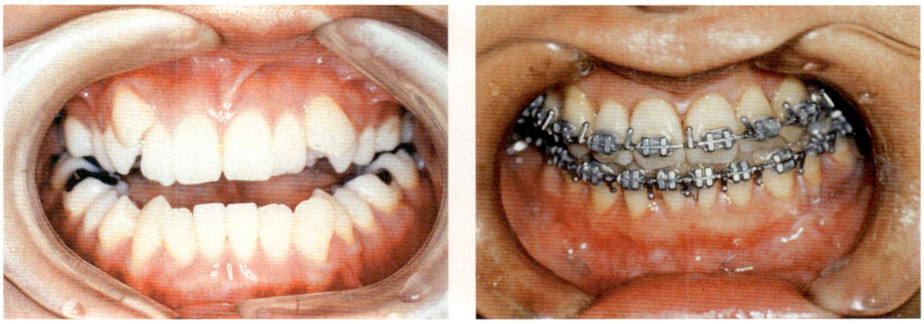

術前　　術後

図4-21 顎変形症手術例

▶ **治療** 原因が明らかな場合は原因の除去。障害が軽度の場合には歯科矯正治療を行うが，障害が著しい場合には顎骨形成手術を行う。その場合は術前矯正，術後矯正，補綴処置を併せて総合的に治療をしなければ良い結果が得られない。続発性の顎骨変形症で骨の欠損がある場合には骨移植を含めた顎骨再建が行われる（図4-21）。

2 骨隆起

骨の過剰発育である。原因は不明である。

▶ **種類** 口蓋正中部に生じるものを口蓋隆起，下顎骨体部犬歯から小臼歯部の舌側に生じるものを下顎隆起という。

▶ **症状** いずれも無痛性で通常は障害がないが，義歯を装着するときに邪魔になる。口蓋隆起が著しく大きくなれば言語障害を起こすことがある。

▶ **治療** 障害があれば削除手術を行う。

3 顎堤萎縮症

抜歯後に歯槽骨が萎縮して顎堤が萎縮した状態。多数歯を抜歯すると顎堤全体が萎縮して審美障害や義歯装着困難による咀嚼障害を引き起こす。

▶ **治療**　障害の程度に応じて，各種の顎堤形成手術を行う。最近はデンタルインプラントで機能の改善が図られる。

4　そのほかの続発性の顎変形症

▶ **分類**

①顎関節部損傷による発育不全。

②外傷，骨髄炎などの疾患による顎骨欠損。

③腫瘍などの術後の顎骨欠損。

④熱傷などの瘢痕による顎発育抑制。

▶ **治療**　変形の状態によって，発育異常に準じた手術を行う。

6. 骨系統疾患およびそのほかの先天異常

1　骨系統疾患

▶ **概要**　主な病変が骨・軟骨にあるか，主症状が骨・軟骨にある疾患をいう。

(1) 骨軟骨異形成症

軟骨や骨の発育過程における障害により全身骨格に先天性の形態的ならびに構造的異常を示す疾患。鎖骨頭蓋異形成症，大理石骨病，線維性異形成症，マッキューン・アルブライト症候群など。

(2) 異骨症

骨組織の構造そのものは正常であるが，単一あるいは複数の骨の変形を示す疾患。濃化異骨症，頭蓋顔面異骨症（クルーゾン症候群），尖頭合指症（アペルト症候群），下顎顔面異骨症（トリーチャー・コリンズ症候群），鰓弓症候群（眼・耳・脊椎異骨症；ゴールデンハー症候群）など。

(3) 骨の異常を伴う代謝病，内分泌疾患

カルシウム・リンの代謝異常，ビタミンの異常，副甲状腺・甲状腺・下垂体の内分泌の異常のほか，くる病，腎性異栄養症などがある。

▶ **症状**　口腔顔面領域では歯の異常，小帯の異常，裂奇形，高口蓋，咬合異常，顎変形症，眼・耳・鼻の異常が単一あるいは複数みられる。全身的には身長の異常，脊椎・胸部・四肢・指趾・関節の異常，毛髪・体毛・汗腺の異常，色素沈着，指紋・手のひら紋の異常，神経系の異常，筋の異常，内臓・性器の異常などが単一あるいは複数みられる。これらの症状は生後すぐにみられるものと成長に伴って明らかになるものとがある。

▶ **治療**　遺伝子研究によって多くの疾患の成因が明らかにされてきたが，現状では根本的な治療法がないので対症療法が行われている。

2 頭蓋・顔面の異常を伴う症候群

いくつかの症状が集合して構成される特定の病態。現在では本態によって分類されることが多いが，ここでは頭蓋・顔面に症状を現す疾患を症候群としてあげる。クモ状指趾症（マルファン症候群），神経線維腫症Ⅰ型（フォン・レックリングハウゼン病），スタージ - ウェーバー症候群，先天性無痛無汗症，基底細胞母斑症候群，ポイツ - イェガー症候群など。

3 頭蓋・顔面の異常を伴う染色体異常症

染色体検査で異常が認められるもの。猫鳴き症候群，ダウン症候群，22q11 欠失症候群など。

B 損傷

▶ **概要** からだの外部あるいは内部からの刺激によって組織や臓器が傷害を受けた状態が損傷である。外部刺激による損傷のうち，治療を目的とした人為的操作によるものを除いたものを**外傷**という。

▶ **分類**

- 部位による分類：軟組織損傷，骨折，顎関節損傷，歯の損傷
- 損傷刺激の加えられる時間による分類：急性外傷，慢性外傷
- 受傷後の時間による分類：新鮮外傷，陳旧性外傷

1. 軟組織外傷

1 急性外傷

▶ **分類** 各種の原因による外傷。原因と創傷の状態によって分類される。

①機械的損傷：開放性損傷＝創，非開放性損傷＝傷
②放射線による損傷
③温度的損傷：熱傷，凍傷
④電気的損傷
⑤化学的損傷

▶ **症状**

- 全身症状：重篤で多くみられるのはショック，呼吸困難である。
- 合併損傷による症状：脳，眼，耳，鼻，咽喉頭（いんこうとう）の損傷
- 局所症状：出血，炎症，浮腫（ふしゅ），血腫（けっしゅ），創傷

▶ **治療** 全身症状に対する救急処置，合併損傷の診断・対診，局所の創傷処置（止血，デブリードマン，縫合（ほうごう），消炎，感染予防）。

2 慢性外傷

侵襲(しんしゅう)は小さいが，長い間加えられた外力によるもの。

本節 -F「口腔粘膜疾患(こうくうねんまく)および類似疾患」参照。

2. 顎，顎関節の外傷

▶ **概要**　交通事故，作業事故，スポーツ事故などで顎顔面骨骨折を起こす。

上顎(じょうがく)よりも下顎(かがく)に好発する。外力を受ける方向によって発症する。顔面側方から働くと頬骨弓(きょうこつきゅう)骨折を起こしやすい。前方から働くと鼻骨骨折，上顎前歯部歯槽(しそう)突起骨折を起こしやすい。顎関節部では，骨折だけでなく顎関節脱臼(だっきゅう)を起こす。

1 顎・顔面骨骨折

▶ **原因による分類**

①外傷性骨折：直接的，間接的外力により発生するもの。

②病的骨折：腫瘍(しゅよう)や囊胞(のうほう)などで骨組織が破壊されて発生するもの。

▶ **軟組織損傷**（創の離開）**の有無による分類**

①非開放性骨折（単純骨折）：創の離開を伴わないもの。

②開放性骨折（複雑骨折）：皮膚や粘膜が離断したもの。骨折部が外界と交通し，異物の迷入や細菌感染を起こしやすい。顎骨骨折では口腔内に開放性骨折を起こしやすい。

▶ **外力の作用と骨折部位による分類**

①直達骨折：外力が直接作用した部位に発生した骨折。

②介達(かいたつ)骨折：外力が直接作用した部位から離れた部位に発生した骨折。

▶ **骨離断の状態による分類**

①完全

②不完全

③亀裂(きれつ)

④若木骨折（幼児の屈曲骨折）

▶ **骨折線の状態による分類**

①単線（単発性）

②重線（多発性）

③粉砕

▶ **受傷後の期間による分類**

①新鮮骨折：受傷後 10 ～ 15 日くらいまでで，骨性癒着(ゆちゃく)が起きていないもの。

②陳旧性骨折：化骨形成，骨性癒着が進んでいるもの。

▶ **部位による分類**

①上顎部骨折：横(おう)骨折（ルフォーⅠ骨折，ルフォーⅡ骨折，ルフォーⅢ骨折），縦骨折，吹抜け

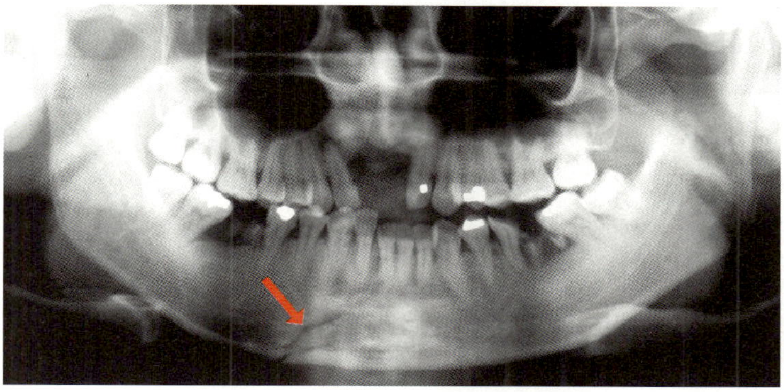

矢印部に骨体骨折がみられる。

図4-22 下顎骨骨折のX線写真

骨折（ブローアウト骨折：眼窩縁の骨折を伴わない眼窩底骨折）。

②下顎骨骨折（図4-22）下顎体部（オトガイ正中部，下顎角部，犬歯部，オトガイ孔部，臼歯部）骨折，下顎枝部（下顎頸部，筋突起部，下顎頭部）骨折。

③そのほかの顔面骨骨折：頬骨・頬骨弓骨折，鼻骨骨折。

▶ **好発年齢**　青壮年に多く，小児や高齢者は比較的少ない。

▶ **好発部位**

①上顎前歯部の歯槽突起部

②下顎のオトガイ部（正中部）

③下顎角部

④下顎頸部

▶ **症状**

①全身症状

- 意識喪失，呼吸困難（出血，血腫，炎症性浮腫，顎骨偏位による舌根沈下などによる），ショック。

②顎部の症状

- 骨折部の症状：腫脹，疼痛，圧痛点，異常可動性，軋轢音。
- 骨折片の偏位による症状：咬合異常，歯列不正，顔貌の変形，気道閉塞。
- 機能障害：発音障害，咀嚼・嚥下障害，開閉口障害。

③合併損傷による症状

- 皮膚，粘膜の症状：創傷，出血，内出血，眼瞼周囲の皮下出血。
- 眼症状（上顎部骨折）：眼球運動障害，眼球偏位，視覚障害，眼球結膜下出血。
- 鼻症状（上顎部骨折）：鼻出血，鼻変形，洞内血腫，鼻呼吸障害。
- 耳症状（下顎骨折）：耳出血。
- 神経症状：皮膚知覚異常，歯・歯周組織知覚異常，運動異常。
- 頭蓋内損傷：意識喪失，髄液瘻，耳出血，脳神経障害（聴力，嗅覚，視力，運動麻痺）。

• 歯の損傷：歯の動揺（脱臼），歯の破折，知覚異常（振盪），歯の欠損（脱落）。
• 顎関節の損傷：関節包・関節靱帯・関節・関節円板の損傷，関節内血腫，脱臼。

▶ 治療とその時期

①受傷直後
• 救急処置：気道確保，止血，ショックの処置。
• 致命的な合併損傷（脳損傷など）の処置。

②受傷当日～翌日
• 合併損傷の診断と処置：隣接組織（鼻，眼，耳，脳など）の損傷についての他科との対診。
• 軟部損傷の処置：縫合などの創傷治療。
• 歯の損傷の処置：破折歯，脱臼歯の処置（抜髄，覆髄，再植，整復，固定など）。
• 感染予防，消炎処置：抗菌薬の投与，消炎・鎮痛薬の投与。
• 栄養補給：流動食，経管栄養，中心静脈栄養。

③受傷後早期
• 骨折線上の歯の処置（感染の原因になる歯の処置：歯周病・根尖病巣の処置，抜歯）。

④受傷後 7 ～ 10 日：整復
• 非観血的整復：適応は新鮮骨折で偏位の少ない症例。方法は徒手整復，牽引整復（顎間牽引，口腔外牽引，顎内牽引）。
• 観血的整復：適応は偏位の著しい症例，牽引固定源の得られない症例（無歯顎，乳歯列），陳旧骨折。最近は一般的な骨折でも適用例が多くなった。方法は直視下での整復手術（口外法，口内法）。

⑤整復後：固定
• 顎間固定：歯牙結紮（単純結紮法，2 歯結紮法，連続結紮法），線副子（三内式，シューハルト式），床副子。
• 顎内固定：床副子，組織内固定（金属線，金属プレート，吸収性プレート），囲繞結紮法。
• 顎外固定：骨釘，ピン，チンキャップ。

⑥固定後
• 局所の安静，清掃。
• 感染予防，消炎処置：抗菌薬の投与，消炎・鎮痛薬の投与。
• 栄養補給：流動食，経管栄養，中心静脈栄養。

⑦顎間固定期間
• 非観血的固定：成人 6 週間，小児 4 週間，高齢者 8 週間。
• 組織内固定：1 週間。

▶ 異常治癒経過とその処置

①化膿性骨髄炎：原因の除去（歯の処置，異物除去），消炎手術（搔爬，排膿路の確保），抗菌薬投与。

②偽関節：感染症の治療，肉芽搔爬，骨移植，観血的整復・固定。

③治癒遅延：原因の除去（全身的要因に対する対応：糖尿病，免疫不全など，異物除去，歯の処置），感染症の治療。

④不正癒合（陳旧性骨折）：骨切離，観血的整復・固定，咬合調整。

2 顎関節の損傷

❶顎関節脱臼

▶ **脱臼の程度による分類** 不完全脱臼，完全脱臼。

▶ **脱臼の方向による分類** 前方脱臼，側方脱臼，後方脱臼。

▶ **脱臼関節数による分類** 片側性，両側性。

▶ **脱臼後の経過による分類** 新鮮脱臼，陳旧性脱臼，習慣性脱臼。

▶ **原因** あくび・嘔吐などの顎関節異常運動，歯科治療・全身麻酔などによる大開口，外傷。

▶ **症状** 軽度の疼痛，閉口障害，下顎前突様顔貌（両側性），下顎の健側への偏位・交叉咬合（片側性），流涎，外耳孔前方の陥没，頬骨弓下の膨隆。

▶ **治療**

①新鮮脱臼：徒手整復（ヒポクラテス法，ボルヘルス法），開口制限，消炎薬投与。

②陳旧性脱臼：観血的整復，開口制限，チンキャップ固定。

③習慣性脱臼：開口制限，チンキャップ固定，関節結節形成術，顎間皺襞部切除縫合術。

❷外傷性顎関節炎

▶ **原因**

①急性炎：オトガイ部への打撲，側方からの外力，長時間の開口，異物の誤咬，下顎の異常運動などによる打撲，捻挫，円板損傷。

②慢性炎：反復性の機械的刺激（歯の欠損，不適合補綴物，咬合異常，ブラキシズム）。

▶ **症状**

①急性炎：顎関節の運動痛，圧痛，開口障害。

②慢性炎：関節雑音，関節痛，顎運動障害。

▶ **治療**

①急性炎：下顎の安静，消炎療法。

②慢性炎：原因の除去，スプリント療法。本節 -K-6「顎関節症」参照。

C 感染症

▶ **概要** 顎・口腔領域の炎症は感染症が大部分を占める。そのうちでは歯から発生する細菌感染症がほとんどである。

▶ **細菌感染症（歯性感染症）の原因と感染経路**

①う蝕→歯髄炎→根尖性歯周組織炎→顎骨炎

②歯肉炎，歯周炎→辺縁性歯周組織炎→顎骨炎

③歯冠周囲炎（智歯周囲炎）→顎骨炎

▶ **細菌感染症（非歯性感染症）の原因と感染経路**

①外傷，手術創（抜歯創），注射刺入創

②鼻性上顎洞炎

③顎関節炎

▶ **周囲組織の炎症**　歯性感染症および非歯性感染症に続いて顎骨周囲の筋の間隙や組織隙の炎症が発現し，周囲の臓器の炎症（副鼻腔，眼窩）あるいは所属リンパ節炎へと進行する。

▶ **顎口腔領域の感染症（急性化膿性炎）の特徴**

①口腔内常在菌の感染症がほとんどを占める。

②歯の疾患に継発する歯性感染症が多い。

③病巣は直ちに骨組織に拡大波及する。

④顎骨周囲では組織隙に沿って拡大波及する。

⑤経口摂取（水分・栄養補給）が障害を受けやすい。

▶ **原因菌**　口腔レンサ球菌の頻度が高く，他領域での化膿性炎で頻度の高いブドウ球菌は少ない。重症の感染症では，嫌気性菌が関与する率が高くなる傾向がある。

▶ **治療方針**

①全身状態の改善：安静と栄養補給。全身的な安静を図るとともに，補液や経管栄養などを考慮する。

②原因療法：抗菌薬の投与。通常は経口投与，重症例では経静脈投与。

③外科療法：膿瘍が形成された場合には速やかに切開し排膿を行い，ドレーンを留置する。

④対症的療法：抗炎症薬〔主に酸性の非ステロイド性抗炎症薬（NSAIDs）〕の投与。

⑤局所の洗浄，安静，罨法など。

1. 顎，顎関節の化膿性炎症

1　（急性）歯周組織炎

慢性根尖性歯周組織炎，慢性辺縁性歯周組織炎などの急性転化による急性根尖性歯周組織炎，急性辺縁性歯周組織炎。主に歯槽骨に限局した化膿性炎の病態で急性歯槽骨炎ともいう。

▶ **症状**　患歯の打診痛。自発痛。辺縁歯肉の腫脹と発赤。膿瘍の形成。歯瘻の形成（内歯瘻，外歯瘻）。

2 智歯周囲炎，歯冠周囲炎

主に下顎智歯が原因となる。半埋伏歯の歯冠周囲に生じる慢性あるいは急性炎症。

▶ **症状** 半埋伏歯の周囲粘膜の発赤と腫脹，歯肉嚢からの排膿，自発痛と圧痛，開口障害。

3 下顎骨骨膜炎（下顎骨周囲炎）

歯周組織炎，智歯周囲炎などが下顎骨周囲の骨膜に拡大したもの。

▶ **症状** 歯肉から歯肉頬移行部の腫脹，発赤。下顎周囲から顎下部にかけての腫脹，発赤。患部の自発痛，圧痛。全身的な発熱。

4 上顎骨骨膜炎（上顎骨周囲炎）

歯周組織炎，智歯周囲炎などが上顎骨骨膜に沿って拡大したもの。

▶ **症状** 歯肉から歯肉頬移行部の腫脹，発赤。眼窩下部から眼瞼部にかけての腫脹，発赤。患部の自発痛，圧痛。全身的な発熱。

5 下顎骨骨髄炎

化膿性炎が下顎骨髄に波及し拡大したもの。通常は急性で重症になりやすく，術後後遺症にも注意が必要。慢性に移行することもある。

▶ **症状** 悪寒戦慄を伴う高熱（39～40℃）と倦怠感，食欲不振，頭痛，不安などの全身症状を伴う。炎症が下顎管に及ぶとオトガイ神経領域の知覚鈍麻（ワンサンの徴候）を起こす。炎症の及んだ範囲の歯の打診痛（弓倉の症状）が生じる。

6 上顎骨骨髄炎

化膿性炎が上顎骨髄に波及し拡大したもの。成人では上顎の骨髄炎の頻度は少なく，重症とならないが，乳幼児では乳児顎骨骨髄炎，歯胚性骨髄炎といわれる特殊な病態となる。

7 慢性顎骨骨髄炎

急性顎骨骨髄炎が慢性化することもあるが，初めから慢性のものがある。

①**ガレ骨髄炎**：若年者の下顎骨にみられる。顎骨に表在性の肥厚を生じるのが特徴。

②**慢性（び漫性）硬化性骨髄炎**：原因不明に顎骨の広い範囲のび漫性の硬化性変化をきたす骨髄炎。通常は下顎。経過が極めて長期にわたる。

8 化膿性顎関節炎

顎関節の外傷後あるいは検査・手術後の感染，上下顎骨炎など隣接器官の炎症の波及，まれに血行性感染などによって発症する。比較的まれ。

▶ **症状** 耳介前方部の腫脹，顎関節部の疼痛，開口障害，下顎正中部の健側変位，患側臼

歯部の開咬など。狭い関節腔に滲出液が貯留するので自覚症状は強いが，他覚的な症状がはっきりしないのが特徴である。X 線所見で関節腔の拡大がみられる。

9　歯性上顎洞炎

歯性感染症が上顎洞に波及したもの。上顎の小臼歯，大臼歯の根尖は上顎洞底に接近しているので根尖性歯周炎が上顎洞に波及しやすい。辺縁性歯周炎，抜歯後感染症でも波及することがある。通常，鼻性は両側性に，歯性は片側性に発症する。

▶ **症状**　急性では患側顔面の強い疼痛，発熱があり，進行すると眼窩下部，歯肉頬移行部の腫脹，発赤，原因歯の打診痛がみられる。慢性ではこれらの症状は軽度である。X 線所見で上顎洞の不透過性の増強，水平線の出現が特徴である。

10　放射線性骨髄炎

放射線照射後の顎骨に細菌感染が起きて骨髄炎となったもの。放射線照射によって骨は修復・再生力が乏しくなり，感染に対する抵抗力がないので，難治性である。

▶ **症状**　初期には通常の急性骨髄炎の症状であるが，治癒しにくく，慢性に移行しやすい。慢性になると腐骨を形成して周囲軟組織から露出し，骨疽となって排膿が認められる。時に神経痛様疼痛を示す。X 線所見で無構造の不透過像が認められる。

11　薬物関連顎骨壊死（MRONJ）

骨吸収抑制薬関連顎骨壊死（**ARONJ**）ともいう。ビスホスホネートによるビスホスホネート関連顎骨壊死（BRONJ）が多い。

ビスホスホネート関連顎骨壊死（BRONJ）は，骨粗鬆症の治療や悪性腫瘍に伴う高カルシウム血症などの治療に用いられているビスホスホネートなどの副作用として生じた顎骨壊死である。抜歯などの顎骨への侵襲の後に生じることが多い。

▶ **症状**　通常の骨髄炎と類似しているが，放射線性骨髄炎と同様の症状であり，難治性である。薬物投与の既往歴から診断される。

2. 口腔・顔面軟組織の化膿性炎症

1　急性口底炎

下顎の歯性感染症からオトガイ下隙，舌下隙，顎下隙へ波及した感染症（図 4-23）。

▶ **症状**　口底の症状が著明，開口障害，嚥下痛，気道閉塞による呼吸困難を起こしやすい（ルードウィッヒのアンギーナ）。

2　頬部蜂巣炎（蜂窩織炎）

主として上顎の歯性感染症から頬部疎性結合組織へ波及した感染症を**頬部蜂巣炎**（**蜂窩織**

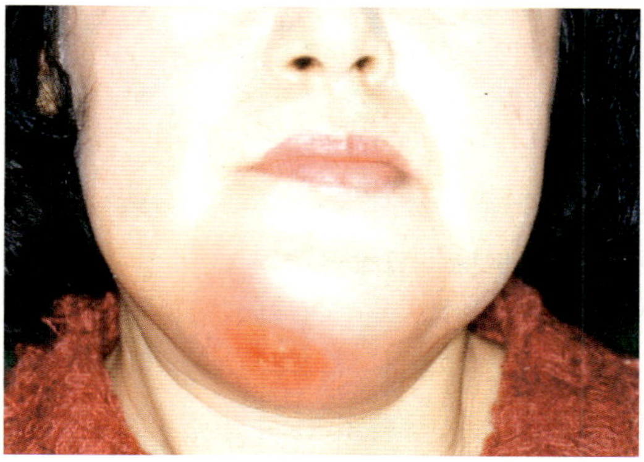

オトガイ下部に著しい発赤，腫脹が認められる。

図4-23 口底炎

炎）という。

▶ 症状　顔面，頬部の症状が特に著明。膿瘍（のうよう）を形成しやすい。

3 扁桃周囲膿瘍

上・下顎の智歯（ちし）または大臼歯（だいきゅうし）部から扁桃（へんとう）周囲へ波及した感染症。

▶ 症状　扁桃周囲・軟口蓋・口蓋舌弓の症状が著明。口蓋垂（すい）が健側に偏位する。嚥下痛・開口障害が顕著。

4 組織隙の炎症（歯性重症感染症）

顔面・頸部（けいぶ）の組織隙へ波及した感染症。組織隙は相互に連絡し炎症が進行しやすいので，重症感染症になりやすい。

▶ 症状　組織隙の部位に応じた炎症症状。一般に重症。

5 眼窩蜂巣炎

上顎の歯性感染症が翼口蓋窩（よくこうがいか），上顎前壁，あるいは上顎洞を経て眼窩へ波及した感染症を眼窩蜂巣炎という。比較的まれ。

▶ 症状　眼瞼浮腫（がんけんふしゅ），眼球突出，眼球運動障害。

6 急性化膿性リンパ節炎

口腔（こうくう）・顔面の急性炎症に続発する所属リンパ節の感染症，オトガイ下，顎下，深頸リンパ節にみられる。

7 慢性リンパ節炎

急性リンパ節炎からの慢性化と，最初から慢性で発症する場合がある。腫脹が主体で，ほかの炎症症状が不明瞭。

3. 特異性炎

1 顎部放線菌症

放線菌による感染症。膿汁(のうじゅう)中に放線菌塊（ドルーゼ）がみられる。顔面の定型的な症例では難治性，板状硬の腫脹(しゅちょう)，頑固な開口障害。

2 梅毒

梅毒トレポネーマによる感染症。口腔(こうくう)領域から感染すると感染後 2 ～ 3 週で感染部位に無痛性の初期硬結を触れ，やがて表面に潰瘍(かいよう)を形成する（硬性下疳(こうせいげかん)）。顎下部，頸部(けいぶ)リンパ節が腫脹する。

3 結核（結核性リンパ節炎，口腔結核）

肺結核などからの 2 次的感染と初期感染がある。

①結核性リンパ節炎：深頸リンパ節に好発する。リンパ節が数珠(じゅず)状に連続して弾性硬に腫脹する。

②口腔結核：口腔内の小結節が自潰(じかい)して潰瘍を形成する。まれ。

4. 真菌感染症（口腔カンジダ症）

本節 -F-9「真菌感染症（口腔カンジダ症）」参照。

5. ウイルス感染症

本節 -F-10「ウイルス感染症」参照。

D 嚢胞および類似疾患

嚢胞(のうほう)とは，固有の壁をもった袋状の物で，その内部に流動体あるいは半流動体を入れ，組織内に病的状態で存在しているものをいう。

1. 軟組織に発生する嚢胞

1 歯原性嚢胞

❶幼児の歯肉嚢胞（エプシュタイン真珠）

歯胚(しはい)形成後の残遺上皮から発生する小嚢胞。

▶ **症状**　出生時に歯槽堤(しそうてい)に白色～帯黄色の小結節が認められる。

▶ **内容物**　角質物。

❷萌出囊胞

萌出(ほうしゅつ)中の歯冠(しかん)を取り囲む囊胞。後述の含歯性囊胞の一型。

▶ **症状**　歯の萌出してくる部位の帯青色の腫脹。

▶ **内容液**　帯黄色。

❸成人の歯肉囊胞

歯堤の残遺上皮に由来する。発生はまれである。

2　非歯原性囊胞：先天性囊胞

❶類皮囊胞，類表皮囊胞

胎生期の外胚葉の迷入による先天性囊胞。

▶ **症状**　口底正中に好発，無痛性，粘土のような硬さの境界明瞭な腫脹。

▶ **内容物**　粥(じゅく)状，豆腐のカス様。

❷鰓囊胞（リンパ上皮性囊胞，側頸囊胞）

胎生期の鰓裂(さいれつ)上皮に由来する先天性囊胞。

▶ **症状**　側頸(そくけい)部に発生する。境界明瞭な柔軟な腫脹を示す。深部のものは時に呼吸抑制，嗄声(させい)を起こす。

▶ **内容物**　乳白色～赤褐色の粘液，時にコレステリン結晶を含む。

❸甲状舌管囊胞（正中頸囊胞）

胎生期の甲状舌管(こうじょうぜっかん)囊胞の上皮に由来する先天性囊胞。

▶ **症状**　舌盲孔(ぜつもうこう)と甲状腺(こうじょうせん)の間に発生する境界明瞭な柔軟な腫脹。

▶ **内容物**　無色透明，やや粘稠(ねんちゅう)，時にゼリー状。

❹鼻歯槽囊胞（鼻唇囊胞，クレーシュタット囊胞）

鼻涙管の残遺に由来する囊胞。

▶ **症状**　鼻翼基部の歯槽骨(しそうこつ)面上に発生する。無痛性，波動のある腫脹を示す。

▶ **内容液**　漿液性(しょうえきせい)か粘液性，帯黄色。

3　非歯原性囊胞：唾液腺貯留囊胞

❶粘液囊胞

小唾液腺(だえきせん)の流出障害による唾液腺貯留囊胞（図4-24）。

▶ **症状**　境界明瞭な小半球状の粘膜色，時に帯青色の腫瘤(しゅりゅう)で，波動を触れる。下唇に好発する。

▶ **内容液**　帯黄色，粘稠。

❷ガマ腫

舌下腺(ぜっかせん)の流出障害による口底の粘液囊胞（本節-H-4-❶「ガマ腫」参照）。

❸ブランディン‐ヌーン囊胞

前舌腺に由来する舌下面の粘液囊胞。

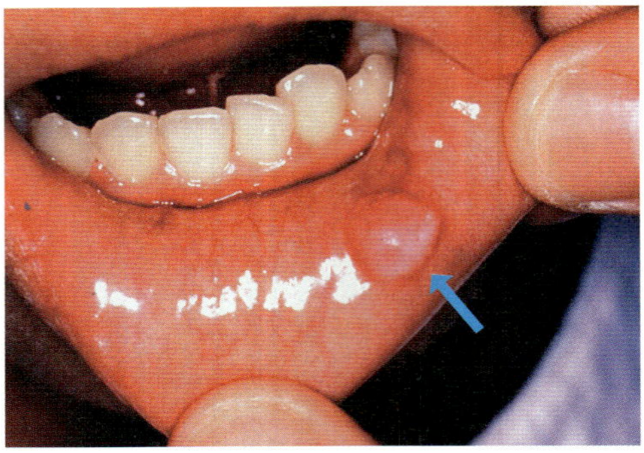
下唇に半球状の柔軟な腫脹が認められる。

図4-24 粘液囊胞

❹唾液腺導管囊胞（耳下腺囊胞，顎下腺囊胞）

耳下腺，顎下腺の唾液腺貯留囊胞。まれ。

4 軟組織に発生する囊胞の治療方針

軟組織に発生する囊胞の治療方針は，原則として全摘出1次閉鎖である。ガマ腫では開窓療法を行うことが多い。予後は良好である。

2. 顎骨内に発生する囊胞

炎症性疾患によって生じるものを炎症性囊胞，胎生期の上皮細胞に由来して生じるものを発育性囊胞という。

1 炎症性囊胞

❶歯根囊胞

歯周組織炎が慢性化した後で，歯根周囲にあるマラッセの上皮遺残から発生するもの。

▶ **分類**

根尖性：歯根尖の周囲にできる最も一般的なもの。

辺縁性：根管の側枝の周囲にできるもので，まれである。

残存性：原因歯を抜去した後に囊胞だけ残ってしまったもの。

▶ **症状**　20～30歳代の上顎切歯部に好発。発育緩慢で初期は無症状，増大すると骨の膨隆・羊皮紙様感が出現。2次感染によって炎症症状を呈する。

▶ **X線像**　境界明瞭，単房性，類円形。

▶ **治療**　囊胞が大きい場合は副腔形成（パルチⅠ法），囊胞が小さい場合は囊胞摘出閉鎖法（パルチⅡ法），歯を保存する場合は歯根尖切除。

❷歯周囊胞（炎症性傍側性囊胞，下顎感染性頰部囊胞，ホフラート囊胞）

半埋伏または完全萌出した生活歯の歯頸部歯周組織に生じる，まれな囊胞。

2 発育性囊胞：歯原性囊胞（濾胞性歯囊胞）

❶含歯性囊胞

退縮エナメル上皮の細胞間または歯冠との間に内溶液が貯留して発生する囊胞を**濾胞性歯囊胞**という。そのうち原因歯の歯冠が腔内に含まれるものを**含歯性囊胞**という（図4-25）。

▶ **症状**　10～20歳代の下顎臼歯部に好発する。発育緩慢で初期は無症状，増大すると骨の膨隆・羊皮紙様感が出現，2次感染により炎症症状を示す。

▶ **X線像**　単房性の透過像の中に歯冠を含む。時に多房性。

▶ **治療**　囊胞摘出と原因歯（埋伏歯）の抜去。若年者では囊胞開窓術と埋伏歯の萌出誘導。

❷原始性囊胞

濾胞性歯囊胞で，原因となる歯がみられないもの。

3 発育性囊胞：非歯原性囊胞

❶鼻口蓋管囊胞（切歯管囊胞），口蓋乳頭囊胞

鼻口蓋管（切歯管）の上皮遺残から生じた囊胞。口蓋乳頭囊胞は同類の囊胞で，鼻口蓋管より表層の骨表面に生じたもの。

▶ **症状**　口蓋正中部前方，上顎中切歯の後ろに好発。30～50歳代の男性に好発。発育緩慢で初期は無症状，増大すると口蓋正中部の骨の膨隆・羊皮紙様感が出現，2次感染により炎症症状を呈する。

▶ **X線像**　口蓋正中部の境界明瞭な円形，楕円形，洋梨形の透過像。

▶ **治療**　囊胞摘出また囊胞開窓。

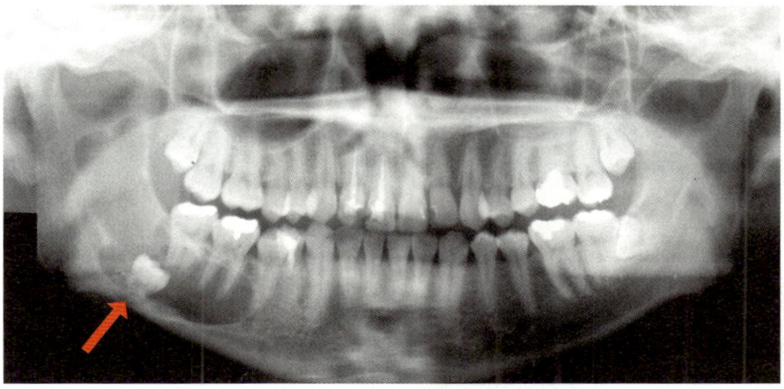

右側大臼歯部に埋伏歯とそれを囲む境界明瞭な透過像が認められる。

図4-25 含歯性囊胞のX線写真

❶術後性上顎嚢胞

上顎洞炎の根治手術の後，10 ～ 20 年経過して上顎洞内に生じる嚢胞である。

- **症状**　上顎骨内に発生する。40 歳以降に好発。初期は無症状，増大すると上顎の歯肉頬移行部，眼窩下部の膨隆・羊皮紙様感が出現。伸展方向によって鼻閉感，歯の異常，眼症状，片頭痛，神経麻痺，神経痛様疼痛などを示す。
- **内容液**　黄色ないし茶褐色，粘稠。
- **X 線像**　単房性または多房性の境界明瞭な円形，楕円形の透過像。上顎洞壁の吸収。
- **治療**　嚢胞摘出術と上顎洞根治手術。

❷上顎洞粘液嚢胞

上顎洞粘膜の粘液腺の粘液貯留嚢胞。

- **症状**　上顎洞内，洞底部。初期は無症状，増大すると鼻閉感など上顎洞炎様の症状を呈することがある。
- **X 線像**　上顎洞内の単房性，境界明瞭な円形，楕円形の不透過像。
- **治療**　症状があれば開洞後嚢胞摘出。一般には処置の必要がない。

3. 嚢胞類似疾患

❶単純性骨嚢胞（外傷性，孤立性，出血性骨嚢胞）

顎骨にできる骨空洞。外傷によって骨髄内に血腫ができ，凝血が器質化されず液化して嚢胞となったものといわれている。

- **症状**　主として下顎骨の骨体部と正中部，10 歳代に多い。発育緩慢，無症状で，偶然発見されることが多い。増大すると膨隆，羊皮紙様感などを呈することがある。
- **X 線像**　顎骨内の単房性，境界明瞭な円形，楕円形，時にホタテ貝状の透過像。
- **治療**　嚢胞開窓術。

❷脈瘤性骨嚢胞

顎骨の中の血液で満たされた空洞。局所の循環障害によって静脈瘤が生じて骨内に充満したもの。内溶液は血液。嚢胞を開けると多量出血する。

E　腫瘍および類似疾患

- **概念**　腫瘍は自律的，非可逆的に過剰増殖する細胞の集団である。本来，生体がもつ細胞が突然変異を起こすか，あるいは過剰増殖が生じて，ほかから制御されることなく，また合目的性がなく発育するもの。
- **発生部位による分類**

①軟組織に発生する腫瘍

②顎骨内に発生する腫瘍

▶ **発生起源による分類**

①上皮性腫瘍

②非上皮性腫瘍

③混合腫瘍

▶ **臨床的に宿主に及ぼす影響による分類**

①悪性腫瘍

②良性腫瘍

③前がん病変

▶ **歯との関連による分類**

①歯原性腫瘍

②非歯原性腫瘍

1. 軟組織に発生する腫瘍

1 上皮性良性腫瘍

❶乳頭腫

表層上皮性の腫瘍。真の腫瘍ではない粘膜上皮の反応性増殖物が多い（図4-26）。

▶ **症状**　白色，表面粗糙ないぼ状，乳頭状，あるいは樹枝状の硬靱（こうじん）な腫瘤（しゅりゅう）。好発部位は粘膜表面，特に歯肉，舌，頰粘膜。

▶ **治療**　摘出手術，単純切除術。

❷多形腺腫

小唾液腺（しょうだえきせん）に由来する良性腫瘍。腺腫の大多数を占める（図4-27）。

▶ **症状**　健常粘膜に覆われた境界明瞭な，弾性硬あるいは軟，半球状。時にポリープ状の腫瘤。好発部位は口蓋，頰粘膜。

▶ **治療**　摘出手術，単純切除術。

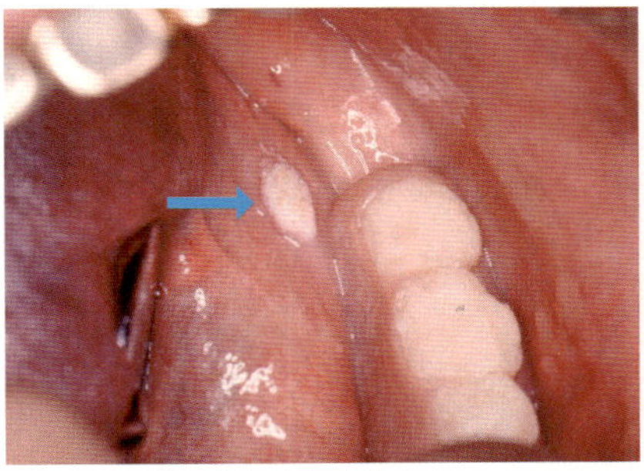

歯肉にいぼ状の白色病変を認める。

図4-26 乳頭腫

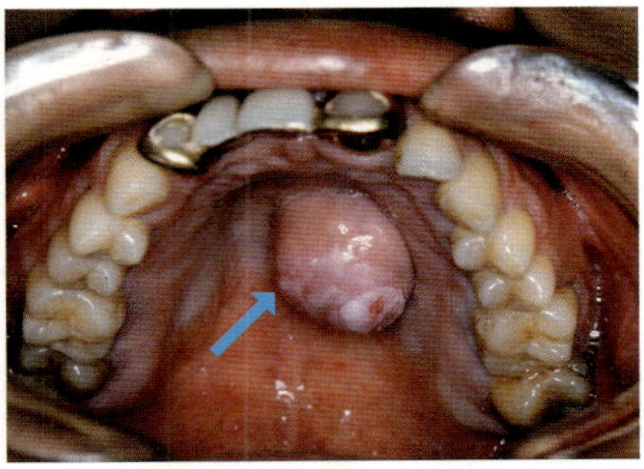

硬口蓋に境界明瞭な腫瘤を認める。

図4-27 多形腺腫

2 非上皮性良性腫瘍

❶線維腫

線維組織の増殖からなる腫瘍（図 4-28）。真の腫瘍は少なく，反応性増殖が多い。口腔粘膜に生じる腫瘍状病変のなかで最も多い。

▶ **症状**　表面健常な粘膜に覆われた半球状，結節状，ポリープ状の弾性硬あるいは軟の腫瘤。好発部位は歯肉，舌，頬粘膜など。

▶ **治療**　摘出手術，単純切除術。

❷脂肪腫

脂肪組織から発生する腫瘍。

▶ **症状**　表面健常な粘膜に覆われ，柔軟な弾力性のある帯黄色の腫瘤。好発部位は頬粘膜部。

▶ **治療**　摘出手術。

❸管腫

血管腫とリンパ管腫がある。最近は血管系の組織奇形としてまとめられている。大きく成長すると大（巨）唇症，大（巨）舌症，巨頬症となり，嚥下，言語，呼吸，咀嚼などの障害を生じる。

(1) 血管腫

腫瘍と考えられているのは乳児血管腫（苺状血管腫）のみであり，そのほかは血管の形成異常と考えられている。単純性（毛細血管の増殖：毛細血管奇形），海綿状（拡張した血管の集合：静脈奇形），蔓状（先天的な動静脈吻合：動静脈奇形）がある（図 4-29）。

▶ **症状**　柔軟で被圧縮性，時に勃起性。境界は必ずしも明瞭ではない。粘膜表層に発生すると鮮紅色ないし青紫色，深部に発生したものは健常色で，静脈石を伴うことがある。好発部位は口唇，舌，頬部。

▶ **治療**　小さいものは全摘手術。大きいものでは放射線療法，人工栓塞療法，梱包療法など。

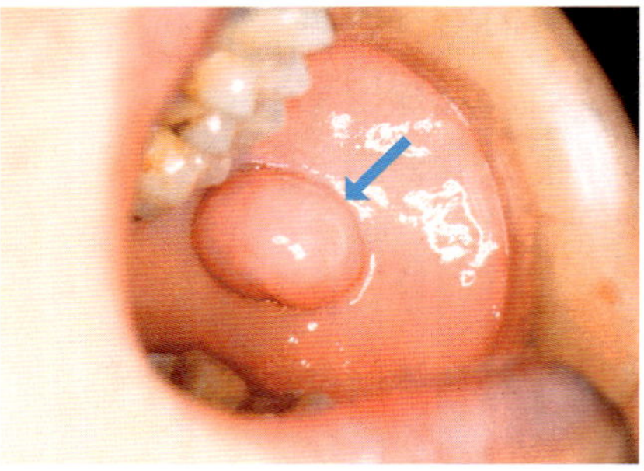

頬粘膜に半球状の腫瘤を認める。

図 4-28 線維腫

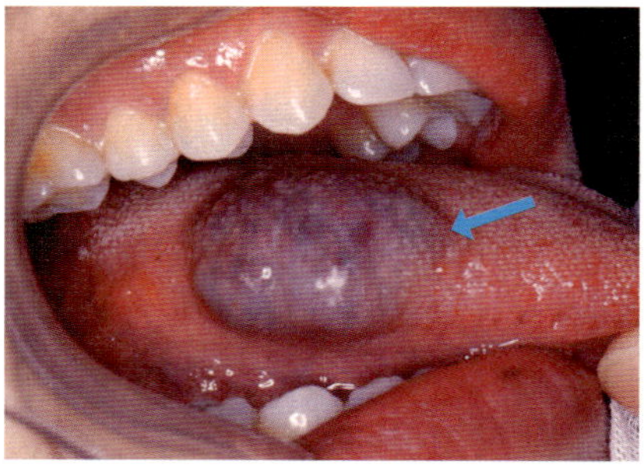

舌縁部に青紫色の腫脹を認める。

図 4-29 血管腫

(2) リンパ管腫

最近は血管異常の一部とされ，リンパ管奇形に分類されている。

▶ **症状**　表面に発生したときは半透明・小顆粒状。深在性のものは境界不明瞭な柔軟な膨隆。炎症を合併すると，一時的に著しく腫脹することがある。好発部位は口唇，舌，頰部。

▶ **治療**　小さいものは全摘手術。大きな腫瘍で摘出によって障害が発現する可能性がある場合は部分切除。

❹神経原性腫瘍

神経組織に由来する腫瘍で，組織型は神経線維腫，神経鞘腫が比較的多い。

▶ **症状**　緩慢な膨張性の発育をし，一般には自覚症状が少ないが，増大すると機能障害，審美障害を引き起こす。好発部位は舌，頰粘膜，口蓋など。

▶ **治療**　摘出手術。

3　前がん病変

- **前がん病変**：正常なものに比べて，明らかにがんの発生しやすい形態学的な変化を伴った組織。
- **前がん状態**：明らかにがん発生の危険性が増加した一般的な状態。

❶白板症

本節 -F-4- ❷「白板症」参照。

約5%ががん化する。紅斑やびらんのあるものはがん化頻度が高い。

❷紅板症

悪性化率が高い。比較的まれ。

4　悪性腫瘍

❶組織型別の分類

(1) 扁平上皮がん

扁平上皮がんは主として口腔粘膜に発生する（図 4-30）。上顎洞，咽頭などから伸展してくることもある。舌が最も多く，次いで歯肉にも多い。男性が女性より多く（男：女＝1.6：1），40歳以上の高年者に多い。

▶ **症状**　花キャベツ様のもの，びらんまたは潰瘍を示すもの，乳頭腫に類似したもの，粘膜白斑の中に生じるもの，膨隆の著しいものなど多様。自覚症状はまったくないか，しみる程度。後になり激痛を伴う。舌，口底原発はリンパ節転移しやすい。歯肉原発は骨の吸収破壊を起こす。鼻腔や眼窩に伸展すると，鼻閉，鼻出血，悪臭ある鼻漏，眼球突出，視力障害などを起こす。

▶ **治療**　原発部に対しては再建手術を併せた根治的手術，放射線照射が行われる。リンパ節転移に対しては頸部郭清手術が主として行われる。

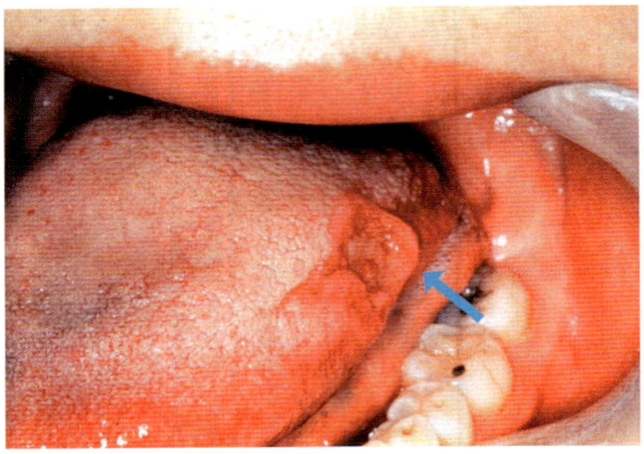

舌縁部に潰瘍を認める。

図4-30 扁平上皮がん

(2) 小唾液腺がん

小唾液腺がんは，口腔粘膜がんの約5%を占める。口唇，舌下部，舌根部，口蓋部，頬部，臼後部の小唾液腺から発生する。腺様囊胞がんと粘表皮がんが多い。口蓋，口底に多い。男女ほぼ同数で40歳以上の高年者に多い。

- ▶ **症状**　早期には粘膜下の比較的限局した腫瘤。進行すると表層の潰瘍形成，肉芽様の腫瘤形成。神経症状を示すことが多い。発育は比較的緩徐だが，肺転移を起こしやすい。
- ▶ **治療**　外科療法が多く行われる。放射線照射は奏効しにくい。

(3) 肉腫

肉腫は口腔ではまれで，発生頻度は1%程度である。組織型は種々で，横紋筋肉腫，線維肉腫，悪性線維性組織球腫が比較的多い。

- ▶ **症状**　一般にがん腫より悪性で発育が速やかである。リンパ節転移も全身転移も起こしやすい。
- ▶ **治療**　がん腫と同様だが，放射線に対する感受性は一定でない。

(4) 悪性リンパ腫

リンパ球，組織球，単球などの免疫担当細胞が腫瘍化したものをいう。非ホジキンリンパ腫がほとんどである。口腔内では節外性が多い。

(5) 悪性黒色腫

メラノサイトに由来する悪性度の高い腫瘍。上顎に起こりやすく，口腔粘膜にも，顎骨内部にも発生する。

❷部位別の分類

(1) 舌がん

Digest

舌がん

概要	定義	• 舌の舌縁部に発生する腫瘍。 • 口腔粘膜がんの約 40%以上を占める。 • 組織型は扁平上皮がんがほとんどである。 • 発症年齢は 40～ 70 歳で，性差は約 2：1 で男性に多い。
症状・臨床所見		• びらんや潰瘍，出血，白斑，紅斑など。 • 白斑型と潰瘍型が多い。 • 白斑型は，比較的分化度が高く，予後が良い。 • 潰瘍型は初期でも刺激痛があり発見されやすい。顎下・頸部リンパ節や肺に転移しやすく，転移を起こすと予後が不良となる。
検査		• 腫瘍部分の病理検査　• 画像診断（CT，MRI など） • 超音波検査
治療		• 外科療法が中心。進展範囲に応じて舌部分切除，舌全摘出などが行われる。 • 切除後には機能温存のための再建手術が行われる。 • 放射線治療が行われることもある。

▶ **頻度**　口腔粘膜がんのなかの約 40％以上を占め，最も頻度が高い。舌のなかでも舌縁部に発生することがほとんどである。組織型は扁平上皮がんがほとんどでそのほかは極めてまれである。発症年齢は 40 ～ 70 歳で，性差は約 2：1 で男性に多い。

▶ **症状**　白斑型と潰瘍型が多い。白斑型は白板症から悪性化したものが多く，比較的分化度が高く，予後が良い。潰瘍型は初期でも刺激痛があり，発見されやすい。早期に発見されれば予後は良い。しかし，顎下・頸部リンパ節に転移しやすく，遠隔転移としては肺転移が多いのが特徴であり，転移を起こすと予後が不良となる。

▶ **治療**　外科療法が中心で，進展範囲に応じて舌部分切除，舌可動部半側切除，舌可動部全切除，舌半側切除，舌全摘出などが行われるが，機能温存のために切除後には再建手術が行われる。放射線治療は初期がんでは組織内照射が，やや進行すると外部照射も行われる。再建手術の成功率は高いが，機能が温存されないと言語障害，嚥下障害が発現し，術後のリハビリテーションが必要になる。術後リハビリテーションの補助に歯科材料による補綴的発音補助装置（舌接触補助床）が有効なことがある。

(2) 中咽頭がん

軟口蓋，咽頭側壁など口腔に連続した部位に症状を現すことが多いので口腔外科を受診することも少なくない。

▶ **頻度**　口腔・咽頭がんの約 10％であり，咽頭がんのなかでは最も多い。発症年齢は 50 ～ 60 歳が多く，性差では男性に圧倒的に多い。組織型は扁平上皮がんが多いが，小唾液腺由来の腺系がん，悪性リンパ腫もまれではない。扁平上皮がんでは口蓋弓，軟口蓋に発生するものは比較的高分化のものが多く予後が良いが，口蓋扁桃や舌根部に発生するものは低分化のものが多く，予後が不良である。

▶ **症状**　びらん，潰瘍などであり，直接，観察することができれば比較的容易に診断がつく。しかし，部位的に直接，観察できないことが多く，初期には嚥下時の違和感やしみる感じなどによって，進行した場合には疼痛，出血，開口障害，嚥下障害などの症状によって発見される。

▶ **治療**　中咽頭は術後の機能障害が大きいので，放射線療法と化学療法が多く行われる。外科療法を行う場合には再建手術を併せて行い，術後の機能温存に十分な配慮が必要である。機能障害は嚥下障害と言語障害が主であるが，放射線療法でも障害が起きることが多い。機能障害に対しては摂食嚥下，言語のリハビリテーションが行われる。

5　転移性腫瘍

他部位の腫瘍が口腔領域に転移したもの。

▶ **症状**　骨の膨隆，自発痛，歯の動揺など。X 線撮影時に吸収像で気づくこともある。

▶ **好発部位**　原発巣は男性では肺がん，女性では子宮がんが多い。

▶ **治療**　原発巣が確実に治癒していて，転移巣が口腔内に限局している場合には根治療法を行う。多くは対症療法のみにとどめる。

2. 顎骨内に発生する腫瘍

1　歯原性腫瘍・良性腫瘍：上皮性腫瘍

❶エナメル上皮腫

エナメル器に類似した組織像を示す歯原性腫瘍（図 4-31）。20 ～ 40 歳代の下顎大臼歯部から下顎角部に好発する。性差はない。

▶ **症状**　初期には無症状，増大すると顎骨の膨隆，羊皮紙様感を呈する。

▶ **X 線像**　境界明瞭な単房性，多房性，時に石けんの泡状の透過像。根尖の吸収像がみられる。

▶ **治療**　腫瘍の大きさに応じて，下顎では顎骨辺縁切除，区域切除，半側切除。若年者では開窓術後，嚢胞腔が縮小してから，摘出手術を行うことが多い。

❷角化嚢胞性歯原性腫瘍

歯堤あるいはその残遺上皮から発生する嚢胞形成性腫瘍で，嚢胞上皮が角化性変化を示すもの。通常は原因となる歯がみられない。

▶ **症状**　10 ～ 20 歳代の男性に多い。下顎大臼歯部から下顎枝に多い。発育緩慢で初期は無症状，増大すると骨の膨隆・羊皮紙様感が出現する。2 次感染によって炎症症状を呈する。再発しやすい。

▶ **X 線像**　単房性あるいは多房性の透過像，時にホタテ貝状。

▶ **治療**　腫瘍の大きさに応じて，下顎では顎骨辺縁切除，区域切除，半側切除。若年者で

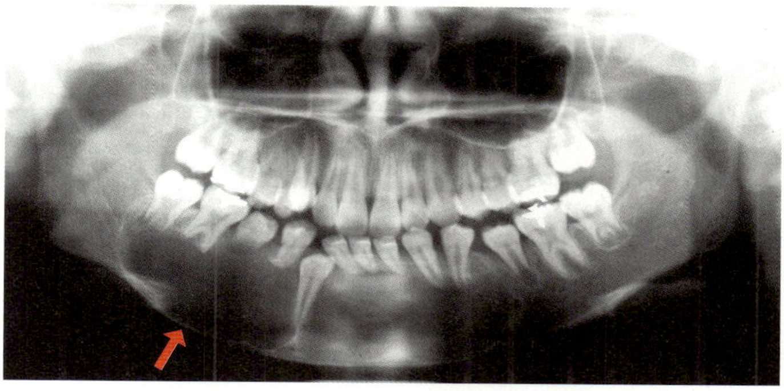

右側下顎骨内に大きな透過像が認められる。

図4-31 エナメル上皮腫のX線写真

は開窓術後，嚢胞腔が縮小してから，摘出手術を行うことが多い。

❸石灰化上皮性歯原性腫瘍

未萌出(ほうしゅつ)歯の退縮エナメル器上皮に由来する腫瘍。

❹腺腫様歯原性腫瘍

特徴的な腺管状構造を形成する歯原性腫瘍。

2 歯原性腫瘍・良性腫瘍：混合腫瘍

❶歯牙腫

歯牙腫とは，歯の硬組織の異常増殖を示す混合腫瘍のことで，組織奇形に属する（図4-32）。集合性と複雑性がある。

▶ **症状** 10～20歳代に好発。発育緩慢でほとんど無症状，時に骨の膨隆。永久歯の萌出障害，歯の埋伏(まいふく)が多い。

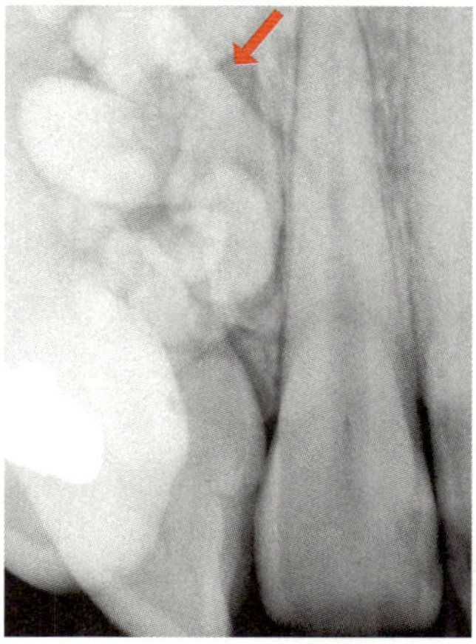

上顎小臼歯部に多数の小さな歯牙様構造物が認められる。

図4-32 歯牙腫のX線写真

▶ X 線像　集合性歯牙腫：種々の大きさや形をもつ歯牙様構造物の集合。

複雑性歯牙腫：1 層の透過像で囲まれた境界明瞭な強い不透過像。

▶ 治療　摘出手術。

❷エナメル上皮線維腫

歯原性上皮および歯乳頭類似の細胞性間質成分の増殖よりなる腫瘍。

❸石灰化嚢胞性歯原性腫瘍

歯原性上皮由来で発育性の性格を有する嚢胞(のうほう)状病変。

3　歯原性腫瘍・良性腫瘍：間葉性腫瘍

❶歯原性線維腫

歯の中胚葉性(ちゅうはいようせい)の要素に由来する線維性組織腫瘍。歯原性組織が確認されない中心性線維腫のこともある。

❷歯原性粘液腫

歯原性間葉組織に由来する粘液腫の構造を示す腫瘍(しゅよう)。

❸セメント芽細胞腫

セメント芽細胞に由来し，セメント質様硬組織の増殖を特徴とする腫瘍。

4　悪性腫瘍

歯原性悪性腫瘍には悪性エナメル上皮腫，エナメル上皮がんなどがあるが，いずれも極めてまれである。

5　非歯原性腫瘍：良性腫瘍

❶骨腫

成熟した骨組織の増生。真の腫瘍はまれ。中心性と周辺性がある。骨隆起とは区別する。

▶ 症状　上顎(じょうがく)，下顎(かがく)，関節頭に発生する。中年以降に多い。性差なし。初期は無症状，増大すると顎骨(がっこつ)の無痛性の膨隆(ぼうりゅう)を示す。

▶ X 線像　境界明瞭な均一な不透過像を示す。

▶ 治療　摘出手術または削除。

❷軟骨腫，骨軟骨腫

成熟した軟骨組織の増生からなる。

❸中心性血管腫

血管腫が骨組織の中に発生したもの。

6　非歯原性腫瘍：悪性腫瘍

❶上顎洞がん

上顎洞粘膜に原発したがん腫。主として扁平(へんぺい)上皮がん。40 ～ 70 歳代に好発する。男性が女性の2倍。

▶ **症状** 一般に鼻閉感，鼻漏，鼻出血，頬部腫脹，頬部違和感を示す。洞底部に発生すると歯の動揺・違和感を示し，口蓋の膨隆・噴火口状の潰瘍を示す。眼窩底部に達すると複視，眼球突出，眼球運動障害，流涙を起こす。前壁に発生すると眼窩下部の無痛性腫脹，眼窩下神経の知覚鈍麻が生じる。後壁に発生すると開口障害を起こしやすい。

▶ **X線像** 初期には上顎洞内の不透過像，進行すると洞壁の骨破壊像。

▶ **治療** 広範囲な切除手術，放射線治療，あるいは化学療法，放射線療法と小範囲の切除を併せたいわゆる三者併用療法。

❷骨肉腫

悪性間質細胞とそれから形成された悪性類骨や骨からなる腫瘍。

3. 腫瘍類似疾患

❶骨形成性線維腫

骨・セメント質に類似した石灰化物を含む線維性組織からなる。

❷線維性異形成症

骨形成間葉組織の発育異常あるいは骨異栄養症。単骨性と多骨性がある。多骨性は症候群のことがある。

▶ **症状** 20歳未満の若年者の四肢骨，顎骨に好発。成人になると発育が停止することがある。初期には無症状で増大すると顎骨の無痛性腫脹を示す。

▶ **X線像** 斑点状，すりガラス状半透過像，嚢胞状陰影欠損。

▶ **治療** 顎骨の削除。

❸根尖性骨異形成症

萌出した下顎前歯の数本の根尖部に限局性にセメント質が増生した病変。臼歯部の根尖に限局性に生じるものは限局性骨性異形成症とよばれる。下顎両側性に発生する開花性骨異形成症，家族性巨大型セメント質腫もあるが，まれである。

▶ **症状** 下顎前歯部，臼歯部。30～40歳代の女性に多い。発育緩慢で初期には無症状。歯は生活歯。偶然発見されることが多い。2次的感染によって炎症症状を示す。

▶ **X線像** 初期：根尖の透過像。中間期：透過像内の不透過像。成熟期：根尖部の均一な不透過像と周囲の透過像。

▶ **治療** 治療は不要のことが多い。

❹ランゲルハンス細胞組織球症

細網内皮系の障害により骨やそのほかの組織に肉芽組織が沈着する疾患。

❺外骨症，内骨症

反応性の成熟した骨の増殖であり，顎骨表面に膨瘤する外骨症と顎骨内にみられる内骨症がある。外骨症は口蓋の中央，下顎小臼歯部舌側に生じることが多く，それぞれ口蓋隆起，下顎隆起と呼ばれる（本節-A-5-2「骨隆起」参照）。

F 口腔粘膜疾患および類似疾患

▶ **概要**　口腔粘膜に肉眼で変化のみられる疾患をいう。広義には口腔粘膜に生じるすべての疾患を含むが，通常は歯性炎症の粘膜への波及，急性外傷による粘膜の変化，良性あるいは悪性腫瘍，囊胞などは含まない。

▶ **粘膜疾患の基本的な形態**　斑，丘疹，小水疱，水疱，膿疱，びらん，潰瘍，結節，腫瘤，萎縮のいずれかである（本編 - 第 2 章 - Ⅱ -C「口腔粘膜の変化」参照）。ただし，口腔粘膜は咀嚼によって機械的な刺激を受けるので，定型的な病態はみられないことが多い。

1. 色素性病変

❶び漫性メラニン色素沈着症

生理的あるいは全身疾患によるメラニン色素沈着。

▶ **症状**　前歯部歯肉に好発。帯状または散在する褐色ないし黒褐色の色素斑。

▶ **治療**　通常は無処置。必要なら切除，レーザー蒸散。

❷外因性色素沈着

主として歯科用金属（アマルガムなど）による色素沈着。

▶ **症状**　黒色または黒紫色の歯肉縁の着色。

▶ **治療**　必要なら切除と金属の除去。

❸色素性母斑

メラニン色素産生細胞の過誤腫的増殖。

▶ **症状**　皮膚のほくろに相当するもの。限局性の黒色の腫瘤あるいは斑。

▶ **治療**　切除。悪性化して悪性黒色腫になることがあるので経過観察が重要。

2. 潰瘍形成性疾患

❶褥瘡性潰瘍

慢性の機械的な刺激によって生じる潰瘍を**褥瘡性潰瘍**という（図 4-33）。

▶ **症状**　舌縁部や下顎舌側部に好発する。潰瘍は不定形で，比較的浅く，表面は灰白色から黄白色を呈する。

▶ **治療**　原因となっている刺激を除去。

❷リガ - フェーデ病

乳幼児の舌下面にみられる褥瘡性潰瘍。先天歯や早期萌出歯の刺激によって生じる（本章Ⅰ-A-1-1「先天歯」参照）。

▶ **症状**　舌下面の潰瘍。時に肉芽組織が増殖。

▶ **治療**　原因歯の削合あるいは抜歯。

❸壊死性潰瘍性歯肉口内炎

口腔常在菌の菌叢の変化によって発生する。紡錘菌，スピロヘータ，プレボテラによる混合感染が多い。

▶ **症状**　若い成人に発症。歯肉縁の壊死性潰瘍から周囲粘膜に波及する。

▶ **治療**　安静，殺菌薬による含嗽，抗菌薬の投与，栄養補給。

3. アフタ性潰瘍

❶孤立性アフタ

非再発性，単発性のアフタ。原因不明。

▶ **症状**　非再発性，単発性にアフタ性潰瘍を形成する。

▶ **治療**　軟膏塗布。約1週で自然治癒する。

❷慢性再発性アフタ

原因不明で口腔粘膜にアフタ（境界明瞭な紅暈に囲まれた小円形の潰瘍）が繰り返し生じる疾患。口腔粘膜疾患のなかでは最も多くみられる疾患（図4-34）。

▶ **症状**　頬粘膜，口腔前庭に好発。有痛性アフタ性潰瘍を形成。小アフタ型，大アフタ型，疱疹状潰瘍型がある。

▶ **治療**　副腎皮質ステロイド軟膏の塗布，抗炎症薬の投与。

❸ベーチェット病

再発性アフタを初発症状として，結節性紅斑などの皮膚病変，網膜ブドウ膜炎などの眼病変，外陰部潰瘍などが生じる疾患。自己免疫疾患と考えられている。時に失明することがある。

▶ **症状**　口腔では再発性アフタ（大アフタ）。

▶ **治療**　抗炎症薬，副腎皮質ステロイド薬，コルヒチン，シクロフォスファミドの投与。再発性アフタに対しては副腎皮質ステロイド軟膏の塗布。

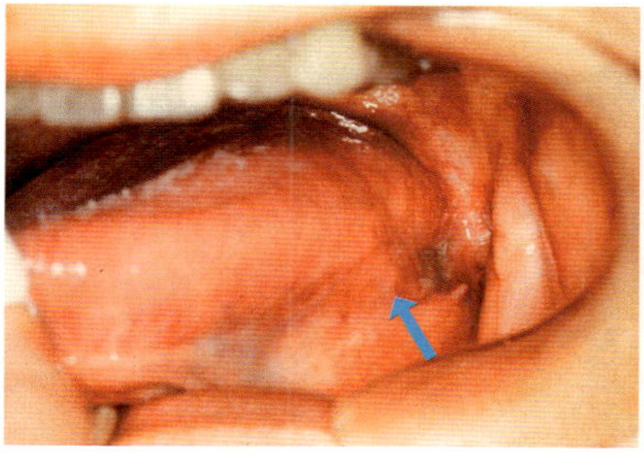

舌縁部に潰瘍が認められる。

図4-33 褥瘡性潰瘍

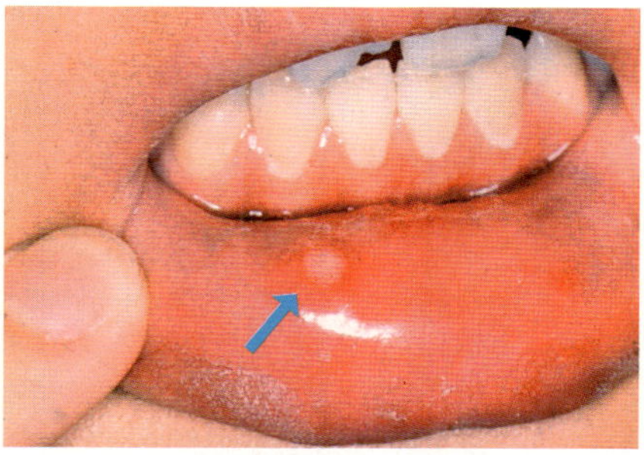

下唇に小アフタが認められる。

図4-34 アフタ性潰瘍

4. 角化病変

❶扁平苔癬

原因不明の炎症性角化症（図 4-35）。金属アレルギーが疑われる症例もある。

▶ **症状**　中年女性に多く発症。頰粘膜に両側性にみられることが多い。白斑または白色の線条の中に紅斑あるいはびらんがみられる。

▶ **治療**　副腎皮質ステロイド軟膏塗布。

❷白板症

白板症とは摩擦によって除去できない粘膜の白斑で，ほかの疾患に分類できないものと定義されている（図 4-36）。喫煙，機械的刺激，ビタミン A 欠乏などが誘因となる。前がん病変の代表。

▶ **症状**　中年男性に多い。歯肉，舌，頰粘膜に好発。通常，自覚症状はない。粘膜面からやや隆起した白斑ないし灰白色斑。白斑型，いぼ型あるいは紅斑混在型などがある。紅斑混在型はがん化しやすい。

▶ **治療**　禁煙。刺激の除去。ビタミン A の内服。切除，レーザー蒸散。大きい場合は切除後に皮膚移植。

5. 自己免疫性水疱症

❶尋常性天疱瘡

表皮内の表皮細胞間接着因子に対する自己免疫疾患である。

▶ **症状**　通常，口腔粘膜に水疱が初発。水疱はすぐに破れ難治性のびらんを形成する。皮膚にも水疱が発生。ニコルスキー現象の発現。血清中に天疱瘡抗体発現。

▶ **治療**　副腎皮質ステロイド薬，スルフォン薬の投与。重症の場合，血漿交換療法。死に至ることもある。

❷類天疱瘡

粘膜の基底膜に対する自己免疫疾患。粘膜類天疱瘡と水疱性類天疱瘡がある。

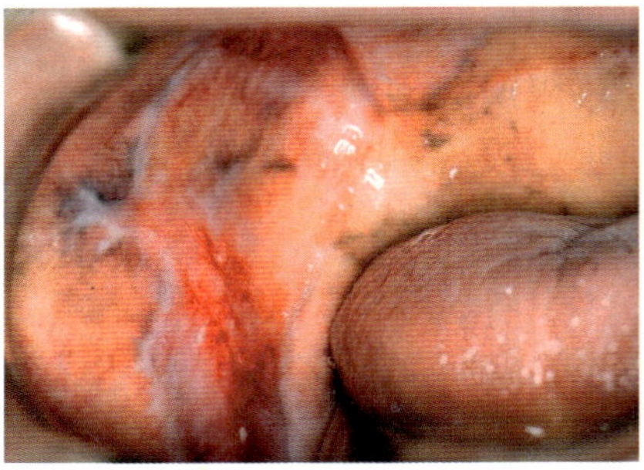

図 4-35　扁平苔癬

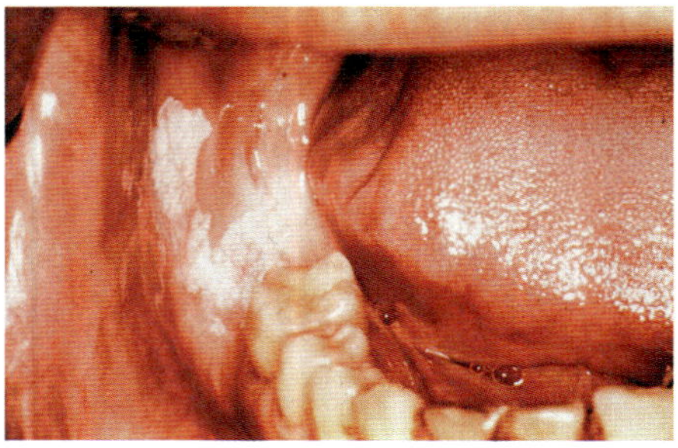

図 4-36　白板症

▶ **症状**　水疱を生じ，すぐに破れて潰瘍となる。

▶ **治療**　副腎皮質ステロイド薬の投与，副腎皮質ステロイド軟膏の塗布。

6. 多形滲出性紅斑

皮膚，粘膜に紅斑，びらん，水疱を生じる疾患である。重症型をスチーブンス - ジョンソン症候群という。原因は様々だが，薬剤アレルギーの口腔症状として現れることが多い。

▶ **症状**　紅斑，びらんないし潰瘍(かいよう)を生じる。スチーブンス - ジョンソン症候群では，発熱，頭痛，全身の水疱が出現する。

▶ **治療**　原因の除去，副腎皮質ステロイド薬の投与。

7. 舌炎および類似疾患

❶地図状舌

舌背の糸状乳頭(しじょうにゅうとう)が部分的に欠如した状態（図 4-37）。移動舌ともよばれる。原因不明。

▶ **症状**　小児，若い女性に好発。舌背の紅色の地図状の模様。

▶ **治療**　通常は放置。

❷溝状舌

舌背表面に溝を形成した状態をいう。原因不明。先天性と考えられる。

▶ **治療**　放置。

❸正中菱形舌炎

舌背の分界溝(ぶんかいこう)付近の中央部に菱形(ひしがた)の赤味をおびた斑を形成する疾患。奇形ないしは萎縮性(いしゅくせい)カンジダ症と考えられている。炎症ではない。

▶ **治療**　放置。

❹黒毛舌症

舌背表面の糸状乳頭が延長し，黒色の色素が沈着した状態。口腔清掃不良，過度の喫煙，抗菌薬長期投与などによる。

▶ **治療**　口腔清掃，含嗽薬(がんそうやく)の使用。

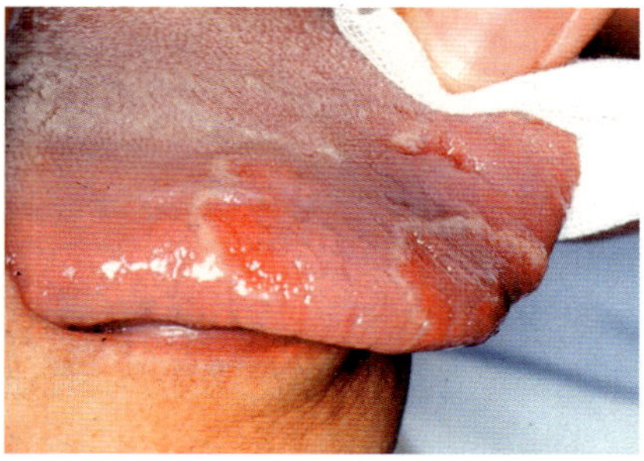

舌背全体に地図状の模様が認められる。

図 4-37　地図状舌

❺舌苔

舌背表面に生じる白色ないし灰白色の苔状物をいう。糸状乳頭の増殖，肥厚，あるいは，剥離上皮，唾液成分，食物などが堆積したもの。

▶ 症状　舌背表面の変色。時に口臭を伴う。

▶ 治療　必要があれば舌背表面の苔状物の機械的清掃を行う。

❻平滑舌

舌の萎縮性変化によって糸状乳頭が消失して舌背が平坦化したものをいう。貧血，シェーグレン症候群，口腔乾燥などによって生じる。

▶ 症状　舌表面は平滑で発赤し，灼熱感，接触痛を伴う。

▶ 治療　原因疾患の治療とアズレン軟膏塗布，含嗽薬投与。

8. 口唇炎および類似疾患

❶肉芽腫性口唇炎

肉芽腫性口唇炎は原因不明の口唇の硬結性腫脹であり，歯根尖の慢性炎症が関連することがある。メルカーソン - ローゼンタール症候群に合併することもある。

▶ 治療　原因となる歯の根尖病巣などの治療。

❷血管神経性（クインケ）浮腫

粘膜が急激に浮腫性に腫脹した状態をいう。アレルギー性。主として口唇の一過性で無痛性の腫脹がみられる。

▶ 治療　経過観察。

❸口角びらん

口角部に亀裂，びらんを生じた状態。**口角炎**ともよばれる。口腔乾燥，唾液過多，ビタミン B_2 欠乏などが要因と考えられているが，カンジダ症が関与していることが多い。

▶ 治療　原因除去。抗真菌薬，殺菌消毒薬の局所投与。

9. 真菌感染症（口腔カンジダ症）

真菌による感染症。抵抗力の減弱による菌交代現象によって発現する。

❶偽膜性カンジダ症（図4-38）

口腔粘膜に白色の苔状物（偽膜）が付着する。ぬぐい去ることができる。最も一般的なもの。

❷肥厚性カンジダ症

粘膜に肉芽腫性変化を伴った増殖がみられる。

❸紅斑性（萎縮性）カンジダ症

偽膜に覆われた粘膜に萎縮や紅斑が認められる。最近，高齢者で増加している。

10. ウイルス感染症

1 単純疱疹ウイルス感染症

単純疱疹ウイルスによる感染症。症状によって病名がつけられる。

▶ **治療**　安静，栄養補給，2 次感染予防，抗ウイルス薬投与。

❶疱疹性（ヘルペス性）歯肉口内炎

主に小児の初感染時にみられる（図 4-39）。

▶ **症状**　発熱，全身の倦怠感。口腔粘膜，歯肉の多数の小水疱形成から小アフタを形成する。7 ～ 10 日で自然治癒。

❷疱疹性（ヘルペス性）口内炎

再感染によるもの。症状が軽度で歯肉の症状はない。

❸口唇疱疹（ヘルペス）

再感染によるもの。赤唇と白唇の境界部に小水疱を形成する。

2 水痘・帯状疱疹ウイルス感染症

❶帯状疱疹

水痘と同じウイルスの再感染，または回帰発症によるもの（図 4-40）。全身抵抗力の減退などが誘因。

▶ **症状**　発熱，神経痛様疼痛，知覚神経支配領域に一致した小水疱ないし小アフタの形成。顔面神経の知覚枝（膝神経節）に感染すると，知覚枝の支配する外耳道に水疱ができると同時に伴走する運動神経，自律神経の麻痺（顔面表情筋の麻痺など）を起こす（ラムゼイ・ハント症候群）。

▶ **治療**　安静，栄養補給，2 次感染予防，抗ウイルス薬投与。

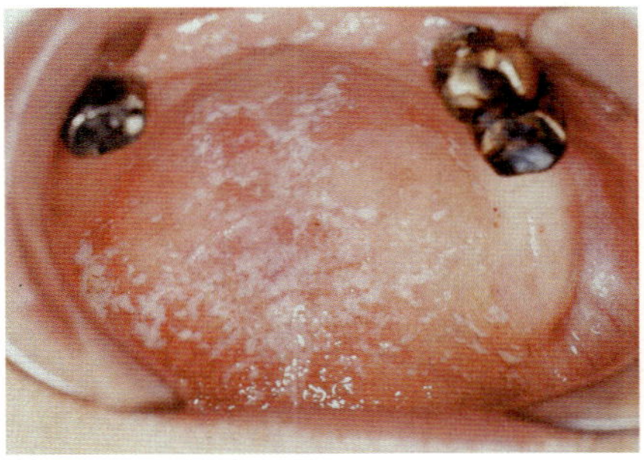

口腔粘膜に偽膜状の白斑が認められる。

図 4-38 偽膜性口腔カンジダ症

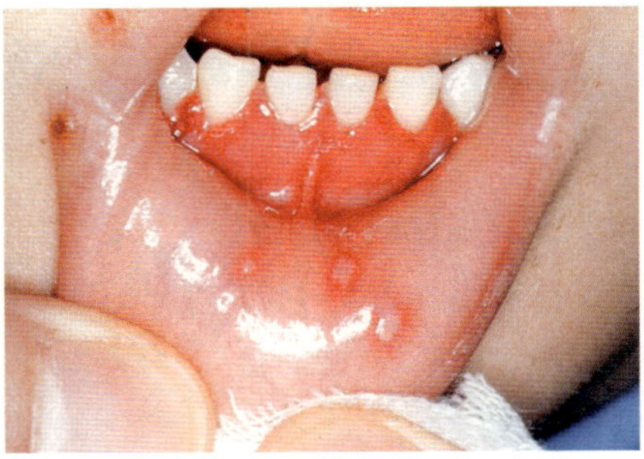

歯肉と下唇に小アフタが多数認められる。

図 4-39 疱疹性歯肉口内炎

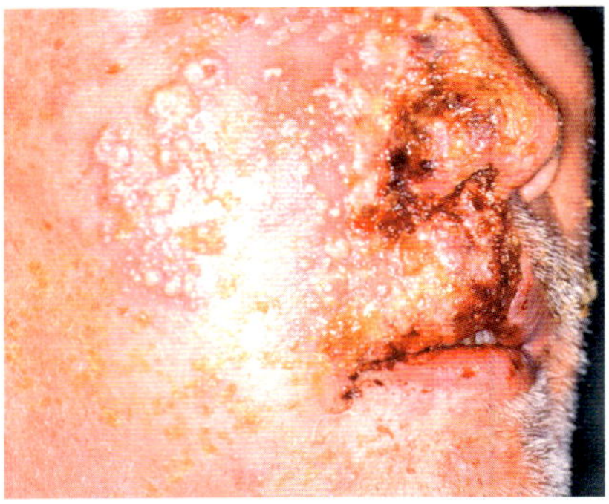

右側三叉神経第２枝に沿って多数の小水疱が認められる。

図4-40 帯状疱疹

3 コクサッキーウイルス感染症

❶ヘルパンギーナ（水疱性咽頭炎）

主としてコクサッキーウイルス A_4 などのウイルスによる感染。

▶ **症状** 幼・小児の軟口蓋，咽頭に小水疱からアフタを形成する。発熱，全身の倦怠感，嚥下痛などのかぜ様の症状を示す。7～10日で自然治癒。

❷手足口病

主としてコクサッキーウイルス A_{16}，エンテロウイルスなどによる流行性の感染症。

▶ **症状** 幼・小児に好発。口腔粘膜と手掌，足蹠に小水疱を発症する。発熱，全身の倦怠感を示す。7～10日で自然治癒。

▶ **治療** 安静，栄養補給，2次感染予防。

4 麻疹ウイルス感染症

麻疹ウイルスの感染によって臼歯部頰粘膜の帯青色の小斑点隆起（コプリック斑）が現れる。

11. AIDSによる口腔症状

口腔粘膜には全身疾患の症状が早期に現れるが，AIDSにおいても口腔に早期に症状が発現する。

❶壊死性潰瘍性歯肉口内炎

❷真菌感染症（口腔カンジダ症）

❸単純疱疹ウイルス感染症

❶～❸はいずれも前述した疾患であるが，どれもAIDSによって免疫力が低下すると症状を示すことが多い。

❹毛状白板症

前述の白板症の一種であるが，舌縁部に多くみられるひだ状の白斑で，病理組織像では上皮過形成を示す。エプスタイン - バーウイルスが関与すると考えられている。

❺腫瘍

カポジ肉腫などの悪性腫瘍，パピローマウイルスに関連した乳頭腫などが発生しやすくなる。

G 血液疾患による口腔症状

口腔粘膜は全身の鏡といわれるように全身疾患の症状が早期に現れる。血液疾患のなかにも口腔に独特の症状を示すものがある。また，口腔領域では抜歯を中心とした観血的処置が多いので出血性素因の症状が最初に発現することが多い。

1. 赤血球系の異常

1 貧血

❶鉄欠乏性貧血

鉄欠乏による血色素の産生抑制。貧血のなかで最も多い。女性に多い。

▶ **口腔の症状**　プランマー - ビンソン症候群（赤い平らな舌，嚥下障害），口角炎。同時に指の爪の異常（匙状爪）がみられることがある。

❷悪性貧血，胃全摘出後

内因子欠乏によるビタミン B_{12} の吸収障害。

▶ **口腔の症状**　ハンター舌炎（糸状乳頭萎縮：赤い平らな舌，舌痛），味覚異常，口内炎。

❸再生不良性貧血

骨髄での血球生成機能の低下。

▶ **口腔の症状**　歯肉出血，粘膜の出血斑，粘膜の潰瘍，壊死。

2. 白血球系の異常

❶急性白血病

骨髄細胞の自律性増殖による悪性腫瘍。リンパ性，骨髄性がある。

▶ **口腔の症状**　易感染性，歯肉内縁上皮の潰瘍，歯冠乳頭の壊死，歯肉の疼痛，歯肉出血，偽膜形成，歯肉肥大，歯痛，歯の動揺，歯槽骨の吸収。

❷顆粒白血球減少症，無顆粒球症

顆粒球の産生の低下，消費の亢進，破壊の亢進，分布の異常などによる白血球の減少。

▶ **口腔の症状**　出血症状，咽頭痛，口腔粘膜・歯肉の発赤・潰瘍・壊死，リンパ節の腫脹。

3. 出血性素因

1　血管壁の異常によるもの

①先天性：遺伝性出血性末梢(まっしょう)血管拡張症，遺伝性結合織疾患，骨形成不全症など。

②後天性：自己免疫性(めんえきせい)血管性紫斑(しはん)病，薬剤による血管性紫斑病，後天性結合織疾患（ビタミンC欠乏症，副腎皮質(ふくじんひしつ)ステロイド紫斑病，老人性紫斑病），単純性紫斑病，感染症など。

▶ **口腔の症状**　歯肉出血，抜歯後出血，口腔粘膜(こうくうねんまく)の易出血性。

2　血小板の異常によるもの

❶血小板減少症，血小板機能異常

①先天性：ファンコーニ症候群，遺伝性血小板減少症，胎児赤芽球(せきがきゅう)症，血小板無力症など。

②後天性：再生不良性貧血，骨髄浸潤(しんじゅん)・骨髄抑制（急性白血病，放射線照射，制がん薬など），感染，播種性(はしゅせい)血管内凝固，特発性血小板減少性紫斑病，薬剤過敏症，輸血後など。

▶ **口腔の症状**　毛細血管性の浅在性の出血斑，自然出血，歯肉出血，抜歯後出血。

3　血液凝固の異常

❶内因系凝固因子の異常

①先天性：血友病A，B。

②後天性：凝固阻子因子。

❷内因・外因両系共通因子の異常

①先天性：第Ⅴ因子，第Ⅹ因子，プロトロンビン，フィブリノーゲンの欠乏症。

②後天性：肝疾患，ビタミンK欠乏，抗凝固薬投与。

▶ **口腔の症状**　小動脈性の出血斑，深在性の血腫形成，関節出血，関節痛，抜歯後出血。

4　血液凝固と血小板機能の異常を伴うもの

❶フォン・ウィレブランド病（常染色体優性遺伝）

▶ **口腔の症状**　鼻出血，歯肉出血，皮膚・粘膜下出血，紫斑，抜歯後出血。

H 大唾液腺疾患

三大唾液腺(だえきせん)（耳下腺(じかせん)，顎下腺(がっかせん)，舌下腺(ぜっかせん)）に生じる疾患で唾液腺に固有のもの。

1. 分泌障害

❶流涎症

唾液が過剰に口の中にたまり，口角などから口の外に流れる状態を**流涎症**(りゅうぜん)という。流涎症は唾液の分泌量の増加，口腔器官の運動障害や手術などによる組織欠損によって唾液の嚥下（えんげ）がうまくできないときに起きる。流涎症が長く続くと，下唇周囲皮膚が口腔から流れ出た唾液に常にさらされ湿疹などが生じる。

❷口腔乾燥症（ドライマウス）

唾液の分泌量が極端に減少し，口の中が乾燥した状態を**口腔乾燥症**（**ドライマウス**）という（図4-41）。

▶ **原因** 慢性唾液腺炎，加齢による唾液腺の萎縮，シェーグレン症候群，放射線照射などの唾液腺の異常による場合と加齢，薬剤の副作用（抗がん剤などの化学療法，降圧薬や向精神薬の長期服用），糖尿病，体液の異常，交感神経の緊張などの唾液腺以外の原因による場合がある。

▶ **症状** 口腔粘膜の乾燥感，灼熱感（しゃくねつかん），疼痛（とうつう），粘膜の裂溝形成，味覚障害，義歯の装着困難，嚥下障害，言語障害，口腔カンジダ症など。

▶ **治療** 口腔の清潔を保つための口腔ケアをまず行う。粘膜の痛みや灼熱感があるときには，アズレン含有の含嗽薬（がんそうやく）を使用する。乾燥には水，お茶，レモン水の摂取や市販の口腔内ジェルなどの保湿薬を使用する。内服による薬物療法は極めて限定され，放射線照射による口腔乾燥症には塩酸ピロカルピン，シェーグレン症候群にはセビメリン塩酸塩などがある。

2. 閉塞性疾患

❶唾石症

導管内で脱落上皮や異物が核となって石灰沈着が起きたもの（図4-42）。粘液栓は石灰化前のもの。顎下腺導管内唾石が大部分を占める。

▶ **症状** 食事時の唾液腺の腫脹（しゅちょう）と唾疝痛（だせんつう）。触診・ゾンデ診で硬固物を触知する。X線不透過像。

▶ **治療** 管内唾石の場合は口腔内より摘出。腺体内唾石の場合は，腺全摘。

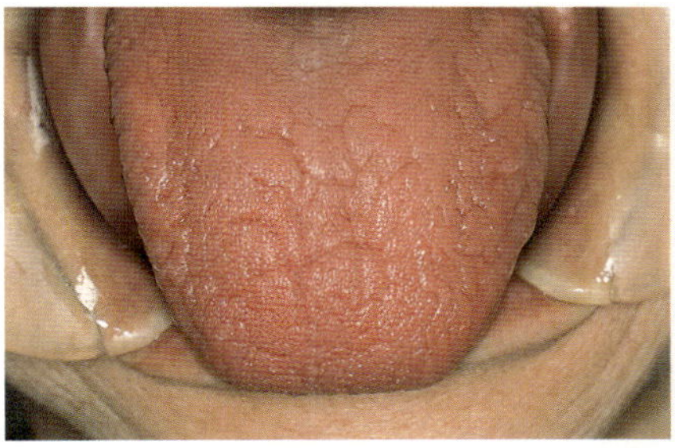

異常な乾燥によって舌粘膜に明らかな裂溝が認められる。

図4-41 口腔乾燥症（ドライマウス）

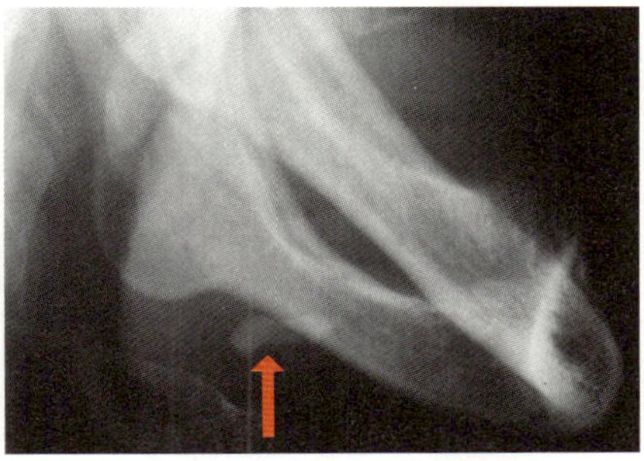

左側口底部に小円形状に認める。

図4-42 唾石症のX線写真

3. 炎症

❶急性化膿性唾液腺炎

細菌性。顎下腺炎と耳下腺炎がある。導管からの逆行性感染，導管閉塞（唾石）の合併症が多い。

▶ **症状**　発赤，腫脹，疼痛，唾液排出の減少，粘稠な唾液排出，排膿。

▶ **治療**　原因の除去，抗菌薬の投与。

❷慢性再発性耳下腺炎

成人における急性化膿性唾液腺炎の慢性化。

▶ **症状**　急性炎症の反復。

▶ **治療**　原因の除去，抗菌薬の投与，難治例では摘出。

❸慢性硬化性顎下腺炎（キュットナー腫瘍）

顎下腺の硬化と腫脹を示す疾患。良性腫瘍と似ている。

▶ **症状**　顎下腺の無痛性の硬靱な腫脹，時に唾石を伴う。

▶ **治療**　必要に応じて顎下腺摘出。

❹流行性耳下腺炎

いわゆるおたふくかぜ。ムンプスウイルスの感染。小児に好発する。

▶ **症状**　全身発熱，全身の倦怠感，両側耳下腺の有痛性腫脹。

▶ **治療**　対症療法，γ-グロブリン投与，合併症の予防。

❺シェーグレン症候群

乾燥性角結膜炎，慢性唾液腺炎を主徴とした自己免疫疾患。2次性ではリウマチ性関節炎，全身性エリテマトーデスなどを合併する。

▶ **症状**　中年女性に好発。眼・口腔・鼻の乾燥症状。耳下腺の腫脹。涙液・唾液の分泌減少。抗SS-抗体の発現。

▶ **治療**　投薬（塩酸セビメリン），対症療法，人工唾液，含嗽薬，唾液腺ホルモン，漢方薬。

4. 嚢胞

❶ガマ腫

舌下腺導管の損傷によって生じる唾液腺貯留嚢胞（図4-43）。

▶ **症状**　片側舌下部（口底部）の半球状の腫脹。無痛性，波動を触れる。黄色透明・粘稠な内容液。時に顎下部まで腫脹。

▶ **治療**　通常は開窓療法，舌下腺とともに摘出することもある。

5. 腫瘍

❶多形腺腫

良性上皮性の腫瘍。唾液腺腫瘍のなかで最も多い。

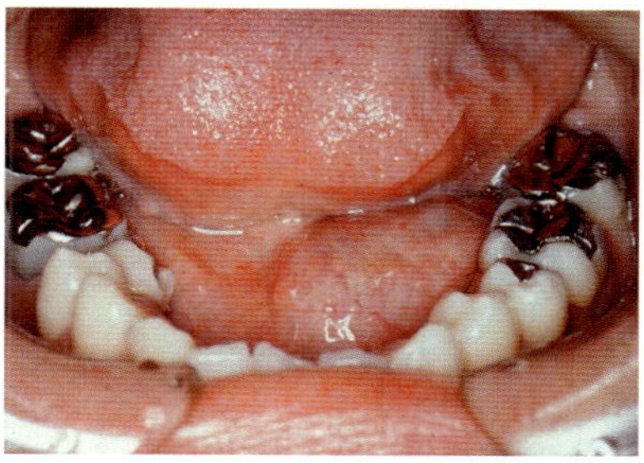
左側口底部に半球状の腫瘤が認められる。

図4-43 ガマ腫

▶ **症状**　耳下腺に好発。境界明瞭な無痛性，弾性硬の腫脹。周囲被膜が不明瞭なことがあり，再発しやすい。

▶ **治療**　摘出手術。

❷ワルチン腫瘍（腺リンパ腫）

良性上皮性の腫瘍。

▶ **症状**　耳下腺下極部に好発。時に両側に発生。境界明瞭な無痛性，弾性硬腫脹。

▶ **治療**　摘出手術。

❸悪性腫瘍

唾液腺に発生する悪性腫瘍。粘表皮がんと腺様嚢胞がんが多い。まれに多形腺腫由来がんがある。

▶ **症状**　耳下腺に好発。通常は無痛性の境界不明瞭な腫脹，耳下腺では進行すると顔面神経麻痺を起こす。

▶ **治療**　唾液腺拡大全摘手術，リンパ節郭清，化学療法，放射線療法。

I 神経系疾患，疼痛性疾患

顔面領域は三叉神経，顔面神経が主体。舌咽神経，舌下神経，迷走神経も関与している。これらの神経の損傷あるいは神経に対する刺激によって麻痺，痙攣，神経痛を生じる。末梢神経の変化が明らかでない場合にも疼痛性疾患が生じる。

1. 神経麻痺

1 神経麻痺の種類

神経の損傷によって知覚神経，運動神経あるいは自律神経の支配領域に麻痺が生じた状態。

❶三叉神経麻痺

①知覚麻痺：支配領域の皮膚，粘膜，歯髄などの知覚麻痺。

②運動麻痺：第Ⅲ枝の運動神経の麻痺。咀嚼困難，咬筋萎縮，下顎反射の消失。

❷顔面神経麻痺（図4-44）

(1) 神経支配領域による分類

①中枢性神経麻痺：脳の橋にある顔面神経核よりも中枢側に障害がある場合。末梢神経の麻痺と同様の麻痺を示すが，前額部の運動麻痺だけみられない。

②末梢性神経麻痺：顔面神経核より末梢に障害がある場合。

(1) 大錐体神経の障害：涙の分泌障害，軟口蓋運動麻痺。

(2) アブミ骨筋神経の障害：聴覚障害。

(3) 鼓索神経の障害：舌前方 2/3 の味覚障害，顎下腺・舌下腺の分泌障害。

(4) 筋枝の障害：顔面表情筋の運動障害（前額部のしわよせ不能，ベル症状，閉眼不能，鼻唇溝消失，口笛不能），顔面の汗の分泌障害。

(2) 原因による分類

①ベル麻痺（本態性末梢性顔面神経麻痺）：原因不明とされている。

②症候性顔面神経麻痺：外傷や手術などによる損傷が原因のもの。

③ラムゼイ - ハント症候群：膝神経節への帯状疱疹ウイルスの感染によるもの（本節-F-10「ウイルス感染症」参照）。

❸舌咽神経麻痺

①知覚麻痺：舌根部，咽頭部，軟口蓋，扁桃付近の知覚麻痺，舌後方 1/3 の味覚障害。まれ。

②運動麻痺：嚥下障害，咽頭粘膜反射の消失。

❹舌下神経麻痺

①運動麻痺：舌の偏位や麻痺側の萎縮，言語障害，咀嚼障害，嚥下障害，流涎など。

2 神経麻痺の治療方針

原因疾患の診断，原因の除去，薬物療法（ビタミン B_{12}，ATP 製剤），リハビリテーション，神経管内圧除去手術，神経移植・縫合術。

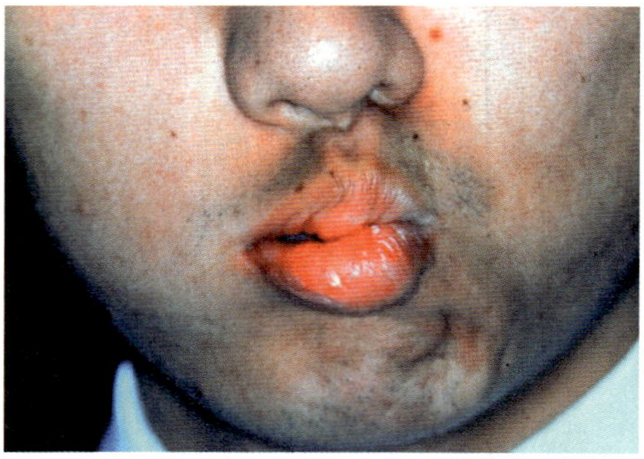

右側の鼻唇溝消失と口笛不能がみられる。

図4-44 顔面神経麻痺

顔面神経麻痺に対しては副腎皮質ステロイド投与，星状神経節ブロックを行う。帯状疱疹ウイルス感染（ハント症候群）が疑われる場合には抗ウイルス薬の投与を行う。

2. 疼痛性疾患と神経痛

▶ **分類**

①神経障害性

発作性神経痛＝真性神経痛。

持続性神経痛：帯状疱疹後神経痛，神経炎，神経腫，外傷後神経痛，反射性交感神経萎縮症。

②侵害受容器障害性（症候性）：顔面・口腔の疾患に起因する疼痛（筋・骨格系の異常，口腔病変）。

③心因性：精神的原因による疼痛（心身症，神経症，心気症，ヒステリー，統合失調症，詐病など）。

▶ **治療方針**　原因疾患の診断とそれに対する処置，対症療法。

1　真性神経痛

神経障害性疼痛のなかの発作性神経痛に相当する。神経支配領域に一致した部位に発作性，電撃様の激痛を示す疾患。疼痛以外に器質的な原因が不明なことが多いが，精査をすると頭蓋内に原因がみつかることがある。

▶ **種類**

(1) 三叉神経痛

中高年女性に好発，第Ⅱ枝，第Ⅲ枝が多い。神経の走向に沿った間欠的・発作性・電撃様激痛がある。バレー圧痛点，パトリック発痛帯がある。

(2) 舌咽神経痛

舌根部，口峡部，咽頭および扁桃部などの，発作性の電撃様激痛。

(3) 顔面神経痛

中間神経の支配領域である耳介内部の疼痛（耳痛）。

(4) 迷走神経痛

喉頭部を中心とした特徴的な発作性の電撃様激痛。まれ。

▶ **治療**　神経ブロック，薬物療法（カルバマゼピン，ビタミンB_1），理学療法，外科療法（血管減圧術，神経切除術，神経捻除術）。

2　仮性神経痛（症候性神経痛）

神経支配領域とは必ずしも一致しない範囲の部位に疼痛を起こす病態。侵害受容器の障害によるものであり，精査をすれば神経末梢に疼痛の原因となる疾患が判明する。がん性疼痛のように原因がわかっていても，その病態を改善できないときには対症療法としての除痛治療が行われる。

3. 神経痙攣

神経に対する刺激によって神経支配領域に痙攣（けいれん）を引き起こす。痙攣には間代性（かんたいせい）痙攣（拮抗（きっこう）筋どうしの収縮が交互に起こるもの）と強直性（きょうちょくせい）（主に伸筋が持続性に硬直状態になるもの）がある。

▶ **神経支配部位による分類**

(1) 三叉神経痙攣（咀嚼筋痙攣）

①間代性：悪寒戦慄（おかんせんりつ）。疲労，激怒，三叉（さんさ）神経痛の発作時などにみられる。歯ぎしり（ブラキシズム），食いしばり（クレンチング）もここに含まれる。

②強直性：咬筋（こうきん）や側頭筋の筋の硬直，開口不能，咀嚼（そしゃく）困難，発音障害。

(2) 顔面神経痙攣（短時間で不随意的に起こる顔面の痙攣）

①間代性：いわゆる顔面チック。精神的緊張が誘因となる不随意的な片側性の顔面表情筋の痙攣。

②強直性：精神的影響がない痙攣で疼痛（とうつう）を伴うことがある。破傷風のときにみられる特有な痙笑がその典型。

▶ **原因**

脳膜炎，破傷風，ヒステリー，てんかんなど。

▶ **治療方針**

原因疾患の診断と治療，対症療法，鎮痙薬，精神安定薬の投与。

J 口腔，顎，顔面における心因性病態

1 心因性病態の種類

心理・社会的ストレス，環境因子，性格因子および病的な感情などが誘因となって，口腔（こうくう）に症状を現す病態である。

❶口腔心身症

心身症とは「身体疾患の中で，その発症や経過に心理社会的因子が密接に関与し，器質的ないし機能的障害が認められる病態をいう」（日本心身医学会，1991）と定義されている。

口腔系の器官に特有の身体的症状を示すものとして，舌痛症，口腔異常感症，咬合（こうごう）異常感症，非定型顔面痛，非定型歯痛，自（己）臭症，ドライマウス（口腔乾燥症）などがある。

❷精神疾患

気分障害（感情障害），いわゆる神経症的疾患などによって口腔に症状を現すことがある。

2 心因性病態の治療方針

原因疾患の診断とそれに対する処置，対症療法となる。

K 顎関節疾患

顎関節部に固有の疾患である。

1 発育異常

❶関節突起無形成，関節突起形成不全

顎関節の関節突起が形成されないか，形成が不十分な状態。先天性は鰓弓(さいきゅう)症候群の症状であることがある。後天性は外傷，骨髄炎などの後遺症。

▶ **症状**　片側性では下顎骨(かがくこつ)の非対称による顔貌(がんぼう)の変形，交叉(こうさ)咬合。両側性では小顎症。罹患(りかん)側の顎運動障害。顎関節強直症を合併することがある。

▶ **治療**　顎関節形成手術，顎骨形成手術。

❷関節突起過形成

下顎頭の異常増大をきたす疾患。腫瘍(しゅよう)によることが多い。

▶ **症状**　通常片側性。下顎骨の非対称による顔貌の変形，交叉咬合。罹患(りかん)側の顎運動障害。

▶ **治療**　下顎頭切除手術，顎骨形成手術。

2 外傷

顎関節部に外力が加わることにより，顎関節を構成する骨および軟組織に障害が生じる。①脱臼(だっきゅう)，②骨折，③捻挫(ねんざ)（外傷性顎関節炎）（本節 -B-2-2-❷「外傷性顎関節炎」参照）。

3 炎症

顎関節における急性外傷，リウマチ性疾患による炎症および細菌感染による化膿性(かのうせい)炎が含まれる。

①外傷性顎関節炎（本節 -B-2-2-❷「外傷性顎関節炎」参照），②化膿性顎関節炎（本節 -C-1-8「化膿性顎関節炎」参照）。

4 腫瘍および類似疾患

骨，軟骨および滑膜などから腫瘍および腫瘍様病変が生じる。悪性腫瘍の発生はまれである。

①骨腫，②軟骨腫，③滑膜軟骨腫症，④滑膜骨軟骨腫症，⑤軟骨肉腫。

5 顎関節強直症

顎関節を構成する組織の器質的変化により，顎運動が著しく阻害されたもの。骨性癒着(ゆちゃく)と線維性癒着がある。骨髄炎，化膿性顎関節炎，顎関節部外傷などが原因となる。

▶ **症状**　強い開口障害。骨性ではほとんど開口不能，幼小児に発現すると片側性では罹患

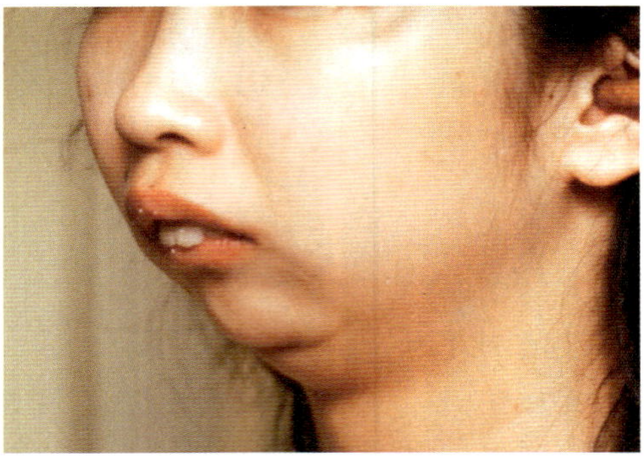

図4-45 顎関節強直症による小顎症

側の顎発育障害による顎変形症，下顎正中の罹患側への偏位。両側性では小顎症（図4-45）。

▶ 治療　顎関節授動術，関節形成術，術後の開口訓練。

6 顎関節症

顎関節部の疼痛，顎関節雑音，顎運動異常を主症状とする慢性疾患群の総称。20 歳代の女性に多くみられる。歯科における 3 大疾患といわれるほどに多い疾患である。

❶顎関節症Ⅰ型（咀嚼筋障害）

咀嚼筋の障害を主としたもの。精神的要因が関与することがある。

▶ 症状　筋症状，筋の圧痛，運動痛。

▶ 治療　マイオモニター療法，筋弛緩薬・マイナートランキライザー投与，スプリント療法。

❷顎関節症Ⅱ型（関節包・靱帯障害）

顎関節を構成する組織あるいはその周囲組織の慢性外傷性病変。

▶ 症状　開・閉口時，咬合時運動痛。関節周囲の圧痛。開口障害。

▶ 治療　関節部の安静。消炎鎮痛薬投与。スプリント療法。

❸顎関節症Ⅲ型（関節円板障害）

関節円板の異常を主としたもの。開閉口時に関節円板の復位を伴うもの（Ⅲa型）と復位を伴わないもの（Ⅲb型）がある。

(1) Ⅲa型（復位を伴うもの）

▶ 症状　関節雑音。MRI による円板の偏位の所見。

▶ 治療　スプリント療法（前方整位型），マイオモニター療法。

(2) Ⅲb型（復位を伴わないもの）

▶ 症状　関節雑音の消失，顎運動障害，開口時の疼痛。MRI による円板の偏位の所見。

▶ 治療　マニピュレーション（徒手的円板整位）療法，スプリント療法（ピボット型），疼痛が強ければ消炎鎮痛薬投与，上関節腔（かんせつくう）洗浄療法，鏡視下剝離（はくり）授動術。

❹顎関節症Ⅳ型（変形性関節症）

関節の骨の変化を伴うもの。

▶ **症状**　関節の運動痛，関節雑音。X線像における骨の変化の所見。

▶ **治療**　顎関節の負担軽減療法。

国家試験問題

1　う蝕の原因菌として正しいものはどれか。　（予想問題）

1. サルモネラ菌
2. 黄色ブドウ球菌
3. ミュータンス連鎖球菌
4. トキソプラズマ

2　舌がんの初期に伴う症状はどれか。　（予想問題）

1. 舌の激痛
2. 舌の刺激痛
3. 舌の出血
4. 舌の運動障害

▶答えは巻末

第1章 看護の基本

この章では

- 歯・口腔疾患患者の特徴と看護の役割について理解する。
- 歯・口腔疾患患者の看護に必要な情報とアセスメントの視点について理解する。
- 歯・口腔疾患の経過と看護について理解する。
- 歯・口腔疾患患者の退院支援と他職種との連携について理解する。
- 歯・口腔疾患患者が利用できる社会資源について理解する。

I 患者の特徴と看護の役割

A 生じやすい身体的問題

1 消化管の入り口であることによる問題

口腔（こうくう）は食べ物を摂取する器官であり，食べることは人間が生きていくうえで基本的な行為である。そのため，口腔領域が侵されると日常生活に様々な支障をきたす。それは，たとえば，う歯や口内炎による自発痛・接触痛のために嚙めなくなる咀嚼（そしゃく）障害，顎関節の障害により口が開きにくくなる開口障害，治療のために舌や顎骨を切除することによって生じる嚥下（えんげ）障害などである。

2 気道の入り口であることによる問題

口腔は，鼻腔（びくう）とともに気道の入り口である。口腔の腫瘍（しゅよう）は口蓋（こうがい）から鼻腔に，また咽頭（いんとう）周囲に及ぶこともあるため，気道が閉塞して呼吸障害をきたす場合もある。

3 言語に関連する問題

言葉を使って会話することは人と人とのコミュニケーションの基本である。しかし，口唇（こうしん）・口蓋裂（こうがいれつ）などの先天奇形や，腫瘍の治療の結果として口腔領域の組織が欠損することなどによって，発音障害が生じる場合がある。

B 生じやすい心理・社会的問題

悪性腫瘍などのために顎骨を切除した場合，顔貌（がんぼう）の変化が起こる。また，終末期には，顔貌の崩壊をきたす場合がある。内臓の腫瘍と違い，口腔領域の悪性腫瘍では目に見えて顔貌が変化していくため，患者の精神的苦痛は大きい。

また，手術内容によっては，発音が不明瞭になるなどの言語障害が起こり，コミュニケーションに影響を与え，退院後の生活に支障をきたすこともある。社会復帰が難しくなり，心理面に与えるダメージは非常に大きい。

C 看護の目的と役割

1 身体的問題に対する看護

看護師は，患者に現在起こっている障害や問題を理解し，全身状態を把握したうえで，患者自身が現状を受け入れ，回復させようとする意思がもてるようにかかわっていくことが大切である。そのうえで，患者個々の目標とする回復段階に向けて，ほかの専門職とともにチームアプローチを行う。看護師は他部門との調整役を果たしていくことも必要である。

2 心理・社会的問題に対する看護

患者の抱える問題はそれぞれ異なる。患者の表情や態度などから心情を察知し，かかわりをもつことで信頼関係を築く努力が必要である。また，患者を支える家族とのかかわりも重要となってくる。

II 必要な情報とアセスメントの視点

歯・口腔疾患の発症率はきわめて高いため，看護の対象は老若男女を問わない。全国民が治療および疾患予防の対象であるといっても過言ではない。

患者は口腔症状を主訴としていても，全身疾患あるいは他領域の疾患を伴うこともある。したがって，患者からの情報は，直接には口腔疾患とは関係がないように思われるものでも，診療が的確に行われるために重要である場合がある（図1-1）。

A 対象の一般的背景

以下のような情報が必要である。

- 氏名（フリガナが必要）
- 生年月日と年齢，性別
- 現住所，連絡先
- 職業，保険区分
- 初診日，診療科名，主治医，診断名
- 入院する場合は，ほかに血液型やアレルギーの有無
- 家族（キーパーソン）の有無

氏名　フリガナ		生年月日	
様		大正 昭和 平成	年　月　日　歳
現住所			
緊急連絡先 ① ②	続柄 様（　） 様（　）	電話番号 （　）－（　）－（　） （　）－（　）－（　）	
今回の入院に至るまでの経過を記載してください。 今一番つらいところはどこですか？ （例）右奥歯がしくしく痛い		アレルギーはありますか？ 食品 薬剤 花粉症 その他（ラテックス・テープ類）	
既往歴（例　60 歳高血圧　内服治療中など）		現在内服しているお薬を教えて下さい	
以下の質問にお答え下さい			
●入院に伴う不安や心配はございますか？		●社会的背景（仕事・学校・経済面・ご家族）にご心配はございますか？	
●信仰・信念はございますか？		●ご本人の希望事項はございますか？	

栄養	お食事の形態（常食・キザミ食・ソフト食） 体重の著しい減少　【　有　無　】 食欲　【　良　普通　無　】 義歯　【　上　下　なし　】	性	最終月経　（　/　～　/　） ピルの内服　【　有　無　】
		嗜好	喫煙の習慣　【　有　無　】 （　）本/日　年
睡眠	睡眠状態　【良　やや良　不良】 不眠の原因　（　） 不眠時の対応策　（　） 眠剤の使用　【　有　無　】 不眠の既往　【　有　無　】	清潔	入浴　（　）回/週 シャワー　（　）回/週
言語	言語障害　【　有　無　】 コミュニケーション手段（　） （例）手話・筆談	排泄	1日の排尿回数　（　）回/日 1日の排便回数　（　）回/日 最終排便　/ 下剤の服用　【　有　無　】 薬品名　（　）
目	□問題なし　□障害あり （例）視野が狭い 眼鏡使用　【　有　無　】 コンタクトレンズ　【　有　無　】	耳	□問題なし　□障害あり （例）難聴　右>左 補聴器　【　有　無　】
取り外し可能な物	口内　義歯　【　上　下　なし　】 リテーナ　【　有　無　】 牽引ゴム　【　有　無　】 その他　（　）	その他	指輪　【有　無】　マニキュア　【有　無】 ネックレス　【有　無】　ペディキュア　【有　無】 時計　【有　無】　ヘアピン　【有　無】 イヤリング・ピアス　【有　無】 かつら・ウィッグ　【有　無】
●手術中にどなたか付き添われますか？ （例）昭和太郎（夫）090-○○○○-○○○○ 記入日　月　日　担当看護師			

図 1-1　患者の情報収集用紙の例（昭和大学歯科病院）

B 主訴と現病歴

1 主訴

❶疼痛

疼痛は口腔領域の患者の主訴のなかで最も多い。疼痛感覚は個人差が大きいため，疼痛の発現する部位，原因，発症の様式，時間的経過，性質，強さの程度などを客観的に把握し，口腔の機能への影響などを評価する。

❷腫脹

腫脹も疼痛に続いて多い主訴である。いろいろな色，形，硬さ，触感を有する腫脹があり，その特色が疾患の特徴を知るために重要である。口腔内の腫脹は程度により，開口・閉口障害や，咀嚼・嚥下障害，呼吸抑制の原因となることがある。腫脹の原因としては炎症性の疾患が多いが，腫瘍，嚢胞なども考えられる。疾患の概要を知るためには，時間的経過の把握が大切である。

❸口腔内出血

抜歯後の出血や外傷，炎症，腫瘍などからの出血がある。術後出血や歯肉からの自然出血は，白血病などの全身の出血性素因によることがあるので，軽くみてはならない。口腔内の出血は唾液と混ざることから，実際よりも多く出血していると判断してしまうことがあるので，冷静な対応が必要である。

2 現病歴

主訴の諸症状がいつ起こったのか，あるいはそれらの症状にいつ気づいたのか，その際何か誘因と考えられる事項があったのか，また，これという要因がなく自然に起こってきたのか，さらには気がついてからの症状の変化などを明らかにして，受診までの経過を具体的に知る。

C 健康歴

1 既往歴

歯科疾患のみならず，生活習慣病（高血圧，心疾患，糖尿病など）や他領域の疾患を合併している場合が少なくないので，これらを歯科治療により悪化させないためにも既往歴は必要な情報である。

2 疾病悪化の要因

生活習慣病や他領域の疾患に罹患(りかん)している場合，また，喫煙，飲酒，不十分なセルフケア，認識不足は疾病(しっぺい)悪化の要因となる。

3 健康認識と健康管理

患者自身が，現在の身体的状況や予後についてどう受け止めているのかを知る。また，日常会話の内容や会話時の表情，訴え，セルフケアの現状と意欲の有無などから，疾患や治療に対する理解度や姿勢を知る。これらは，自分自身でよりよい健康管理が行えるように働きかけていくうえで大切である。

4 家族の健康歴

う蝕(しょく)，歯周疾患の二大歯科疾患はもちろん，難治の口腔粘膜疾患，各種の腫瘍，先天奇形・変形症など，家族的発症傾向のある疾患が少なくないので，これらの情報も必要である。

D 現在の情報

1 身体的側面

呼吸や循環，体温などのバイタルサインのほか，ADL状態，食事摂取状態（量，質，種類），水分摂取状態や局所の疼痛(とうつう)の状態（部位，性質，程度），腫脹(しゅちょう)や出血の有無を確認する。

2 心理・社会的側面

顔貌(がんぼう)の変形のある患者，あるいは構音障害，摂食障害など日常生活に必要な機能に障害をもつ患者においては心の痛みが大きい。本人の受容の状況とともに，家族の理解の状況などについて情報を得る。

III 疾患の経過と看護

歯・口腔(こうくう)疾患は，部位によって，①歯・歯周組織の疾患，②顎・顎関節(がくかんせつ)の疾患，③口腔軟組織の疾患，④顔面・頸部(けいぶ)の疾患に分類される。外来治療では，細分化された各種の診療科において予防処置を含めた治療が行われる。また，一部の外科療法，化学療法，放射線療法などは，入院して治療・援助が行われる。

A 外来患者の看護

歯科外来ではう蝕(しょく)治療だけでなく，抜歯や補綴(ほてつ)治療，矯正(きょうせい)治療など，様々な治療が行われる。外来看護においては，患者の苦痛を軽減し，安全に治療が受けられるように援助していくことが大切である。

歯科外来を訪れる患者のなかには，循環器疾患（心疾患，高血圧），呼吸器疾患，糖尿病，脳・神経疾患，感染症，心身障害などをもつ患者や小児，高齢者，妊産婦など，年齢的あるいは生理的変化に対する考慮を必要とする患者もいる。

初診時には特に，合併疾患の有無，既往および現在の治療内容についての情報収集・情報分析を行い，治療を行ううえでの問題を明確にして看護ケアを行うことが大切である。

B 入院患者の看護

口腔領域の疾患で入院する患者は，手術を目的とする場合が多いが，そのほかに，化学療法，放射線療法，リハビリテーションなどの様々な治療が行われる。これらの患者に対する看護の展開では，その個人に合った適切な看護を行うための①情報収集，②情報分析，③看護問題の明確化，④看護目標，⑤看護計画，⑥実施・評価を行うことが大切である。

Ⅳ 歯・口腔疾患患者の療養生活を見すえた退院支援と多職種連携

A 退院支援における看護師の役割

患者は病気や障害があっても，「自分らしく生きたい」「たとえ治らない病気だとしても前向きに生きていきたい」と願っている。歯・口腔疾患特有の症状や治療により摂食嚥下(えんげ)障害や言語障害，顔貌の変形など，様々な変化を余儀なくされ，日常生活だけでなく，社会生活にまで影響を招く場合がある。看護師は患者が抱える身体的な問題だけでなく，心理・社会的な問題を把握し，その人らしく退院後の生活を過ごせるように適切な支援を行う必要がある。

B 退院に向けた院内専門職との連携

患者が退院後に自分らしく生活を送るためには，看護師だけでなく，様々な院内専門職のサポートが不可欠であり，看護師は他職種と連携をとり退院に向けて調整をしていく必要がある。

う蝕（しょく）をはじめとする歯周疾患は，生活習慣とも密接にかかわっているとされている。口腔機能の低下の予防やさらなる症状悪化を招かないようにするためにも，患者自身やサポートする家族に向けて歯・口腔に関する健康教育やケアの指導などを行う場面では，看護師だけでなく歯科衛生士の果たす役割は大きい。

術後，摂食嚥下（えんげ）障害や言語障害を併発する可能性のある患者の場合，術前からチームアプローチが行われ，専門医による口腔リハビリテーションや言語聴覚士（スピーチセラピスト：ST）による訓練が行われる。また，摂食嚥下障害による生命維持に必要な栄養補給が低下しないよう，栄養サポートチーム（NST）との連携が非常に大切である。

C 地域医療／福祉などの専門職・専門機関との連携

歯・口腔疾患は新生児から高齢者まで幅広い年齢の患者が対象となる。そして，患者のなかには退院後も継続的な治療が必要とされる場合がある。特に現代は超高齢社会を迎え，歯科治療を必要とする高齢者が増加している。しかし，高齢者のなかには通院が困難だったり，在宅だけでなく施設療養しながら歯科治療を必要としている場合もある。通院できない高齢者の多くは歯科以外にも疾患や障害を抱えていることも多い。退院後も口腔（こうくう）内の健康と機能を保ち，QOLの維持と向上につなげられるよう，訪問診療や継続した治療やリハビリテーションが行われるように連携する。連携においては，担当歯科医師・病棟看護師だけでなく，地域の医療機関，歯科医療機関，居宅介護支援事業所（ケアマネジャー），訪問看護ステーション，退院して施設に入所する場合には当該施設の職員など，様々な専門職・専門機関との連携が重要である（図1-2）。

D 歯・口腔疾患患者が利用できる社会資源

歯・口腔疾患に罹患（りかん）している人も，必要な手続きをとれば社会的な支援などを受けられる場合があり，その活用を促すことが大切である。たとえば歯科矯正（きょうせい）治療において，機能性・審美性（しんびせい）を整えるためであれば社会保険は適用されないが，先天異常である口蓋裂（こうがいれつ）や手術適応の顎変形症の場合には，社会保険が適用される。

唇顎（しんがく）口蓋裂の場合には，医療費の自己負担額を軽減する公費負担医療制度である自立支援医療（18歳未満であれば育成医療，18歳以上で身体障害者手帳の交付を受けている場合であれば更生医療）を受けることができる。

歯科インプラントの治療は全額自己負担が原則であるが，悪性腫瘍（しゅよう）の術後や口蓋裂などによってインプラント治療の適応が認められた場合には，治療費の一部に保険が適用される高度先進医療の対象となることがある。

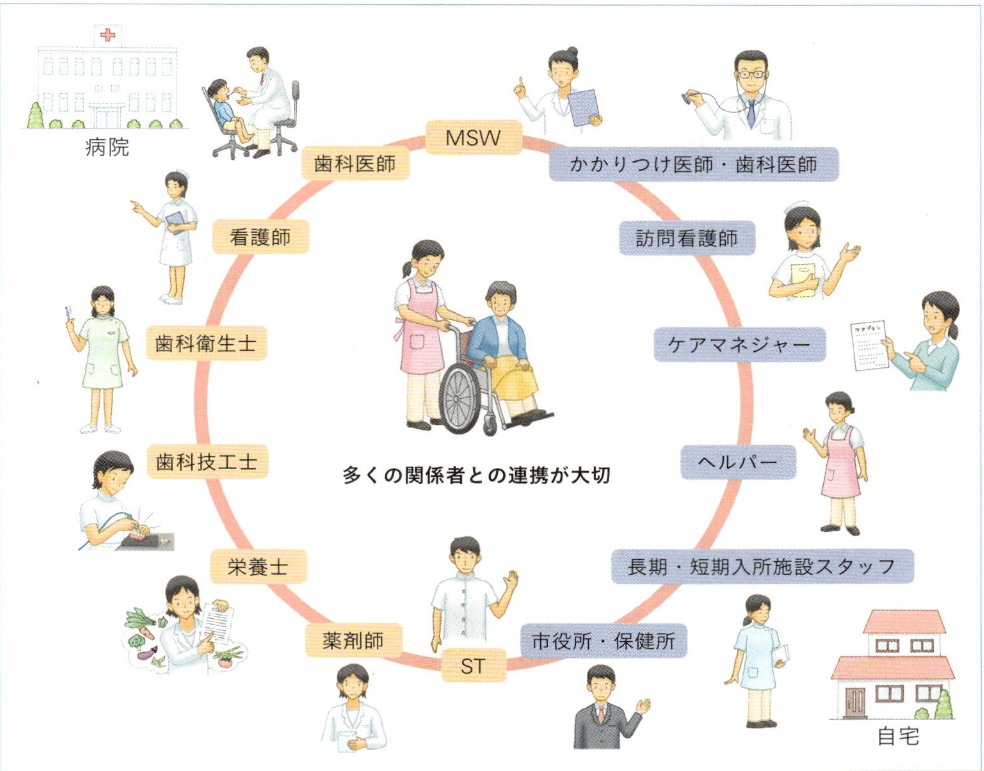

図1-2 地域医療／福祉などの専門職・専門機関との連携

また，悪性の口腔腫瘍の術後などにおいては，言語・咀嚼（そしゃく）機能などが著しく障害される場合があるが，これに対しても障害認定（身体障害者手帳の交付）が行われる場合があるので，手続きを促す必要がある。

E 退院支援の実際

退院に向け，入院患者に対して，退院後に起こるかもしれない健康問題の解決策や今後の生活に必要な知識・技術を指導していくことが大切である。しかし，患者のなかには生活習慣を見直し改善しなければならない場合がある。食事形態が変化したり，継続的な口腔ケアが必要になるなど，特に高齢者や障害を抱えている患者の場合には，生活習慣を一人で変えていくことはとても困難である。そのような患者に指導を行う場合は，患者本人だけでなく，家族や実際に患者をサポートする人を含めて行うことが大切である。指導の際には，退院後の日常生活のイメージを十分に行い，戸惑うことがないようにひとつずつ確認しながら指導していくことが大切である。

以下に退院支援の例を示す。

●患者紹介

47 歳の女性。夫と息子の 3 人暮らし。口腔がん術後の影響による嚥下(えんげ)障害のため，リハビリテーションを目的として 1 週間の予定で当院へ転院。当院より自宅へ退院となるため，嚥下機能の回復と経管栄養法の管理が行えることを目的としている。

入院時の嚥下造影（VF）の結果，誤嚥(ごえん)の所見がなかったため，残存機能の低下を防ぐリハビリテーションが行われ，同時に経管栄養法の管理が行えるよう介入した。退院後の生活について，本人，家族からの情報収集では，家族は仕事があるため日中は患者が 1 人で過ごすことになり，患者自身で経管栄養法の管理が必要な状況であった。患者も経管栄養法については自己管理となることを理解しており，実際に行う手技に対しても抵抗感はないが，「自信がつくまで練習したい」と話され，経管栄養法の手技の訓練に対して意欲的であった。自宅で 1 人になったときに手技について迷わないよう，本人用のパンフレットを作成することを提案すると，「日中は家族が仕事でいないので，聞くこともできないから，パンフレットがあると助かります」と話された。

経管栄養法の手技獲得に向け，患者が混乱しないような統一したケアと，安心して自宅に帰ることができるよう退院準備の必要性があった。

●経管栄養法の手技獲得に向けて退院までに実施されたケア

①今後の訓練方法についてチームとカンファレンスを行い，統一したケアが行えるように看護計画を立案した。

②受け持ち看護師が，本人用の経管栄養法の管理についてのパンフレットを作成（図 1-3）。

③パンフレットをもとに，一つひとつの手順に沿って説明しながら，実際に受け持ち看護師が手技の見本を見せた。

④受け持ち看護師の説明の後に実際に患者に手技を行ってもらい，手技の確認と患者の反応をみながら不明な点，不安な点についての確認を行い，不明な点については再度説明し，不安な点については繰り返し訓練を行った。

⑤パンフレットを参考に一通りの手技が行えるようになった後は，経管栄養を行う際に看護師が必ず見守り，確実に手技が行えているか確認し，必要な場合は再度説明を行った。問題点があった際には，次にかかわる看護師へ申し送りを行い，再度確認するなど，継続的に看護介入した。

⑥手技を獲得した後も，自宅に戻ってからの不安な点の有無について確認し，問題点については退院前日までに解決できるように介入した。

⑦管理栄養士と連携を図り，経管栄養食の内容や取り寄せ方などについての栄養指導を実施した。

⑧退院後に必要な物品について，購入場所や方法を本人と確認した。

○○様の食事の流れについて

〈胃管の挿入の仕方〉
①胃管の先を水でぬらす。
②胃管をゆっくり飲み込んで，約45cmまで入れたら抜けないようにテープ固定する。
③聴診器とシリンジを使って，きちんと胃に管が入っているかどうか，空気を入れて確認。
※正しく胃管が入っていれば，「ゴボッ」もしくは「ボコボコッ」とした音がする
※音が確認できない場合は，胃管を一度抜いて①～③をやり直す。
④音が確認できたら，食事へ進む。

〈ペプチーノ® と白湯の入れ方〉
①栄養ボトルのクレンメを閉じておく。
②ペプチーノ® の封を切り，栄養ボトルに入れる。
③滴下確認する部分を2～3回指で押して，下から約1/3程度をペプチーノ® で満たす。
④ゆっくりクレンメを緩めて，栄養ボトルの先端までペプチーノ® を流したら一度クレンメを閉じる。
⑤栄養ボトルの先端を胃管の入口にしっかり接続する。
⑥クレンメを緩めて，ペプチーノ® をゆっくり入れる。
⑦ペプチーノ® が終了したら，今度は白湯を入れる。
⑧白湯が終わったら栄養ボトルのクレンメを閉じる。
⑨栄養ボトルを胃管からはずす。
⑩胃管を鼻の位置より高くして，胃管の中に残っている水分を胃の中に流す。
⑪胃管のふたを閉じる。
⑫固定しているテープをはがす。
⑬胃管を抜く（唾液が溜まっていると感じたときはしっかり咳をして吐き出す）。

〈※薬を入れる場合
・⑨が終わったら，薬を水で溶かして（先に溶かしていても可），シリンジで吸い上げて注入する。
・さらに水を約25～30mL注入する。その後⑩へ。〉

〈胃管・栄養ボトルの片付け方〉
①食事注入が終わったら，中性洗剤で胃管，栄養ボトル，シリンジをよく洗う。
②洗い終わったら，しっかりと乾燥させる。
③胃管，栄養ボトル，シリンジの交換は3～7日以内が望ましい。

図1-3 経管栄養法パンフレット

演習課題

1 歯・口腔疾患患者の身体的問題や，心理・社会的問題についてまとめてみよう。
2 歯・口腔疾患患者の看護に必要な情報についてまとめてみよう。
3 歯・口腔疾患の外来患者に対する看護と，入院患者に対する看護についてまとめてみよう。
4 歯・口腔疾患患者の退院支援において考慮するべきポイントをまとめてみよう。
5 歯・口腔疾患患者が利用できる社会資源についてまとめてみよう。

第2章 主な症状に対する看護

この章では

- 歯・口腔疾患に伴う様々な症状に対する看護に必要な情報とアセスメントの視点，看護の方法と根拠について理解する。
  - 疼痛
  - 腫脹
  - 出血
  - 口臭
  - 呼吸障害
  - 開口障害
  - 咀嚼・嚥下障害（摂食障害）
  - 言語障害
  - 味覚障害

A 疼痛

1. 必要な情報とアセスメントの視点

1 原因

う蝕，抜歯などの手術後，矯正装置の装着後，智歯周囲炎などの急性炎症，悪性腫瘍，顎関節症，顎関節脱臼，骨折，三叉神経痛など。

2 患者からの情報

①本人の訴え

②現病歴

③既往歴

④疼痛の部位・程度・性質（自発痛，接触痛など）・持続時間

⑤鎮痛薬の使用の有無・頻度

⑥食事摂取状態

⑦睡眠状況

⑧疼痛以外の症状の有無（発赤，腫脹，発熱など）

3 治療と処置

①**薬物療法：**抗菌薬，鎮痛消炎薬，消炎酵素薬，麻薬などの与薬。

②**理学療法：**冷罨法，赤外線療法，超音波療法など。

③**外科療法：**膿瘍切開，腐骨除去，異物の除去，局所湿潤麻酔，神経ブロックなど。

④**歯科保存療法：**歯内療法（歯髄鎮静，抜髄，根管治療）など。

2. 看護の方法と根拠

1 疼痛の観察

①部位

②程度

③性質（自発痛，接触痛など）

④持続時間

⑤疼痛以外の症状の有無（腫脹，発赤，熱感など）

⑥鎮痛薬の使用の有無（使用頻度など）

⑦食事摂取状態（摂取量，摂取内容）

⑧開口・咀嚼(そしゃく)障害の有無

⑨睡眠状態

⑩精神状態

口腔(こうくう)疾患に由来する疼痛には独特のものがある。たとえば,「歯に冷たい水がしみるという感じ」「歯の過敏な感じ」「歯がうずく感じ」「かんだときに歯が響く感じ」「舌に辛いものがしみる感じ」「舌が焼けるような感じ」「唇に触れたときにビリビリとする感じ」,さらには関節や舌の違和感,顎骨(がっこつ)や粘膜の圧迫感なども痛みとしてしか訴えられないことが少なくない。

このような患者に対しては,具体的に例をあげて,どのような痛みなのかを明らかにすることが大切である。患者は,訴えの内容を理解してもらえただけでも気持ちが安らぐ場合があるため,十分に耳を傾けることが必要である。

2 疼痛に対する援助

①安楽の確保

②そのほか,睡眠障害や食事量の低下などの付随する問題へのケア

口腔領域において疼痛が続くと,安楽が得られず,睡眠が障害されたり,食事量が低下して必要な栄養量が摂取できなくなるなど摂食障害につながる場合も多い。日常生活の質の低下を防ぐためにも,疼痛の状態を把握し,担当医や薬剤師,栄養士などと相談しながら,早期に疼痛の緩和を図ることが必要である。

B 腫脹

1. 必要な情報とアセスメントの視点

1 原因

外傷や手術後,顎骨炎や蜂巣炎(ほうそうえん)などの急性・慢性炎症,各種の良性腫瘍,舌や歯肉などの悪性腫瘍など。

2 患者からの情報

①本人の訴え

②現病歴

③既往歴

④腫脹の部位・大きさ・色,硬結の有無

⑤発赤・疼痛・熱感・発熱の有無

⑥呼吸状態

⑦開口の程度
⑧食事摂取状態，摂食嚥下状態
⑨口腔内の状態，保清状況

3 治療と処置

①**薬物療法**：抗菌薬，抗炎症薬などの与薬。
②**外科療法**：切開排膿，腫瘍摘出など。
③**理学療法**：罨法，赤外線療法など。

2. 看護の方法と根拠

1 腫脹の観察

①部位
②程度（色，大きさ，硬結の有無など）
③疼痛，熱感，発熱の有無
④開口・咀嚼・嚥下障害の有無
⑤呼吸状態
⑥食事摂取状態（摂取量，摂取内容）
⑦睡眠状態
⑧精神状態

口腔領域の多くの疾患は腫脹を呈するが，腫脹を観察する場合には，症状の時間的経過を把握することが最も大切である。一般に，腫脹の増大が急激であるほど，緊急の処置を要するからである。たとえば，年ないしは月単位で増大する良性腫瘍，週単位で増大する悪性腫瘍，日単位で増大する急性炎症というように，処置の緊急性は増すが，さらに時間単位，あるいは分単位で増大するようなものは処置の緊急性がきわめて高くなる。

また，口底部，舌根部，咽頭部，頸部などに腫脹が生じると，感染症や腫瘍などの疾患によるものであっても，術後のものであっても，呼吸抑制の原因になったり，重症に経過する徴候であったりする場合が多いので，特に注意して観察する必要がある。

2 腫脹に対する援助

①安楽の確保
②呼吸障害に対するケア
③食事摂取に対するケア
④口腔内のケア

腫脹のなかでも炎症性のものが多く，特に急性炎症による腫脹は，疼痛や発熱，局所の熱感を伴うことが多い。患部はできるだけ安静に保つようにする。熱感を伴う場合は，水で冷やすよう説明する（氷での冷却は血行不良を起こす場合がある）。また，症状が急速に進行した場合，気道閉塞を引き起こす場合があり，患者に大きな不安と苦痛をもたらす。そのため，異常の早期発見に努めることが大切である。安楽な体位を工夫し，気道の確保に努め，不安の軽減につながるような声かけを行うなど，身体的なケアだけでなく精神面に対する援助も必要である。

腫脹に伴い，疼痛や開口障害により食事摂取量の低下を招く場合もあるため，患者の状況に合わせて食事内容を工夫することも大切である。

消炎後は原因歯に対する処置が行われる場合が多く，口腔内を清潔に保ち，二次感染を防止し，う歯の予防に努めるよう指導するなど，生活面の支援も必要である。

C 出血（口腔内出血）

1. 必要な情報とアセスメントの視点

1 原因

①**局所的原因**：抜歯などの外科的処置，外傷，炎症，悪性腫瘍など。

②**全身的原因**：血液疾患によるものなど。

2 患者からの情報

①本人の訴え

②現病歴

③既往歴

④出血の部位

⑤出血の性質（静脈性・動脈性）

⑥出血の持続時間

3 治療と処置

圧迫止血，縫合（ほうごう），血管結紮（けっさつ），止血薬の使用など。

2. 看護の方法と根拠

1 出血の観察

①部位

②程度，量

③性質（静脈性，動脈性など）

④持続時間
⑤合併症の有無（血液疾患，肝疾患など）
⑥貧血の有無，程度

2 出血に対する援助

①安楽の確保
②不安に対するケア

まずは，出血量を増やさないよう，患部の安静を促す。日常生活において血行を促進するような入浴，運動，飲酒は避けてもらうよう説明し，患部を刺激しないような，軟らかい食事を摂取してもらう。患者の多くは出血に対して不安を抱きがちなので，口腔（こうくう）内の出血の特徴として，安静が保たれにくく止血しにくい場所であること，唾液（だえき）が混入すると少量の出血でも多く出血しているように感じられるが心配はないことなどを説明し，気持ちを落ち着かせる援助が大切である。一方，抜歯後出血や歯肉からの自然出血であっても，白血病の初発症状であったり，血友病などの出血性素因の症状の場合もあるので，軽く見過ごすようなことがあってはならない。

D 口臭

1. 必要な情報とアセスメントの視点

1 原因

何らかの疾患による病的口臭と，特に疾患がないのに生じる生理的口臭がある。口臭を観察するため，最近は「口臭チェッカー」などが開発されているが，一般的には口臭の性質や程度を客観的に判断することは難しい。

病的な口臭を特徴とする疾患には，壊死性（えしせい）・壊疽性（えそせい）歯肉口内炎などの口内炎，辺縁性（へんえんせい）歯周炎，口腔がん，ドライ・ソケットなどがある。また，慢性副鼻腔炎（ふくびくうえん），咽頭炎（いんとうえん），糖尿病，尿毒症，心因などによっても口臭が生じる。

2 患者からの情報

①本人の訴え
②現病歴
③既往歴
④口腔内の状態，保清状況
⑤臭いの強い食物摂取の有無（ニンニク，タマネギ，ニラなど）
⑥睡眠状況

3 治療と処置

口腔清掃，原疾患の治療，心因性口臭に対する精神的治療を行う。

2. 看護の方法と根拠

1 口臭の観察

①口腔内の状態（衛生状態，歯周疾患や口腔がんなどの有無，程度など）
②全身状態（糖尿病，尿毒症，耳鼻科疾患，呼吸器疾患，消化器疾患などの有無）
③発生状況（空腹時，緊張時）
④食物摂取状況（ニンニク，タマネギ，ニラなどの臭いの強い食物）
⑤薬剤摂取状況（睡眠薬，精神安定薬など）

口臭は特別なものではなく，必ずだれにでもあるものである。しかし，程度によっては他人に不快感を与えたり，対人関係に影響を及ぼす場合がある。口臭には様々な原因があるので，メカニズムを理解したうえで観察することが大切である。

2 口臭に対する援助

①食事・生活習慣に対するケア
②教育・指導

原因に応じた治療や処置が必要であるが，口臭の改善に向けて臭いの強い食物を控えたり，唾液の分泌を促すような食事をすすめるなど食生活の改善，食後のブラッシングを継続して行うなど生活習慣の改善に向けた支援も大切である。

口臭を主訴に来院する患者のなかには，自分に口臭があると思いこんでしまっている「自臭症」も少なくない。このような場合には，口臭に対する正しい知識を身につけられるよう指導することも大切である。

E 呼吸障害

1. 必要な情報とアセスメントの視点

1 原因

腫瘍（しゅよう）の増大，炎症による腫脹（しゅちょう），出血や喀痰（かくたん）などの分泌物。

2 患者からの情報

①本人の訴え

②現病歴

③既往歴

④バイタルサイン

⑤呼吸状態（回数，リズム，SpO_2，呼吸苦の有無）

⑥喘鳴（ぜんめい），チアノーゼの有無

⑦喀痰（かくたん）の有無，喀出状況，吸引の必要性の有無

⑧出血の有無，部位，量

⑨腫瘍，腫脹の状態

⑩舌根沈下の有無

⑪検査データ（血液ガス分析，X 線など）

3　治療と処置

原疾患の治療，出血や喀痰などの分泌物の除去，エアウェイの使用，気管挿管，気管切開。

2. 看護の方法と根拠

1　呼吸障害の観察

①バイタルサイン

②呼吸回数，リズム

③呼吸苦の有無

④チアノーゼの有無

⑤喘鳴，咳嗽（がいそう）の有無

⑥喀痰の有無，性状

⑦出血の有無

⑧患部の状態（腫脹の有無，腫瘍の変化）

⑨舌根沈下の有無

⑩検査データ（SpO_2，PaO_2，X 線など）

呼吸障害の原因には様々な原因があるが，口腔（こうくう）外科領域においては閉塞性の呼吸障害が多い。呼吸困難などの呼吸障害が出現すると患者は強い不安や生命への危機感を感じやすい。また，全身麻酔後の覚醒が不十分であると，舌根沈下による気道閉塞を引き起こす場合もある。症状が進行すると呼吸不全に移行する可能性があるため，異常の早期発見と患者の苦痛緩和に努める。

2　呼吸障害に対する援助

①体位の工夫

②気道の管理

③不安に対するケア

喀痰や粘稠度の高い分泌物を自力で喀出しにくい場合は，体位を工夫したり吸引器を使用して口腔・気道内分泌物を除去する。腫瘍の増大や術後の腫脹や出血，舌根沈下による気道閉塞やその可能性がある場合には，エアウェイの挿入や気管挿管，気管切開が行われる。こうした処置は侵襲も大きく，患者の不安を増強させる場合があるため，患者に処置の必要性を説明し，できる限り患者に寄り添い，不安の軽減に努める。

F 開口障害

1. 必要な情報とアセスメントの視点

1 原因

- 顎関節自体の疾患によるもの：炎症，強直症，顎関節脱臼など。
- 顎関節自体の疾患以外によるもの：咀嚼筋の炎症，腫瘍疾患，ヒステリー，破傷風など。

2 患者からの情報

①本人の訴え

②現病歴

③既往歴

④開口度

⑤呼吸状態

⑥食事摂取状態

⑦口腔内の状態

3 治療と処置

原疾患の治療，下顎の安静，徒手整復など。

2. 看護の方法と根拠

1 開口障害の観察

①開口の程度

②開口時の疼痛の有無，程度

③呼吸状態

④食事摂取状態

⑤口腔内の状態

開口に障害が生じると，十分な食事摂取ができず，生命維持に必要な栄養補給が困難になる場合がある。また，開口が不十分なことで発音が不明瞭になり，十分なコミュニケーションが取れなかったり，そのことが患者にとってストレスになる場合もある。開口障害は，このように患者の日常生活に大きな影響を与えることを念頭において，障害の原因を把握し患者の状態に合わせた支援をしていくことが大切である。

2 開口障害に対する援助

①食事摂取に対するケア

②口腔内のケア

③気道の管理

④コミュニケーションの工夫と不安に対するケア

開口障害が生じると，十分に食事摂取ができず，栄養摂取に支障をきたすおそれがある。その場合は，患者の開口状態に合わせて，できる限り経口摂取ができるように，そして患者に満足感を与えられるような食事形態と摂取方法を工夫していくことが大切である。また，開口が不十分なことで口腔ケアが行き届かず，清潔を保つことができない場合がある。その際には，患者の状態を考慮して，苦痛を伴わない口腔ケアを実施・指導していく。喀痰など分泌物をうまく排出できない場合は，吸引を行って呼吸状態を保つ。

開口障害が生じることにより，十分な会話ができず，コミュニケーション不足を生じ，そのことでストレスを感じるなど，患者に与える影響は大きい。そのような場合には，患者に寄り添ってゆっくりと訴えを傾聴し，また，筆談あるいは文字盤などを利用してコミュニケーションを図るなど，患者が自分の思いを抱え込まずに十分に意思を表出できるような環境をつくるなどの対応をすることが大切である。

G 咀嚼嚥下障害（摂食障害）

1. 必要な情報とアセスメントの視点

1 原因

- 口腔疾患によるもの：疼痛・腫脹，舌切除や上・下顎骨切除などによる組織欠損，顎骨骨折，口蓋形成術・腫瘍切除の術後など。
- 口腔疾患以外によるもの：脳血管疾患，パーキンソン症候群などの神経系の障害，重症筋無力症などの筋疾患による障害，ヒステリーなどの心因性による障害など。

2 患者からの情報

①本人の訴え
②現病歴
③既往歴
④咀嚼の状態（残存歯の有無，咬合状態，顎関節の運動状態など）
⑤嚥下の状態（嚥下造影などの結果）
⑥食事摂取状態（食事形態，摂取量，摂取方法）
⑦体重の変化の有無

3 治療と処置

原疾患の治療，舌・顎関節などの運動訓練，嚥下訓練，食事形態の工夫など。

2. 看護の方法と根拠

1 咀嚼嚥下障害の観察

①咀嚼の状態
②嚥下の状態
③食事摂取状態（食事形態，摂取量，摂取方法）
④体重の変化の有無

咀嚼・嚥下機能とは，口腔に摂取した食べ物をかみ切り，かみ砕き，すり潰し，唾液と混合して食塊を形成し，咽頭，食道を経て胃に入るまでの一連の過程をいう（図2-1）。この機能は，歯，舌，顎骨，顎関節，唾液腺，咀嚼筋などの諸器官とこれらを統合する神経機構によって営まれている。咀嚼嚥下障害とは，これら一連の過程のいずれかに障害があることをいう。患者の障害の程度によっては，食事摂取困難だけでなく，生命維持に必要な栄養摂取の低下，誤嚥性肺炎，窒息のように，全身状態に影響を与え生命の危機にまで及ぶ場合がある。そのため，咀嚼・嚥下機能のメカニズムを理解し，患者の障害の程度を把握して，状態に合わせた支援をしていくことが大切である。

2 咀嚼嚥下障害に対する援助

①食事摂取に対するケア
②精神面に対するケア
③患者，家族に対するケア

咀嚼嚥下障害のある患者にとって，生理的欲求である「食べる」ことが阻害されることは，生命維持に必要な栄養補給が困難になるだけでなく，食べられないことに対する精神的苦痛を伴い，社会的にも大きな影響を与えることになる。障害の程度に応じて，食事形口腔内に入った食べ物は次の５段階を経て，胃へ送られていく。
①先行期：脳が食べ物を認識して，口まで運ぶ。
②準備期：食べ物を口の中でかみ（咀嚼），飲み込みやすい塊（食塊）を形成する。
・歯，舌，咀嚼筋などを総動員して食べ物をかみ，唾液と混ぜ合わせていく。
③口腔期（嚥下第１期）：食塊を口腔から咽頭へ送り込む。
・食塊を舌で口蓋に押し付けるようにして咽頭に送る。
④咽頭期（嚥下第２期）：嚥下反射により食塊を咽頭から食道入口部まで移動する。
・食塊が咽頭を通ると喉頭蓋が下向きになり，気管の入り口を塞いで食塊が気管に入るのを防ぐ。食塊は開いている食道側へと送りこまれる。この一連の動きを嚥下反射という。
⑤食道期（嚥下第３期）：食塊が食道を通過して胃に送り込まれる。

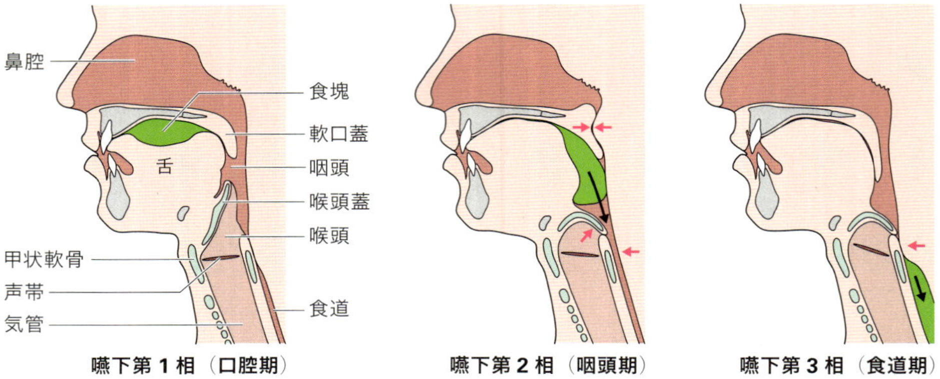

図2-1　咀嚼嚥下の仕組み

態を選択し，必要な栄養が摂取できるように支援する。

食事摂取がそのまま機能訓練を兼ねている患者のなかには，食事に時間がかかることにイライラしたり，なげやりな態度を示す場合もある。患者の訴えを傾聴して，思いを尊重しながら，食に対する意欲が低下しないように支援していくことが大切である。また，家族の協力や励ましは患者にとって支えとなる要素でもあるため，家族に対しては，咀嚼嚥下障害についての理解を促し，家族の不安を取り除くように努める。

このように，患者のQOL向上を目指し，可能なかぎり患者の欲求を満たすことができる食生活に向けて支援していくことが大切である。

3　食事の種類の例

①常食

②軟菜食（全粥，七分粥，五分粥，三分粥，きざみ食など。副食も軟らかく調理し，消化管への負担を少なくした食事）

③流動食（ミキサー食）

流動食は消化吸収がよいが，常食と比べると栄養価が低い。流動食が選択される状況として，咀嚼嚥下障害の程度が比較的高度な患者や顎間（がくかん）固定中の患者，術後や全身状態が悪化して消化吸収能力が低下している患者が多い。そのようなときには高エネルギー栄養食を加えるなどして，栄養を補うようにする。

4 経管栄養法の一例

高度な咀嚼嚥下障害の患者や，口腔(こうくう)内に創や痛みがあり経口摂取ができない患者，顎間(がくかん)固定など治療のために経口摂取ができない場合には，経管栄養法が適応される。

注入方法として，胃チューブに三方活栓，ゴム管をつけて注入器を使用して注入する方法と，イリゲータを使用して滴下注入する方法がある。いずれの場合も一般的には胃チューブは留置されることが多く，胃チューブの違和感を訴える患者も多い。胃チューブ留置の必要性を説明したり，場合によっては食事の際に挿入し食後は抜去するなど，患者の状況にあわせた胃チューブ管理を行うことが大切である。

Column

誤嚥と誤嚥性肺炎

嚥下機能が低下してくると，本来食道へ入るはずの食べ物や水が気管へ入ってしまう場合があり，この現象を誤嚥という。通常，誤嚥した食べ物などは気管支や肺の組織を構成する粘膜の絨毛(じゅうもう)運動によって自然に排泄されるが，高齢者や脳血管疾患の患者など生体の防御機能や抵抗力が低下している場合，排出されずに細菌が増殖して肺炎を引き起こすことがあり，これを誤嚥性肺炎という。ただし，誤嚥をしても必ずしも誤嚥性肺炎になるわけではなく，肺に入った細菌の量やその人の体力などの差によって発症頻度や重症度が異なる。

誤嚥性肺炎は，口腔内や上気道に存在している細菌を唾液(だえき)や喀痰(かくたん)，食べ物と一緒に誤嚥することによって引き起されるため，日頃から口腔内を清潔に保つことが大切であり，口腔ケアが重要な役割を果たす。

ムセがないから誤嚥していない?

高齢者など加齢によって気管の感覚低下が起こると，誤嚥していてもムセの症状がない場合があり，これをムセのない誤嚥（silent aspiration）という。発熱や喀痰の量が増えるなどの症状が出てきてはじめて気づくことがあるため，日頃の観察が大切である。

食べていなければ誤嚥性肺炎にはならない?

経管栄養，胃瘻(いろう)による栄養管理，点滴管理など，口からの食事摂取をしていない人でも，唾液や逆流した胃内容物を誤嚥して誤嚥性肺炎を引き起こす場合があるため注意が必要である。

H 言語障害

1. 必要な情報とアセスメントの視点

1 原因

①口腔と鼻腔(びくう)への呼吸調節の異常によるもの（鼻咽腔閉鎖機能不全）：先天性鼻咽腔閉鎖不全，口唇(こうしん)・口蓋裂(こうがいれつ)の術後など

②口腔・鼻腔の共鳴腔の形態異常によるもの：口唇・口蓋裂，腫瘍(しゅよう)摘出手術などによる硬口蓋，軟口蓋の実質欠損，下顎(かがく)欠損，鼻閉塞をきたす疾患など

③口腔に流出した呼気操作の異常によるもの（構音障害）：口唇・口蓋裂，舌小帯短縮症，舌・口底腫瘍の術後後遺症，歯・咬合の異常など

④①～③が合併したもの（運動障害性構音障害）：脳血管疾患，口唇・口蓋裂，上顎(じょうがく)・中咽頭(ちゅういんとう)欠損など

2 患者からの情報

①本人の訴え

②現病歴

③既往歴

④言語障害の原因の程度（機能障害の程度など）

3 治療と処置

原疾患に対する治療（外科的治療，補綴(ほてつ)治療など），言語治療（機能訓練，構音訓練など）。

2. 看護の方法と根拠

1 言語障害の観察

①障害の程度

②障害に対する認識・理解度

③精神状態

④障害による生活への影響

話すということは人にとってとても大切なコミュニケーション手段である。正しい音を生産するためには次のような働きが重要といわれている。

- 鼻咽腔閉鎖機能：軟口蓋が後上方に挙上し，咽頭側壁が内方に運動し，咽頭後壁が前方に運動することにより，鼻咽腔が閉鎖され，構音時に呼気が鼻腔に流出しないよう

にする

- 構音機能：舌，口唇，軟口蓋，下顎（かがく）を動かして硬口蓋，歯などに接触させて，声道（咽頭腔，口腔，鼻腔からなる）の一部に狭い部位や閉鎖をつくり，音を生産させる

このように，口腔は様々な器官の働きを駆使して言葉や発音を生み出している。そのため器官の一部または複数に障害が起きると言葉や発音が不明瞭となり，コミュニケーションに支障をきたす場合がある。特に口腔外科領域においては，術後だけでなく退院後も言語障害が残ることも多く，日常生活だけでなく心理的・社会的にも患者に与える影響は大きい。そのため，患者の状況を理解し，障害に合わせた支援を行うことが大切である。

2 言語障害に対する援助

①コミュニケーションの工夫
②精神面に対するケア
③リハビリテーションに対するケア

言語障害がある場合，言葉や発音が不明瞭になる場合があり，患者も自分の意思が思うように伝わらないことにイライラしたり，時には話すことに消極的になることもある。そのような場合には，患者の話をゆっくり聞くという姿勢がとても大切である。場合によっては筆談やあるいは文字盤などを利用したり，患者の障害を理解して患者の発する言葉に早く慣れるなど，コミュニケーション手段を工夫して患者が十分に意思表出できるような支援をしていくことが大切である。

言語障害の回復や残存機能の維持には様々な訓練が行われ，長期間の訓練を要する場合がある。特に口蓋裂の患者は早期（1～2歳）に口蓋形成術後から言語治療が開始されることが多いため，家族の理解と協力が患者を支えていくうえでとても重要な役割を果たす。また，後天的に言語障害を発症した場合（口腔がんの術後や脳血管疾患によるもの），患者だけでなく，家族も現状をなかなか受け入れられないことも多い。患者やその家族の気持ちを受けとめながら，日々の訓練の積み重ねが機能の維持・回復に向けて大切であることを伝え，患者やその家族が障害を受け入れて，日常生活に適応していくことができるように支援していくことが大切である。

I 味覚障害

1. 必要な情報とアセスメントの視点

1 原因

口腔（こうくう）内病変（舌炎，口腔乾燥症），神経障害（脳血管疾患，手術や外傷による）薬剤の副作用，心因性，全身性疾患（糖尿病，腎臓障害，肝臓障害など），風味障害（嗅覚（きゅうかく）障害）など

2 患者からの情報

①本人の訴え

②現病歴

③既往歴

④口腔内の状態，乾燥の有無・程度，舌苔の有無

⑤唾液（だえき）の分泌状態

⑥味覚の有無・程度（甘味，酸味，塩味，苦味，うま味，辛さ，渋さなどの感知）

⑦食事摂取状態

3 治療と処置

原疾患の治療，亜鉛などの薬剤投与，薬剤の副作用による場合は薬剤の変更や減量など。

2. 看護の方法と根拠

1 味覚障害の観察

①程度

②口腔内の状態

③唾液の分泌状態

④食事摂取状態

甘味，酸味，塩味，苦味，うま味，辛さ，渋さといった味覚を最初に感知する受容器を味蕾（みらい）といい，舌表面だけでなく口腔・中咽頭全体に存在している。味蕾の内側に味細胞があり，そこに味の化学物質が触れると，その情報が味覚を伝達する神経（顔面神経，舌咽神経，迷走神経）を介し，大脳へ伝わり，味が認識される。よって，味蕾，神経，脳のいずれかに障害が起きると味覚障害が発症する。患者の味覚障害の原因を把握して，状況に合わせた支援を行うことが大切である。

2 味覚障害に対する援助

①食事内容の工夫

②口腔内のケア

食べるということは人間の基本的欲求であり，味覚障害が生じると，食べる楽しみが失われ，それにより食欲低下を招き，食事摂取量の低下につながりかねない。また，気づかずに味の濃いもの，刺激の強いものを摂取して，身体に影響を及ぼす場合もある。患者の食に対する欲求が満たされて，必要な栄養が安全に摂取できるように，管理栄養士など他職種とも連携を取りながら食事内容を工夫していくことが大切である。

唾液には口腔内の自浄作用もあるため，唾液が減少すると口腔内の清潔が保たれにくい。

口腔内の汚染や唾液の減少が味覚を鈍らせることにつながる場合があるため，適切な口腔ケアが必要である。患者の状態によってはブラッシングなどによって味蕾を傷つけてしまう恐れがあるため，歯科医師，歯科衛生士と相談しながら，患者に適した口腔ケアを選択し，実施・指導していくことが大切である。

演習課題

1 歯・口腔疾患の主な症状と，その原因についてまとめるとともに，原因に対して看護師はどのようなかかわりができるかをあげてみよう。
2 歯・口腔疾患の治療・処置に伴う看護の留意点についてまとめてみよう。
3 歯・口腔疾患の主な症状に対する看護の方法と根拠をまとめてみよう。

第3章

主な検査と治療に伴う看護

この章では

- 歯・口腔疾患の主な検査に伴う看護について理解する。
- 歯・口腔疾患の主な治療に伴う看護について理解する。

I　主な検査に伴う看護

A　診察時の看護

一般に患者は，初診時，歯科治療そのものに対する不安や緊張感を抱いていることが多い。そのため，初診時には特に不安や緊張感を解きほぐすような話し方や接し方が看護師として大切である。また，このような態度で患者に接することは，患者が自らの症状を伝えやすくするためにも効果的である。

診察時の歯科ユニットは自動で可動するため，小児，高齢者，障害のある患者の診療時には，危険のないよう特に配慮する必要がある。また，周囲には様々な鋭利な器具もあるので，十分な注意と観察が必要である。

診療中には局所麻酔の使用や痛みを我慢することによって，気分が悪くなったり貧血やショックを起こしたりする危険性があるので，患者の表情や言動の観察が大切である。

このような偶発症を避けるために，事前の説明は不可欠である。医師からの説明に加え，看護師も患者に声をかけ，常に迅速な対処ができる準備を整えておく必要がある。

B　検査時の看護

歯科口腔(こうくう)領域においても，検査は正しい診断と治療方針決定のために必要不可欠である。

患者が歯科領域の検査を初めて受ける場合には，個人差はあるものの，どのような検査が行われるのかについて不安をもっているものである。そのため検査の際には，患者が検査の必要性，方法を理解しているかを確認し，必要に応じて再度説明を行い，納得のうえで検査を受けられるよう援助していく必要がある。

検査中は患者の一般状態を観察し，不安や苦痛の軽減に努める。

また，採血や造影剤を使用してのCT検査など，検査の種類によっては，患者は気分が悪くなったりショックを起こしたりする危険性があるため，緊急時の対処ができるようにしておくことが大切である。

Ⅱ 主な治療・処置に伴う看護

A 歯科における麻酔と看護

歯科領域で使用する麻酔法にはいくつかの種類があるが，全身麻酔と局所麻酔の2つの麻酔法に大別される。麻酔を使用し，本来の目的とする治療を確実に行うためにも，それぞれの麻酔法に応じた看護が必要になる。

1 局所麻酔法

局所麻酔は，歯科の外来治療において日常的に，頻繁に行われている。しかし，その実施中および直後には，全身偶発症が最も起こりやすい。局所麻酔が行われるときは，その前後を含めて患者の状態を特に注意深く観察する必要がある。

基本的に，局所麻酔下で治療中の患者には意識があるため，痛みの状態や苦痛などを直接患者に確認し，対応することができる。しかし，笑気鎮静法，静脈内鎮静法を併用する場合には意識が不明瞭になり，入眠してしまうこともある。この場合には，全身麻酔に準じた看護が必要になる。

麻酔中の看護を適切に行うためには，麻酔薬の作用機序，予測される副作用の症状を理解しておくことが重要である。

2 全身麻酔法

歯科においては，一般外科と同様の入院下での全身麻酔のほかに，外来全身麻酔が多く行われている。したがって，その特徴を理解しておく必要がある。

全身麻酔下の患者には意識がない。そのため患者は痛みや苦痛などを訴えることができない。看護師は患者の立場になって，麻酔中のバイタルサインから全身の安楽を考え，援助していくことが大切である。

また，特に外来全身麻酔では治療を効率よく行うことが重要である。麻酔が短時間であればそれだけ身体への侵襲（しんしゅう）も小さく，術後の回復も早いからである。看護師は担当医と術前の打ち合わせを行い，スムーズな手術が行われるための準備を整えておくことが大切である。

B 保存歯科治療時の看護

保存歯科領域は，う蝕（しょく），歯周病などに対して，抜歯することなく患歯を治療し，機能回復を行うことを目的とするものである。この領域で行う治療は，歯冠修復，歯内治療，歯周治療の3つからなり，歯科治療のなかで占める割合が最も大きい。

保存歯科領域が対象とするう蝕，歯髄炎，歯周炎などの患者の多くは疼痛を主訴に来院する。また，これらの疾患に対する治療は疼痛を伴うことが多い。したがって，患者のなかには歯科治療に対する恐怖心を訴えるケースもある。歯科医師からの治療内容の説明を受けた後の患者の反応を観察し，緊張や不安を和らげるような対応が必要である。

患者のなかには，口腔衛生に関する理解の不足から罹患したり再発を繰り返す場合があるため，患者一人ひとりの理解度と生活習慣を考慮して口腔衛生指導を行うことが大切である。

C 歯科補綴治療時の看護

補綴装置とは，一般的に身体の欠損部を補う人工器官のことである。

歯科補綴領域は主として歯および歯槽骨，口蓋の欠損を広義の義歯（義歯，ブリッジ，インプラントなど）によって補い，歯の形態のみならず，咀嚼や発音などの機能と顔面の外観を回復させる歯科独特の治療法である。

この治療においては，補綴装置が完成するまでに咀嚼障害，構音障害，審美障害などの苦痛を伴うことも多い。そのため，患者の苦痛を理解したうえで接していくことが大切である。補綴物ができ上がっても，慣れるまでには時間を要することもあるため，患者の訴えに耳を傾けながら，管理方法についての指導を行うことも必要である。

D 口腔外科治療時の看護

1 患者の体調の把握と援助

外来においては，口内炎，顎関節症，神経系疾患などに対する非観血的な処置のほか，抜歯，膿瘍切開，良性腫瘍や嚢胞摘出術，歯根尖（端）切除術，異常小帯形成手術，唾石摘出術，辺縁性歯肉炎（歯槽膿漏症）の外科的治療，試験切除，試験穿刺などの観血的処置が行われることが多い。そのため患者の体調を把握し，状態に合わせた援助が必要になる。

外科的処置のなかには苦痛を伴うものが多いので，できる限り苦痛の軽減，不安の緩和に努める必要がある。また，処置後は十分に患者を観察・把握して，帰宅後の注意事項を伝えるとともに生活指導を行う必要がある（第Ⅰ編図 3-20 参照）。

2 入院・術後の援助

入院においては，外来で行われる以上の侵襲の大きい手術が行われることが多い。例として，腫瘍または嚢胞摘出術，急性顎骨骨髄炎およびそれに続発する蜂巣炎に対する治療，顎骨骨折の観血的整復，奇形・変形症の形成手術，悪性腫瘍に対する治療などがある。

疾患そのものによる障害だけでなく，手術に伴い，摂食障害，言語障害，審美障害などが生じることがあるので，患者の障害の程度を把握し，精神的援助を含めたかかわりが大切である。

E 歯科矯正治療時の看護

歯科矯正治療は，歯列を整え，咬合（こうごう）の改善を図る目的で行われる。歯列や咬合が異常であると，咀嚼，発音，審美に影響を与えるだけでなく，う蝕や歯槽膿漏など歯周疾患を引き起こしやすい。歯科矯正（きょうせい）治療を行うことにより，これらの疾患の予防や改善につながることを理解して，支援していくことが大切である。

1 長期の治療に対するケア

歯科矯正治療は長期にわたり治療が行われることが多く，特に幼少期から開始する場合には，治療に対する恐怖心や矯正装置の違和感などから，治療に対する協力が得られないことがある。そのような場合には，家族に理解と協力を得ながら，継続して治療が行われるように支援していく。

2 食事指導と口腔ケア

矯正装置の装着には違和感や痛みを伴うことがあり，食事摂取困難になる場合があるなど患者に負担がかかることも多い。食事内容や摂取方法などの指導を行い，治療中でも食に対する満足感が得られるように支援していく。また，固すぎる食べ物や食材によっては矯正装置がはずれたりすることもある。矯正装置が外れたり，ゆるんだりした場合，そのままにしておくと効果的な治療効果が得られないばかりでなく，口腔内の粘膜を傷つける場合もあるため，放置せずに担当医に連絡するよう説明する。

矯正装置の装着によって口腔内清掃がしにくくなるため，口腔内が汚染しやすい。セルフケアが困難な場合もあるため，患者に適した口腔ケアを選択し，継続して行われるように家族に協力を得ながら指導していく。

F 小児歯科における看護

小児歯科は，小児の口腔領域諸器官の健全な発育を図り，小児の全身的発育と保健に寄与するために，疾病（しっぺい）の予防と治療を行う科である。0～15，16歳頃までが対象とされ，この時期は無歯列期（出生～生後6か月まで）・乳歯萌出期（生後6か月～2歳4か月）・乳歯列期（2歳4か月～6歳）・混合歯列期（6～12歳）・永久歯列期（12歳以降）と成長発達の著しい時期でもある。治療内容も歯科全般にわたって行われるため，歯科領域の知識だけでなく，乳児期・幼児期・児童期・青年前期といった各発達段階の特徴を踏まえて支援していくことが大切である。

小児にとって初めて治療を受ける場合は特に，エンジンやタービンの音，ほかの小児の泣き声や初めて目にする器材などに対し，緊張や恐怖心を抱きやすい。初めての治療で受けた印象はその後の歯科治療や医療に対するイメージに大きな影響を与え，将来，歯科恐怖症などになる場合がある。そのため，診療を行う場合は，患児に緊張や恐怖心を与えないよう，治療を開始する前にゆっくりやさしく語りかけ，わかりやすいように，ごまかしやウソをつくことなく治療内容を説明することが大切である。

小児歯科治療を行う際，小児は突然動きだしたり，治療中の口を手で触れようとしたり，予測のつかない行動をとることがあるため注意が必要である。危険を予測して診療器具の配置を工夫したり，保護者の協力を得て患児の手足に手を添えてもらったり，時には保護者の了解のもと抑制したりと，患児が安全に，そして安心して治療が受けられるように環境を整えていくことが大切である。

G 高齢者歯科における看護

1 高齢者歯科における看護の特徴

高齢者の人口比率が年々増加する傾向にあるなか，歯科治療を必要とする高齢者も増加している。老年期は加齢の影響（生理的老化）に伴ってそれまでの生活習慣を基盤とした疾患が生じやすいとされ，健康状態や生活習慣が低下し，身体的，精神的に環境の変化に適応する能力が減退する時期である。心身の老化は個人差も大きく，その人がおかれている環境に左右されることも多い。高齢者における歯科治療も基本的には同じであるが，このように若年者とは違う特徴をもっていることを理解したうえで対応していくことが大切である。

歯科治療には局所麻酔や抜歯といった全身に影響を与える処置も多く，さらに疼痛（とうつう）や苦痛を伴う治療では患者にストレスを与え，ショックや全身的なトラブルにつながる場合がある。高齢者は，口腔（こうくう）内の問題だけでなく，生活習慣病や他疾患に罹患（りかん）して治療中だったり，複数の薬を服用していたりと，複雑な問題を抱えていることが多い。患者だけでなく，家族やキーパーソンからの情報を得るなどして，単に歯科治療に関することだけではなく，患者の全体像を把握して対応していくことが必要である。

2 口腔ケア

高齢者では，認知症や要介護状態で口腔ケアがきちんと行われていなかったり，治療が困難な場合もある。適切な口腔ケアや治療が行われていないと，食事摂取に影響を及ぼして栄養低下につながったり，誤嚥（ごえん）性肺炎を生じやすくなったりと，抵抗力の低下している高齢者にとって全身状態の悪化を招く場合もある。また，口から食べるということは，人間の基本的欲求に基づいた生命維持のための栄養や水分補給だけでなく，家族や知人と食卓を囲む連帯感や食事中のコミュニケーションなど社会的な楽しみの要素も持ち合わせており，口腔の機能が損なわれると高齢者の身体的・精神的・社会的な側面に影響を及ぼすことにもなりうる。そのため，口腔の健康と機能を保ち，QOLの維持と向上につなげられるような支援をしていくことが大切である。

H 障害者歯科における看護

障害者の歯科治療に携わる場合，まず，障害の種類や程度，たとえば発達レベル，知的学習能力や言葉の理解力，運動機能障害の程度といった内容を理解することが大切である。

障害者の治療では，協力が得られないことや，上肢の障害によってセルフケアが困難なことも多い。また，保護者や介助者の協力によって必要な治療や処置を行う場合が多い。そのため，医療スタッフだけでなく保護者や介助者との連携を図りながら，患者の状態に合わせて安全に援助を行うことが必要である。

I 摂食嚥下リハビリテーション時の看護

1 嚥下のメカニズムの理解

摂食嚥下(えんげ)リハビリテーションにおける看護師の役割は，患者の摂食嚥下能力に関する情報をアセスメントし，抽出された問題を他職種と共有し，患者に合った訓練法を実施しながら，実際の生活のなかに定着させていくことである。そのためには，看護師が摂食嚥下のメカニズムを十分に理解しておく必要がある。リハビリテーションの目標は，誤嚥による肺炎などを予防するだけでなく，患者が，再び口から食べることができるという喜びを得られるようにすることであり，この目標に向かって援助することが大切である。

2 患者・家族との信頼関係

摂食嚥下障害のある患者は，言語・コミュニケーション障害を抱えていることも多いため，患者との意思の疎通を図る方法を工夫し，信頼関係をつくることが重要である。また，患者が思うように食べられないことに対する焦りや不安を抱えていることもあるので，安全な摂取方法を理解してもらい，訓練を進めていくことが大切である。さらに，協力者である家族の摂食嚥下障害に関する理解や，リハビリテーションへの参加が重要になってくる。看護師は，家族が積極的に患者の援助に参加できるように配慮し，患者，家族，医療チームが一体となってリハビリテーションを進められるように働きかけていく役割がある。

J 救急時の看護

歯科治療時には，神経性ショック（いわゆる脳貧血）や，アナフィラキシーショック，エピネフリン過敏症，過換気症候群，合併症の急性増悪(ぞうあく)，異物の迷入など，様々な緊急事態が発生することがある。その際には，救急処置が最優先に行われる。看護師は，歯科医師と共に救急処置の対処に当たるが，迅速に対応するためにも，診療前に既往歴（アレルギーの有無を含め）などを確認し，診療内容や，それに伴って生じると予測される事態を理解しておくことが大切である。そして，緊急事態に備えて，すぐに対応できるよう，連絡網の確認を済ませ，救急カートなどを設置したうえで診療介助にあたることが大切である。

III 口腔ケア

A 口腔ケアとは

口腔(こうくう)ケアとは，口腔の健康を維持増進するために行う世話や看護のことであり，治療のみを意味しない。また，口腔の健康とは，1948 年 WHO が健康について定義[1)]したように，「口腔がよい状態にあること」である。また，2002 年に WHO 神戸センターで開催されたシンポジウム[2)]では，「口腔がよい状態とは，口腔が持つ役割が十二分に発揮できる状態にあることであるため，主として“食べる”“話す”“呼吸する”“情動を表出する”ことが重要である」と加えられた。これらの役割が正常に営まれている状態を「口腔が健康である」といい，そのためのケアが口腔ケアであると考えられる。これからの時代，健康な口腔を守り保存していくことが重要であり，それには歯科と医科の統合によるアプローチを医療関係者自身が認識するべきだと，シンポジウムでは強く訴えられた[3)]。

1. 口腔ケアの分類

口腔ケアには日々の個人によるセルフケア（Self Care）から，専門職が取り組む**専門的口腔ケア**（Professional Oral Health Care）から，公衆衛生的ケア（Public Health Care）まで，広く分類される。乳幼児から高齢者まで，口腔が健康であることは，ヘルスプロモーションの考えからも重要であることはいうまでもない。また，種々の疾患により入院中や施設入居中，在宅療養中の患者は，服薬も多種類にわたることが多く，唾液(だえき)分泌の低下やケアの困難さから，口腔内の乾燥，出血などが起こりやすく，さらに呼吸や嚥下(えんげ)機能の減退などにより歯科疾患や感染症に罹患(りかん)しやすい状態にある。このような口腔環境のなかで，歯科疾患や呼吸器感染を予防し機能減退への対応を行うのが，特に専門的口腔ケアとされて

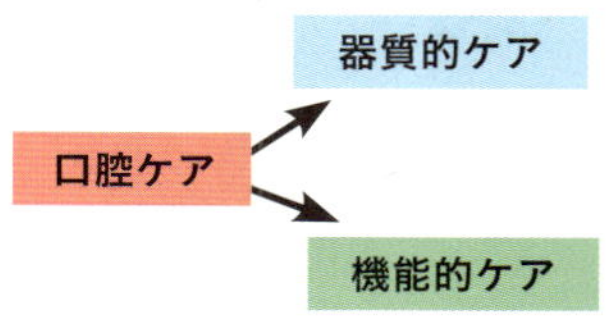

① 感染予防
- 口腔疾患の予防(う蝕，歯周病など)
- 呼吸器感染症の予防(誤嚥性肺炎など)

② 口腔機能の維持・回復
- 摂食嚥下機能の改善
- 口腔感覚の向上に伴う味覚の増進
- 構音機能の改善(言語の明瞭化)
- 唾液分泌の促進(口腔乾燥の予防)

③ 健康の維持・回復
- 口腔内の爽快感
- 口臭の改善
- 消化・吸収の改善

※器質的口腔ケア(口腔疾患および呼吸器感染などの予防を目的とした口腔ケア)
※機能的口腔ケア(口腔機能の維持・回復を目的とした口腔ケア)

出典／昭和大学口腔ケアセンター基本マニュアル2013.

図3-1 口腔ケアの目的

きた。専門的口腔ケアとは，以下に示す**器質的口腔ケア**と**機能的口腔ケア**の双方を担ったものを指し，その目的は図3-1に示す。このうち，本項では看護師も行うことの多い器質的口腔ケアを中心に解説する。

1 器質的口腔ケア(口腔疾患と呼吸器感染の予防を主目的とした口腔のケア)

通常のセルフケアによる口腔・歯・歯周組織・口腔粘膜・舌の清掃を行うことを器質的口腔ケアとよぶ。特に要支援・要介護を必要とする患者は，感染に対する抵抗力が落ちることが多く，種々の感染症に罹患しやすくなる。歯垢や歯周疾患の原因菌である嫌気性菌の多くは肺炎（誤嚥性肺炎）の起因菌としても知られており，肺炎などの呼吸器感染症の予防には口腔内の清掃が必須となる。

このような疾病を予防して健康を維持するための適切な口腔清掃を中心にした口腔のケアが，器質的口腔ケアである。

2 機能的口腔ケア(口腔機能の維持・回復を目的とした口腔のケア)

口腔の機能発達遅滞や機能減退を早期から評価して，器質的口腔ケアとともに口腔の機能を賦活する，あるいは機能減退を補う口腔の機能療法などにより機能を回復することを目的にしたケアが，機能的口腔ケアである。

機能的口腔ケアを行うことによって，摂食嚥下機能を改善して誤嚥と誤嚥性肺炎を予防するばかりでなく，手術後などにおける早期の経口摂取を促すことも目的としている。

2. 口腔ケアの必要性

口腔ケアを行うことにより，口腔内の清潔度が向上し，口腔諸機関の動きもスムーズとなる。また，口腔ケアを行うことにより，本来の唾液分泌による口腔の防御機能も賦活され，患者の QOL の向上にも寄与する。

以下のケースでは，特に口腔ケアが必要であると考えられている。

1 誤嚥性肺炎の予防

- 食物の誤嚥予防
- 口腔内細菌の誤嚥予防
- 喀出反射の減退の賦活
- GERD（胃食道逆流症）による誤嚥の評価
- 挿管時の不潔物の挿入防止
- 不顕性誤嚥予防

誤嚥については誤った認識も多いため，以下の点に注意したい。

▶注 1　誤嚥と細菌に関しての確認

①挿管チューブのカフは必ずしも誤嚥を防止できない。

②気管切開を行っても誤嚥は生じる。

③経鼻胃チューブでも誤嚥は生じる。

④チューブに共通する為害性。

- チューブにより粘膜が損傷し細菌が定着する。
- 気管内の繊毛運動を阻害する。
- チューブ表面に細菌の汚染によるバイオフィルムを形成する。

⑤ IVH 中でも誤嚥は生じる。

- 口腔の自浄性の低下により細菌数が増加する。
- IVH などによる腸粘膜の萎縮による免疫能の低下と胃内容物・胃液の逆流。

▶注 2　誤嚥＝肺炎ではない。

▶注 3　一度肺炎になると繰り返しやすい→予防が非常に重要。

2 VAP（人工呼吸器関連肺炎）の感染経路の清潔

- 挿管患者のケア（口腔，咽頭部を清潔にして細菌を気管内へ押し込むリスクを低くする）
- チューブのカフ周囲からの不顕性誤嚥による感染予防
- 挿管チューブ，人工呼吸器回路内汚染による感染予防
- 回路の交換は VAP の予防に必ずしもつながらない
- 気管内吸引時の不潔な操作による感染予防

3. 口腔ケアのターゲットとする細菌

口腔ケアではすべての微生物を消失させる必要はない。むしろ口腔内の滅菌は日和見感染症を引き起こす。標的はあくまで「病原微生物」であり，口腔内細菌の量的コントロー

ルが重要である。また，口腔内常在細菌が起炎菌となる場合も多く，細菌の塊である歯垢・バイオフィルムがターゲットとなる。

4. 口腔ケアの目的

以下に口腔ケアを行うことによる効果を列挙する。なお，これらのみならず，多くの疾患の予防やメンタルに対する効果も検証されている。

①口腔疾患などの予防（治療）
- 口腔疾患の予防，進行の抑制
- 口臭の軽減

②口腔環境の改善
- 口腔内細菌数のコントロール
- 唾液分泌の促進（自浄作用を促す）
- 口腔乾燥の予防

③口腔機能の改善
④呼吸器感染症の予防
⑤口腔疾患に関連する全身諸疾患の予防・改善
⑥意識・覚醒を促す
⑦口腔領域の運動機能（摂食・咀嚼（そしゃく）・嚥下，構音，表情表出）保持・増進
⑧味感覚（味覚）・触感覚の保持・増進
⑨口腔の爽快さと食欲の増進

B 口腔ケアを行うための手順・手技

1. 口腔ケア処置前の留意事項と用具の選択

1 実施時の留意事項

①患者情報の把握
②現在の禁忌事項の把握
③患者の状態を把握
- 現病歴と既往歴
- 感染症の有無（B型肝炎，C型肝炎，MRSAなど）
- 出血傾向とその服薬（抗凝固薬，抗血小板薬の服用など）
- バイタルサイン
- 栄養状態（食事指示箋：食形態）
- 意識レベル（＋医療面接で確認）

- 認知機能（＋医療面接で確認）
- ADL（座位，立位，上肢・手指機能など）（＋医療面接で確認）

④患者本人の能力（コミュニケーション能力，ROM，可動状況）の把握

2 用具・用品の選択

①口腔（こうくう）清掃用具

- 主たる清掃用具の選択：歯ブラシ（刷毛部の大きさ，硬さ），スポンジブラシ
- 補助的な清掃用具の選択：歯間ブラシ，舌ブラシ，デンタルフロス，タフトブラシなど

②口腔清掃剤

- 歯磨剤
- 含嗽（がんそう）剤

③そのほか

- 保湿剤，開口器（アングルワイダー）

2. 専門的口腔ケアの方法

1 器質的口腔ケアの準備

▶ 使用する用具の選定

①主たる清掃用具（歯ブラシ・吸引ブラシ，スポンジブラシなど）は口腔の状況に合わせて選択する。

- 病棟，在宅における対象者には柔らかめのものを選択する。
- 主たる清掃用具だけでは清掃困難な場合に補助用具を選択する。
- 必要に応じて補助的清掃用具を選択する。

②薬液を用いた清掃

- 口腔内清拭用薬

  0.025％ヂアミトール®水など（日常の口腔ケア［本節-C「介助を必要としない患者の口腔ケア」参照］においては感染の危険がない場合には水または滅菌水を使用する）

- 口腔清掃剤

  含嗽剤（刺激，着色があるので，使用には十分注意をする）

  歯磨剤（流水において水洗を要する）…口腔清掃自立（本節-C「介助を必要としない患者の口腔ケア」参照）または一部介助者に適用

  水歯磨き（研磨剤・発泡剤無配合）…歯肉や粘膜を傷つけないよう出血傾向のある者などに適用

- そのほか：保湿剤（塗布量に注意）

③そのほか

- ガーゼ（通常は清潔なガーゼを使用，感染を危惧する場合は滅菌ガーゼを使用）
- 紙コップ（消毒薬，清拭用滅菌水などを入れて使用［1回ごとに廃棄する］）
- ゴミ袋（使用する材料は基本的にディスポーザブル用品を使用し，廃棄のためゴミ袋を携帯する）

3. 口腔ケア用具と使用方法

1 基本セット

❶歯ブラシ

- 歯ブラシは口腔内の状況に応じて選択する。
- 挿管されている場合（特にバイトブロック・挿管チューブが留置されている側），開口困難な場合は柄の小さい乳歯用の歯ブラシを使用する。
- 挿管されていない場合は，永久歯用の歯ブラシを使用する。

❷スポンジブラシ（図3-2）

- 使用前にスポンジが柄からはずれていないことを確認してから使用する。
- 水を十分に含ませ，よく絞った状態にして使用する。
- 奥から前（臼歯部から前歯部）へ向かって清拭する。
- 清拭中に噛まれても無理に引き抜かない。

❸舌ブラシ（図3-3）

- 舌にブラシを当て，表面を軽く奥から手前に拭って舌苔（ぜったい）や汚れを落とす。
- 舌の奥まで入れすぎると嘔吐（おうと）感があるので注意する。

2 口腔清掃に使用する薬液

❶塩化ベンザルコニウム

- 0.025％塩化ベンザルコニウム（ヂアミトール®水）を用いる。
- 歯ブラシやスポンジブラシを薬液で軽く湿らせ，十分に水気を切って使用する。

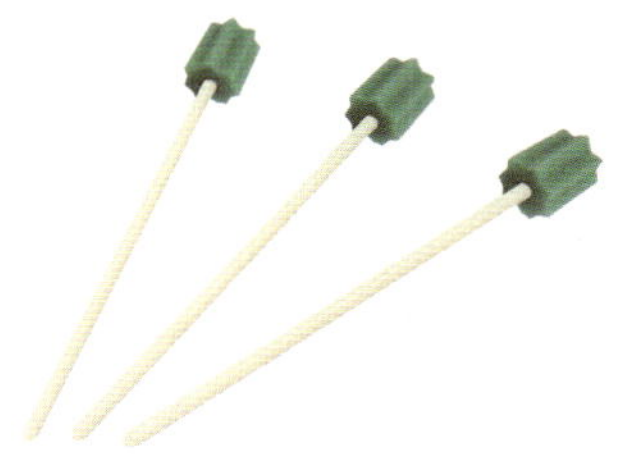

写真提供／株式会社モルテン

図3-2 スポンジブラシ

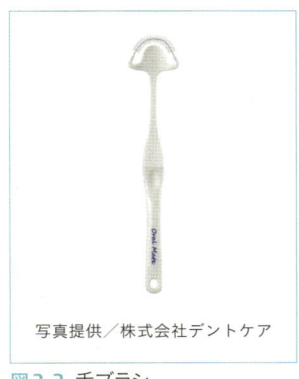

写真提供／株式会社デントケア

図3-3 舌ブラシ

写真提供／株式会社モルテン

図3-4 義歯ブラシ

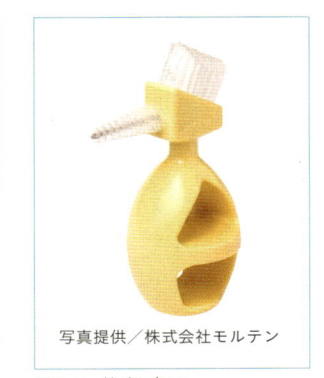

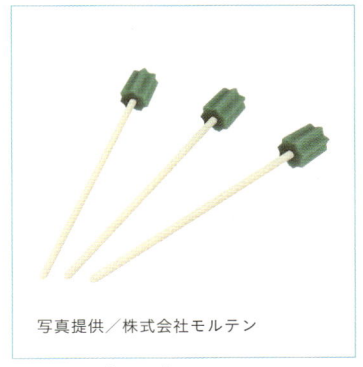

• 発疹や発赤が認められた場合には使用を中止する。

3 補助的清掃器具とその使用法

❶義歯ブラシ（図3-4）

• 義歯を清掃するときは歯磨き剤は使用しない。

• 義歯を口からはずし軽く水洗し磨く。

• 義歯の汚れは義歯洗浄剤に浸けただけでは落ちないので，必ずブラシで機械的に汚れを落とす必要がある。

❷口腔粘膜保湿剤

• 口腔乾燥症状がみられた場合に用いる。

• チューブから少量（約1cm）押し出し指先でまんべんなく塗る。

• 義歯を使用している場合は義歯の裏全体に塗って使用する。

❸口腔ケア用ジェル

• 研磨剤，発泡剤が配合されていない，水歯磨きに分類されるもので，研磨剤などの配合された通常の歯磨き剤では歯肉を傷つけてしまうおそれのある患者，出血傾向にある患者などに用いる。保湿効果のあるジェル状のものもある。

4 含嗽などに使用する薬剤・薬液

表3-1に示す。

表3-1 含嗽などに使用する薬剤・薬液

万能含嗽液（生理的食塩水）	• 水1Lに食塩9gを溶かして1日5～8回うがいする 【適　応】口内炎，口腔感染 【留意点】重症で痛みが強い場合も粘膜刺激が少ない
粘膜保護（ハチアズレ®）	• 1回2gを微温湯60mLに溶かしてうがいする 【適　応】軽度の口内炎，粘膜炎，咽頭炎，扁桃炎 【留意点】粘膜保護，治癒促進作用はあるが消毒作用はない
消毒作用（イソジン®ガーグル）	• 1回2～4mLを水60mLに薄めてうがいする 【適　応】口内炎，咽頭炎，扁桃炎の感染予防，消毒 【留意点】アルコールが含まれ，消毒作用が強く，刺激も強いので注意して使用する
鎮痛作用（生理的食塩水＋キシロカイン®）	• 上記の生理的食塩水に4％キシロカイン®5～15mLを添加，1回10mLを口に含みゆっくり2分間程度口の中で回す 【適　応】放射線，抗がん薬による口腔粘膜炎，咽頭炎，食道炎の嚥下痛 【留意点】咽頭痛が強い場合は少量飲み込むのもよい
消炎鎮痛（ポンタールシロップ®）	• 食事の15分前，1回にシロップ10mLを飲み込む 【適　応】放射線，抗がん薬による口内炎で食事の際の痛みや嚥下痛がひどい場合 【留意点】キシロカイン®入り含嗽薬と併用するとよい。抗がん薬のシスプラチンを使う場合は，腎障害のリスクが高まるので使用不可

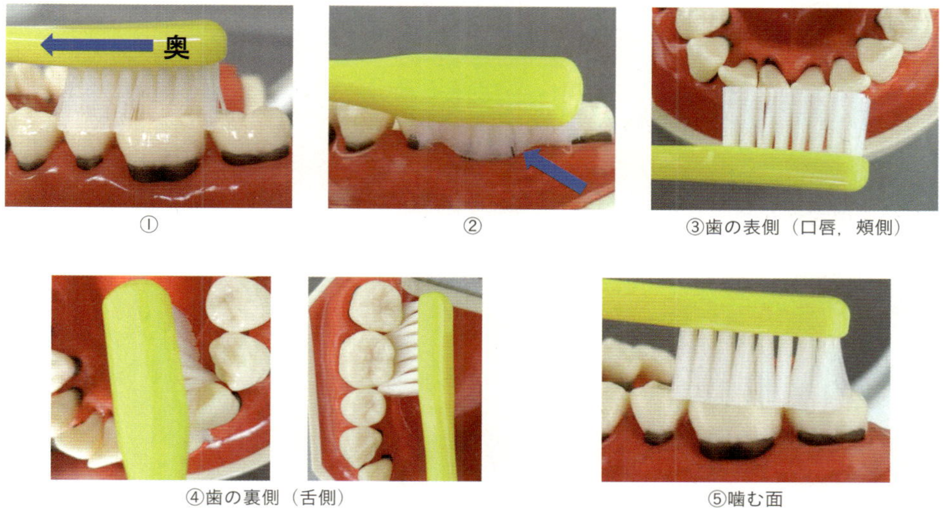

図3-5 歯ブラシの使い方

C 介助を必要としない患者の口腔ケア

▶ **患者の状態**

- 洗口ができる（むせ・誤嚥（ごえん）がない）。
- 口腔清掃ができる。

▶ **使用器具**

- 歯ブラシ，清掃補助用具（デンタルフロス，歯間ブラシなど）
  ※義歯使用者の場合は義歯ブラシ
  ※うがい用の薬剤，口腔粘膜保湿剤は必要に応じて用いる。

▶ **手技**

- 歯ブラシの動かし方は奥から前に汚れを掻き出すように行う（図3-5①）。
- 歯ブラシの当て方は図3-5②のように歯と歯肉の境目に当てる。
- 歯の表・裏・噛む面に分けて磨く（図3-5③～⑤）。

D 介助を必要とする患者の口腔清掃

▶ **患者の状態**

- 口腔乾燥が著しい。
- 舌苔（ぜったい）付着が著しい。
- 出血傾向がある。
- 開口困難

• 誤嚥(ごえん)または誤嚥の疑いがある。

▶ **使用器具**

• 歯ブラシ，スポンジブラシ，ガーゼ，紙コップ
※必要に応じて清掃補助用具を用いる。

▶ **使用薬剤**

• 0.025％塩化ベンザルコニウム（ヂアミトール® 水）
※必ずしも上記薬剤でなくてもよい。

• 口腔(こうくう)粘膜湿潤剤

▶ **標準手技**

以下に示す。

1. 口腔乾燥・舌苔付着が著しい患者

①患者情報の確認：原疾患，既往歴，バイタルサインの確認

②口腔周囲・口腔内診査：過敏，出血，乾燥，傷，潰瘍(かいよう)などに注意

- 口唇に口腔粘膜湿潤剤を塗布する（図 3-6）。
- 口腔内診査：歯式，動揺（ゆれ），出血，乾燥，傷，潰瘍，唾液の貯留などの有無，（必要に応じて吸引）

③口腔ケアの実施（図 3-6）

- スポンジブラシを用いて口腔内に口腔粘膜湿潤剤を塗布する（汚れを柔らかくする）。
- 歯ブラシを用いて口腔清掃を行う。
  ※歯に動揺がある場合，指で支えて磨く。
  ※口腔内状況により，歯ブラシを用いないこともある。
- スポンジブラシを用いて口腔内の水分，そのほかの付着物を除去する（掻き出す）。
- 吸引を行う。
- スポンジブラシを用いて口腔内に口腔粘膜湿潤剤を塗布する。
- 口唇に湿潤剤を塗布する。

2. 出血傾向のある患者

1 口腔内に出血が見られない患者

①状態の確認：入院背景・疾患名・バイタルチェックを確認する。

②口唇・口角に出血部位がある場合は口腔粘膜湿潤剤を塗布する。

③スポンジブラシにて口腔内を清拭し，出血しやすい部位を確認する。

④出血しやすい部位を避け，歯ブラシは軟毛を用い，歯肉に当てないように操作する。この場合は刺激の少ない口腔ケアジェル，洗口剤などを使用する。また，可能ならスポンジブラシによる粘膜清拭を行う。

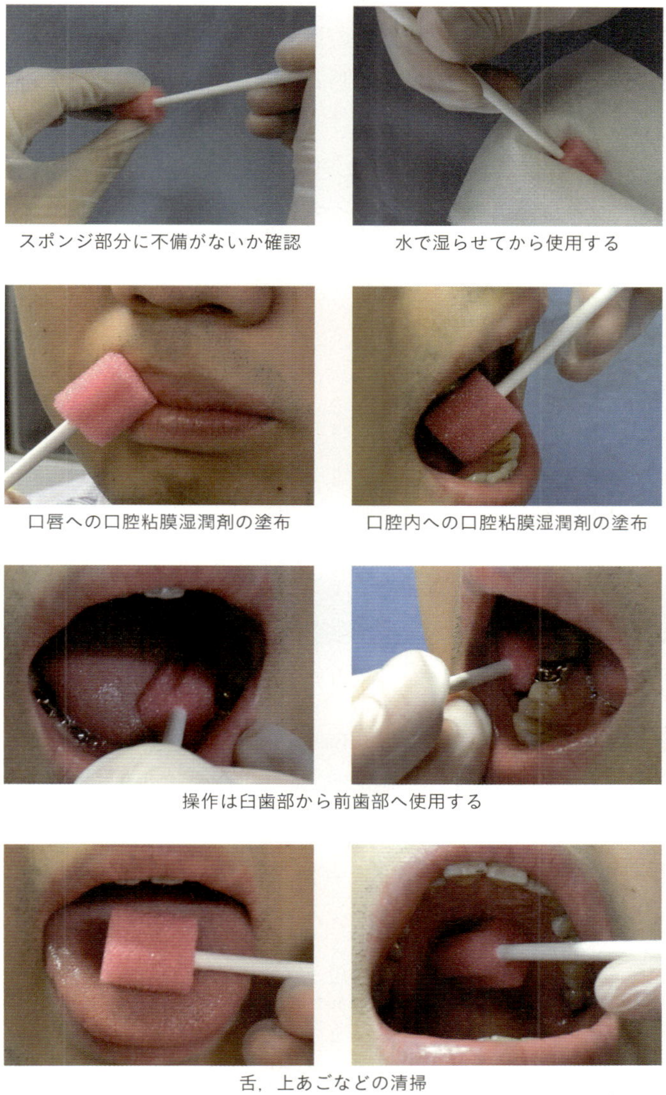
スポンジ部分に不備がないか確認
水で湿らせてから使用する
口唇への口腔粘膜湿潤剤の塗布
口腔内への口腔粘膜湿潤剤の塗布
操作は臼歯部から前歯部へ使用する
舌，上あごなどの清掃

図3-6 口腔乾燥・舌苔付着が著しい患者への口腔ケア

⑤口腔清掃後，口腔粘膜湿潤剤を塗布する。

2 口腔内に出血がみられる患者

①状態の確認：口腔・出血状況，部位・疾患名，全身状態を確認する。

②ケア内容，使用器具，薬剤などを患者に十分説明し実施する。

③実施可能であるか，または，バイタルチェックを確認する。

④出血のある場合には止血剤を用いてから口腔清掃を行う。

例）ボスミン®などの止血剤を含ませたガーゼを指に巻き口腔内の出血部位を圧迫する

など。

※止血と同時に血液を飲み込まないように指導する。

⑤清掃用具（綿棒・スポンジブラシなど）に洗口剤や含嗽（がんそう）水を含ませ，歯，歯肉を刺激しないように拭う。

⑥疼痛（とうつう），出血のある場合には，閉口下での含嗽のみを行う場合もある。その場合には消毒効果のあるものや痛みをおさえるものを使用するとよい。

※凝血が歯肉や粘膜に付着している部位は無理に剝さない。

3 開口困難な患者

標準手技と同様に行う。

※必要に応じてバイトブロックを用いる。

※バイトブロックは小臼歯より奥に入れる（取りはずす場合にも歯が抜けたり脱臼・破折させないよう注意する）。

E 全介助を必要とする，またはそれに相当する患者

▶ **患者の状態**

- 高度の手技を必要とする患者（VAP・開口不能・口腔乾燥症・清掃不良患者）

※事前に担当医師，担当看護師，病棟薬剤師にケア内容の同意を得る。

▶ **使用器具**

- 歯ブラシ（吸引ブラシ），スポンジブラシ，ガーゼ，紙コップ

（タフトブラシ，歯間ブラシ，舌ブラシ）

▶ **使用薬剤**

- 0.025％塩化ベンザルコニウム（ヂアミトール® 水），口腔粘膜湿潤剤

▶ **手技**

以下に示す。

1. 挿管を行っている患者

①入院背景・疾患名・バイタルチェックを確認する。

②カフ圧を調整する（適正圧より 10mmHg 程度高くする）。

③口腔内診査（歯式，動揺，出血，乾燥）を行う。

④使用器具を選択する。

⑤吸引を行う。

⑥口腔ケアを実施する。

- 使用器具の選択
- 挿管チューブを固定しているテープをはずして移動可能な状態にする。

⑦バイトブロックを移動させながら口腔清掃を実施する。

⑧スポンジブラシで口腔内の水分そのほかの付着物の除去を行う。

⑨スポンジブラシで口腔粘膜湿潤剤の塗布を行う。

⑩吸引を行う。

⑪バイトブロック，挿管チューブの固定，カフ圧を戻す。

⑫申し送りを行う。

2. 化学療法を受けている患者

▶ **使用器具**　歯ブラシ（柔らかいもの），スポンジブラシ

▶ **使用薬剤**　アズノール®，キシロカイン®

①使用中の抗がん薬の確認を行い，血液検査データの把握をする。

②口腔内の創部の有無，出血の有無の観察を行う。

③口内炎，出血部位を避け，スポンジブラシで口腔内を清拭する。

④口内炎の痛みがある場合は，

（1）麻酔薬を含んだ洗口剤を使用して含嗽を行う，あるいは洗口剤を凍らせて口に含ませる。

- 含嗽の場合は，1日100mLを3～5回に分けて使用する。
- 凍らせる場合は，1日当たり9個を3～4回に分けて口に含ませる（食前に行うのがよいとされる）。

（2）クライオセラピー（冷却療法）を行う。

- 口腔内へ氷片を含んだり，冷たいタオル（アイスノン®），市販の冷却シートなどを使用し，皮膚側から頬粘膜・咽頭にかけて持続的に冷やす。
- 皮膚側から頬粘膜・咽頭にかけて持続的に冷やす。
- 抗がん薬投与前から投与後30分にかけて行うことが望ましい。

演習課題

1 歯・口腔疾患の診察時の看護について，概要をまとめてみよう。

2 歯・口腔疾患の検査時の看護における観察，指導の留意点について箇条書きにしてみよう。

3 歯・口腔疾患の治療に伴う看護について，概要をまとめてみよう。

4 患者への口腔ケアについて，ポイントを整理してみよう。

文献

1） World Health Organization Charter, 1948.

2） World Health Organization：Health promotion and disease prevention in aging societies, Global review on oral health in aging societies, WHO Kobe Center for Health Development Aging and Health Technical Report Vol3：21-37, 2002.

3） 臼田寛，ほか：WHOの健康定義策定過程と健康概念の変遷について，日本公衛誌，51：884-889，2004.

第4章

歯・口腔疾患をもつ患者の看護

この章では

- 顎変形症患者の看護について理解する。
- 口腔腫瘍患者の看護について理解する。
- 口唇・口蓋裂患者の看護について理解する。

I 顎変形症患者の看護

顎変形症とは，顎の骨の大きさ，形が著しく異常な状態をいい，先天性疾患によるものと，幼少期に受けた外傷や何らかの疾患の症状，あるいは後遺症として生じる後天性のものがある。ほとんどの場合，原因不明の成長発育異常とされ，遺伝が大きな要因と考えられている。

上顎の前歯が出ていれば出っ歯（上顎前突），下顎の前歯だけが出ていれば受け口あるいは反対咬合（下顎前突）とよばれ，見た目の問題だけではなく，顎骨のバランスが悪いことで生じる症状として，かみ合わせが悪くうまくかめない，話しづらいなどの機能障害を生じることが多い。

咬合改善，発音改善，審美的改善を目的とした治療が行われるが，方法としては外科的矯正治療が行われる。外科的矯正治療とは，歯科矯正治療と外科手術による顎変形症に対する一連の治療のことを意味する。顎変形症に対する手術は顎矯正手術といわれ，顎矯正手術は下顎に対しては下顎枝矢状分割術，上顎に対してはルフォーⅠ型骨切り術がもっとも一般的に行われている。顎変形症に対する外科的矯正治療は，手術前に行う歯科矯正治療（術前矯正）→顎矯正手術→最終的なかみ合わせ（咬合）の調整（術後矯正）となるため，治療は長期にわたる。術後は，創部痛以外にも，胃管や持続吸引チューブ留置による苦痛，顎間固定による口腔ケア困難などの問題が生じやすい。

顎変形症の手術は，一般的に成長発育終了時期にあたる思春期から青年期（17～20歳前後）に行われることが多く，患者は顔貌に関しての劣等感や強い関心をもっていることが多いので，心理的側面への配慮も必要となる。また，患者本人だけではなく両親，特に母親は子どもの状況に対して「自分のせいではないのか」という自責の念をもっていることが多いので，母子ともに心理的フォローが大切な看護のポイントとなる。

A 手術前の看護

1. 必要な情報とアセスメントの視点

患者は，手術内容や術後の一般的経過に対してイメージがつきにくいことから，手術や術後の状態に対して不安を生じやすい。そのため，機能障害，審美的障害を改善するための手術を受け入れる心の準備や手術に対する理解の程度を把握し，術後の身体的変化に対してイメージができているかを確認する必要がある。

1 身体的情報

①バイタルサイン

②食事摂取量
③睡眠状況

2　心理・社会的情報

①患者の訴え，表情，言動（不安言動の有無）
②手術に対する訴えや受けとめ方・理解度
③病室内での過ごし方
④他患者や医療者，家族とのコミュニケーション状況

2. 生じやすい看護上の問題

＃1　手術や術後の経過に対する不安がある。

3. 看護目標と看護計画

1　＃1　手術や術後の経過に対する不安がある

❶看護目標

手術の目的と方法を理解し，不安なく手術に臨める。

❷看護計画

(1) 観察

①治療の必要性に対する理解度
②本人の訴え，表情，言動
③睡眠状況
④食事摂取状況

(2) 看護援助

①本人からの訴えを傾聴する。
②医師による説明に看護師も同席し，手術内容についての理解度を確認し，必要であれば医師から再度説明してもらうなどの調整をする。
③本人が訴えやすい環境をつくる。
④本人が自分から意思表出できない雰囲気であれば，看護師から声をかける。

(3) 教育・指導

①相談や質問など些細なことでもいつでも聞く準備ができていることを説明する。
②患者が手術や術後の状態に対して具体的にイメージができ，不安なく手術に臨めるように，患者の反応を確認しながら術前オリエンテーションを行う。
③術前日から術当日のタイムスケジュール
- 必要物品の説明と確認
- 胃管による食事指導

- 自己吸引指導
- 術後のコミュニケーションについての指導（意思疎通しやすい方法を本人と考える。ノートや筆談ボードの使用，メールの活用など）

B 手術後の看護

1. 必要な情報とアセスメントの視点

術後は，手術の影響により口腔，咽頭，鼻粘膜の腫脹が生じやすく，分泌物が喀出されにくい。顎間固定により開口制限されるため，さらに分泌物や吐物を排出しにくい状態となるため，誤嚥や気道閉塞を引き起こす可能性がある。また，顎間固定や口腔内ドレーン挿入により，口腔内分泌物の喀出が不十分だったり，口腔ケアが困難であることから，感染を引き起こす可能性がある。術後は創部痛だけでなく，胃管留置による咽頭痛，持続吸引チューブ留置による不快感を訴えることも多い。

術後の食事は，創部の安静のために経管栄養食となるが，術後の創部痛や倦怠感，慣れない胃管留置による吐き気や咽頭痛，違和感などにより，食事摂取量の低下を招きやすい。

1 身体的情報

①バイタルサイン
②呼吸状態（呼吸苦の有無，回数，深さ，呼吸音，SpO_2 値，チアノーゼの有無）
③腫脹の有無・程度（顔面・口唇）
④分泌物の量・性状
⑤鼻閉感の有無
⑥疼痛の有無・部位・程度・持続時間
⑦咽頭痛・違和感の有無・程度（胃管・手術時の挿管チューブ刺激による）
⑧睡眠状況
⑨鎮痛薬の使用頻度・持続時間
⑩食事・水分摂取量
⑪悪心・嘔吐の有無，胃部不快感の有無
⑫排泄状況（下痢の有無）
⑬体重の変化
⑭創部の状態，出血の有無
⑮ドレーンの挿入状態と排液量
⑯血液データ
⑰口腔内の保清状態と口臭の有無
⑱顎間固定の状態

2 心理・社会的情報

①患者の訴え，表情，言動（不安言動の有無）
②術後の状態や治療に対する訴え，受けとめ方
③他患者や医療者，家族とのコミュニケーション状況
④食事に対する満足度
⑤睡眠に対する満足度
⑥口腔ケアに対する意識と理解

2. 生じやすい看護上の問題

#1　呼吸障害を引き起こす可能性がある。
#2　創部痛および胃管挿入による咽頭痛などの苦痛がある。
#3　栄養低下の可能性がある。
#4　感染の可能性がある。

3. 看護目標と看護計画

1 #1　呼吸障害を引き起こす可能性がある

❶看護目標

呼吸困難がなく，呼吸が安定して経過できる。

❷看護計画

(1) 観察

①呼吸状態（呼吸苦の有無，回数，深さ，呼吸音，SpO_2値，チアノーゼの有無）
②腫脹の有無・程度（顔面・口唇）
③鼻閉感の有無
④分泌物の量・性状
⑤創部からの出血の有無
⑥悪心・嘔吐の有無
⑦睡眠状況
⑧不安の訴えの有無，表情，言動

(2) 看護援助

①安楽な体位の工夫，必要時ベッドアップや安楽枕の使用
②分泌物，痰（たん）の十分な喀出，吸引を行う（可能な状態になれば自己吸引してもらう）。
③悪心・嘔吐の早期発見・早期対処
- 嘔吐時は，顔を横に向けて誤嚥・気道閉塞の防止
- 胃管の解放

• 場合によっては顎間(がくかん)固定のワイヤー，リングレットを切り，開放する。

• 指示による制吐薬の使用

④腫脹(しゅちょう)が強く鼻閉感を伴う時は担当医へ報告・相談する（酸素投与，ステロイド薬の使用）。

⑤つらい状況であることを共感し，声をかけ，不安の軽減に努める。

⑥ナースコールは一定の位置，または手の届く範囲に置き，ナースコールには速やかに対応する。

(3) 教育・指導

①悪心(おしん)・嘔吐(おうと)時はすぐに知らせるよう説明する。

②顎間固定をしていても呼吸はできることを説明し，ゆっくりあせらず呼吸するなど，効果的な呼吸法を指導する。

③自己吸引の指導

④顎間固定中の炭酸飲料の摂取は，排気を誘発し，ガスの排出困難や誤嚥の危険性にもつながるため避けてもらう。

2 ＃2　創部痛および胃管挿入による咽頭痛などの苦痛がある

❶看護目標

疼痛(とうつう)が緩和し，安楽に過ごせる。

❷看護計画

(1) 観察

①疼痛の有無・部位・程度・持続時間

②腫脹の有無・程度（顔面・口唇(こうしん)）

③バイタルサイン

④創部の状態

⑤胃管やドレーンの挿入状態（正しい位置に挿入されているか）

⑥ドレーンからの排液状態

⑦患者の訴え，表情，言動

⑧食事摂取状況

⑨睡眠状況

⑩鎮痛薬の使用状況

(2) 看護援助

①鎮痛薬の使用（痛みが強くなる前に早めに使用を促す）

②咽頭痛(いんとうつう)が強い場合には胃管の固定位置を調整する。軽減しないときは細い胃管への変更や一時抜去を検討する。

③口角の炎症や乾燥に対しては，プロペト®軟膏(なんこう)やアクロマイシン®軟膏の使用について担当医と相談する。

④ブラケットや口腔(こうくう)内装置が口腔粘膜を刺激するようであれば，ユーティリティーワッ

クスで保護する。

⑤疼痛や倦怠感が強い場合には，看護師が食事介助や清潔ケアなど ADL の介助を行う。

⑥安楽の体位の工夫

⑦必要に応じて気分転換を図る。

(3) 教育・指導

①疼痛は我慢しなくてもよいことを説明し，早めに知らせるよう促す。

②鎮痛薬についての説明（服用方法や効果について）

3 #3 栄養低下の可能性がある

❶看護目標

必要な栄養摂取ができる。

❷看護計画

(1) 観察

①食事摂取量・水分摂取量

②体重の変化（入院時との比較，NST 評価）

③血液データ（TP/Alb の値）

④悪心・嘔吐の有無，胃部不快感の有無

⑤咽頭痛，胃管留置による不快感の有無

⑥疼痛の有無・部位・程度

⑦発熱，倦怠感の有無

⑧排泄状況（下痢(げり)の有無）

⑨食欲の有無，食事に対する不満，ストレスの有無

(2) 看護援助

①食事注入速度，濃度，温度の調整

②1回の食事量が多い場合やミキサー食に抵抗がある場合などは，食事内容や食事回数を担当医と検討し，食事が患者のストレスとならないようにする（高エネルギー栄養食の検討など）。

③食事の際の体位の調整

④食事・水分摂取量が不十分な場合には担当医と輸液の検討をする。

⑤食事注入中に悪心や嘔吐が出現したら注入を中止し経過観察する。

⑥下痢を起こしている場合には，食事の温度，注入速度の調整（整腸薬の検討）

⑦疼痛が強い場合には，疼痛コントロールを図ってから食事を開始する。

⑧活動が停滞しているようであれば，日中は離床を促すなどする。

⑨倦怠感やストレスが強い場合には看護師が食事注入を行う。

(3) 教育・指導

①食事注入中に悪心や嘔吐が出現したら，注入を中止し，すぐに知らせるよう説明する。

②特に食事制限がなければ，補食として炭酸飲料以外の野菜ジュースやスポーツ飲料などを注入してもよいことを説明する。

③創治癒や感染防止のためにも食事摂取が必要であることを説明する。

4 ＃4 感染の可能性がある

❶看護目標

感染を起こさない。

❷看護計画

(1) 観察

①バイタルサイン（発熱の有無，熱型）

②血液データ（WBC/CRPの値）

③創部の状態（発赤(ほっせき)，腫脹(しゅちょう)，疼痛(とうつう)，熱感の有無）

④患者の訴え，倦怠感，熱感などの有無

⑤ドレーンからの排液状態，性状

⑥口臭の有無，程度

⑦食事摂取状況（栄養状態）

⑧口腔(こうくう)内の保清状況

(2) 看護援助

①薬剤の確実投与（抗菌薬）

②口臭の増悪や疼痛が増強している場合は，担当医に報告し薬剤の変更や血液検査などを検討する。

③ドレーンが正しく機能しているか確認する（ねじれ，屈曲の有無，リークの有無）。

④口腔内保清（創部の洗浄，消毒の介助）

⑤歯科衛生士と連携を図り，効果的な口腔ケアの実施

(3) 教育・指導

①口腔内保清の必要性を説明する。

②看護師・歯科衛生士による口腔ケア指導

③痛みが増強したり，倦怠感や熱感など，何か異常があればすぐに知らせるように説明する。

C 退院指導

1. 必要な情報とアセスメントの視点

退院後，患者が口腔内の自己管理ができ，日常生活に適応できることが最大の目標である。顎(がく)変形症の治療は長期にわたるため，患者が自己管理で行うケアも大切な治療の一部

となる。退院時指導は最終的な機能改善にもつながるため，とても重要な役割を果たす。そのため，患者の状態に合わせて適切に行うことが大切である。

1 身体的情報

①口腔内の保清状況
②ゴム牽引(けんいん)や顎間(がくかん)固定の状況
③口臭の有無
④食事摂取量
⑤睡眠状況

2 心理・社会的情報

①患者の訴え，表情，言動（不安言動の有無）
②退院後の生活に対する訴えや受けとめ方・理解度
③他患者や医療者，家族とのコミュニケーション状況
④病室内での過ごし方
⑤食事に対する満足度
⑥睡眠に対する満足度
⑦口腔ケアに対する意識と理解

2. 生じやすい看護上の問題

＃1　退院後の生活に対する不安がある。

3. 看護目標と看護計画

1 ＃1　退院後の生活に対する不安がある

❶看護目標

退院後の生活行動について理解できたと表現することができる。

❷看護計画

(1) 観察

①患者の訴え，表情，言動（不安言動の有無）
②口腔内の保清状況（含嗽(がんそう)，ブラッシングが行われているか）
③ゴム牽引や顎間固定の状況
④口臭の有無，程度
⑤食事摂取状況，退院後の食事に対する訴え
⑥睡眠状況，睡眠に対する満足度
⑦口腔ケアに対する意識と理解

(2) 看護援助

①退院後の患者の生活環境の確認（学校生活，職場，自宅での過ごし方）

②退院後，実際に食事作成や口腔ケアにかかわるのはだれであるか確認し（本人，家族，ほか），患者だけでなく，実際にかかわる人も含めた退院指導が行えるように調整する。

③状況に応じて管理栄養士からの食事指導が受けられるよう調整する。

④歯科衛生士と連携を図り，効果的な口腔ケアの実施

⑤退院後の生活行動について不安に感じている点はないか，声をかける。

⑥指導後も退院するまで口腔内保清やゴム牽引が自己管理できているか確認する。

(3) 教育・指導

①顎骨の安静が必要なために，軟らかい食事，負担の少ない食事（全粥・きざみ食やソフト食）を摂取するよう説明する（退院後，外来受診までは継続してもらう）。

②顎骨離断部位の癒合はまだ不完全のため，顎骨保護は必要であることを説明し，激しい運動や歯を食いしばる行為は避けてもらう。

③口腔内保清の必要性を説明する。

④看護師・歯科衛生士による口腔ケア指導（含嗽，ブラッシング法）

⑤ゴム牽引の方法や牽引位置について不明な点はないか確認し，不明な点は担当医から再指導してもらう。

⑥退院後に生じた不安な点や不明な点については，いつでも連絡して確認してよいことを伝える。

Ⅱ 口腔腫瘍患者の看護

口腔は，人が生きていくうえで重要な構音，咀嚼・嚥下，呼吸といった機能を担っている。そのため，この領域ががんに侵されると，病状の進行や手術などによってその機能に影響を及ぼすことがある。手術の切除部位が広範囲に及んだ場合などは，機能障害のほかに，顔貌の変形による審美障害など，精神的影響を与え，社会復帰への大きな障害になることがある。看護師は術後の患者の残存機能が最大限に生かされ，QOLの維持・向上に向けた身体的，心理的，社会的な支援を行っていくことが大切である。

口腔がんの主な治療法は，手術療法，放射線療法，化学療法，免疫療法などがあり，単独での治療以外に併用治療がなされる場合もある。それぞれ，治療や副作用による苦痛を生じることもあるため，苦痛の緩和に努め，患者が治療を受け入れて，継続して行えるように支援していくことが大切である。

A 放射線治療を受ける患者の看護

1. 必要な情報とアセスメントの視点

放射線治療は，手術による外科療法，抗がん薬による化学療法と並ぶがん治療の一つとされている。目的によって根治を目指す根治照射，再発の可能性がある場合に手術した周辺に予防的に照射する予防的照射，手術または化学療法を併用した補助療法的照射，緩和ケアを目的とした緩和照射などがある。おもな方法としては，体外から放射線を当てる外部照射と病巣付近に放射線源を入れて体内から照射する内部照射がある。

口腔がんにおける放射線治療においても，様々な副作用症状が出現する。早期反応による全身症状として，放射線宿酔や骨髄抑制による易感染状態，局所症状として照射部位の皮膚炎，口腔・咽頭(いんとう)の粘膜炎，口腔内乾燥，味覚障害など，日常生活に大きく影響する場合が多い。

治療も長期間にわたって行われることが多く，照射量の増加とともに副作用も増強し，患者は身体的にも精神的にも苦痛を強いられることが多い。このため看護師は，副作用の程度や苦痛を把握し，患者個々の状況に合わせた援助をしていくことが大切である。

ここでは一般的に多く行われている外部照射を受ける患者の看護を述べる。

1 身体的情報

①口内炎の有無，程度（発赤(ほっせき)，腫脹(しゅちょう)，出血，びらん，潰瘍など）
- 放射線照射の場合の口内炎は総量20Gy（グレイ）で出現し始め，30Gy以上で高頻度に出現し，治療後約1か月は症状が続く。

②口腔内乾燥感（唾液(だえき)の状態）
- 唾液腺の付近に放射線治療を受けると唾液腺が萎縮して唾液が出にくくなることがある。唾液量が低下すると，口腔粘膜が傷つきやすく，炎症を起こしやすくなるため，飲み込みやすく，食べやすい食事の工夫や口腔内保清が必要となる。

③味覚の変化
- 放射線により味蕾(みらい)細胞が萎縮するために起こる。

④疼痛(とうつう)の有無（口腔内・咽頭痛・嚥下時痛）

⑤口腔内の保清状況（口臭や汚染の有無）

⑥嗄声(させい)の有無

⑦照射部位の皮膚状態（紅斑，色素沈着，皮膚乾燥・剥離(はくり)，びらん，滲出液(しんしゅつえき)，潰瘍，出血，疼痛，瘙痒感(そうようかん)など）
- 放射性皮膚炎：照射された皮膚が乾燥，発赤，ヒリヒリ感，熱感，瘙痒など日焼けに似た症状を呈する。

⑧放射線宿酔症状の有無（全身倦怠感，食欲不振，悪心（おしん）・嘔吐（おうと），めまい，発熱，頭重感など）

- 放射線宿酔とは，照射後数時間くらいで起きる反応で，全身倦怠感，食欲不振，悪心・嘔吐，めまい，発熱，頭重感などをいう。一過性のものとされ，ほとんどの場合，治療終了後1～2週間で解消する。

⑨骨髄抑制の有無（出血傾向，貧血，易感染状態）

- 骨髄抑制は化学療法併用時に起こりやすい。

⑩血液データ（骨髄抑制の有無，栄養状態など）

⑪バイタルサイン

⑫食事摂取量

⑬睡眠状況

2　心理・社会的情報

①患者の訴え，表情，言動（不安言動の有無）

②患者，家族・協力者の治療に対する訴えや受けとめ方・理解度

③家族や協力者とのコミュニケーション状況

2. 生じやすい看護上の問題

＃1　治療に対する不安がある。

＃2　治療に伴う苦痛がある。

＃3　口内炎などの副作用により食事摂取量の低下の可能性がある。

＃4　感染の可能性がある。

3. 看護目標と看護計画

1　＃1　治療に対する不安がある

❶看護目標

治療に対する不安が軽減する。

❷看護計画

(1) 観察

①患者の訴え，表情，言動（不安言動の有無）

②患者，家族・協力者の治療に対する訴えや受けとめ方・理解度

③家族や協力者とのコミュニケーション状況

④食事摂取状況

⑤睡眠状況

(2) 看護援助

①本人からの訴えを傾聴する。

②医師による説明に看護師も同席し，放射線治療についての理解度を確認し，必要であれば医師から再度説明してもらうなどの調整をする。
③本人が訴えやすい環境をつくる。
④本人が自分から意思表出できない雰囲気であれば，看護師から声をかける。
⑤医療者間での言動を統一し，患者に混乱や不安を与えないようにする。

(3) 教育・指導

①相談や質問など些細なことでも，いつでも聞く準備ができていることを説明する。
②医師による説明にはできる限り家族や協力者に同席してもらい，患者への協力を求める。家族や協力者の支援が患者にとって大きな励みや支えになることを伝える。
③副作用に対しては個人差があること，早期予防・対応していくこと，治療が終了したら症状は軽減していくことを伝え，不安軽減に努める。

2 ＃2 治療に伴う苦痛がある

❶看護目標

治療で生じる苦痛が緩和される。

❷看護計画

(1) 観察

①患者の訴え
②口内炎の有無，程度（発赤（ほっせき），腫脹（しゅちょう），出血，びらん，潰瘍など）
③口腔（こうくう）内乾燥感
④味覚の変化の有無
⑤疼痛（とうつう）の有無（口腔内・咽頭痛（いんとうつう）・嚥下（えんげ）時痛）
⑥口腔内の保清状況（口臭や汚染の有無）
⑦嗄声の有無
⑧照射部位の皮膚状態（紅斑，色素沈着，皮膚乾燥・剝離（はくり），びらん，滲出液（しんしゅつえき），潰瘍，出血，疼痛，瘙痒感（そうようかん）など）
⑨放射線宿酔症状の有無（全身倦怠感，食欲不振，悪心・嘔吐，めまい，発熱，頭重感など）
⑩骨髄抑制の有無（出血傾向，貧血，易感染状態）
⑪血液データ（骨髄抑制の有無，栄養状態など）
⑫バイタルサイン
⑬食事摂取量
⑭睡眠状況

(2) 看護援助

〈照射治療開始前〉

①感染症や口腔粘膜炎の予防・緩和のために口腔ケアを促し，保清状態を観察する。
- 歯のブラッシングだけでなく，舌，義歯のケアも行う。

- 消毒・殺菌作用のあるポビドンヨード（イソジンガーグル®），塩化ベンゼトニウム（ネオステリングリーン®）などを使用して，起床時・毎食前後・就寝前を目安に行う。

〈照射治療開始後〉

①照射野を刺激しないよう，歯ブラシは柔らかい毛でヘッドが小さめのものを使用する。1歯用や部分歯ブラシなども利用する。

②使用している歯磨き剤がしみる場合は，低刺激のものに変更するか，歯磨き剤の使用を中止する。

- 一般の歯磨き剤に含まれている泡立ち成分（ラウリル硫酸ナトリウム）は口腔粘膜炎への刺激が強いとされている。

③口内炎，疼痛が増強し歯ブラシが使えない場合は，スポンジブラシを使用。または含嗽のみ行う。

- 含嗽には粘膜保護・治癒促進作用のあるアズレン（ハチアズレ®，アズノール®），アズレンがしみてきたら生理食塩水を使用して，起床時・毎食前後・就寝前を目安に行う。
- 口内炎，疼痛が増強した場合，ポビドンヨード（イソジンガーグル®），塩化ベンゼトニウム（ネオステリングリーン®）などは刺激が強いため，用いないほうがよい。

④口内炎，疼痛が増強した場合は，疼痛緩和について担当医，薬剤師と相談する（4%キシロカイン入りのハチアズレ・生理食塩水の含嗽液への変更，鎮痛薬の使用，医療用麻薬の使用検討など）。

⑤口腔内乾燥がある場合には，含嗽，飲水，濡れたガーゼを当てたマスクの使用，刺激の少ない保湿剤（スプレー式，ジェル型，洗口液など）を使用する。

⑥義歯を使用している場合は，口腔粘膜保護のために，食事のとき以外ははずし（照射中もはずす）使用後は清潔に保ち，保管する。

⑦刺激の強い食品は避け，口腔内の状態に合わせた食事内容を検討し，提供する。

⑧照射部位の皮膚への刺激を避けるようにする。

- 入浴時，熱めのお湯は避け，照射部位をこすらないようにする。
- 照射目標にしているマーキングを消さないようにする。
- 石けんの使用は避ける。
- 軟膏使用については，担当医の指示に従う（軟膏を使用することで，皮膚炎が悪化してしまうことがあるため）。
- カミソリ，絆創膏，化粧品，香水などの使用は避けてもらう。
- 照射部位にはカイロや湯たんぽ，湿布の使用は避け，ほてりやかゆみがある場合には，柔らかいアイスノンや濡れタオルを使用する。
- 直射日光に当たらないようにする。
- 柔らかい衣服を着用し，しめつけたりしないようにする。

⑨食欲低下や悪心・嘔吐がある場合は，無理して摂取せず，1回量を減らしたり，食事

回数を増やすなど工夫し，水分摂取に注意して脱水予防に努める。

(3) 教育・指導

①苦痛はがまんしないように説明する。

②感染症や口腔粘膜炎の予防・緩和のために，口腔ケアの必要性を説明する。担当医・歯科衛生士と連携を図り，必要であれば照射治療前に歯科治療やクリーニングを行ってもらう。

③口腔粘膜の刺激になるものは避けてもらう（タバコ，刺激の強い食品，硬い歯ブラシなど）。

④照射部位の皮膚への刺激を避けるよう説明する。

3 #3 口内炎などの副作用により食事摂取量の低下の可能性がある

❶看護目標

必要な栄養量が摂取できる。

❷看護計画

(1) 観察

①患者の訴え

②口内炎の有無，程度（発赤，腫脹，出血，びらん，潰瘍など）

③口腔内乾燥感の有無，程度

④味覚の変化の有無

⑤疼痛の有無，程度（口腔内・咽頭痛・嚥下時痛）

⑥口腔内の保清状況（口臭や汚染の有無）

⑦食事摂取状況

⑧睡眠状況

(2) 看護援助

①本人からの訴えを傾聴する。

②口腔・咽頭粘膜を刺激しないような食事内容を工夫する。

- 柑橘類，酸味のあるもの，香辛料などの刺激物，味の濃いものは避ける。
- 口腔粘膜を傷つけやすいせんべいやチップス，口の中に貼り付きやすい海苔やもちはなるべく避ける。
- 飲食物の温度に注意する（熱すぎるもの，冷たすぎるものは避ける）。

③口腔内が乾燥しやすい状態のため，お茶や汁物と一緒に食事を取るようにする。

④口腔内や疼痛の状況により，食事内容や摂取方法を担当医や管理栄養士と相談する。

- 一度で摂取できない場合は食事回数を増やす。
- 食事形態の工夫（おかゆ，きざみ食，流動食など）
- 軟らかくて喉ごしのよいプリン，ゼリー類，豆腐などをすすめる。

⑤食事制限などがなければ，高たんぱく・高カロリー食を基本とし水分補給に努める。

⑥経口摂取が困難になった場合は，経管栄養食の検討をする。

(3) 教育・指導

①食べることがストレスにならないよう，食事に関する思いや感じたことはがまんせず話してよいことを説明する。

②口腔・咽頭粘膜を刺激しないような食事内容，摂取方法を説明する。

③原則として喫煙，飲酒は禁止

4 #4 感染の可能性がある

❶看護目標

感染を起こさない。

❷看護計画

(1) 観察

①患者の訴え

②口内炎の有無，程度（発赤，腫脹，出血，びらん，潰瘍など）

③照射部位の皮膚状態（びらん，滲出液，潰瘍，出血，など）

④血液データ（骨髄抑制の有無，栄養状態など）

⑤バイタルサイン

⑥口腔内の保清状況（口臭や汚染の有無）

⑦食事摂取状況

⑧睡眠状況

(2) 看護援助

①手洗い，含嗽，マスクの着用をすすめる。

②風邪など引かないように配慮する。

③食事制限などがなければ，高たんぱく・高カロリー食を基本とし，必要栄養量が摂取できる食事内容にする。

④十分に休息や睡眠がとれるように環境を整える。

(3) 教育・指導

①感染予防のため口腔内・照射部位の皮膚のケアの必要性を説明をする。

②食事摂取，休息・睡眠の必要性を説明する。

B 化学療法を受ける患者の看護

1. 必要な情報とアセスメントの視点

化学療法は手術による外科療法，放射線療法と並ぶがん治療の一つとされている。口腔がんの治療においての化学療法は，①術前化学療法（手術前に化学療法においてがんの力を弱めようとするもの），②術後補助療法（手術後，転移予防として行われるもの），③手術ができない場合に行われる，の3つが目的とされているが，ほとんどの場合，化学療法だけでなく外科療法，放射線療法と併用して治療が行われる。

化学療法は全身療法であるため，抗がん薬の副作用は全身に影響する。特に，骨髄や消化管，毛根に影響が出やすく，ほかにも腎機能，肺，心臓など様々な器官にも影響を及ぼす。抗がん薬の副作用は，患者にとって身体的にも精神的にも受ける苦痛やストレスは大きい。そのため看護師は，異常の早期発見に努めるとともに副作用の影響を最小限に抑え，患者が前向きに治療を受けることができるように援助していくことが大切である。

1 身体的情報

①悪心（おしん）・嘔吐（おうと），食欲不振，全身倦怠感

- 口腔がんで一般的に使用される抗がん薬として，シスプラチン（CDDP）＋フルオロウラシル（5-FU®）がある。悪心・嘔吐は投与開始後から比較的早期に現れる副作用症状で，特にシスプラチンは症状が強いとされている。

②食事摂取状況

③口腔粘膜・皮膚の状態（口内炎，脱毛，出血班，皮膚の角化やしみなど）

- フルオロウラシルは特に口内炎を起こしやすいとされ，放射線治療と併用した場合は症状が増強しやすい。脱毛は一般的に投与後2～3週間くらいから出現し，抗がん薬治療終了後，2～3か月後から回復する。

④骨髄抑制の有無（出血傾向，貧血，易感染状態）

- 投与後約1～2週間後に赤血球・白血球・血小板などの骨髄抑制をきたす。骨髄抑制が進行すると感染や出血が起きるため，注意が必要。好中球が500個/μL以下になると易感染状態になりやすい。顆粒球が減少した場合G-CFS（顆粒球コロニー刺激因子）が使用されることがある。

⑤心・腎機能状態（水分出納（すいとう）バランス，浮腫，体重の変化，不整脈の有無など）

- 特にシスプラチンは腎毒性が強い。
- 心毒性のある薬剤では動悸（どうき）・息切れ，胸痛，不整脈などの出現に注意が必要。

⑥神経障害の有無（手足のしびれなど）

- 投与後2～3週間くらいから出現し，障害の程度によっては数か月～1年以上かかることがある。

⑦静脈内点滴注射の刺入部の状態（発赤，腫脹，疼痛（とうつう）など）

- 血管外漏出すると，発赤，腫脹，疼痛から水疱（すいほう），潰瘍，壊死へ移行し外科的処置が必要になる場合があるため注意が必要である。

⑧排泄状況（尿量，下痢（げり），便秘（べんぴ）など）

⑨血液データ（感染徴候，骨髄抑制の有無，栄養状態など）

⑩口腔内の保清状況（口臭や汚染の有無）

⑪バイタルサイン

⑫睡眠状況

2　心理・社会的情報

①患者の訴え，表情，言動（不安言動の有無）
②患者，家族・協力者の治療に対する訴えや受けとめ方・理解度
③家族や協力者とのコミュニケーション状況

2. 生じやすい看護上の問題

＃1　治療に対する不安がある。
＃2　副作用に伴う苦痛がある。
＃3　副作用により食事摂取量の低下の可能性がある。
＃4　感染の可能性がある。

3. 看護目標と看護計画

1　＃1　治療に対する不安がある

❶看護目標

治療に対する不安が軽減する。

❷看護計画

本節 -A「放射線治療を受ける患者の看護」参照。

2　＃2　副作用に伴う苦痛がある

❶看護目標

副作用で生じる苦痛が緩和される。

❷看護計画

（1）観察

①患者の訴え
②悪心（おしん）・嘔吐（おうと），食欲不振，全身倦怠感
③食事摂取状況
④口腔（こうくう）粘膜・皮膚の状態（口内炎，脱毛，出血班，皮膚の角化やしみなど）
⑤骨髄抑制の有無（出血傾向，貧血，易感染状態）
⑥心・腎機能状態（水分出納バランス，浮腫，体重の変化，不整脈の有無など）
⑦神経障害の有無（手足のしびれなど）
⑧静脈内点滴注射の刺入部の状態（発赤（ほっせき），腫脹（しゅちょう），疼痛（とうつう）など）
⑨排泄状況（尿量，下痢（げり），便秘（べんぴ）など）
⑩血液データ（感染徴候，骨髄抑制の有無，栄養状態など）

⑪口腔内の保清状況（口臭や汚染の有無）

⑫バイタルサイン

⑬睡眠状況

(2) 看護援助

①使用する抗がん薬の特性や副作用を理解し，異常の早期発見や早期対応に努める。

- 抗がん薬投与直後に発疹，蕁麻疹（じんましん），呼吸困難，血圧低下などのアレルギー反応を呈する場合があるため，注意が必要である。
- 投与中は水分出納（すいとう）バランス，浮腫，体重の変化，不整脈の有無，血液データなどの心・腎機能状態に注意が必要である。

②点滴刺入部の確認をする。

- 発赤，腫脹，疼痛など以外にも，点滴の速度が遅い，予定の輸液量が達成されていない，血液の逆流がない場合なども注意が必要である。

③悪心・嘔吐の症状が強い場合には制吐薬を使用する。

④口内炎による疼痛の緩和を図る。

- 口内炎は放射線治療と併用された場合は症状が増強しやすい。ケアについては本章-Ⅱ-A「放射線治療を受ける患者の看護」参照。

⑤抗がん薬投与中はベッドサイドの環境整備をし，患者が安全に治療を受けられるようにする。

- 貧血・出血傾向がある場合はベッドサイドや点滴コードの位置などに注意し，転倒防止に努める。リスクが高い場合は看護師が付き添い歩行する。

⑥患者の苦痛が強い場合には，ADLの介助を行う。

⑦患者の苦痛を理解し受けとめ，声をかけながら，最後まで治療が受けられるように対応する。

(3) 教育・指導

①抗がん薬の副作用について説明し，異常を感じた場合は，がまんしたりせずに，すぐに知らせてもらうようにする。また，ナースコールは手の届くところに置いてもらう。

②脱毛については治療が終了すれば回復することを伝え，スカーフや帽子の利用をすすめるなどして，患者の精神的苦痛の緩和に努める。

3　#3　副作用により食事摂取量の低下の可能性がある

❶看護目標

必要な栄養量が摂取できる。

❷看護計画

(1) 観察

①患者の訴え

②悪心，嘔吐，食欲不振，全身倦怠感

③口内炎の有無，程度（発赤，腫脹，出血，びらん，潰瘍など）

④口腔内乾燥感の有無，程度

⑤味覚の変化の有無

⑥疼痛の有無，程度（口腔内・咽頭痛・嚥下時痛）

⑦口腔内の保清状況（口臭や汚染の有無）

⑧食事摂取状況

⑨睡眠状況

⑩排泄状況（便秘，下痢）

(2) 看護援助

①本人からの訴えを傾聴する。

②悪心，嘔吐の症状が強い場合には制吐薬を使用する。

- セロトニン受容体拮抗薬やニューロキニン 1 受容体拮抗薬などが使用される。

③副作用の状況により，食事内容や摂取方法を担当医や管理栄養士と相談する。ケアについては本節 -A「放射線治療を受ける患者の看護」参照。

④便秘や下痢の症状が強い場合には担当医に報告し，薬剤使用の検討をする。

(3) 教育・指導

ケアについては本節 -A「放射線治療を受ける患者の看護」参照。

Column

超選択的動注化学療法

抗がん薬を静脈から投与し全身に分布させる全身化学療法のほかに，腫瘍に栄養を提供している動脈に対して抗がん薬を直接投与する方法で，超選択的動注化学療法とよばれる治療法がある。全身化学療法に比べ高濃度の抗がん薬を投与することができ，中和剤を使用することにより副作用を少なくすることができる。

主に術前に腫瘍を縮小することを目的として放射線療法と併用されるが，このほかにも，手術を拒否されたり，手術困難な患者に対して行われる場合がある。口腔がんの手術後には，咀嚼・嚥下・言語機能に障害が残る場合があり，超選択的動注化学療法には，これらの機能障害を最小限にとどめ，患者の QOL をできるだけ維持するという目的も含まれている。

この療法には，鼠径部の大腿動脈からカテーテルを挿入するセルジンガー法と，主に浅側頭動脈からカテーテルを挿入する方法がある。セルジンガー法では治療したその日にカテーテルを抜かなければならないが，浅側頭動脈からカテーテルを挿入する方法は，治療中にカテーテルを動脈内に留置することができるため，継続して治療が行える利点がある。その場合，感染やカテーテルの圧迫，抜けに注意し，正しく安全に治療が行われるように異常の早期発見に努めることが大切である。

4 ＃4 感染の可能性がある

❶看護目標

感染を起こさない。

❷看護計画

(1) 観察

①バイタルサイン（発熱，悪寒，咳嗽，咽頭痛，排尿時痛，血尿，など）
②患者の訴え
③血液データ（骨髄抑制の有無，栄養状態など）
④口内炎の有無，程度（発赤，腫脹，出血，びらん，潰瘍など）
⑤口腔内の保清状況（口臭や汚染の有無）
⑥食事摂取状況
⑦睡眠状況
⑧排泄状況（便秘，下痢）

(2) 看護援助

①手洗い，含嗽，マスクの着用をすすめる。
②食事は加熱処理されたものとし，なるべく調理後すぐに摂取してもらうようにする。
③入浴，シャワーを促し，身体の清潔を保つ。
④排便後の肛門周囲を清潔にする（温水洗浄便座など）。
⑤口腔内の清潔を保つ。
- ケアについては本章 - Ⅱ -A「放射線治療を受ける患者の看護」参照

⑥十分に休息や睡眠がとれるように環境を整える。
⑦風邪などを引かないように配慮する。
⑧身体に傷をつくらないようにする。
⑨医療者は抗がん薬に対する暴露対策をとり，点滴注射を扱う際には清潔操作とする。

(3) 教育・指導

①発熱や悪寒，咳嗽，咽頭痛，排尿時痛，血尿，などの症状や異常を感じたときにはすぐに知らせてもらうよう説明する。
②感染予防のため口腔内や身体の清潔ケアの必要性を説明する。
③食事摂取，休息・睡眠の必要性を説明する。

C 手術を受ける患者の看護

1. 必要な情報とアセスメントの視点

患者はがんに対する恐怖や不安，手術に対する希望と術後の状態に対する不安など，様々な感情を抱いていることが多い。

口腔(こうくう)がんの手術は，がんの進行度と悪性度により，部分切除のほか，有茎皮弁や遊離組織移植といった再建術にまで及ぶことがある。特に顎骨(がっこつ)切除が行われた場合には，骨皮弁や再建プレートなどによる再建術が行われ，腫瘍周囲の組織も含めて広範囲に及ぶ切除を必要とするため，顔貌(がんぼう)の変形や組織欠損による障害をきたし，術後は呼吸障害，咀嚼(そしゃく)・嚥下(えんげ)障害，構音障害を生じることがある。さらに術直後は創痛や安静度の制限による苦痛，気管カニューレ，点滴ライン，ドレーンなど様々な装着物による拘束感など，身体的・精神的にも患者に与える侵襲はとても大きい。看護師はこのことをふまえて支援していくことが大切である。

ここでは，口腔がんの手術のなかでも侵襲が大きいとされている口腔再建術を受ける患者の看護について述べる。

1 身体的情報

①バイタルサイン

②呼吸状態（呼吸苦の有無，回数，深さ，呼吸音，SpO_2 値，チアノーゼの有無，動脈血ガス分析など）

③循環動態（輸液・輸血，尿量・排液などの水分出納(すいとう)バランス）

④疼痛(とうつう)の有無・部位・程度・持続時間

⑤創部の状態，皮弁の状態，出血の有無，ドレーンの挿入状態と排液量

⑥腫脹(しゅちょう)・浮腫の有無・程度（顔面・頸部(けいぶ)）

⑦食事・水分摂取量

⑧排泄状況

⑨睡眠状況

⑩鎮痛薬の使用頻度・持続時間

⑪検査データ（X 線写真，CT，血液データなど）

⑫ ADL 状況，安静度

⑬機能障害の程度（咀嚼・嚥下，言語，頸部や上肢の可動域など）

2 心理・社会的情報

①患者の訴え，表情，言動（不安言動の有無）

②患者・家族の術後の状態や治療に対する訴え，受けとめ方

③家族や協力者とのコミュニケーション状況

④退院後の患者の生活環境

⑤退院後の生活に対する思い

2. 生じやすい看護上の問題

＃1　手術に対する不安がある。

＃2　術後合併症を引き起こす可能性がある。

＃3　痛みに伴う苦痛がある。

＃4　創部感染の可能性がある。

＃5　口腔機能低下による栄養状態の変調をきたす可能性がある。

＃6　術後の口腔機能障害によるコミュニケーション障害。

＃7　退院後の生活に対する不安がある。

3. 看護目標と看護計画

1　＃1　手術に対する不安がある

❶看護目標

手術に対する不安が軽減され，手術に向けての精神的・身体的準備ができる。

❷看護計画

(1) 観察

①治療の必要性に対する理解度，受けとめ方

②本人の訴え，表情，言動，家族の言動

③睡眠状況

④食事摂取状況

⑤病室内での過ごし方

⑥他患者や医療者，家族とのコミュニケーション状況

(2) 看護援助

①本人からの訴えを傾聴する。

②医師による説明に看護師も同席し，手術内容についての理解度を確認し，必要であれば医師から再度説明してもらうなどの調整をする。

③本人が訴えやすい環境をつくる。

④本人が自分から意思表出できない雰囲気であれば，看護師から声をかける。

(3) 教育・指導

①相談や質問など些細なことでもいつでも聞く準備ができていることを説明する。

②患者が手術や術後の状態に対して，具体的にイメージができ，不安なく手術に臨めるように，患者の反応を確認しながら術前オリエンテーションを行う。

- 術前日から術当日のタイムスケジュール
- 必要物品の説明と確認
- 経管栄養法について
- 深呼吸の練習
- 術後のコミュニケーションについて（意思疎通しやすい方法を本人と考える。文字盤や筆談ボードなどの使用）

2 #2 術後合併症を引き起こす可能性がある

❶看護目標

術後合併症が起きることなく，全身状態が安定して経過できる。

❷看護計画

(1) 観察

①バイタルサイン

②呼吸状態（呼吸苦の有無，回数，深さ，呼吸音，SpO_2 値，チアノーゼの有無，動脈血ガス分析など）

③循環動態（心電図モニター，水分出納（すいとう）バランス，皮膚の色，冷感，検査データなど）

④疼痛（とうつう）の有無・部位・程度・持続時間

⑤腫脹（しゅちょう）・浮腫の有無・程度（顔面・頸部（けいぶ））

⑥皮弁の状態（うっ血・色調の変化の有無）

⑦創部からの出血の有無

⑧分泌物（ぶんぴつぶつ）の量・性状

⑨酸素吸入状態（手術帰室後は酸素吸入が行われる）

⑩気管カニューレの状態

⑪睡眠状況

⑫排泄状況

⑬不安の訴え，表情，動作

⑭検査データ（X 線写真，CT，血液データなど）

(2) 看護援助

①バイタルサイン測定

②循環動態の管理を行う。

- 心電図モニター，輸液・輸血管理，水分出納バランスのチェック，皮膚の色，冷感などに注意し，異常の早期発見に努める。

③酸素吸入の管理（正しい流量で吸入されているか，装置がはずれていないか）を行う。

④気管カニューレの管理（カフ圧，ひもの固定に注意し，カニューレが抜けないようにする）

- 再建術の場合，術後の腫脹による気道閉塞（へいそく）を防ぎ，気道確保の目的で術中から気管カニューレが挿入されることが多い。術直後は分泌物による誤嚥防止のためにカフ付き気管カニューレが使用されるが，咳払いによる分泌物の喀出ができるようになると，発声可能なカフなし側孔付き気管カニューレに移行する。さらに呼吸状態が安定し誤嚥の可能性がなければ，気管カニューレは抜去される。カニューレ交換や抜去直後は呼吸状態の変化に注意が必要であるため，十分な観察を行う。

⑤吸引（気管カニューレからの吸引は清潔操作で行う）

⑥気管カニューレの閉塞防止のために，人口鼻の装着やネブライザーでの加湿を行う。

⑦カフ付きカニューレの場合には，サクションラインからもカフ上部に貯留した分泌物

を吸引する。また，必要に応じて清潔操作で内腔の洗浄を行う。

⑧口腔内からの吸引の際には，皮弁の状態に注意し，創部を刺激しないようにする。

⑨頭部両側に砂嚢などを置いて頭部の安静を図る。

- 頸部（けいぶ）の過進展，屈曲，回旋による吻合血管の破綻（はたん）・閉塞，血栓形成の予防のため

⑩疼痛が強い場合は鎮痛薬を使用する。

⑪つらい状況であることを共感し，声をかけ，不安の軽減に努める。

⑫ナースコールは一定の位置，または手の届く範囲に置き，ナースコールには速やかに対応する。

(3) 教育・指導

①異常を感じたら，すぐにナースコールをするよう説明する。

②疼痛はがまんしなくてもよいことを説明し，早めに知らせるよう促す。

③呼吸法（ゆっくりあせらず呼吸するなど，効果的な呼吸法を指導する）

④発声可能なカニューレに交換されたら，呼吸訓練，痰（たん）の喀出訓練，発生訓練，嚥下（えんげ）訓練などを行う。

3 ＃3 痛みに伴う苦痛がある

❶看護目標

疼痛が緩和し，安楽に過ごせる。

❷看護計画

(1) 観察

①疼痛の有無・部位・程度・持続時間

②腫脹の有無・程度（顔面・頸部，創部）

③バイタルサイン

④創部の状態（発赤（ほっせき），熱感，腫脹，滲出液（しんしゅつえき）の有無，臭気）

⑤気管カニューレ，ドレーン，胃管など挿入物の状態（正しく挿入されているか）

⑥ドレーンからの排液状態

⑦患者の訴え，表情，動作，言動

⑧鎮痛薬の使用状況

⑨睡眠状況

⑩食事摂取状況

(2) 看護援助

①鎮痛薬の使用（痛みが強くなる前に早めに使用を促す）

②患者の訴えを傾聴する（術直後など気管カニューレ挿入時は患者の表情や動作，文字盤での訴えを注意深く観察し対応する）。

③頸部の伸展に注意し，可能な限りでの体位交換や安楽な体位を工夫する。

- 状況により，早ければ術後1日目から早期離床に向けて安静度の拡大の許可が下り

る。ベッドアップ→車椅子移送→歩行へと徐々に安静度が拡大していく。早期離床は気道分泌物の自力喀出をスムーズにさせ肺炎の予防につながるとともに，血液循環をよくし術後の肺血栓塞栓症や深部静脈血栓の予防にも効果がある。頸部の伸展や創部からの出血に注意し，転倒・転落しないよう安全に離床を進めていく。

④夜間の睡眠状況に応じて，睡眠薬の使用について担当医と相談する。

⑤装着物の抜去する時期や目安を説明し，回復意欲がもてるよう対応する。

⑥必要時，気分転換をする（ラジオ・音楽・TV鑑賞など）。

(3) 教育・指導

①疼痛(とうつう)や苦痛はがまんしなくてもよいことを説明し，早めに知らせるよう促す。

②頸部を伸展しないよう，必要性を説明し協力を得る。

③装着物に対する必要性を説明し，自己抜去の防止と安全に向けての協力を得る。

4 #4 創部感染の可能性がある

❶看護目標

創部の感染を起こさない。

❷看護計画

(1) 観察

①バイタルサイン（発熱の有無，熱型）

②血液データ（WBC/CRPの値）

③皮弁の状態（うっ血・色調の変化の有無）

④創部の状態（発赤(ほっせき)・腫脹(しゅちょう)・疼痛・熱感の有無，出血の有無，ガーゼ汚染状況，臭気）

⑤患者の訴え，倦怠感，熱感などの有無

⑥ドレーンからの排液状態，性状

⑦口臭の有無，程度

⑧食事摂取状況（栄養状態）

⑨口腔(こうくう)内の保清状況

(2) 看護援助

①薬剤の確実投与（抗菌薬）

②無菌操作での創部消毒

③ドレーンが正しく機能しているか確認する（ねじれ，屈曲の有無，リークの有無）。

④皮弁部や創部の状態に異常を感じた際には直ちに担当医へ報告する。

⑤口腔内保清（創部の洗浄，消毒の介助）

(3) 教育・指導

①創部の消毒，口腔内保清の必要性を説明する。

②頸部を伸展しないよう，必要性を説明し協力を得る。

③疼痛や倦怠感，熱感など，何か異常があればすぐに知らせるように説明する。

1 構造と機能
2 症状と病態生理
3 診察・検査・治療
4 疾患と診療
1 看護の基本
2 症状に対する看護
3 検査と治療に伴う看護
4 疾患をもつ患者の看護
5 事例による看護過程の展開

5 ＃5 口腔機能低下による栄養状態の変調をきたす可能性がある

❶看護目標

誤嚥せずに必要な栄養摂取ができる。

❷看護計画

(1) 観察

①食事摂取量・水分摂取量

②血液データ（TP/Alb の値）

③悪心・嘔吐（おうと）の有無，胃部不快感の有無

④舌の動き，開口・咀嚼（そしゃく）・嚥下（えんげ）状態（水飲みテスト，フードテスト，嚥下造影検査：VF の結果など），誤嚥の有無，喀痰の喀出状態

⑤口腔内，創周囲の麻痺，しびれの状況

⑥味覚

⑦咽頭（いんとう）痛，胃管留置による不快感の有無

⑧疼痛の有無・部位・程度

⑨発熱，倦怠感の有無

⑩排泄状況

⑪食欲の有無，食事に対する不満，ストレスの有無

⑫体重の変化（入院時との比較，NST 評価）

(2) 看護援助

〈経管栄養の時期〉

①食事注入速度，濃度，温度の調整

②ミキサー食に抵抗がある場合は食事内容について担当医と相談する（高エネルギー栄養食の検討）。

③食事の際の体位の調整

④食事・水分摂取量が不十分な場合には担当医と輸液の検討をする。

⑤下痢（げり）を起こしている場合には，食事の温度，注入速度の調整（整腸薬の検討）

⑥疼痛が強い場合には，疼痛コントロールを図ってから食事を開始する。

⑦活動が停滞しているようであれば，日中は離床を促して活動量を保つ。

⑧倦怠感やストレスが強い場合には看護師が食事注入を行う。

〈経口摂取の時期〉

①食事の際の体位の調整

②食事摂取量や経過に応じて食事形態の変更を検討する。

③口腔内保清（歯科衛生士と連携を図り，効果的な口腔ケアの実施）

④食べることが苦痛にならないように，環境を整え，励ましなど声をかける。

(3) 教育・指導

①摂食嚥下訓練（間接・直接訓練）とその必要性について説明する。

②口腔ケアの必要性について説明する。

③食事の際はあせらず自分のペースでゆっくり摂取するよう説明する。

④創治癒や感染防止，体力回復のためにも，食事摂取が必要であることを説明する。

6 ＃6 術後の口腔機能障害によるコミュニケーション障害

❶看護目標

自分に合った伝達方法を見つけ，自分の意思を表現できる。

❷看護計画

(1) 観察

①患者の訴え（表情・視線・口の動きなどから）

②ジェスチャーによる意思伝達

③構音障害の程度（発音の明瞭度，呂律状態）

④口唇や口腔内の腫脹やしびれ・知覚鈍麻の有無

(2) 看護援助

〈気管カニューレ挿入中で発声できない時期〉

①文字盤や筆談ボードを利用してコミュニケーションを図る。

②患者が答えやすいように質問形式にするなど，声かけの工夫をする。

③コミュニケーションを図る際には，ゆっくりとかかわる。

④患者が訴えようとしていることを遮ったりせず，ゆっくり聞くという態度を示す。

〈発声可能な時期〉

①患者の訴えをゆっくり傾聴する。

②患者がゆっくりと話せる環境をつくる。

③患者が訴えようとしていることを遮ったりせず，ゆっくり聞くという態度を示す。

(3) 教育・指導

①話す速度をゆっくりにし，言葉を一つひとつはっきりと発音するように指導する。

②患者の言葉に聞きづらさがあるということを，家族や協力者に理解を求め，ゆっくり最後まで聞いてもらうなどの協力を得る。

③患者の話をゆっくり聞くという態度を示してかかわっていくことが，患者にとって大きな安心感となり話すという意欲につながっていくことを，家族や協力者に説明する。

④言語聴覚士と連携を図りながら，言語訓練の必要性を説明し，リハビリテーションを行う。

7 ＃7 退院後の生活に対する不安がある

次項の「D 退院指導」参照。

D 退院指導

1. 必要な情報とアセスメントの視点

口腔がんの手術後の機能障害は切除部位や範囲によって様々であるが，嚥下障害，構音障害，容貌の変化など，退院後の生活に与える影響は大きく，患者に与える不安も大きい。退院後の生活や障害に対する患者や家族の受け止め方を把握し，残存機能を生かして退院後の生活に適応できるように指導していくことが大切である。

1 身体的情報

①摂食嚥下障害
②構音障害
③ ADL 状況（頸部(けいぶ)郭清術後などは頸部・上肢の可動域状態）
④食事摂取量
⑤睡眠状況

2 心理・社会的情報

①患者の訴え，表情，言動（不安言動の有無）
②患者，家族・協力者の退院後の生活に対する訴えや受けとめ方・理解度
③他患者や医療者，家族とのコミュニケーション状況
④病室内での過ごし方
⑤食事に対する満足度
⑥睡眠に対する満足度
⑦機能訓練に対する意識と理解

2. 生じやすい看護上の問題

＃1　退院後の生活に対する不安がある。

3. 看護目標と看護計画

(1) 観察

①患者の訴え，表情，言動（不安言動の有無）
②摂食嚥下障害
③構音障害
④ ADL 状況（頸部郭清術後などは頸部・上肢の可動域状態）
⑤患者，家族・協力者の退院後の生活に対する訴えや受けとめ方・理解度

⑥他患者や医療者，家族とのコミュニケーション状況

⑦食事摂取状況，退院後の食事に対する訴え

⑧睡眠状況，睡眠に対する満足度

⑨機能訓練に対する意識と理解

⑩口腔（こうくう）ケアに対する意識と理解

(2) 看護援助

①退院後の生活に対しての思いや訴えを傾聴する。

②意思表出しやすい環境を整える。

③退院後の患者の生活環境の確認（学校生活，職場，自宅での過ごし方）

④退院後，実際に食事作成や機能訓練，口腔ケアにかかわるのはだれ（本人，家族，ほか）であるかを確認し，患者だけでなく実際にかかわる人も含めた退院指導が行えるように調整する。

⑤状況に応じて管理栄養士からの食事指導が受けられるよう調整する。

⑥口腔リハビリテーションの担当医と連携を図り，摂食嚥（えんげ）下訓練の実施と確認を行う。

⑦言語聴覚士と連携を図り，言語訓練の実施と確認を行う。

⑧歯科衛生士と連携を図り，効果的な口腔ケアを実施する。

⑨退院後の生活行動について不安に感じている点はないか声をかけ，患者が家族や協力者に言いづらいことなどがある場合には調整役を担う。

(3) 教育・指導

①管理栄養士と連携した食事指導

②口腔リハビリテーションの担当医と連携した摂食嚥下訓練

③言語聴覚士と連携した言語訓練

④歯科衛生士と連携をした口腔ケア指導

⑤異常の早期発見にもつながるため，定期受診は必ず受けるよう指導する。

⑥退院後に生じた不安な点や不明な点については，いつでも連絡して確認してよいことを伝える。

E ターミナル期の看護

口腔がん患者のなかには，期待した治療効果が得られず，がんの進行によってターミナル期を迎える患者もいる。口腔がんのターミナル期は，ただ単に全身衰弱，悪液質を伴うだけではなく，患部の領域の特徴から摂食嚥下障害や呼吸障害などが起こりやすい。患部の組織が破壊されていく様子を目の当たりにすることも多い。さらに周囲組織への浸潤により，疼痛（とうつう），出血，視力障害，聴力障害などといった様々な障害が出てくることも多い。また，患者本人だけでなく，それを見守る患者の家族の苦悩も大きいものとなる。このため，疼痛緩和などの身体的援助に加え，本人や家族を含めた精神的援助を行っていくこと

が大切である。

Ⅲ 口唇口蓋裂患者の看護

口唇口蓋裂（こうしんこうがいれつ）とは上唇や口蓋が割れた状態で出生する先天異常の一つとされており，日本での発生頻度は500～600人に1人である。発生原因ははっきりしておらず，遺伝的因子や環境因子などが複雑に絡み合って発生すると考えられている。

口唇口蓋裂の患者は，出生後から青年期にかけて，口唇形成，口蓋形成，顎裂部骨移植，鼻口唇修正，顎外科手術など長期にわたり治療が行われる。また，言語障害や審美（しんび）障害を伴うため，患者の精神的苦痛も大きい。患者本人だけでなく，親も先天異常で生んだ責任や将来についての不安など様々な思いを抱えていることも多い。そのため，親に対する援助も患者を支援していくうえでは大切な役割を果たす。

また，長期にわたる治療のなかで，患者や親は様々な医療者とかかわることになり，患者や親，医療者との信頼関係が治療過程に影響を及ぼすこともあるため，医療者は一貫したチームアプローチで支援していくことが大切である。

A 口唇形成術を受ける患者の看護（手術前の看護）

1. 必要な情報とアセスメントの視点

口唇形成術は生後3～4か月に行われる手術で，親にとっては生後まもない状態での入院や手術に対する不安を感じていることが多い。また，口蓋裂を伴っている場合は，哺乳（ほにゅう）の状況によって栄養状態に影響している場合があるので，術前の身体状況の観察が必要である。

1 身体的情報

①身長，体重

②既往歴，出生時体重，アレルギーの有無

③哺乳状態（方法，回数，量，ミルクの種類など）

- 特に口蓋裂が同時にある場合は，母乳やミルクを飲むのに必要な口腔内の陰圧をつくりにくい。哺乳力が弱く哺乳に時間がかかったり，哺乳量が少なくなることがある。成長のためには栄養・水分補給は必要であるため，ホッツ床とよばれる人工口蓋床を生後まもなく作成し，口蓋へ設置することが望ましい。また，哺乳は口や顔面の筋肉（特に舌，咀嚼（そしゃく）筋，顎）を使用することによって筋肉の成長を助け，児の顔面形成を促進し，口腔機能の発達や後々の言語機能の獲得を促す働きがある。

④排泄状況（排尿，排便，性状）

⑤睡眠状況

2　心理・社会的情報

①愛称

②機嫌，好き嫌い

③性格，習慣，癖

④家族構成とコミュニケーション状況

⑤家族の手術に対する訴え，受けとめ方

2. 生じやすい看護上の問題

＃1　親の手術に対する不安がある。

＃2　術前における身体的準備ができず，手術に臨むことができない。

3. 看護目標と看護計画

1　＃1　親の手術に対する不安がある

❶看護目標

親の手術に対する不安が軽減され，患者と共に安定した状態になる。

❷看護計画

（1）観察

①親の手術や治療の必要性に対する理解度，受容状態

②親の訴え，表情，言動

③患者の機嫌，表情，態度

④親の病室内での過ごし方や医療者とのコミュニケーションの状況

（2）看護援助

①親からの訴えを傾聴する。

②医師による説明に看護師も同席し，手術内容についての理解度を確認し，必要であれば医師から再度説明してもらうなどの調整をする。

③訪室を頻回に行い，声をかけて患者や親の緊張をほぐすようにし，訴えやすい環境をつくる。

④親が自分から意思表出できない雰囲気であれば，看護師から声をかける。

（3）教育・指導

①相談や質問など些細なことでもいつでも聞く準備ができていることを説明する。

②手術や術後の状態に対して，具体的にイメージができ，不安なく手術に臨めるように，親の反応を確認しながら術前オリエンテーションを行う。

③手術後に創部の安静のために使用される抑制筒について十分に説明し，理解を得る。

2 ＃2 術前における身体的準備ができず，手術に臨むことができない

❶看護目標

栄養状態が維持され，安定した身体状態で手術を受けることができる。

❷看護計画

(1) 観察

①患者の機嫌，表情，態度

②身長，体重

③既往歴，出生時体重，アレルギーの有無

④哺乳状態（方法，回数，量，ミルクの種類など）

⑤排泄状況（排尿，排便，性状）

⑥睡眠状況

⑦バイタルサイン

(2) 看護援助

①患者と親がリラックスした状態で哺乳できるよう，哺乳姿勢や環境を整える。

②直接母乳を与える場合は，乳房を深くくわえるようにしたり，口唇口蓋裂用の哺乳瓶や乳首を利用するなど，哺乳の工夫をする。

③ホッツ床を利用している場合は，正しい位置に装着されているか確認する。

④哺乳後はすぐに寝かせず，排気（ゲップ）を確認し，吐乳による誤嚥に注意する。

⑤哺乳時間が長くなり母親が疲労している場合などは，状況により介助する。

(3) 教育・指導

①母乳や哺乳（ほにゅう）についての大切さや必要性を説明し，効果的な哺乳方法を指導する。

②哺乳は母子双方の大切なスキンシップの場であることを伝える。

③哺乳瓶や乳首，ホッツ床などの管理方法の説明をする。

B 口唇形成術を受ける患者の看護（手術後の看護）

1. 必要な情報とアセスメントの視点

全身麻酔下で手術を受けた患者は，乳児であるため自分の置かれている状況を認識することや苦痛・不快感を訴えることができない。また，口唇口蓋裂（こうしんこうがいれつ）の患者は時に心室中隔欠損，心房中隔欠損などの先天異常を合併していることもあるため，看護師は術後の異常の早期発見に努める必要がある。

患者は術後に創部安静のためにプロテクターや抑制筒を装着するため，行動制限によるストレスからぐずったり泣いたりする。こうした状況が親や家族に疲労感やストレスを与

えてしまうこともあるため，患者と同時に親や家族の精神面への配慮も必要となる。また，自宅での生活に不安を訴えることも多いため，退院後の生活に適応できるように指導することが大切である。

1　身体的情報

①創部の状態（発赤(ほっせき)，腫脹(しゅちょう)，出血など）
②バイタルサイン
③呼吸状態（咳嗽(がいそう)，喀痰，呼吸音，喘鳴(ぜんめい)の有無など）
④ミルク・水分摂取状態（方法，回数，量，など）
⑤吐乳の有無
⑥体重の増減
⑦排泄状況（排尿，排便，性状，回数）
⑧睡眠状況
⑨プロテクター，抑制筒の装着状態

2　心理・社会的情報

①機嫌の状態
②親の表情，言動，行動
③家族の協力体制とコミュニケーション状況
④家族の退院後の生活に対する訴えや受けとめ方・理解度

2. 生じやすい看護上の問題

＃1　術後合併症を引き起こす可能性がある。
＃2　身体行動制限によるストレスがある。
＃3　退院後の生活に対する不安がある。

3. 看護目標と看護計画

1　＃1　術後合併症を引き起こす可能性がある

❶看護目標

異常の早期発見ができ，術後合併症が起きることなく経過できる。

❷看護計画

(1) 観察

①バイタルサイン
②呼吸状態（咳嗽，喀痰，呼吸音，喘鳴，チアノーゼの有無）
③創部の状態（発赤，腫脹，出血など）

④患者の機嫌，表情，態度
⑤ミルク・水分摂取状態（方法，回数，量，など）
⑥吐乳の有無
⑦体重の増減
⑧排泄状況（排尿，排便，性状，回数）
⑨睡眠状況
⑩プロテクター，抑制筒の装着状態

(2) 看護援助

①術後観察を行い異常の早期発見に努める。異常時は担当医へ報告する。
②気道閉塞や誤嚥防止のため分泌物，痰の十分な喀出，吸引を行う。
③酸素や輸液の管理
④腸蠕動の状況を確認しながらミルク・水分補給を行うが，摂取量が少ない場合には1回量を減らし，回数を増やすなど工夫する。
- 直接哺乳は状況によるが創部の抜糸が行われてから開始されることが多い。

⑤経口摂取が困難な場合や術後管理として胃管からの経管栄養を行う場合があるため，その際は管理，観察を行う。
⑥プロテクターや抑制筒がはずれていないか，正しく装着されているか確認し，創部の安静を保つ。
⑦プロテクターがずれたり，はずれたりしないように，寝具やベッド周囲の環境整備を行い，安全に過ごせるようにする。

(3) 教育・指導

①嘔吐時や異変を感じたときはすぐに知らせてもらうようにする。
②プロテクターや抑制筒の必要性を説明し，装着への協力を得る。

2 #2 身体行動制限によるストレスがある

❶看護目標

身体行動制限によるストレスが軽減する。

❷看護計画

(1) 観察

①患者の機嫌，表情，態度
②睡眠状況
③ミルク・水分摂取状態
④体重の増減
⑤バイタルサイン
⑥プロテクター，抑制筒の装着状態
⑦親の訴え，表情，言動

⑧親の治療に対する理解度，受容状態

⑨親の病室内での過ごし方

⑩家族内や医療者とのコミュニケーション状況

(2) 看護援助

①激しく啼泣(ていきゅう)したりする場合は抱っこしたり，おもちゃを利用してあやす。

②患者の状況に応じて，散歩するなど気分転換を図る。

③親や家族との時間をつくり，触れ合う場を設ける。

④大部屋などの場合には，必要に応じて患者と親，家族だけの環境をつくるなどの配慮を行う。

⑤親や家族の状況を見ながら，声をかけ，訴えを傾聴して，不安軽減に努める。

(3) 教育・指導

①相談や質問など些細なことでもいつでも聞く準備ができていることを説明する。

②プロテクターや抑制筒の必要性を説明し，装着への協力を得る。

3 ＃3 退院後の生活に対する不安がある

❶看護目標

退院後の生活に対する不安が軽減する。

❷看護計画

(1) 観察

①親の表情，言動，行動

②家族の協力体制とコミュニケーション状況

③家族の退院後の生活に対する訴えや受けとめ方・理解度

④哺乳(ほにゅう)の際の抱き方，方法が正しく行えているか。

⑤創部の保護テープやリテーナー（鼻孔レティナ）の扱い方を理解しているか。

- 術後に創部の保護目的でテープが貼られ，また，鼻の形を整えるためにリテーナーとよばれる装具を使用する場合がある。

(2) 看護援助

①哺乳の際の抱き方や方法が正しく行えているか確認して，実施できるまで援助する。

②創部の保護テープやリテーナーの扱い方について実際に行いながら説明し，その後正しく実施されているか確認する。

③退院後の生活について，わからないこと，不安に感じていることはないか，声をかけて不安軽減に努める。

(3) 教育・指導

①相談や質問など些細なことでもいつでも聞く準備ができていることを説明する。

②創部の保護テープやリテーナーの扱い方の説明

③医療費に関する情報提供を行う。

1 構造と機能
2 症状と病態生理
3 診察・検査・治療
4 疾患と診療
1 看護の基本
2 症状に対する看護
3 検査と治療に伴う看護
4 疾患をもつ患者の看護
5 事例による看護過程の展開

表4-1 自立支援医療（育成医療・更生医療）

育成医療	18歳未満の児童で，身体に障害のある児童，または残存する疾患を放置すると将来障害を残す児童で，確実な治療効果が期待しうるものに対し，指定自立支援医療機関で受けた医療費を助成する制度で，口唇口蓋裂は音声，言語，咀嚼機能障害に該当するため給付対象となる。
更生医療	18歳以上の人が身体の障害を軽減，除去し，日常生活能力や職業能力の回復向上を計ることを目的とした医療制度で，身体障害者手帳を持っていることが条件となる（口唇口蓋裂は音声・言語・咀嚼機能障害で障害程度等級表では4級相当）。

- 口唇口蓋裂（こうしんこうがいれつ）の患者は医療費控除の対象となるため，今後の入院・治療における経済的な面も考慮して支援制度（表4-1）の情報提供を行う。

C 口蓋形成術を受ける患者の看護（手術前の看護）

1. 必要な情報とアセスメントの視点

口蓋形成術は口と鼻を遮断させるだけでなく，左右に分かれた軟口蓋の筋肉を再建して正常な鼻咽腔閉鎖機能*を獲得することを目的に，生後1歳〜1歳6か月頃に行われることが多い*。この時期は自我が芽生え，周囲の人や環境の変化を認識できるようになるため，入院よる環境の変化はストレスになると考えられる。また親にとっても，行われる手術に対して不安を感じていることが多い。親の不安は患者にも影響を及ぼすことがあるため，患者だけでなく親も安心して手術を迎えられるように援助することが大切である。

1 身体的情報

①身長，体重
②既往歴，アレルギーの有無
③食事状態（哺乳，離乳食）
④排泄状況（排尿，排便，性状）
⑤睡眠状況

2 心理・社会的情報

①愛称
②機嫌，好き嫌い

＊ **鼻咽腔閉鎖機能**：発声時や嚥下時，吹く動作をするときなどには，軟口蓋が上がって咽頭後壁に接し，呼気や飲食物が鼻から漏れないようにする機能が働く。この機能を鼻咽腔閉鎖機能という。
＊ 口蓋形成術が生後1歳〜1歳6か月頃に行われる理由は，2歳頃より発話するため，それ以前に口蓋を閉鎖して鼻咽腔閉鎖機能を獲得しておくことにより，良好な構音発達を期待するためである。鼻咽腔閉鎖機能が良好でない状態を鼻咽腔閉鎖機能不全といい，声が鼻に抜けたり（開鼻声），口から吹く力が弱くなったりする。口唇口蓋裂の場合の構音（発音）の問題には，鼻咽腔閉鎖機能不全に関与するものと，口蓋の形態などによるものがある。

③性格，習慣，癖
④家族構成とコミュニケーション状況
⑤家族の手術に対する訴え，受けとめ方

2. 生じやすい看護上の問題

＃1　親の手術に対する不安がある。
＃2　環境の変化にストレスを生じている。

3. 看護目標と看護計画

1　＃1　親の手術に対する不安がある

❶看護目標

親の手術に対する不安が軽減され，患者と共に安定した状態になる。

❷看護計画

(1) 観察

①親の手術や治療の必要性に対する理解度，受容状態
②親の訴え，表情，言動
③患者の機嫌，表情，態度
④親の病室内での過ごし方や医療者とのコミュニケーションの状況

(2) 看護援助

①親からの訴えを傾聴する。
②医師による説明に看護師も同席し，手術内容についての理解度を確認し，必要であれば医師から再度説明してもらうなどの調整をする。
③訪室を頻回にし，声をかけて患者や親の緊張をほぐすようにし，訴えやすい環境をつくる。
④親が自分から意思表出できない雰囲気であれば，看護師から声をかける。

(3) 教育・指導

①相談や質問など些細なことでもいつでも聞く準備ができていることを説明する。
②手術や術後の状態に対して，具体的にイメージができ，不安なく手術に臨めるように，親の反応を確認しながら術前オリエンテーションを行う。
③手術後に創部の安静のために使用される抑制筒について十分に説明し，理解を得る。

2　＃2　環境の変化にストレスを生じている

❶看護目標

心身共に安定した状態で手術を受けることができる。

❷看護計画

(1) 観察

①患者の機嫌，表情，態度

②食事状態（哺乳，離乳食）

③排泄状況（排尿，排便，性状，回数）

④睡眠状況

⑤バイタルサイン

(2) 看護援助

①訪室を頻回にし，声をかけて患者や親の緊張をほぐすようにする。

②ほかの患者との交流の場を設けるなどして，環境に慣れてもらう。

③安全で落ち着いて過ごせるような環境づくりを行う（ベッドサイドの整備）。

④親や家族との時間をつくり，触れ合う場を設ける。

⑤大部屋などの場合，必要に応じて患者と親，家族だけの環境をつくるなどの配慮を行う。

(3) 教育・指導

①親の緊張や不安は患者にも影響を及ぼすことがあることを伝える。

D 口蓋形成術を受ける患者の看護（手術後の看護）

1. 必要な情報とアセスメントの視点

全身麻酔下で手術を受けた患者は，具体的に苦痛や不快感を訴えることはできないため，看護師は親の協力を得ながら異常の早期発見に努める必要がある。患者は術後の創部安静のために抑制筒を装着するため，行動制限によるストレスからぐずったり泣いたりする。こうした状況が親や家族に疲労感やストレスを与えてしまうこともあるため，患者と同時に親や家族の精神面への配慮も必要となる。また，自宅での生活や今後の治療に不安を訴えることも多いため，退院後の生活に適応できるように指導していくことが大切である。

1 身体的情報

①創部の状態（発赤（ほっせき），腫脹（しゅちょう），出血など）

②バイタルサイン

③呼吸状態（咳嗽（がいそう），喀痰，呼吸音，喘鳴（ぜんめい），チアノーゼの有無など）

④食事，ミルク，水分摂取状態（方法，回数，量など）

⑤悪心（おしん）・嘔吐（おうと）の有無

⑥体重の増減

⑦排泄状況（排尿，排便，性状，回数）

⑧睡眠状況

⑨抑制筒の装着状態

2　心理・社会的情報

①機嫌の状態

②親の表情，言動

③家族の協力体制とコミュニケーション状況

④家族の退院後の生活に対する訴えや受けとめ方・理解度

2. 生じやすい看護上の問題

＃1　術後合併症を引き起こす可能性がある。

＃2　身体行動制限によるストレスがある。

＃3　退院後の生活に不安がある。

3. 看護目標と看護計画

1　＃1　術後合併症を引き起こす可能性がある

❶看護目標

異常の早期発見ができ，術後合併症が起きることなく経過できる。

❷看護計画

(1) 観察

①バイタルサイン

②呼吸状態（咳嗽，喀痰，呼吸音，喘鳴，チアノーゼの有無）

③創部の状態（発赤，腫脹，出血など）

④患者の機嫌，表情，態度

⑤食事，ミルク・水分摂取状態（方法，回数，量，など）

⑥悪心・嘔吐の有無

⑦体重の増減

⑧排泄状況（排尿，排便，性状，回数）

⑨睡眠状況

(2) 看護援助

①術後観察を行い，異常の早期発見に努める。異常時は担当医へ報告する。

②気道閉塞や誤嚥防止のため分泌物，痰の十分な喀出，吸引を行う。

③酸素や輸液の管理

④腸蠕動の状況を確認しながら，食事，ミルク・水分補給を行うが，摂取量が少ない場合には1回量を減らし，回数を増やすなど工夫する。

- 創部の保護のため，スポイトやシリコンスプーン・ストローなどを使用する。また，術直後は口蓋（こうがい）創の保護のためプレートが装着される場合がある。はずれないように縫合されていることが多いが，装着状態を確認しながら食事や水分を与えるようにする。

⑤経口摂取が困難な場合や術後管理として胃管からの経管栄養を行う場合があるため，その際は管理，観察を行う。

(3) 教育・指導

①嘔吐時や異変を感じたときはすぐに知らせてもらうようにする。
②抑制筒の必要性を説明し，装着への協力を得る。

2 ＃2 身体行動制限によるストレスがある

❶看護目標

身体行動制限によるストレスが軽減する。

❷看護計画

(1) 観察

①患者の機嫌，表情，態度
②睡眠状況
③食事，ミルク・水分摂取状態（方法，回数，量，など）
④体重の増減
⑤バイタルサイン
⑥抑制筒の装着状態
⑦親の訴え，表情，言動
⑧親の治療に対する理解度，受容状態
⑨親の病室内での過ごし方
⑩家族内や医療者とのコミュニケーション状況

(2) 看護援助

①激しく啼泣（ていきゅう）したりする場合は抱っこしたり，おもちゃを利用してあやす。
②患者の状況に応じて散歩するなど，気分転換を図る。
③親や家族との時間をつくり，触れ合う場を設ける。
④大部屋などの場合，必要に応じて患者と親，家族だけの環境をつくるなどの配慮を行う。
⑤親や家族の状況を見ながら，声をかけ，訴えを傾聴して不安軽減に努める。
⑥抑制筒がはずれていないか，正しく装着されているか確認する。
⑦抑制筒がずれたり，はずれたりしないように，寝具やベッド周囲の環境整備を行い，安全に過ごせるようにする。

- 術後は抑制筒を使用することで身体のバランスが不安定になりやすいため，転倒などにも注意が必要である。

(3) 教育・指導

①相談や質問など些細なことでもいつでも聞く準備ができていることを説明する。

②抑制筒の必要性を説明し，装着への協力を得る。

3 #3 退院後の生活に不安がある

❶看護目標

退院後の生活に対する不安が軽減する。

❷看護計画

(1) 観察

①親の表情，言動，行動

②家族の協力体制とコミュニケーション状況

③家族の退院後の生活に対する訴えや受けとめ方，理解度

④口腔(こうくう)内の保清ができているか。

(2) 看護援助

①創部の保護が必要であることを伝え，適した食事内容を説明する。

- キャラメル，せんべい，そのほか硬いものや，イチゴ，ゴマ，キウイなど粒が傷にはさまりそうなものは避けてもらう。

②食後の含嗽(がんそう)もしくは食事の最後に白湯を飲ませるなどして，口腔内に食物が残らないよう注意を促す。歯ブラシの開始時期や磨き方，使用する歯ブラシの種類などについて，担当医に確認し説明する。

③退院後の生活についてわからないこと，不安に感じていることはないか，声をかけて不安軽減に努める。

(3) 教育・指導

①相談や質問など些細なことでもいつでも聞く準備ができていることを説明する。

②食事指導を行う。

③口腔内の保清の必要性を説明する。

④言語治療についての説明を行う。

- 口蓋裂(こうがいれつ)の手術後，言語聴覚士(ST)による鼻咽腔閉鎖機能や発音などの評価が行われ，必要に応じて家庭で行える訓練を提案したり直接患者に訓練が行われる。

⑤医療費に関する情報提供を行う。

- 口唇(こうしん)・口蓋裂の患者は医療費控除の対象となるため，今後の入院・治療における経済的な面も考慮して支援制度の情報提供を行う。

演習課題

1 顎変形症患者の手術前・手術後の看護，退院指導について整理してみよう。

2 口腔腫瘍患者の治療に伴う看護のポイントを，放射線療法，化学療法，手術療法に分けてまとめてみよう。

3 口唇・口蓋裂患者の看護のポイントについてまとめるとともに，小児が対象である場合の看護師の対応上の留意点について話し合ってみよう。

第5章

事例による看護過程の展開

この章では

- 事例をもとに歯・口腔疾患患者の看護を学ぶ。

I 顎変形症患者の看護

A 患者の情報

1. 患者プロフィール

患者：Gさん，20歳，男性
診断名：下顎前突症
入院期間：平成27年2月10日～2月24日（2週間）
主訴：かみ合わせが悪く食べにくい，しゃべりにくい
既往歴：特記事項なし
身長・体重：172cm，67kg
職業：大学生，陸上部所属
家族構成：父（47歳），母（45歳）との3人暮らし
食事：常食，食事摂取量は普通
嗜好：飲酒は付き合い程度，喫煙歴なし
睡眠：不眠の既往なし，7時間程度
清潔：入浴7回/1週，洗髪7/1週
排泄：排便1回/日，排尿6～7/日

2. 入院までの経過

・中学生の頃よりかみ合わせの悪さを感じていた。また，しゃべりにくい感じもあり，発音の不明瞭さを感じていた。症状は改善せず，徐々に悪化している様子もあり，近医の歯科クリニックに相談した。クリニックにて顎変形症の診断を受け，大学病院を紹介された。
・大学病院にて術前矯正（きょうせい）が開始となる。矯正科と口腔（こうくう）外科の併診となり，術前矯正のため両側下顎智歯（左右8番）抜歯を口腔外科にて行った。
・その後，矯正治療を開始する。2月10日顎矯正治療目的にて口腔外科病棟に入院となる。

▶ 入院から手術までの経過

2月10日　入院

【検査】

- 手術は全身麻酔下にて行われるため，術前検査として胸部レントゲン・呼吸機能の検査心電図・血液検査（腎機能・肝機能・貧血の有無など）を行った。
- 術中ナビゲーションシステム導入のため頭部CT撮影を行った。

【各職種からの説明】

〈歯科衛生士〉

- 手術は口内からの施術となるため，創部の感染予防と鼻腔挿管時の誤嚥性肺炎予防のため歯科衛生士によるスケーリング（口内清潔ケア）が行われた。

〈歯科医師〉

- Gさんと両親に今回の術式の説明と手術に伴う合併症の説明を行った。
- 医師「Gさんの手術は，両側下顎矢状分割術およびルフォーⅠ型骨切り術による咬合（こうごう）改善が目的です。術後は創部の感染予防と安静保持，栄養確保のために鼻から

胃管が挿入されます。また，創部にたまった血液などを排出するために傷口にチューブが留置され，術後3～4日間ほどJ-VAC（ドレーン）という袋を取り付けます。術後は，顎骨の後戻り予防のため7日間顎間固定されます。顎間固定中はミキサー食を胃管から注入して食事摂取することになります」。

- 上記の説明を受けて両親が承諾書にサインした。

〈歯科麻酔科〉

- 手術は全身麻酔下で行われるため麻酔科医からも全身麻酔に関する説明を実施。

〈薬剤師〉

- 術後に使用する鎮痛薬に関して作用と副作用の説明を実施。

〈看護師〉

- 手術前から術後に関するオリエンテーションを実施。
- 手術の開始時刻と手術前の物品準備の説明。
- 術後の患者の状態（点滴や胃管・尿管などの挿入物・創部にJ-VACを挿入する）を絵を描いて，術後の全身がイメージできるように説明を実施。

〈そのほか〉

- 歯科医師から手術に関する説明が終わり，看護師が訪室した際に下記のやり取りがあった。

  Gさん「手術後の食事は胃管が挿入されると聞いてどんな感じなのかな？　胃管で食事ってどういうこと？　顎間固定って口を閉じたら息とかできるの？　不安だな……。骨を切るって相当痛いんでしょ？」などの言動もあり，やや表情が硬かった。

  母親「こんな大変な手術になるとは……大丈夫でしょうか」と涙ぐんでいる。

  父親「……」不安言動はないものの，硬い表情であった。

  看護師「術後のイメージがわからないと不安ですよね？」とまず患者の気持ちを受け止めた。

【オリエンテーションの内容】

- 術後はロキソプロフェンとカロナール®の2剤で創痛コントロールを図るので，創痛コントロールはかなり良好に図れることを説明実施。
- 実際に挿入する胃管を見せて，触れてもらった。このチューブが咽頭を通過して胃まで挿入されることを説明した。また，それに伴う咽頭痛や胃部不快が出現する可能性があることを説明実施。
- 術後の顔面のイメージ（胃管やJ-VAC挿入部）を図に描いて説明実施。
- 顎間固定するが口唇を閉じるわけではないので必ず呼吸はできることを説明実施。
- 術後は手術の影響で口唇・顔全体の腫脹や，涎などの分泌物で不快感や息苦しい感じがするが，吸引の介助や体位の工夫で改善できることを説明実施。

Gさん「手術後はこういう状態になるんですね。わかりました。がんばります」

母親「すいません，よろしくお願いします」

父親「痛かったら，ちゃんと看護師さんに言うんだぞ！」

看護師「はい，胃痛や創痛など苦しいことは何でも教えてください。一緒にがんばりましょう」

Gさん「はい，わかりました。手術後のイメージが少しわかったからがんばれそうです」

Gさん，母親，父親から前向きな言動が聞かれ，表情も穏やかであった。

2月11日　手術日

【手術当日の経過】

- 手術室に歩いて入室すると手術部の看護師が名前の確認を行い，手術部屋へと誘導していった。
- 手術はナビゲーションシステムを用いて施術された。
- 午前9時より全身麻酔科にてGさんの両側矢状分割術およびルフォーⅠ型骨切り術が施術された。
- 手術時間5時間30分。術中出血量320mL，自己血にて返血される。輸液総量850mL。尿量500mL認めた。
- 挿入物は，右上肢に留置針20G挿入，右鼻腔より胃管50cm挿入，尿管14fr挿入，口内創部より2ルート1パックのJ-VACドレーンが挿入された。
- 両下肢メドマー装着，酸素6Lマスク装着し，ストレッチャーにて観察部屋へ帰室となった。
- 帰室時には看護師の声かけに反応を示す全覚醒での帰室だった。
- 2時間の安静と要観察時間が終了し，歩行許可が出たが，ぐったりしておりベッド上での安静を継続した。
- 悪心（おしん）の訴えがあり，嘔吐（おうと）は認めないが予防的にプリンペラン®1Aが静脈ラインより投与された。また，口内に鮮血を認めるため，点滴のメイン内に止血剤（カルバゾクロム2Aとトラメキサム酸2A）が混注された。全身的な倦怠感は認めるが，悪心は消失し，創部からの新出血は認めなかった。

2月12日　術後1日目

- 全身状態が安定しているため観察部屋から自室へと戻った。
- 食事：朝食より食事が開始された。自己で胃管から50ccの注射器を使用してミキサー食（常食をミキサーでジュース状にしたもの）を注入した。
- 清潔ケア：温タオルにて全身清拭が行われた。
- 処置：歯科医師にて創部の処置が行われた。創部からの新出血はなく顎間（がくかん）固定を施行した。

2月13日　術後2日目，顎間固定1日目

- バイタルサインに問題はないが，両頬部と口唇の腫脹を認めた。顎間固定しコミュニケーションは筆談とジェスチャーとなった。夜間に胃管が気持ち悪い，鼻が詰まって呼吸ができないと，ややパニック状態でナースコールを認めた。看護師は鼻腔から喀痰（かくたん）の吸引を実施し対応した。また焦らずにゆっくりと口から呼吸を促して過呼吸とならないように指導した。腫脹は3日目がピークであり今が一番つらい時期であることを説明し，患者の辛さを共感的態度で受容した。SpO_2 が98％であり，きちんと呼吸できていることを伝え，しばらく患者のもとに付き添うと患者の呼吸状態も安定し落ち着きを取り戻した。
- 食事：ミキサー食が半量しか注入できず，お腹がパンパンになってしまうとの訴えがあったため高カロリーのエンシュア®Hiを毎食1本つけ栄養管理を行った。また倦怠感も強いことから看護師が食事介助し，エンシュア1本とミキサー食半量を注入した。

2月14日　術後3日目，顎間固定2日目

- バイタルサイン問題なし。創部痛の訴えがありロキソプロフェン（60mg）1錠で対応した。両頬部腫脹も著明となり，顔面全体の違和感も強く，3時間後に再度ナースコールがあり創痛を訴えた。2番目のカロナール®（500mg）1錠を内服し様子観察した。カロナール®錠内服後1時間目に鎮痛効果を確認すると「だいぶ治まった」と筆談でコミュニケーションができた。その後，寝息が聞かれ入眠できたことを確認した。
- 処置：J-VACドレーンからの排液が10cc以下となったため，ドレーンは抜去された。洗髪とシャワー浴の許可が出た。

2月18日　術後7日目，顎間固定6日目

顎間開放されゴム牽引（けんいん）に移行した。胃管も抜去され経口摂取の指示が出された。ソフト食へ食事形態をアップした。

2月21日　術後10日目

食事が全粥きざみ食へアップされた。

2月24日　術後13日目

軽快退院となった。

B 手術前の看護過程の展開

1. 必要な情報とアセスメントの視点

①機能障害，審美的(しんびてき)障害を改善するために手術の受け入れ，理解の程度を把握する。

②術後の身体的・精神的苦痛に対してイメージできているかを確認する。

③本人の性格傾向と，これまでの危機的状況のコーピング法を確認する。

2. 看護問題

＃1 術後の身体的なイメージができない。

【情報】

- 歯科医師からの手術に関する説明が終わり，看護師が患者と両親のもとへ訪室すると，患者から，手術後の食事は胃管が挿入されると聞いてどんなものなのか不安であること，口を閉じて固定して息ができるのかなど，手術に対して不安言動が聞かれた。また，「骨を切るなんて相当痛いんでしょ？」などの言動もあり，やや表情が硬かった。
- 母親からも「こんな大変な手術になるとは……」と涙ぐむ様子が見られた。
- 父親も不安言動はないものの，硬い表情であった。

上記の言動や表情から，患者が手術に対して不安を抱いていることがわかる。また，そんな患者を見て両親共に動揺していることがうかがえる。初めての入院で手術に対する不安は当たり前である。手術前後の身体的な状態がわからないという知識不足からくる不安や緊張をアセスメントし，術前後の知識を患者と共有しようと考えた。それにより不安の表出ができ，不安の軽減ができるように＃1の目標を掲げた。

3. 看護目標と看護計画

1 ＃1 術後の身体的なイメージができない

❶看護目標

手術の目的と方法を理解し不安なく手術に臨むことができる。

❷看護計画

(1) 観察

①患者の不安や緊張を表す言動の有無とその程度を観察する。表情や行動から言葉に表出しきれない感情を観察する。

②病態や治療方針についての理解度や受容の程度を把握する。

③患者と両親共に術後のイメージができているか把握する。

④夜はきちんと休息できているか観察する。

⑤日中の過ごし方や食事摂取状況を観察する。

(2) 看護援助

①不安な表情や言動があれば共感的受容態度で傾聴する。

②部屋で話しにくいことであれば静かな相談室などもあることを説明し環境調整する。

③手術に対して不安や疑問があれば，必要に応じて医師から再度説明してもらうように調整する。

④術後のイメージは，医師から説明を受けた後に理解度を確認して，イメージができていないようであれば図に書いて説明しイメージできるように工夫する。

⑤自分から不安や緊張を表出できない雰囲気であれば，看護師から話しかけるなどコミュニケーションを図る。また，些細なことでも相談や質問はいつでも聞く準備ができていることを説明実施。

⑥術日に必要な物品とタイムスケジュールについてオリエンテーション実施。

⑦術後は顎間(がくかん)固定のため筆談とジェスチャーでコミュニケーションを図るため，ノートやボールペンを準備しておくように説明実施。

(3) 教育・指導

①術後は口内からJ-VACドレーンのチューブが出ているため流涎によって寝衣が汚染されること，また涎(よだれ)は自己で吸引できるように吸引指導を実施。

②術後は鼻腔から胃管が挿入され，そこからミキサー状にした食事を摂取することを説明し，胃管食事指導実施（実際の写真を見せる）。

4. 看護援助の評価

▶ #1　術後の身体的なイメージができない

歯科医師からの説明に対して納得はしたものの，普段の生活では予想されない出来事に対して不安の表出がされていた。それに対して看護師は知識の共有を図り，予測できる症状や出来事に対して対処法などを具体的にイメージできるように説明した。それにより患者と家族の不安や恐怖心がやや改善したと思われる前向きな言動を認めた。また患者，両親とコミュニケーションを図ることで緊張をほぐし，思いや感情を表出しやすい環境をつくることができた。手術当日は問題なくスムーズに出床できたので，＃１計画は手術日に解決とした。

C 手術後の看護過程の展開

1. 必要な情報とアセスメントの視点

①術後は創部の感染徴候を早期に発見して対処していく必要がある。
②術後の縫合不全による新出血を早期に対処していく必要がある。
③創痛の出現や，挿入物による身体的・精神的苦痛の出現が考えられる。
④術後の顔面は腫脹（しゅちょう）していくのに顎間（がくかん）固定されることで，呼吸困難感による恐怖や不安が出現すると考えられる。
⑤コミュニケーションに制限が出るため，苦痛や恐怖を表出しきれず急激なストレスの増強が考えられる。
⑥ストレス要因が生体に与える有害な影響を最小限にくい止め，身体の抵抗力を低下させないように看護介入していく必要がある。
⑦食事形態の変化による食事摂取量低下に伴う栄養低下は創治癒低下につながるため，適切な対処が必要となる。
⑧顎間固定中は口腔（こうくう）内の清掃が不十分となるため，適切な対処が必要となる。

2. 看護問題

1　＃1　創部痛および胃管・J-VAC挿入に伴う疼痛や不快がある

痛みに対して不安があると考えられる。術後の創痛は鎮痛薬の効果的な使用でコントロールできることを伝え，不安の軽減を図る必要がある。また，創痛コントロールすることで夜間の休息を十分にとることが創治癒につながることも説明する必要がある。胃管挿入に対しての不安感もあるようだ。あらかじめ，胃管を挿入することにより出現する症状を説明し，なぜ胃管が必要なのかを理解してもらい納得を得ておく必要があると考え＃1の問題を抽出した。

2　＃2　創部の感染・出血の可能性がある

術後は顎間固定により清掃が難しくなる。血液や唾液（だえき）などの分泌液が効果的に自己喀出できないうえに，適度な温度が保持されるため，菌の温床となりやすく易感染状態となる。創部からの感染に注意し，術後は感染予防に努める必要がある。また，術後の新出血に注意する必要があると考え＃2の問題を抽出した。

3　＃3　呼吸が障害される可能性がある

既往歴に喘息や喫煙歴はないが，経鼻挿管の刺激により咽頭（いんとう）粘膜の腫脹（しゅちょう）が出現する可能性がある。また，術後は手術の影響により顔面・口唇の腫脹を伴う。そのような環境のなかで胃管やJ-VACの挿入，顎間固定を行うため，呼吸困難感が出現することが考えられる。口が閉じられているため痰や鼻汁などの分泌物の喀出も難しく，窒息するのではないかという恐怖心も出現する可能性がある。また，胃管などの咽頭刺激により嘔吐を誘発し，吐物による気道閉塞で呼吸障害の可能性も考えられる。よって呼吸苦の有無，腫脹の状態を十分に観察し，呼吸状態の安定を図る必要があると考え＃３の問題を抽出した。

4　＃４　栄養低下の可能性がある

手術翌日よりミキサー食の摂取が始まるが，胃管刺激に伴い嘔気や不快感が出現する可能性がある。また，食事形態の変化，ミキサー食の見た目などから食欲不振となることも考えられる。また，術後の倦怠感で活動量も低下し食事に対する意欲の低下や，チューブ類の挿入による行動制限が出現するため水分や食事の摂取量の低下も予想される。生体活動に必要なエネルギーが摂取できないことで，抵抗力の低下，創治癒遅延，体重減少につながるため，１日に必要なカロリーが摂取できるようにかかわっていく必要があると考え＃４の問題を抽出した。

3. 看護目標と看護計画

1　＃１　創部痛および胃管・J-VAC挿入に伴う疼痛や不快がある

❶看護目標

創部痛および胃管，J-VAC挿入に伴う痛みや不快を緩和させ安楽に過ごせる。

❷看護計画

(1) 観察項目

①痛みの部位や程度，持続時間，表情，動作，バイタルサイン，夜間の睡眠状況をペインスケールなどで観察し評価する。
②鎮痛薬の使用頻度や薬効の持続時間など，鎮痛薬の効果が得られているか評価する。
③食事の摂取状況の確認
④顔面・口唇の腫脹状況
⑤創部の状態と胃管や挿入物の状態確認
⑥顎関節に異常な痛みがないか，口臭が増悪していないか評価する。
⑦吐き気，腹部症状，顔色，鼻閉感の有無を把握する。

(2) 看護の実施

①鎮痛薬の効果が得られないときは，鎮痛薬を変更することを説明する。また医師に報告し検討実施。
②胃管が咽頭を刺激して咽頭痛が生じたら，胃管の固定位置を調整する。それでも咽頭痛が軽減しなければ，一時的に抜去し細い胃管に変更して再挿入を図る。

③口角の乾燥や炎症に対して，プロペト®軟膏やアクロマイシン®軟膏の処方を医師と検討し，使用の実施。

④創痛や倦怠感のあるとき，熱発時は必要に応じて看護師が食事注入や清潔ケアに介入する。

⑤必要に応じて気分転換の方法を説明実施。

⑥顔面腫脹に伴い，ブラケットや口内の装置が口腔粘膜を刺激するようならば，ユーティリティワックスで保護する。

⑦口臭の増悪や異常な痛みを訴えた場合，速やかに医師に報告し，含嗽薬の処方やX線検査などを実施。

⑧胃管や挿入物が正しい位置に挿入されているか，鼻腔の皮膚トラブルはないか確認の実施。

⑨胃管挿入に伴う胃粘膜刺激があれば医師に報告し胃薬を検討実施。

⑩現在の状態や症状など身体的なメカニズムについても説明し，必要に応じて医師から説明を行うよう調整する。

(3) 指導

①創痛は極限までがまんせず，早めに報告するように指導実施。

2 #2 創部の感染・出血の可能性がある

❶看護目標

創部の感染と縫合不全による出血を早期に発見することができる。

❷看護計画

(1) 観察項目

①熱型，血液データ（WBC/CRP の値），バイタルサイン

②創部の状態・異常な疼痛の出現の有無

③ J-VAC のリークの有無・性状と量

④口臭の増悪

⑤食事量の低下や水分摂取の有無

(2) 看護の実施

①口臭の増悪や疼痛が増強していれば歯科医に報告し，抗菌薬の変更や血液検査を早期に実施。

②熱発していれば水分摂取を促し，頭部のクーリングを行う。ただし，頬部などの腫脹部位には当てないよう指導する（腫脹部の血管が収縮し，局所の血流障害を生じ，しこりが残りやすくなる。また貯留血が残存している場合に冷めた状態から常温に戻る際感染のリスクが高まるため）。

③ J-VAC の屈曲やリークがないか各勤務帯で確認実施。

④術後 1 週間は鼻を強くかむと縫合部に圧力が加わり出血の原因となることを説明実

施。

⑤唾液の性状に変化がないか，自己吸引できているか吸引ボトルを確認実施。

⑥処置を担当した歯科医師により生理食塩水による洗浄が毎日施行されるが，必要に応じて看護師は含嗽(がんそう)の励行を促す。

（3）指導

①顎間(がくかん)開放後は歯科衛生士によるスケーリングを施行し，ブラッシング法を指導実施。

3 ＃3 呼吸が障害される可能性がある

❶看護目標

呼吸状態が安定して経過できる。

❷看護計画

（1）観察項目

①呼吸状態（回数，浅深，SpO_2 の値，肺音の聴取），末梢チアノーゼの有無

②顔面の腫脹の有無

③鼻閉感(びへいかん)・呼吸苦の有無（RBC/Hb の値）

④悪心・嘔吐(おうと)の有無

⑤夜間の睡眠状況や休息の有無

⑥不安の訴えや表情や動作の把握

（2）看護の実施

①悪心を誘発するため胃管からの炭酸飲料やコーヒーなどの摂取は避けてもらう。

②鼻閉感や SpO_2 の値を確認し，吸引の介助や安楽な体位を取らせる。

③安楽な体位の工夫をする。必要に応じてクッションの使用やベッドアップを行う。

④悪心や嘔吐時はすぐ知らせるように説明する。嘔吐時は顎間固定しているワイヤーを切断し開放する。また，側臥位を取らせ誤嚥，気道閉塞(へいそく)を防ぐ。

⑤腫脹が強く鼻閉感を伴うときは医師へ報告し相談する（ステロイド薬の使用）。

⑥現在の状態や症状など身体的なメカニズムについても説明し，必要に応じて医師から説明を行うよう調整する。

⑦つらい状況であることを共感し不安の軽減に努める。

⑧吸引方法を指導し痰(たん)などの分泌物(ぶんぴつぶつ)は自己でも吸引できるようにする。

⑨ SpO_2 の値を見せて十分に呼吸できていることを伝える。

（3）指導

①顎間固定していても呼吸はできることを説明し，効果的な呼吸法を指導する。

4 ＃4 栄養低下の可能性がある

❶看護目標

栄養状態の変調をきたさない。

❷看護計画

(1) 観察項目

①食事摂取量と水分摂取量の把握

②体重の変化の把握（入院時との比較）また NST 評価

③血液データの確認（TP/Alb の値）

④胃部不快感の有無，悪心（おしん）・嘔吐（おうと）の有無，腹鳴の聴取

⑤熱発の有無，倦怠感の有無

⑥排泄行動の把握（尿・便回数）

⑦食事に対する思いの把握，食欲の有無

⑧創痛コントロールの状態の把握

(2) 看護の実施

①ミキサー食に抵抗があれば高カロリーのジュースへと食形態を変更するよう医師と相談する。

②必要であれば輸液の検討を医師と相談する。

③倦怠感やストレスが強いときは看護師が注入の介助を行う。

④下痢に傾倒していれば整腸薬の検討や注入速度を検討する。

⑤疼痛（とうつう）に伴い活動制限をきたしているときは，鎮痛薬を食前に使用し疼痛コントロールを図ってから食事を開始する。

⑥活動が停滞しているようであれば日中は離床を促す。

⑦病院食に抵抗があればスポーツドリンクや野菜ジュースを購入してもらい補食を促す。

⑧経口摂取の許可がでたら，家族の協力を得て，患者の嗜好にあった補食を検討する（形態の問題があるため必ず医師の確認を経てから摂取してもらう）。

⑨ 1 日に必要な摂取カロリーを説明し，創治癒や感染に対する抵抗力に関係することを説明し理解を得る。

(3) 指導

①術後の病院食が摂取できなければ，補食用の野菜ジュースや豆腐などを準備するよう指導する。

4. 看護援助の評価

1　# 1　創部痛および胃管・J-VAC 挿入に伴う疼痛や不快がある

手術後より，悪心や創痛の訴えが聞かれた。そのつど薬剤による対処を試みた結果，薬効は効果的に得られた。日中と夜間の ADL と QOL の低下は最低限にとどめることができた。患者からも痛みが軽くなったとの言動も得られた。その後，徐々に挿入物が抜去され，顎間（がくかん）開放される頃には鎮痛薬の使用も 1 回 / 日程度となり，退院間近には鎮痛薬の回

数は0回/日となった。よって#1計画は退院日に解決とした。

2 #2 創部の感染・出血の可能性がある

術後の微熱は認めたが，急激な熱発もなく経過した。また，J-VACのリークもなく，排液の性状や量も問題なく排液減少とともに抜去できた。創部の新出血，哆開(しかい)*，発赤の徴候もなく，口臭の増悪も認めなかった。術後の血液検査も異常なデータは認めなかったため退院時に#2計画は解決とした。

3 #3 呼吸が障害される可能性がある

顔面腫脹(しゅちょう)がピークに達する3日目まで顎間固定に適応できないことや，挿入物の不快感もあり，鼻閉感と呼吸苦の訴えが頻回に聞かれていたが，そのつど吸引の介助や呼吸法を指導することで呼吸状態の悪化はきたさなかった。また，患者自身も自己吸引ができるようになり，呼吸苦の訴えは減少した。呼吸苦時はモニターでSpO_2の監視を行ったがSpO_2が98%以下になることはなかった。J-VACが抜去されて胃管だけになると，患者自身も現状に適応し呼吸苦や不快感の訴えはなかった。よって#3計画は術後7日目に解決とした。

4 #4 栄養低下の可能性がある

挿入物に伴う行動制限や術後の倦怠感などもあり，ミキサー食を自己で全量摂取することは困難であった。また，食形態に対する嫌悪感もあり，食事は思うように摂取できなかった。エンシュアなどの形態の変更や，家族の差し入れる野菜ジュースなどで捕食を図ったところ，スムーズに摂取することができた。また，看護師が注入介助することで1日の摂取カロリーは保持され，栄養状態の低下と大幅な体重減少は認めなかった。よって#4計画は術後7日目に解決とした。

D 退院指導

1. 必要な情報とアセスメントの視点

退院後の目標は，患者が口腔(こうくう)内の自己管理ができ，自己の日常生活に適応できることが最大の目標である。先に述べたように，顎変形症の治療は長期にわたるため患者自身の自己管理も治療の一部となる。退院時の適切な指導が最終的な機能改善にもつながるため，重要なポイントである。

* **哆開**：術後，縫合した創部が開いてしまった状態。

▶ 退院時のアセスメントの視点

①顎間固定の管理（退院時はゴム牽引）の必要性が理解されているか

②退院後も歯科矯正治療（術後矯正）にて最終咬合調整が行われることを理解されているか

③退院後の口腔清掃は理解されているか

④上下顎の保護の必要性を理解されているか

2. 退院指導

1 食事に関して

- 退院時は全粥きざみ食で退院となる。顎骨の安静が必要なため軟らかい食事，負担の少ない食事を次回来院まで継続してもらう。
- また，栄養士の食事指導を入れ母親にきざみ食やソフト食の作り方を指導実施

2 運動に関して

- 顎骨離断部位の癒合はまだ不完全なので顎骨保護は必要であることを説明し，次回来院（1 週間後）までは安静を指示した。
- また，激しい運動は歯をくいしばるなどの動作を無意識に行ってしまい，創部に負担をかけるため禁止した。

3 口腔清掃について

- 歯科衛生士や看護師から直接清掃方法に関して説明を受ける（含嗽やブラッシング法）。
- また，ゴム牽引は人により牽引位置が異なるため，患者の牽引位置を示した口腔写真を渡し，掛け間違いのないように指導した。

Ⅱ 口腔腫瘍患者の看護

次の症例は，下顎歯肉がんで再建・頸部郭清術を施行し，放射線治療と化学療法を併用した患者である。外科的手術は終了したが，再発した腫瘍自体の疼痛（がん性疼痛）と治療に起因した疼痛（非がん性疼痛）を抱えていた。看護師は，治療によって引き起こされる副作用へ早期に対処し，身体的・精神的な苦痛の緩和に努め，その患者に合った個別的な対応を図る必要がある。がんを患った患者は，がんと診断された日から様々な身体的な痛み，精神的な痛みと闘っている。がん患者の疼痛は時と共に強さも性質も変化していくため，患者の言動や表情を見逃さないように個々に合った援助方法で看護介入していくことが求められている。

A 患者の情報

1. 患者プロフィール

患者：Hさん，71歳，女性

診断名：左側下顎歯肉がんにて左側下顎区域切除術・左側頸部郭清術・口腔再建術術後

入院期間：平成24年10月3日～12月2日（1回目）

既往歴：高血圧

職業：無職

家族構成：夫・娘・息子の4人家族，現在は夫と2人暮らし

キーパーソン：娘と息子（夫は高齢である）

パーソナリティ：明朗・活発・がんばり屋

食事：お粥や軟らかい食事を摂取していた。食欲は普通だが最近は食欲が低下している

嗜好：40歳まで喫煙していた（20本/日）

睡眠：普通

清潔：入浴（4回/週），洗髪（4回/週）

排泄：排便　1回/1日か2日おき，緩下剤（アローゼン®）1包/日，排尿　7回/日

2. 入院までの経過

平成24年4月　外来

口腔外科初診。1年前より左側下顎歯肉に潰瘍を自覚した。近医クリニックに受診し義歯調整を行っていたが改善せず，当院を紹介される。左側下顎歯肉に表面粗造な易出血性の腫瘤を認めた。がんの可能性が高く生検術を施行した。結果，扁平上皮がんと診断され左側下顎リンパ節に転移を疑うリンパ節を触知した。TS-1（100mg）の術前治療が開始された。

【術前検査】

細菌培養，心電図，呼吸機能，CT，PET-CT，内視鏡検査，血液検査を実施。

▶ 入院後の経過

平成24年10月～12月　入院（初回入院）

全身麻酔下で左側下顎歯肉腫瘍区域切除・大胸筋皮弁による再建術・左側頸部郭清術が施行された。術後は，患者の摂取・嚥下（えんげ）障害と構音障害の機能回復を目的に口腔リハビリテーション科が介入し摂取・嚥下・構音障害に対するリハビリが開始となる。

平成25年1月　外来

造影CT検査の結果，手術部・口底部に再発を認める。左側頸部リンパ節の腫大を認め転移を認めた。左側下顎骨移植部後方に骨露出を認め，疼痛が生じているためロキソプロフェン（60mg，3回/日）が開始となる。今後の治療について医師より説明されるが，患者は手術に拒否的で放射線治療のみでという希望があり，放射線治療（3月5日より70Gy目標）が開始される。

平成25年4月～5月　入院（2回目）

抗がん薬内服による悪心・眩暈の出現による食欲低下と照射部位（44Gy終了）の粘膜炎を認め入院となる。左側下顎骨露出部の疼痛が悪化しロキソニン®（60mg，3回

/日）に加え，麻薬による疼痛（とうつう）管理〔オプソ®（5mg）内服液〕が開始されたが，副作用（悪心・倦怠感）が出現する。疼痛により開口障害も出現し，麻薬をデュロテップ®パッチ（4.2mg）に変更し，半量から開始する。

平成25年6月～8月　入院（3回目）

- **6月17日**　下顎と下口唇（こうしん）の腫脹（しゅちょう）増大により経口摂取が困難であることと，食欲低下による栄養状態不良のため再入院となる。エンシュアリキッド®（250mL，3回/日）が開始される。経口自己摂取の希望があるが，口角よりエンシュアリキッド®をこぼしており全量摂取困難であるため胃管挿入と輸液による管理が開始された。
- **6月18日**　外来でデュロテップ®パッチからMSコンチン®へ変更し疼痛コントロールを図っていたが，錠剤の経口内服は嚥下困難となり，MSコンチン®を中止し，デュロテップ®パッチ（2.1mg）と頓用（とんよう）薬のアンペック®坐薬で疼痛コントロールを開始する。
- **6月19日**　モルヒネの退薬症状なく経過する。「からだを動かしたり，会話すると痛みが強くなる」と訴えがある。ペインスケール6～8で経過する。アンペック®坐薬を使用後はペインスケール2まで下降したが，軽度の悪心と倦怠感が出現し，排泄行動以外は臥床して過ごすことが多くなりADLの低下を認めた。副作用の悪心が出現したため，悪心予防のノバミン®錠（5mg）を開始した。意識レベルに変化はないが，点滴ルートや胃管のチューブ類を気にすることがなくなり行動要注意とした。
- **6月21日**　頓用薬の使用頻度が上昇しており疼痛コントロール不良のため，デュロテップ®パッチ（4.2mg）に増量した。肝機能が悪化傾向にあるため，強力ネオミノファーゲンシー®Pとタチオン®注射用200mgが開始となる。
- **6月23日**　病室での独語とせん妄症状が出現する。離床センサーマットを設置する。「部屋に誰かいる，命を狙われている，助けて，家に帰りたい」など興奮しており不穏言動・行動を認めた。その後デュロテップ®パッチ（2.1mg）に戻し，ロキソプロフェン（60mg，3回/日）と頓用薬をカロナール®（200mg，2錠/1回），アンペック®坐薬（1個/回）に変更し疼痛コントロールを図った。下顎骨露出部に対しては接触痛も認めるため軟膏（なんこう）ガーゼを挿入して疼痛緩和を図った。
- **7月7日**　筆談で「話すと痛みが強くなるし，唇が腫れてて口を動かしにくい」との訴えが聞かれる。労作がなければ日中のペインスケールは2で経過しているが，労作時にはペインスケール7まで増強する。その後，前回のような不穏言動は認めないが，貧血によりふらつきが著明となり歩行介助を必要とし，本人の希望でポータブルトイレを設置した。デュロテップ®パッチ（4.2mg）へ増量。
- **7月15日**　安静時のペインスケールは2で経過するが，労作時のペインスケールは8まで上昇するため，デュロテップ®パッチ（6.3mg）へ増量。頓用薬をオプソ®内服液に変更し，1日4～5回使用している。労作時のペインスケール6～7で経過している。安静時はペインスケール2～3で経過している。

- **7月19日**　デュロテップ®パッチ（8.4mg）へ増量した。オプソ®内服液1日2～3回にコントロールできている。不穏行動なく経過しており，日中は穏やかに過ごされている。
- **7月23日**　気分転換のため一時退院される。

B 看護過程の展開

1. 必要な情報とアセスメントの視点

1 痛み

患者の痛みには，腫瘍（しゅよう）自体による痛み，治療に伴う痛み（放射線治療・化学療法・術後の合併症），全身衰弱の痛み，また予後に対する不安や怒りなど精神的な苦痛など，様々なものがあると考えられる。激しい痛みや持続的で慢性的な痛みは，心身を疲弊させADLとQOLを著しく低下させてしまう。言葉では伝わりにくい痛みをペインスケールで統一し，客観的評価で痛みのケアをすることで，穏やかな日常を取り戻し，心身共に前向きに闘病生活を送ることができると考える。そのため医師と連携した疼痛コントロールが必要と考える。

2 栄養状態

手術後の合併症により口腔（こうくう）機能が低下している状態にある。また腫瘍の増強で口唇（こうしん）閉鎖ができないことで，摂取・嚥下（えんげ）障害が生じている。そのような状態に加え，悪心や食欲不振，倦怠感が出現しているため，なおさら経口摂取は困難である。また，放射線治療に伴う口内粘膜の炎症で，経口摂取時に摂食痛・嚥下痛があることも大きな要因である。継続的な抗がん薬内服により骨髄能力の回復機能は低下している状態にある。そのため白血球減少（好中球など）の状態が持続しており，免疫能力も低下した状態にある。1日に必要なエネルギーを確保できないことにより感染症のリスクは高まる。また，生命活動の維持・闘病意欲の低下をきたす可能性もあるため看護介入の必要性がある。

3 骨髄抑制反応による感染・貧血リスク

初回入院からTS-1を内服しているため，入院時よりヘモグロビンの低下と白血球（LYMPH・好中球）の減少を認めている。著明な免疫機能の低下は認めないが，TS-1の副作用である口内炎も放射線治療の影響で増悪している。経口摂取は難しく，1日の活動に必要最低限なエネルギーしか摂取できていない状態である。皮膚の乾燥によるバリア機能の低下，炎症部からの感染，誤嚥による肺炎など，外部からの細菌やウイルスの侵入に対して，全身的に抵抗力が落ちている状態である。容易に感染してしまう状態にあるため，感染予防に努め，体力低下につながらないようにしていく必要がある。

2. 看護問題

＃1　がん性疼痛（とうつう）と非がん性慢性疼痛がある。

＃2　栄養状態の変調，摂取不足

＃3　骨髄抑制反応により感染・貧血のリスクが高まる。

3. 看護目標と看護計画

1　＃1　がん性疼痛と非がん性慢性疼痛がある

❶看護目標

体動時の痛みがペインスケール2で過ごせる。

❷看護計画

(1) 観察項目

①痛みの強さを把握（フェイススケールで客観的評価を統一する）

②痛みによる活動制限の程度・不眠の程度

③投与中の鎮痛薬の効果の程度を把握する。

④患者の心理状態を把握する（不安・恐怖・絶望感・うつ状態）。

⑤鎮痛薬は時間を決めて規則正しく内服を実施

⑥副作用の出現に注意する。

(2) 看護の実施

①ペインスケールだけではなく，表情や行動なども評価に加える。

②疼痛が強いときは，安静を促し休息させる。

③薬剤は確実に内服するまで確認実施

(3) 指導

①疼痛はがまんすることなく早めに報告するように説明実施

②ペインスケールでの客観的評価ができるようにペインスケールの使用方法を説明実施

③不安やつらいことはがまんせず相談してほしいことを伝える。

2　＃2　栄養状態の変調，摂取不足

❶看護目標

1日に必要な水分と栄養を摂取できる。

❷看護計画

(1) 観察項目

①食事量の観察

②体重の増減の観察

③放射線の影響により口内は乾燥するため，含嗽（かんそう）薬の実施や必要に応じてスポンジブラシを使用し口内衛生に努める。

④排便の回数と性状を観察

⑤バイタルサインの観察

(2) 看護の実施

①悪心（おしん）・嘔吐（おうと）が出現したら医師に報告し制吐薬の検討を実施

②食事はにおいの強いもの，味の濃いもの，酸っぱいものは禁止し，食形態の変更を実施

③発熱時，摂取量が少ないときは電解質バランスのよい飲料を促す。

(3) 指導

①味覚障害・食欲不振・悪心・嘔吐出現時は早めに報告するように説明実施

3　#3　骨髄抑制反応により感染・貧血のリスクが高まる

❶看護目標

感染・貧血の徴候がない。

❷看護計画

(1) 観察項目

①頬部X線写真

②口内の乾燥を予防するため含嗽の励行を促す。

③上気道感染（咽頭（いんとう）の腫れ・鼻水・咽頭痛）の有無を観察の実施

④咳・痰（たん）の性状・呼吸苦の観察を実施

⑤貧血の有無（顔色，疲労感，脈拍の上昇，眩暈（げんうん），爪の色）

⑥発熱の有無（バイタルサインの観察の実施）

⑦内出血の有無

⑧血便・血尿の観察の実施

⑨血液データの観察の実施

(2) 看護の実施

①医療者サイドのマスク・グローブの実施

②食器類の清潔を介助実施

(3) 指導

①マスクの着用を指導

②含嗽励行を指導

C 看護援助の評価

1 ＃1 がん性疼痛と非がん性慢性疼痛がある

患者のパーソナリティは明朗・活発・がまん強い性格であった。入院時は下顎骨露出部の疼痛（とうつう）と治療に伴う口内炎の悪化でペインスケールは8まで上昇していたが，患者の性格からがまんしている様子がうかがえた。

痛みはがまんするのではなく，早期に対処すればコントロールも図りやすいことを伝え，疼痛増強時は早めに報告するように協力を得た。また食事時の接触痛を認め，食事量も低下していることから，胃管挿入の理解を得て口内の安静を図った。口内の炎症に関しては塩酸リドカイン入りアロプリノール含嗽液（がんそう）で鎮痛を図った。口内の衛生状態も自己では困難のため歯科衛生士の協力を得て，スポンジブラシなど使用しながら口内の清潔を保持した。また放射線治療も後半では粘膜炎もさらに増強していくため言葉によるコミュニケーションも難しく，筆談となり本人が答えやすいように会話の工夫に努めた。ペインスケールによる客観的評価で高い数値ではなくても，本人の表情などからNSAIDsやアセトアミノフェンでは効果が期待できないと推察されたため麻薬を用いた疼痛コントロールに変更した。麻薬の副作用により患者から積極的な使用の希望がなかったが，制吐薬や薬剤の適切な使用方法を説明し，麻薬に対する不安を軽減できるように努めた。一過性に不穏言動や行動を認めたが，麻薬の軽減や増量をそのつど状態に合わせて変更したところ，体動時でもペインスケール2～3で経過するようになり，入院時よりは疼痛の軽減を図ることができ，ADLの低下につながらなかった。よって＃1計画は解決とした。

2 ＃2 栄養状態の変調，摂取不足

入院時から治療に伴う合併症と腫瘍（しゅよう）の増大により摂取・嚥下（えんげ）機能は低下した状態であった。経口による必要量のエネルギー確保は困難であるため，患者の協力を得て胃管の挿入を実施した。胃管からエンシュアリキッド®を注入し，また水分補給のため輸液による管理を開始した。入院当初は本人の希望でのど越しのよい食べ物を摂取できていたが，後半は粘膜炎症も増強し経口摂取は困難であったため，エンシュアリキッド®と輸液のみでエネルギー補給した。血液データではTP・Albともに低下なく電解質バランスの不良も認めなかった。

また，エンシュアリキッド®の内服による消化器症状の出現もなく経過した。よって＃2計画は解決とした。

3 ＃3 骨髄抑制反応により感染・貧血のリスクが高まる

初診時よりTS-1を継続内服しており，今回の入院時からLYMPHとヘモグロビンの減

少を認めていた。好中球も 4000 〜 6000/μL で経過しており，著しい低下は認めなかった。放射線療法の進行に合わせて，口内の清潔ケアで外部からのウイルスや細菌による感染元の除去に努め，患者の協力も得てマスクの励行を実施したためバイタルサインの異常も認めなかった。ヘモグロビンは入院時より低値を示しており，入院中は貧血症状を認めた。転倒予防のため離床センサーマットや自室にポータブルトイレを設置し，歩行時の付添介助など転倒防止に努めた。退院まで貧血による転倒なく経過した。よって＃ 3計画は解決とした。

国家試験問題 解答・解説

耳鼻咽喉　第1編／第1章 1　解答 4

×1・2・3：前庭・蝸牛・半規管は内耳にある。
○4：設問のとおり。

耳鼻咽喉　第1編／第1章 2　解答 2

×1：蝸牛管は，聴覚を司る。
○2：球形嚢は，頭部の傾き（垂直方向）を感知する。
×3：半規管は，頭部の回転運動を感知する。
×4：卵形嚢は，頭部の傾き（水平方向）を感知する。

耳鼻咽喉　第1編／第2章 1　解答 4

伝音難聴の場合，聴力検査において気導聴力が不良で骨導聴力が正常という結果が見られる。

×1・2・3：老人性難聴・音響外傷・メニエール病は感音難聴である。
○4：中耳炎は中耳の疾患であり，音が内耳に伝わらないために生じる伝音難聴である。

耳鼻咽喉　第1編／第2章 2　解答 3

×1：加齢性難聴（老人性難聴）は，両側の聴力が高音域から障害される。
×2：ウェーバー法（ウェーバー試験）では，伝音難聴の場合に患側・感音難聴の場合に健側が強く聞こえる。
○3：聴力検査では気導聴力と骨導聴力が同程度に低下する。
×4：感音難聴は語音弁別能が悪く，補聴器の効果も限定的である。

耳鼻咽喉　第1編／第2章 3　解答 2

×1：老化に伴う難聴（加齢性難聴・老人性難聴）は感音難聴である。
○2：鼓膜穿孔は伝音難聴である。
×3：騒音性難聴は慢性感音難聴である。
×4：ストレプトマイシン（結核の治療などで用いられる抗生物質）は副作用で感音難聴を引き起こす。

耳鼻咽喉　第1編／第3章 1　解答 2

純音聴力検査とは，純音を受話器によって聞かせ，聞こえる最も小さい音の強さを調べる検査である。

×1：通常125，250，500，1000，2000，4000，8000Hzの周波数を流して検査を行う。
○2：選択肢のとおり。検査にはオージオメータを用い，検査結果を図示したものをオージオグラムとよぶ。
×3：検査音が聞こえた場合に，被検者が手元のスイッチを押すことで検査音が認知できているのかを判断するため，被検者の応答が必要である。
×4：気導聴力検査では，気導受話器を装着して外耳孔からの聴力を測る。骨への振動から内耳に至るまでの聴力を測る検査は，骨導聴力検査である。

耳鼻咽喉　第1編／第3章 2　解答 1

ウェーバー試験（ウェーバー法）は，音叉を前頭部正中線上に当て，どちら側に音が偏るかを調べる試験である。

○1：音叉である。
×2：打腱器である。
×3：眼底鏡である。
×4：ルーレット式知覚計である。

耳鼻咽喉　第1編／第4章 1　解答 3

×1：治療はマクロライド系抗菌薬を長期投与すること（数か月間）が有効とされている。症状が軽減しても内服や受診をやめてはならない。
×2：慢性副鼻腔炎は急性副鼻炎の反復や長期化によるものなので空気感染の危険性はない。
○3：副鼻腔と眼窩は隣接しているため眼窩内感染を引き起こす危険性がある。
×4：慢性副鼻腔炎では膿性の鼻漏が特徴的である。

耳鼻咽喉　第1編／第4章　2　　解答 1

○1：めまい発作時には静かな環境を保持し，安静にする。
×2：発作時は部屋を暗くして無用な刺激を与えない。
×3：めまいがあるときは一点凝視を避ける。
×4：嘔吐を伴う場合には，誤嚥を防止するため顔を横に向ける。
×5：周囲の音を遮断しても耳鳴は続く。

耳鼻咽喉　第1編／第4章　3　　解答 3

×1：声帯ポリープは，通常は一側性の表面平滑な浮腫状粘膜隆起で，腫瘍性腫瘤ではない。
×2・4：咽頭がんと直接の関連はない。
○3：喉頭がんは喫煙との関係が極めて強く，男性に多い傾向にあるが，近年は女性の喫煙傾向から女性の割合が増加している。

歯・口腔　第1編／第1章　1　　解答 1

○1：乳歯萌出期は生後6か月～2歳4か月。
×2：乳歯列期は2歳4か月頃から始まる。
×3：乳歯は上下合わせて20本。
×4：乳歯は永久歯に比べ酸に対する抵抗力が低い（石灰化が低い）ので，う蝕に罹患しやすく，永久歯の場合よりも進行は速い。

歯・口腔　第1編／第1章　2　　解答 1

○1：唾液にはムチンというタンパク質が含まれ，咀嚼・発音などの口腔組織の運動の際の潤滑剤としての働きをしている。
×2：下顎骨に付着して顎を動かし，咀嚼運動に関与する筋肉群を広義の咀嚼筋という。咀嚼筋は随意筋（自己の意志により動かせる筋肉）である。
×3：舌は外舌筋と内舌筋からなり，これらの筋の運動は口蓋舌筋を除いてすべて舌下神経の支配を受けている。
×4：顎関節は側頭骨の下顎窩と下顎骨の左右の関節突起にある下顎頭の間で形成されている。

歯・口腔　第1編／第1章　3　　解答 4

×1：嚥下運動のうち，口腔期は随意運動，咽頭期・食道期は反射運動（不随意運動）である。
×2：食塊は口腔・咽頭腔から食道を通過し，胃へと搬送される。咽頭と近接する喉頭は呼気の通路である。
×3：気管と食道との交通を遮断するのは喉頭蓋である。軟口蓋は，鼻腔と口腔を分離している。
○4：食塊は重力と蠕動波（蠕動運動）により，食道から胃内へと搬送される。

歯・口腔　第1編／第2章　1　　解答 1

○1：「甘味」「塩味」「酸味」「苦味」に「うま味」を加えた5つを5基本味という。
×2：舌前方2/3の味覚は顔面神経の鼓索神経によって支配される。舌根の味覚は，舌咽神経が主に担い，一部は迷走神経によって支配されている。
× 3：冷たいものほど味はしない。冷たい場合，塩味は強く感じるが，甘味は弱く感じる。
× 4：どの味蕾も５種類の基本味を知覚する。

歯・口腔　第1編／第3章　1　　解答 1

○ 1：飲食時の誤嚥で口腔内の細菌が気道を介して肺に入り，誤嚥性肺炎を引き起こす。
× 2：胃炎はストレスや薬剤，感染症などが原因で起こることが多い。
× 3：肝炎はウイルスなどが原因で起こることが多い。
× 4：膵炎は，アルコールや胆石などが原因で起こることが多い。

歯・口腔　第1編／第3章　2　　解答 2

× 1：細かく刻みすぎると食材が口の中でばらつくことがある。
○ 2：液体は増粘剤でとろみをつけるとむせにくい。
× 3：嚥下反射を刺激するため，適度な温度差をつけた食事が適切である。
× 4：一口量が少なすぎると嚥下反射が起こりにくくなる。

歯・口腔　第1編／第3章　3　　解答 3

× 1：患者が嘔吐した場合に肺への誤嚥を避けるため，体位はファーラー位，あるいは座位で行う。
× 2：咽頭に達するまでは後屈にするが，管が咽頭に達したら，頸部は軽く前屈させる。頸部を前屈させることで，食道が開く。
○ 3：咳嗽や呼吸困難が出現する場合は，気管内に誤挿入されている可能性があるため，直ちに抜去し，落ち着いてから再挿入する。
× 4：嚥下のタイミングに合わせて挿入する。

歯・口腔　第1編／第3章　4　　解答 1

○ 1：栄養物の温度が低いと下痢をしやすくなるため，栄養物は体温程度に加温して注入する。
× 2：注入前には胃の中に溜まった空気を抜く。
× 3：注入後に微温湯を勢いよく入れるのはチューブの洗浄のためである。
× 4：チューブをクレンメで止めるのは栄養液の流入を止めるためである。

歯・口腔　第1編／第4章　1　　解答 3

× 1：サルモネラ菌は食中毒などを引き起こす細菌である。
× 2：黄色ブドウ球菌は，表皮の化膿性疾患のほか肺炎や食中毒の原因となる常在菌である。
○ 3：う蝕が口腔内の常在菌が原因となって引き起こされる。なかでも最も重要な菌がミュータンス連鎖球菌である。
× 4：トキソプラズマはトキソプラズマ症の原因となる原虫である。

歯・口腔　第1編／第4章　2　　解答 2

× 1：舌に激しい疼痛が生じるのは末期のがんである。
○ 2：通常，初期がんは疼痛がないが，舌がんでは初期から刺激痛があることが多い。
× 3：初期では潰瘍形成部位からの出血が起こることはまれである。
× 4：腫瘤，疼痛のため舌がうまく回らないなどの運動障害が生じるのは極めて末期である。

索引

欧文

和文

あ

い

う

え

お

か

き

ひ

ふ

へ

ほ

ま

新体系看護学全書

成人看護学⑬

耳鼻咽喉／歯・口腔

2007年12月10日　第1版第1刷発行
2010年12月3日　第2版第1刷発行
2015年11月30日　第3版第1刷発行
2018年12月10日　第4版第1刷発行
2020年1月30日　第4版第2刷発行

定価（本体4,500円＋税）

編　集｜代表　神崎　仁©

〈検印省略〉

発行者｜小倉　啓史

発行所｜株式会社メヂカルフレンド社

http://www.medical-friend.co.jp
〒102-0073 東京都千代田区九段北3丁目2番4号 麹町郵便局私書箱48号
電話｜(03) 3264-6611　振替｜00100-0-114708

Printed in Japan　落丁・乱丁本はお取り替えいたします
ブックデザイン｜松田行正＋日向麻梨子
印刷｜(株)太平印刷社　製本｜(株)村上製本所
ISBN 978-4-8392-3353-2　C3347

000626-033

新体系看護学全書

専門基礎分野

人体の構造と機能❶ 解剖生理学
人体の構造と機能❷ 栄養生化学
疾病の成り立ちと回復の促進❶ 病理学
疾病の成り立ちと回復の促進❷ 微生物学・感染制御学
疾病の成り立ちと回復の促進❸ 薬理学
疾病の成り立ちと回復の促進❹ **疾病と治療1** 呼吸器
疾病の成り立ちと回復の促進❺ **疾病と治療2** 循環器
疾病の成り立ちと回復の促進❻ **疾病と治療3** 消化器
疾病の成り立ちと回復の促進❼ **疾病と治療4** 脳・神経
疾病の成り立ちと回復の促進❽ **疾病と治療5** 血液・造血器
疾病の成り立ちと回復の促進❾
疾病と治療6 内分泌／栄養・代謝
疾病の成り立ちと回復の促進❿
疾病と治療7 感染症／アレルギー・免疫／膠原病
疾病の成り立ちと回復の促進⓫
疾病と治療8 運動器
疾病の成り立ちと回復の促進⓬
疾病と治療9 腎・泌尿器／女性生殖器
疾病の成り立ちと回復の促進⓭
疾病と治療10 皮膚／眼／耳鼻咽喉／歯・口腔
健康支援と社会保障制度❶ 現代医療論
健康支援と社会保障制度❷ 公衆衛生学
健康支援と社会保障制度❸ 社会福祉
健康支援と社会保障制度❹ 関係法規

専門分野Ⅰ

基礎看護学❶ 看護学概論
基礎看護学❷ 基礎看護技術Ⅰ
基礎看護学❸ 基礎看護技術Ⅱ
基礎看護学❹ 臨床看護総論

専門分野Ⅱ

成人看護学❶ 成人看護学概論／成人保健
成人看護学❷ 呼吸器
成人看護学❸ 循環器
成人看護学❹ 血液・造血器
成人看護学❺ 消化器
成人看護学❻ 脳・神経
成人看護学❼ 腎・泌尿器
成人看護学❽ 内分泌／栄養・代謝
成人看護学❾ 感染症／アレルギー・免疫／膠原病
成人看護学❿ 女性生殖器
成人看護学⓫ 運動器
成人看護学⓬ 皮膚／眼
成人看護学⓭ 耳鼻咽喉／歯・口腔
経過別成人看護学❶ 急性期看護：クリティカルケア
経過別成人看護学❷ 周術期看護
経過別成人看護学❸ 慢性期看護
経過別成人看護学❹ 終末期看護：エンド・オブ・ライフ・ケア
老年看護学❶ 老年看護学概論／老年保健
老年看護学❷ 健康障害をもつ高齢者の看護
小児看護学❶ 小児看護学概論／小児保健
小児看護学❷ 健康障害をもつ小児の看護
母性看護学❶
母性看護学概論／ウィメンズヘルスと看護
母性看護学❷
マタニティサイクルにおける母子の健康と看護
精神看護学❶ 精神看護学概論／精神保健
精神看護学❷ 精神障害をもつ人の看護

統合分野

在宅看護論
看護の統合と実践❶ 看護実践マネジメント／医療安全
看護の統合と実践❷ 災害看護学
看護の統合と実践❸ 国際看護学

別巻

臨床外科看護学Ⅰ
臨床外科看護学Ⅱ
放射線診療と看護
臨床検査
リハビリテーション看護
生と死の看護論
病態と診療の基礎
治療法概説
看護管理／看護研究／看護制度
看護技術の患者への適用
ヘルスプロモーション
機能障害からみた成人看護学❶
呼吸機能障害／循環機能障害
機能障害からみた成人看護学❷
消化・吸収機能障害／栄養代謝機能障害
機能障害からみた成人看護学❸
内部環境調節機能障害／身体防御機能障害
機能障害からみた成人看護学❹
脳・神経機能障害／感覚機能障害
機能障害からみた成人看護学❺
運動機能障害／性・生殖機能障害

基礎分野

基礎科目 物理学
基礎科目 生物学
基礎科目 心理学
基礎科目 社会学
基礎科目 教育学